核苷酸营养学

Nucleotide Nutrition

主编　李　勇　徐美虹　陈玉松

编委　（以姓氏笔画为序）

马　奕　　北京大学医学部
王　楠　　北京大学医学部
王军波　　北京大学医学部
王琳琳　　北京大学医学部
毛瑞雪　　北京大学医学部
乌　兰　　北京大学医学部
刘　睿　　北京大学医学部
刘欣然　　北京大学医学部
江清浩　　北京大学医学部
许雅君　　北京大学医学部
杜　倩　　北京大学医学部
李　勇　　北京大学医学部
何丽霞　　北京大学医学部
张召锋　　北京大学医学部
陈玉松　　珍奥集团股份有限公司
赵　明　　北京大学医学部
徐美虹　　北京大学医学部
蔡夏夏　　北京大学医学部
樊　蕊　　北京大学医学部

秘书　蔡夏夏（兼）

北京大学医学出版社

HEGANSUAN YINGYANGXUE

图书在版编目（CIP）数据

核苷酸营养学/李勇，徐美虹，陈玉松主编．—北京：北京大学医学出版社，2016.9（2022.5 重印）

ISBN 978-7-5659-1463-8

Ⅰ．①核…　Ⅱ．①李…②徐…③陈…　Ⅲ．①核苷酸—营养学　Ⅳ．①Q524

中国版本图书馆 CIP 数据核字（2016）第 206209 号

核苷酸营养学

主　　编：李　勇　徐美虹　陈玉松
出版发行：北京大学医学出版社
地　　址：（100191）北京市海淀区学院路 38 号　北京大学医学部院内
电　　话：发行部 010-82802230；图书邮购 010-82802495
网　　址：http://www.pumpress.com.cn
E - mail：booksale@bjmu.edu.cn
印　　刷：中煤（北京）印务有限公司
经　　销：新华书店
责任编辑：靳新强　袁朝阳　**责任校对**：金彤文　**责任印制**：李　啸
开　　本：787 mm×1092 mm　1/16　**印张**：26.25　**字数**：652 千字
版　　次：2016 年 9 月第 1 版　2022 年 5 月第 4 次印刷
书　　号：ISBN 978-7-5659-1463-8
定　　价：72.00 元

前 言

随着现代营养学研究的不断深入，越来越多的既成理论被重新修订。核苷酸作为生物体内重要的低分子化合物，是生物体细胞中决定生物特性和蛋白质功能的物质，控制着生物体的生长、发育、繁殖和遗传，是体内多种营养物质的代谢调节因子。核苷酸曾被认为是机体可以自身合成，无需外源性补充。然而近年的研究发现，外源性的核苷酸（包括DNA、RNA、核苷酸和核苷）在特定生理条件下是不可缺少的营养成分，并且在机体受到免疫挑战、损伤、应激、饥饿、快速生长及衰老的情况下，外源性核苷酸能进入各种组织中并被吸收利用，节省机体从头或者补救合成的消耗，从而可以优化组织功能。因此，可以说核苷酸是人体最重要的生命和营养物质之一。

与此同时，随着对核苷酸营养研究的不断深入，越来越多的外源性核苷酸生物学功能被不断发现，包括增强免疫力功能、改善生长发育功能、调节肠道菌群功能、抗氧化功能、辅助降血脂功能、缓解体力疲劳功能、保护肝功能和辅助改善记忆功能等。国际上对于核苷酸营养学的研究兴趣越来越浓厚，并且不断有新的研究成果出现，核苷酸营养学已经成为营养学界一个新的研究领域。然而，目前国际上缺乏对核苷酸营养学的系统总结，更没有核苷酸营养学的专著问世，这给核苷酸营养学研究交流和知识更新造成诸多不便。针对这种情况和专业需求，我们率先编撰了国内外第一本《核苷酸营养学》专著，目的旨在系统介绍核苷酸营养学领域的相关基础理论和功能研究方面的成果，为核苷酸营养知识交流提供基础平台。

本著作由浅入深、由易到难，从历史沿革到研究前沿，从基本概念到极致描述，从基础研究到临床应用，多层次和系统地阐述了核苷酸的基本知识，以及核苷酸的发现、发展和研发等前景。本著作主要包括以下几个方面内容：核苷酸的基本概念，外源性核苷酸，核苷酸的生物学功能，核苷酸与营养相关疾病，核苷酸与特殊人群营养，核苷酸营养学的研究前景和面临的挑战等。本著作内容全面，基本涵盖国内外核苷酸研究的主要成果，并对其面临的挑战进行分析，为“核苷酸营养学”这一新的学科的建立和发展提供良好的平台，同时也为相关人才的培养提供一本基础教材。

由于本著作涉及面广且具有多学科交叉的特点，加之我们的水平有限，书中难免会存在错误或不当之处，衷心地欢迎广大读者批评指正。同时，我们也衷心地希望本著作能推动全球核苷酸营养学研究的进程；还希望本著作再版编写时会有更多的同行专家参与进来，进一步更新、完善和提高本著作质量，使之成为一本更有效和完整的参考书，成为广大科研工作者的有力帮手。

本著作的编者们在编写过程中付出了大量的心血和时间，在此向他们表示崇高的敬意和衷心的感谢！

李　勇

北京大学公共卫生学院营养与食品卫生学系

2016 年 7 月于北京

目　录
Contents

第一章 概述 Introduction

自有历史以来，人们在探索生命奥秘的道路上，从未停歇。

事实上，各种生物体包括人体在内，都以独特的代谢方式利用从周围环境获得的物质，将其制造成为自身可利用的物质，并借以取得能量，维持生命，而将代谢废物排出体外。现代科学认为，这种独特的代谢方式被决定于生物体独特的遗传结构。而所谓的健康（health），即是受机体遗传结构控制的代谢方式与人体周围环境保持平衡。当遗传结构的缺陷或周围环境的显著改变，将这种平衡打破，就意味着疾病（disease，disorder，illness）的发生。分析人类疾病谱会发现，在不同疾病的病因中，遗传因素和环境因素所占比重各有不同[1]。

遗传结构是物种全部的生命遗传信息综合，常被定义为基因组（genome)。基因组泛指一个有生命体、病毒或细胞器的全部遗传物质，是所有基因的总和。不同的生物体，其基因组的大小和复杂程度各不相同。进化程度越高的生物其基因组越复杂。在真核生物体内，每个细胞都含有一套完整的基因组。基因组中的基因是在染色体上呈线性排列，它通过指导蛋白质的合成，表达遗传信息，从而控制生物个体的性状表现。

而组成基因的材料，即染色体的主要化学成分，是脱氧核糖核酸（deoxyribonucleic acid，DNA)。DNA 是一种长链高分子聚合物，其基本构成单位是核苷酸（nucleotide，NT)。

所以也可以说，核苷酸是构成生物体遗传结构/信息的基本单元。

第一节　核苷酸的研究简史 The history of nucleotide

核苷酸是核酸的基本构成单位，由碱基、戊糖和磷酸 3 种成分连接而成。核苷酸是生物体细胞中决定生物特性及蛋白质结构与功能的重要物质，控制着生物体的生长、发育、繁殖和遗传，它是体内多种营养物质的代谢调节因子，是各种营养因子的总协调者和指挥者[2]。目前，核苷酸的主要来源有 2 种：①存在于人体内的内源性核苷酸；②通过酶解法等技术合成的外源性核苷酸。近年的研究发现，长期缺乏核苷酸摄入会导致免疫系统的功能减退，骨髓造血功能的降低，消化吸收功能的降低，骨折、伤口难以愈合，组织的再生功能降低，性功能衰退，毛发、指甲、皮肤老化，神经系统功能衰退，基因自助修复功能衰退，以及发育不良等等。与此同时，外源性来源的核苷酸（包括 DNA、RNA、核苷酸和核苷）在特定生理条件下是不可缺少的营养成分，并且在机体受到免疫挑战、肝损伤、应激、饥饿、快速生长及衰退的情况下，外源性核苷酸能进入各种组织中并被吸收利用，节省机体从头或者补救合成的消耗从而可以优化组织功能[3]。自 20 世纪 90 年代以来，对核苷酸营养及其对动物机体的生理调控的研究逐步成为动物营养学、生理学及免疫学的一个研究热点。

一、核苷酸的发现与进展

在科学领域，生命是永恒的话题。在生物学家们不断探讨生命本质及生命活动规律的同时，化学家们也在进行构成生命物质基础的探索研究。而核苷酸的发现与发展是所有科学家共同努力的成果。

1839 年，Matthias Schleiden 和 Theodor Schwann 提出了细胞学说。自此，细胞生物学家们从细胞水平对生命活动的研究工作与整体水平的研究在同时进行。

1859 年，C.R. Darwin 的《物种起源（On the Origin of Species)》一书出版。Darwin 以自然选择为中心，用丰富事实从变异、遗传、选择、生存和适应等方面论证了生物的进化，尤其重要的是说明了生物是怎样进化的（即自然选择在生物进化中所起的作用)。Darwin 学说是对进化论研究成果全面的、系统的科学总结。也是现代进化论的主要理论基础。Darwin 进化论所揭示的关于生命自然界辩证发展的规律，结束了生物学中的特创论、物种不变论和目的论的统治，为辩证唯物主义提供了重要的自然科学基础。

1865 年，Gregor Mendel 在分析豌豆性状遗传的杂交实验结果时，对生命的特征和生物性状为什么能代代相传，代代相传的形状为什么又可以改变，是什么在控制生物的性状等问题提出了初步解释。Mendel 认为生物体内有某种遗传颗粒或遗传单位，能够从亲代传递到子代，这种遗传单位控制着特定的生物性状。自此，Mendel 通过豌豆实验，发现了遗传规律、分离规律及自由组合规律。Mendel 也因此被誉为现代遗传学之父。

1868 年，F. Miesher 取得一种含氮和磷特别丰富的沉淀物质，当时曾把它称为核质。1872 年又从鲑鱼的精子细胞核中，发现了大量类似的酸性物质，随后有人在多种组织细胞中也发现了这类物质的存在。因为这类物质都是从细胞核中提取出来的，而且都具有酸性，故称之为核酸。细胞核内的奇妙世界由此被打开。

1879 年，Walter Flemming 在研究细胞分裂时观察到了染色体。

1881 年，Albrecht Kossel 凭借关于细胞化学尤其是蛋白质和核酸方面的研究《关于细胞核物质及其分解产物的研究》获得了 1910 年的诺贝尔生理学或医学奖金。

1902 年，Walter Sutton 提出了染色体遗传学说，即细胞核内的染色体有两套，在减数分裂时，每个配子得到一套染色体；该学说认为基因是染色体的一部分。染色体遗传学说合理地解释了 Mendel 的实验结果。

1905 年，W.L. Johannsen 出版了《遗传基础》一书，此书成为遗传学的基础教科书之一。Johannsen 不仅首先将“gangenes”改称为“gene”（基因)，来代表控制遗传性状的遗传单位；而且还是区别基因型（genotype）和表现型（phenotype）的创始人。自此，人们对基因概念的认识也不断深化。

1909 年，Owen 发现核酸中的糖分子比 Hoppe-Seyler 发现的“酵母核酸”中的糖分子少了一个氧原子，因此将这种糖分子称为“脱氧核糖”，含有两种不同糖分子的核酸分别称为“脱氧核糖核酸（DNA)”和“核糖核酸（RNA)”。

1910 年，T.H. Morgan 发现果蝇白眼性状的遗传总是与性别相关联，指出白眼基因位在 X 染色体上，而 Y 染色体不含有它的等位基因，从而发现了伴性遗传现象。以后用果蝇进行实验，又发现了连锁与互换规律。证明了基因的确存在于染色体上。Morgan 于 1926 年出版了《基因论》，并于 1933 年获诺贝尔生理学或医学奖。

1912 年，F.G. Hopkins 用实验肯定了维生素的存在，并提出“营养缺乏症”的概念。C. Eijkman 用试验证实糙米含维生素 B_1，有治疗多发性神经炎的作用。为此，1929 年 Hopkins 与 Eijkman 共同获得诺贝尔生理学或医学奖。

1934 年，Owen 将核酸水解，证明核苷酸是核酸的基本单位。这一时期又证明了核苷酸是由碱基、戊糖和磷酸组成。

1941 年，G.W. Beadle 和 E.L. Tatum 共同提出“一个基因一个酶”的假说，开辟了生化遗传学的研究。

1944 年，Oswald Avery 等为了寻找导致细菌转化的原因，他们发现从 S 型肺炎球菌中提取的 DNA 与 R 型肺炎球菌混合后，能使某些 R 型菌转化为 S 型菌，且转化率与 DNA 纯度呈正相关，若将 DNA 预先用 DNA 酶降解，转化就不发生。得出“S 型菌的 DNA 将其遗传特性传给了 R 型菌，DNA 就是遗传物质”的结论。从此核酸是遗传物质的重要地位才被确立。

1950 年，Buchanan 和 Greenberg 采用同位素示踪结合嘌呤核苷酸降解物——尿酸分析证明，嘌呤分子的原子 N1 来自天冬氨酸、N3 和 N9 来自谷氨酰胺等，完成嘌呤生物合成过程的演绎。

1953 年，James Watson 和 Francis Crick 关于 DNA 双螺旋结构的分子模型的研究成果被刊登在 *Nature* 杂志上。这一成果具有划时代的意义，后来被誉为 20 世纪以来生物学方面最伟大的发现，标志着分子生物学的诞生。1962 年，Watson 凭借此研究成果获得诺贝尔生理学或医学奖。

1955 年，Severo Ochoa de Albornoz 从细菌内分离出核糖核酸聚合酶——多核苷酸磷酸化酶，这种酶能够从脱氧核糖核酸中复制出核糖核酸分子。该酶的发现，帮助了 Ochoa 用人工合成的方式获得核糖核酸。从而让科学家们寻找到遗传密码翻译的突破口。

1956 年，A. Kornberg 发现了 DNA 多聚酶，为研究 DNA 的离体合成提供了重要条件。1959 年，Kornberg 与 Ochoa 共同获得诺贝尔生理学或医学奖。

1958 年，Francis Crick 提出：分子遗传中心法则（central dogma）揭示了核酸与蛋白质间的内在关系，以及 RNA 作为遗传信息传递者的生物学功能。遗传信息以核苷酸顺序的形式贮存在 DNA 分子中，它们以功能单位在染色体上占据一定的位置构成 gene。并指出了信息在复制、传递及表达过程中的一般规律，即 DNA→RNA→蛋白质。该法则的提出对于深入理解遗传及变异的实质具有重要的意义。被认为是 21 世纪自然科学界令人瞩目与惊叹的事件之一。

1967 年，Marshall W. Nirenberg 等完成了全部密码词典，4 种碱基 U、C、A、G，每种 3 个构成一组的排列有 64 种，而生命中的氨基酸只有 20 来种，因此它们之间出现了非一一对应的关系，揭示了其密码存在着简并的情况，1968 年，Marshall W. Nirenberg、Har Gobind Khorana 和 Robert W. Holley 共同获得诺贝尔生理学或医学奖。

1969 年，R.B. Merrifield 用固相法人工合成含有 124 个氨基酸的、具有酶活性的牛胰核糖核酸酶。并于 1984 年获得诺贝尔化学奖。

1971 年，E.W. Sutherland 由于其发现了环腺苷酸（cyclic adenosine monophosphate，cAMP)，并阐明了 cAMP 是在细胞内起作用的“第二信使”，Sutherland 也因此获得诺贝尔生理学或医学奖。

1982 年，中国学者洪国藩提出了非随机的有序 DNA 测序新策略，对 DNA 测序技术的发展做出了重要贡献。

1990 年，人类基因组工程计划（human genome mapping project）正式启动。包括完成人类基因组图谱和弄清人体 DNA 中约 32 亿个核苷酸的排列顺序；完成与生物学研究密切相关的其他生物的基因组图谱和排序；开发分析 DNA 的技术；研究人类基因组工程中伦理、法律和社会关系问题。

2003 年，人类基因组计划序列图完成；2004 年，人类基因组草图的绘制工作已经完成，精度大于 99%。

2015 年，精准医学计划（precision medicine initiative）正式启动。标志医学进入个体化基因组学研究和个性化医疗的新时代。

二、标志性历史事件

（一）DNA 双螺旋结构的发现

DNA 双螺旋结构模型（DNA double helix）是 James Watson 和 Francis Crick 于 1953 年提出的描述 DNA 二级结构的模型，也称为 Watson-Crick 结构模型。模型要点是：①两条多核苷酸链以相反的平行缠结，依赖成对的碱基上的氢键结合形成双螺旋状，亲水的脱氧核糖基和磷酸基骨架位于双链的外侧，而碱基位于内侧，两条链的碱基之间以氢键相结合，一条链的走向是 5′到 3′，另一条链的走向是 3′到 5′；②碱基平面向内延伸，与双螺旋链成垂直状；③向右旋，顺长轴方向每隔 0.34 nm 有一个核苷酸，每隔 3.4 nm 重复出现同一结构；④A 与 T 配对，其间距离 1.11 nm，G 与 C 配对，其间距离为 1.08 nm，两者距离几乎相等，以便保持链间距离相等；⑤在结构上有深沟和浅沟；⑥DNA 双螺旋结构稳定的维系，横向稳定靠两条链间互补碱基的氢键维系，纵向则靠碱基平面间的疏水性递积力维持。

DNA 双螺旋结构的提出开始便开启了分子生物学时代，使遗传的研究深入到分子层次，“生命之谜”被打开，人们清楚地了解遗传信息的构成和传递的途径。在其以后的近 50 年里，分子遗传学、分子免疫学、细胞生物学等新学科如雨后春笋般出现，一个又一个生命的奥秘从分子角度得到了更清晰的阐明，DNA 重组技术更是为利用生物工程手段的研究和应用开辟了广阔的前景。

（二）人类基因组计划

人类基因组计划（human genome project，HGP）是一项规模宏大、跨国跨学科的科学探索工程。由美国科学家于 1985 年率先提出，于 1990 年正式启动。美国、英国、法国、德国、日本和我国科学家共同参与了这一预算达 30 亿美元的人类基因组计划。其宗旨在于测定组成人类染色体（指单倍体）中所包含的 30 亿个碱基对组成的核苷酸序列，从而绘制人类基因组图谱，并且辨识其载有的基因及其序列，达到破译人类遗传信息的最终目的。基因组计划是人类为了探索自身的奥秘所迈出的重要一步，是继曼哈顿计划和阿波罗登月计划之后，人类科学史上的又一个伟大工程。被誉为生命科学的“登月计划”。2004 年 10 月 21 日，参加人类基因组工程项目的 6 国科学家共同宣布，人类基因组草图的绘制工作已经完成。最终完成图要求测序所用的克隆能够忠实地代表常染色体的基因组结构，序列错误率低于万分之一。根据国际人类基因组测序联合体对人类基因组 DNA 完成序列的分析，人类基因组只有 2.6 万个编码蛋白质的基因，仅占人类基因组全序列的 1.1%～1.4%，发现人类基因组有着 1.42×10^6 单核苷酸多态性（single nucleotide polymorphism，SNP）。随着全外显子组测序（whole-exone sequencing，WES）及全基因组测序（whole-genome sequencing，WGS）技术的日趋成熟，识别新的疾病基因的进度大大加快。应用 WES 和 WGS 技术将大大加快多基因病易感基因和癌肿相关基因的识别，为个性化临床治疗奠定基础。

然而，HGP 仅对基因组进行了测序，人类约有 3 万个基因及其较为确切的染色体定位。这些基因具有怎样的生物学功能？在生物活动中发挥着怎样的调控作用？因此，人们已从基因组时代步入后基因组时代。以基因功能鉴定为目标的功能基因组学（functional genomics）也叫后基因组学。后基因组学是利用结构基因组学提供的信息和产物，通过在基因组或系统水平上全面分析基因的功能，使得生物学研究从对单一基因或蛋白质的研究转向对多个基因或蛋白质同时进行的系统研究，应用的学科包含蛋白质组学（proteomics）、转录组学（transcriptomics）、代谢组学（metabonomics）和生物信息学（bioinformatics）。

（三）营养基因组学的建立

营养基因组学（nutrigenomics）是高通量基因组技术在营养学研究中的应用，是后基因组时代营养食品科学与组学交叉形成的一个前沿的分支学科，包括营养基因组学、营养转录组学、营养蛋白质组学、营养代谢组学、营养系统生物学等，它以分子生物学技术为基础，应用 DNA 芯片、蛋白质组学等技术，从分子水平和人群水平研究膳食营养与基因的交互作用及其对人类健康的影响，进而建立基于个体基因组结构特征的膳食干预方法和营养保健措施，实现个体化营养。[4]

营养与膳食是影响人体健康最重要的环境因素之一。个性化营养（personal nutrition）是指从理论和实践两方面对基因与营养素间的相互作用进行了深入研究与分析，它主要研究在分子水平上及人群水平上膳食营养与基因的交互作用及其对人类健康的影响；致力于建立基于个体基因结构特征的膳食干预方法和营养保健手段，提出更具个性化的营养政策，它强调对个体的作用，提出更具个性化的营养政策，从而使得营养学研究的成果能够更有效地应用于疾病的预防，达到促进健康的目的。组学技术在营养学与食品科学领域的应用将为全面认识营养素、食物成分及其与疾病的关系提供新的历史机遇。通过深入的营养基因组学研究，将有可能发现一批营养相关疾病的预防、诊断和治疗的生物标志物及营养素或事物活性成分作用的新靶点。营养基因组学的建立，是继药物之后源于人类基因组计划的个体化治疗的第二次浪潮。

（四）核苷酸营养学的萌芽

至今为止，国际营养学界公认的人体“营养素”只有蛋白质、脂类、糖类、矿物质、维生素和水六大类，后来也有不少学者提出把膳食纤维作为第七大营养素。由于人体可以合成内源性核苷酸，核苷酸曾一度被认为不需外源性补充，故未将其归入营养素行列。

然而，随着国际上对与核苷酸营养研究成果的日益增多，发现长期缺乏核苷酸摄入会导致免疫系统的功能减退，骨髓造血功能的降低，消化吸收功能的降低，骨折、伤口难以愈合、组织的再生功能降低，性功能衰退，毛发、指甲、皮肤老化，神经系统功能衰退，基因自助修复功能衰退，以及发育不良等等。而补充核苷酸后，以上症状得到了良好的改善。此外，补充外源性核苷酸，有利于这些器官、系统的发育和组织修复。例如生长期的婴幼儿胃肠系统和免疫系统的发育，成人肝切除或损伤后的再生等，在这些情况下提供外源性的核苷酸会带来很好的临床效果。

随着个体化与精准营养的发展，基因结构和功能与膳食营养物质的关系日趋被人们所关注。核苷酸是构成生物体遗传结构/信息的基本单元。膳食来源的核苷酸，同其他营养物质一样，在不同生命状态下的基因启动、转录和表达等环节皆起着重要作用。

基于此，一些学者建议，核苷酸对于细胞复制的机体器官或系统的正常反应来说，可以认为核苷酸是人体最重要的营养素之一。这标志着核苷酸营养学的基本建立。

第二节 核苷酸营养学的概念与地位 The conception and role of nucleotide nutrition

所谓核苷酸营养学（nucleotide nutrition）就是研究来自外源的核苷酸对人体健康状况影响的科学。具体来说，核苷酸营养学的研究内容包括来自外源性核苷酸的种类、核苷酸的消化、吸收、代谢和对事物本身及对人体健康状况的影响。主要研究外源性核苷酸的来源、种类及对人体健康的各种作用及作用机制。并介绍外源性核苷酸的制备方法等内容。

Nucleotide nutrition is a scientific subject studying the effects of exogenous nucleotides on human health. It includes the category, digestion and absorption of the food original nucleotide, and the effects of these nucleotides on food characters and on human health. It especially focuses on the origin, category, effects on health, and preparation of exogenous nucleotides.

近30年来，随着现代科学技术与研究方法的迅速发展，推动了核苷酸研究的不断深入，特别是对其生物学作用的研究进展十分迅速，由简单发现外源性核苷酸的生物学功能，再到探讨外源性核苷酸与人类某些疾病的关系。

一、核苷酸营养学开启了研究人类营养的新篇章

我们知道，核苷酸除了构成生命的基础——核酸大分子以外，还影响着生物体内许多重要的生理生化功能。他们在体内以游离核苷酸或其衍生物的形式参与各种物质代谢的调控和多种蛋白质功能的调节，是能量代谢途径中的主要高能化合物，也是细胞信号传导过程中的重要信使。

由于体内存在核苷酸的从头合成与补救合成途径，所以外源性核苷酸曾一度被认为不是人体的必需营养成分，但近些年来国内外大量研究资料日趋表明，膳食核酸（包括DNA、

RNA、核苷酸和核苷）在特定生理条件下是不可缺少的营养成分，并视个体的生长发育阶段和特定的生理条件不同而有差异。哺乳动物的许多生长代谢旺盛的组织和细胞如胃肠道、淋巴、骨髓细胞合成核苷酸的能力缺乏或有限，内源途径合成的核苷酸并不能满足其需要。并且当动物处在受到免疫挑战、肝损伤、应激、饥饿及快速生长的情况下，核苷酸能进入各种组织中并被吸收利用，将会节省机体从头或者补救合成的消耗从而可以优化组织功能。因此，认为核苷酸是一种重要的“营养素”。

由于核苷酸营养学是研究来自于膳食核苷酸对人体健康的影响，因此我们面对核苷酸的世界也和传统生物化学和遗传学不同，引导人们的探索欲望。同时，核苷酸对营养学、食品加工利用、疾病防治等所起到的作用，渐渐地使人大开眼界，也逐渐叹为观止。可以说，核苷酸营养学开启了食物营养研究的新篇章。

核苷酸营养学是一门新兴的科学，也是对以往科学的颠覆与补充。因为传统的核苷酸研究多集中在遗传、化学、药学等领域。而从营养学的角度，诠释食物中的核苷酸成分的生物学功效，对人体的健康作用，对疾病的预防与治疗，有助于人们选择具有生物活性的核苷酸营养品或者食品，用于疾病的预防与治疗。

二、核苷酸在营养学上的作用

目前人们已经发现并逐步应用的外源性核苷酸的生理功能主要有如下几项。

（一）调节免疫力

有研究发现，添加外源性核苷酸不但能够促进正常小鼠免疫功能的提高，使免疫抑制小鼠免疫功能得到改善，而且可延缓老龄小鼠胸腺形态学的退化萎缩，维持老龄机体的正常免疫功能。

（二）促进生长发育

有研究发现，婴幼儿期膳食中合理添加核苷酸，不仅有助于婴幼儿的生长发育，而且还有助于预防成年期慢性病的发生。

（三）优化肠道，调节肠道菌群功能

膳食添加核苷酸能够改善各种因素诱导的肠道功能紊乱，尤其是核苷酸对婴幼儿肠道菌群的影响已经被多次证实，对肠易激综合征的改善作用亦在人群中证实。此外，有关研究显示，核苷酸对乙醇诱导的肠道功能紊乱有改善作用。

（四）抗氧化功能

研究显示，核苷酸是非酶类抗氧化剂，阻止脂质过氧化反应的发生，保护机体组织细胞免受氧化应激的损伤。

（五）辅助降血脂

目前研究已证实膳食核苷酸可以有效辅助降血脂，对预防心血管疾病及其他相关慢性代谢性疾病有着重要的意义。

（六）保护肝

研究显示，在正常生理条件下，外源性膳食核苷酸的添加有助于维持肝结构，提高肝代谢及合成功能，并能够促进肝的抗氧化能力。同时，膳食添加核苷酸能够部分缓解各种外源

性因素，如乙醇、四氯化碳、硫代乙酰胺、局部缺血及肝部分切除等，引起的肝损伤。

（七）缓解体力疲劳

研究发现，适当剂量的核苷酸干预可有效提高实验小鼠运动耐力，延长负重游泳时间，降低运动后血乳酸和血尿素氮的含量，提高乳酸脱氢酶活性和肝糖原的含量，从而发挥其抗疲劳功能。

（八）改善记忆

还有研究显示，补充核苷酸可以改善大脑营养和功能，修复损伤、促进神经细胞的生长、修复神经细胞间的信息传递、延缓脑衰老。

三、核苷酸营养学是转化营养学的重要组成部分

转化医学（translational medicine）是21世纪国际医学学科领域出现的崭新概念，其核心是通过建立医学基础研究与临床医学和预防医学实践的有效联系，将从临床实践中发现的问题凝练成基础生物医学命题，组织多学科合作研究与攻关，从而建立从实验台到病床（bedside to bench）以及从实验室/病床到社区（bench/bedside to community）的快速转化通道，即是把生物医学基础研究取得的理论成果转化为疾病诊断、治疗和预防的医学技术和实用方法。而转化营养学是营养科学理论与实践的结合，是转化医学的重要分支。基于个体的遗传特性、遗传背景、肠道微生态、代谢特征和生理状况的精准营养兴起，使得根据个体对营养、食物代谢的反应，突出特定营养需求成为可能，也成为转化营养学发展的新契机。其中，融入个性化营养治疗的特殊医学用途配方食品（food for special medical purpose，FSMP）设计，以及代餐食品、保健食品和运动模拟剂、营养代谢调节等转化营养学的重要着陆点。[5]

作为转化营养学的重要组成部分，核苷酸营养学除了要深入开展探索核苷酸的生物学作用、核苷酸营养与相关疾病的关系等营养学方面的系统研究，核苷酸作为人体极重要的营养素之一，还要充分将科研成果进行转化，开发和利用核苷酸所具有极强的生理学活性和多样性，用于筛选药物、制备疫苗、保健食品和食品添加剂等。专家们预测核苷酸是极具潜力兼具影响性和功能性的食品基料，也是医药、食品中的一种新原料、新材料。

第三节　核苷酸营养学的发展趋势 The development of nucleotide nutrition

核苷酸营养学起源于生物化学和遗传学，是生物化学、遗传学、药学与营养学相互渗透的交叉科学。随着营养基因组学和精准营养的发展，基因结构和功能与膳食营养物质的关系日趋被人们所关注。核苷酸作为人体极重要的营养素之一，是基因构成的物质基础，同时在不同生命状态下的基因启动、转录、表达和修复等环节皆起着重要作用。随着营养基因组学的发展和多种生物学技术的革新，核苷酸营养学的内容体系也将日渐完善。

目前，外源制备的核苷酸类物质及其衍生物已在医药、食品、农业生产、化妆品和科研

领域中得到了广泛应用。我国外源性核苷酸的研究开发上，从事核苷酸的研究单位也多从医药和农业生产角度，研究力量及经费投入相对较少，限制核苷酸药食两用功能的发挥，市场上国产的核苷酸药品和保健食品/食品寥寥无几。但近几年研究逐步活跃起来，报道渐多，前景看好。当前核苷酸研究开发的方向是：核苷酸高效酶解技术的开发，分离、纯化和机制的研究，酶解工艺改进技术等的开发及应用；核苷酸的功能性生物学评价研究；核苷酸的营养学转化，婴幼儿食品、保健食品和临床特殊膳食等的开发。

小 结

核苷酸营养学就是研究来自于食物中的核苷酸成分对人体健康状况影响的科学。核苷酸具有多种生物活性，但有待于进一步的开发利用。

Nucleotide nutrition is a scientific subject which studies the effects of food original nucleotides on human health. Nucleotides have various biological activities that need to be further explored and utilized.

主要参考书目和参考文献

1. 陈竺. 医学遗传学. 3 版. 北京：人民卫生出版社，2015.
2. 贾弘禔，冯作化. 生物化学与分子生物学. 2 版. 北京：人民卫生出版社，2010.
3. Sánchez-Pozo A，Gil A. Nucleotides as semiessential nutritional components. British Journal of Nutrition，2002，87（S1）：S135-137.
4. 蒋与刚，高志贤. 营养基因组学. 北京：科学出版社，2012.
5. Sulakhe D，Balasubramanian S，Xie B，et al. High-throught put translational medicine：Challenges and solutions. Adv Exp Med Biol，2014，799：39-67.

第二章 核苷酸的基本概念

Basic concepts of nucleotide

1868年，F. Miescher从脓细胞核中分离得到一种酸性物质——核素，此后该物质被称为脱氧核糖核蛋白。1889年，Altman对核素进行了纯化，把不含蛋白质的核素称为核酸。后来Hoppe-Seyler从酵母中分离出“核酸”，1909年，Owen发现核酸中的糖分子比Hoppe-Seyler发现的“酵母核酸”中的糖分子少了一个氧原子，因此将这种糖分子称为“脱氧核糖”，含有两种不同糖分子的核酸分别称为“脱氧核糖核酸（DNA）”和“核糖核酸（RNA）”。1934年，Owen将核酸水解，发现其水解产物为核苷酸。核酸是由碱基（主要是嘌呤、嘧啶碱的衍生物）、戊糖（核糖或脱氧核糖）和磷酸连接而成的化合物，其中核苷酸是构成核酸的基本单位。核苷酸及其衍生物广泛地参与生物体内各类生物化学反应。

第一节 核苷酸的定义、组成、命名和分类 Definition，composition，nomination，and classification of nucleotide

一、核酸的基本结构单位是核苷酸

核酸（nucleic acid）是生物信息大分子。天然存在的核酸可以分为脱氧核糖核酸（deoxyribonucleic acid，DNA）和核糖核酸（ribonucleic acid，RNA）两大类。核酸在酶的作用下水解为核苷酸。因此核酸的基本构成单位是核苷酸（nucleotide，NT），而核苷酸则是由碱基（base）、戊糖（pentose）和磷酸3种成分连接而成。DNA的基本组成单位是脱氧核糖核苷酸，RNA的基本组成单位是核糖核苷酸。在体内，核苷酸除了构成核酸大分子以外，还会以游离核苷酸或其衍生物的形式参与各种物质代谢的调控和多种蛋白质功能的调节。游离核苷酸是能量代谢途径中的主要高能化合物，也是细胞信号转导过程中的重要信使。

二、核苷酸由碱基、戊糖、磷酸组成

核苷酸由碱基（base）、戊糖（pentose）和磷酸3种成分以共价键依次连接而成，构成见图2-1-1所示。

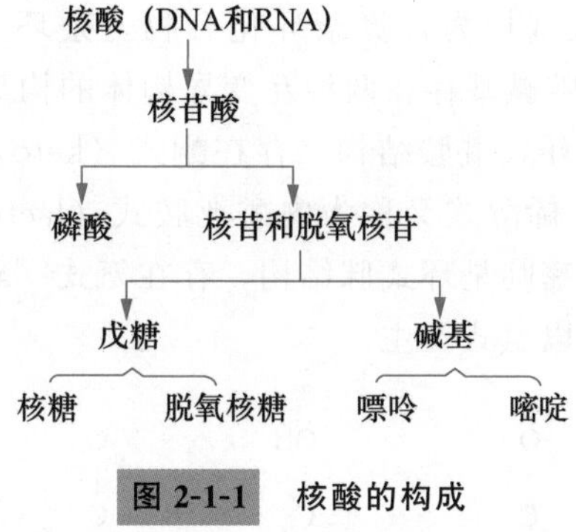

图 2-1-1　核酸的构成

（一）碱基的分类

1. 基本碱基

碱基属于生物碱，是构成核苷酸的基本组分之一。构成核苷酸的碱基分为两类：嘌呤（purine）和嘧啶（pyrimidine）。腺嘌呤（adenine，A）、鸟嘌呤（guanine，G）、胞嘧啶（cytosine，C）既是DNA的组成碱基，也是RNA的组成成分；而胸腺嘧啶（thymine，T）仅存在于DNA分子中，尿嘧啶（uracil，U）则仅存在于RNA分子中。换句话说，DNA分子中的碱基成分为A、G、C和T四种；而RNA分子则主要由A、G、C和U四种碱基组成（图 2-1-2）。

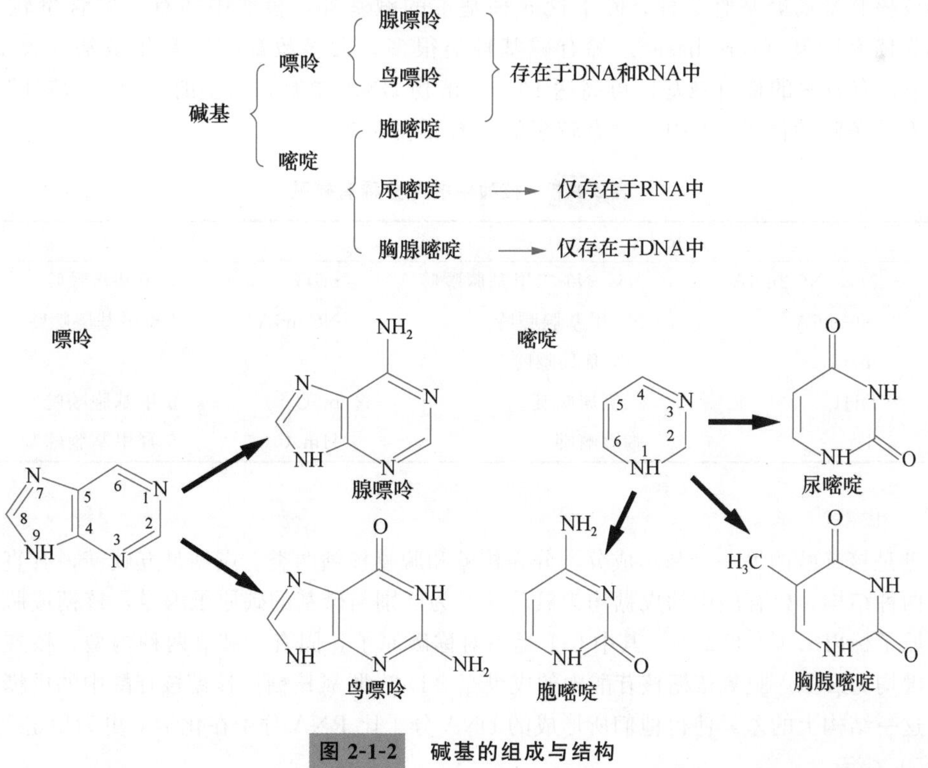

图 2-1-2　碱基的组成与结构

核苷酸中的嘌呤和嘧啶碱基均为含氮杂环化合物，杂环上有—OH 和—NH_2 取代基。受环境 pH 的影响，嘌呤和嘧啶碱基存在两种互变异构体的构型，其构型的转变见图 2-1-3。鸟嘌呤、尿嘧啶、胸腺嘧啶是环式酰胺结构，存在酮式（keto）和烯醇式（enol）互变，酮式又称为内酰胺式（lactam），烯醇式又称为内酰亚胺式（lactim），在体液条件下（中性条件）以酮式为主；腺嘌呤和胞嘧啶是环式脒结构，存在氨式（amino）和亚氨式（imino）互变，体液条件下（中性条件）以氨式为主。

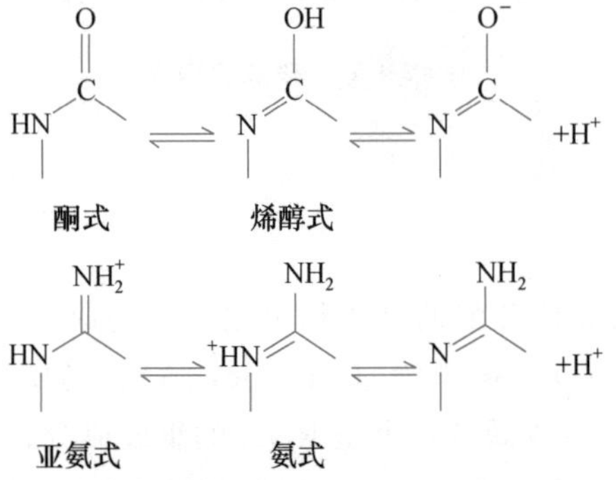

酮式 烯醇式

亚氨式 氨式

图 2-1-3 碱基的构型的转变

2. 稀有碱基

构成核苷酸的碱基有 5 种，除了这 5 种基本的碱基外，核酸中还有一些含量较少的碱基，称为稀有碱基（rare base）。稀有碱基种类很多，大多数都是甲基化碱基（表 2-1-1）。tRNA 中含有较多的稀有碱基，可高达 10%。植物 DNA 中有相当多的 5-甲基胞嘧啶。一些大肠埃希氏菌噬菌体 DNA 中，含有较多的 5-羟甲基胞嘧啶。

表 2-1-1 核酸中的部分稀有碱基

	RNA		DNA	
嘌呤	N6，N6-2m6A	N6，N6-二甲基腺嘌呤	m7G	7-甲基鸟嘌呤
	N6-m6A	N6-甲基腺嘌呤	N6-m6A	N6-甲基腺嘌呤
	m7G	7-甲基鸟嘌呤		
嘧啶	DHU	二氢尿嘧啶	m5C	5-甲基胞嘧啶
	T	胸腺嘧啶	Hm5C	5-羟甲基胞嘧啶

（二）戊糖

戊糖是核苷酸的另一个基本成分，分为核糖和脱氧核糖两类。戊糖是五碳糖，有直链式和氧环式两种结构，核苷酸中的戊糖均为氧环式。为区别与碱基的碳原子编号，核糖或脱氧核糖中的碳原子标以 C-1′、C-2′等。其中 C-1′是不对称碳原子，固有 α 和 β 两种构型，核酸分子中的糖苷键均为 β 型。脱氧核糖核苷酸中的戊糖是 β-D-2′-脱氧核糖；核糖核苷酸中的戊糖是 β-D-核糖。这一结构上的差异使得他们所形成的 DNA 分子比 RNA 分子在化学上更为稳定。

（三）核苷

碱基与核糖或脱氧核糖通过 β-N-糖苷键（β-N-glycosidic bond）缩合形成核苷（nucleoside）

或脱氧核苷（deoxynucleoside）。嘌呤类核苷是糖的第一位碳原子（C-1′）与嘌呤碱的第九位氮原子（N-9）相连接；嘧啶类核苷是糖的第一位碳原子（C-1′）与嘧啶碱的第一位氮原子（N-1）相连。

对于糖的环式结构来说，碱基位置存在顺式（syn）和反式（anti）两种。尽管自然界存在着顺式和反式核苷，但由于空间位阻效应，天然条件下核糖苷键处在反式构象上。

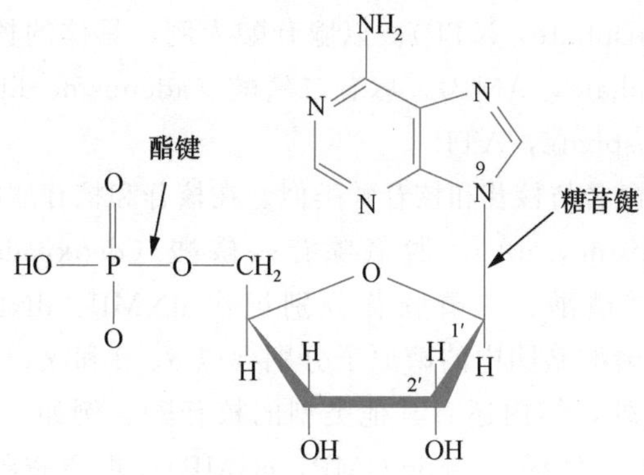

图 2-1-4　核苷酸的形成

（四）核苷酸

核苷与磷酸通过酯键结合构成核苷酸或脱氧核苷酸（图 2-1-4）。尽管核糖上的游离羟基（核糖的 C-2′，C-3′，C-5′及脱氧核糖的 C-3′，C-5′）均能与磷酸发生酯化反应，但生物体内多数核苷酸的酯化反应都是在 C-5′原子上，都是属于 5′-核苷酸。腺苷酸的结构如图 2-1-5 所示。

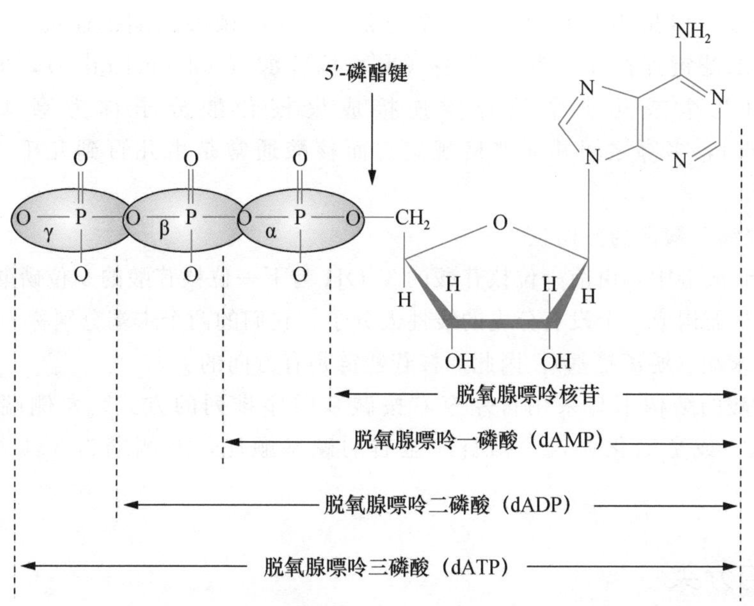

图 2-1-5　腺苷酸的化学结构

核苷的 5′-羟基上共价连接磷酸基团而形成的核苷酸的磷酸数目为 1～3 个，从距离核苷最近的位置开始，分别称为 α-、β-和 γ-磷酸基（团）。三磷酸核苷酸的 α-磷酸基与核苷间的酯键相连，而 α-、β-磷酸基之间，β-、γ-磷酸基之间的连接则是酸酐键。结合一个磷酸基团的核苷酸称为核苷一磷酸（nucleoside monophosphate，NMP），也称单核苷酸。第二个磷酸基团可与核苷一磷酸的磷酸基脱水形成酸酐键连接，形成核苷二磷酸（nucleoside diphosphate，NDP）；第三个磷酸可与核苷二磷酸的磷酸基脱水形成酸酐键连接，形成核苷三磷酸（nucleoside triphosphate，NTP）。以腺苷酸为例，具体的核苷酸分别称为腺苷一磷酸（adenosine-monophosphate，AMP）、腺苷二磷酸（adenosine diphosphate，ADP）、腺苷三磷酸（adenosine triphosphate，ATP）。

脱氧核苷和核苷酸的命名与核苷和核苷酸类似。在核苷和核苷酸的前面加“d”代表脱氧，如脱氧腺苷（deoxyadenosine，dA）、脱氧腺苷一磷酸（deoxyadenosine monophosphate，dAMP）。脱氧一磷酸、二磷酸、三磷腺苷分别记作 dNMP、dNDP、dNTP。在 NTP 和 dNTP 中的第一、二、三磷酸基团中的磷原子分别标以 α、β 和 γ 以示区别。

除上述结构的核苷酸外，体内还有其他类型的核苷酸。例如，环式腺苷一磷酸（cyclic AMP，cAMP）、环式鸟苷一磷酸（cyclic GMP，cGMP）；烟酰胺腺嘌呤二核苷酸、黄素单核苷酸等。

三、多聚核苷酸

（一）3′,5′-磷酸二酯键

3′,5′-磷酸二酯键是核酸的基本结构键。在脱氧核糖分子中只有 3′和 5′两个自由羟基，因此，相连的两个核苷酸只能形成 3′,5′-磷酸二酯键；虽然核糖分子中有 2′、3′、5′三个自由羟基，但是相连的两个核苷酸也是靠 3′,5′-磷酸二酯键连接。许多核苷酸通过 3′,5′-磷酸二酯键连接在一起形成多（聚）核苷酸（polynucleotide），即核酸（图 2-1-6）。一般由几个或几十个核苷酸连接成聚核苷酸分子称为寡（聚）核苷酸（oligonucleotide），多寡之间并无严格规定。而核酸通常是由几百到几千万个核苷酸连接成的大分子。

（二）多聚核苷酸链的方向性

在多聚核苷酸链中，由前一位核苷酸的 3′-OH 与下一位核苷酸的 5′位磷酸基形成 3′,5′-磷酸二酯键，从而构成一个没有分支的线性大分子。它们的两个末端分别称为 5′末端（游离磷酸基）和 3′末端（游离羟基）。因此，核苷酸链是有方向的。

多聚核苷酸的结构书写采用自左至右按碱基顺序排列的方式，左侧端标出 5′末端，右侧为 3′末端，或更简化为仅写出自左至右的碱基顺序，左侧端为 5′末端，右侧为 3′末端。

四、核酸的分类

根据核酸中的核糖种类，核酸分为核糖核酸（RNA）和脱氧核糖核苷酸（DNA）两类。

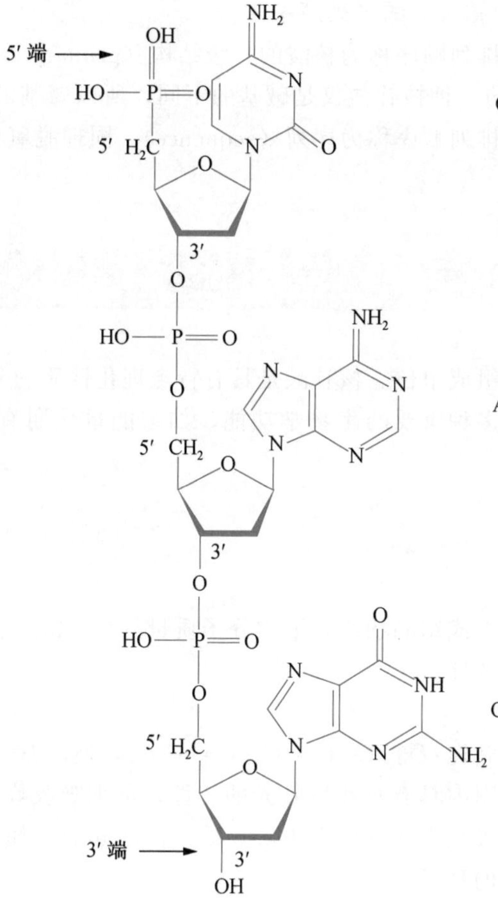

图 2-1-6　多聚核苷酸链

（一）核糖核酸

由 4 种核糖核苷酸按照一定的序列连接成的多（聚）核苷酸，称为核糖核酸（ribonucleic acid，RNA）。RNA 是单链多（聚）核糖核苷酸。

（二）脱氧核糖核苷酸

由 4 种核糖核苷酸按照一定的序列连接成的多（聚）脱氧核苷酸（polydeoxynucleotide）称为脱氧核糖核苷酸（deoxyribonucleic acid，DNA）。DNA 可以是单链，也可以是双链分子；前者存在于某些单链 DNA 病毒中，但多数细胞的 DNA 是由两条多（聚）脱氧核苷酸链组成的，这两条链的走向将成反向平行，即一条链沿一定方向行进是 5′→3′，另一条链 5′→3′行进方向与前者相反。

（三）**DNA** 和 **RNA** 的组成

DNA 的基本组成单位是 4 种脱氧核糖核苷酸，成分包括：碱基 A、G、C 和 T；脱氧核糖；磷酸。RNA 的基本组成单位是 4 种核糖核苷酸，成分包括：碱基 A、G、C 和 U；核糖；磷酸。戊糖以及 T、U 两种碱基的差异是两类核酸成分的根本区别。

（四）多聚核苷酸链中核苷酸的排列顺序

核酸分子中核苷酸的排列顺序称为核酸的一级结构（primary structure），即基本结构。

由于组成 RNA 分子的 4 种核苷酸仅是碱基的不同，所以碱基的排列顺序就代表了核苷酸的排列顺序。核苷酸的排列顺序称为序列（sequence）。同理脱氧核苷酸序列也是 DNA 的基本结构。

第二节　核苷酸的性质与功能 Property and function of nucleotide

核苷酸是核酸的基本组成单位。核苷酸是具有特定理化性质的分子，其主要参与构成核酸，许多单核苷酸也具有多种重要的生物学功能，如与能量代谢有关的三磷腺苷（ATP）、脱氢辅酶等。

核苷酸的理化性质

核苷酸一般为白色粉末或结晶状物，平均分子质量约为 340。溶于水，不溶于丙酮、乙醇等有机溶剂。水溶液呈酸性。

（一）核苷酸的紫外吸收

嘌呤碱和嘧啶碱具有共轭双键（—C＝C—C＝C—），使碱基、核苷、核苷酸和核酸在 220～290 nm 紫外波长范围内具有吸收紫外光的特性，最大吸收峰值在 260 nm 附近，不同的核苷酸有特征性的紫外吸收光谱（UV-absorption spectrum），如彩图 2-2-1 所示，此特征吸收峰可用于鉴定核苷酸的种类[1]。

（二）核苷酸的解离特征

游离的核苷/核苷酸均可解离。由于戊糖的存在，核苷中碱基的解离受到一定影响。例如，腺嘌呤环的 pKa 值为 4.15，在其核苷中则降至 3.8。胞嘧啶 pKa 为 4.6，胞嘧啶核苷中降至 4.5，pKa 的下降说明戊糖的存在增强了碱基解离。对于核苷酸，由于磷酸基的存在，使核苷酸具有较强的酸性。在核苷酸中，碱基部分的 pKa 值与核苷的相似，额外两个解离常数是磷酸基引起的。这两个解离常数分别为 pK_1 为 0.7～1.6，pK_2 为 5.9～6.5。但在多聚核苷酸（核酸）中，除了末端磷酸基外，磷酸二酯键中的磷酸基只有一个解离常数，pK_1' 为 1.5。因此，通常核酸显酸性[2]。

各种核苷酸的不同结构决定了其带电状态（或极性）不同及在溶液中的解离特性。核苷酸分子在特定溶液中各基团的解离常数（pK）和等电点（pI）均为特征性常数，这些特性赋予核苷酸层析和电泳行为的差异，因此被广泛用于核苷酸的分离和纯化。例如，薄层层析、离子交换层析、毛细管电泳等技术都可用于分离和纯化核苷酸。

（三）核苷酸的功能[3]

在体内，核苷酸除了构成核酸大分子以外，还会直接或以其他衍生物的形式参与多种生命活动，如参与各种物质代谢的调控和多种蛋白质功能的调节，表 2-2-1 列举了部分核苷酸的生理功能。

表 2-2-1 核苷酸的重要生理功能举例

功能物质或生理过程	核苷酸种类
重要的辅酶	FAD、CoA、NAD、NADH、NADP、NADPH
高能化合物	ATP、GTP、CTP、UTP
神经递质	ATP
细胞内第二信使	cAMP、cGMP
酶或蛋白的变构调节	GTP、GDP、AMP、ADP、ATP、TTP、dCTP、dATP
蛋白质生物合成	GTP、ATP
糖原合成	UDP
糖醛酸代谢	UDP
蛋白糖基化	UDP、GDP
蛋白磷酸化	ATP
磷脂合成	CDP

1. 化学能载体

三磷酸核苷酸的 α-磷酸基与核苷间的酯键相连，而 α-、β-磷酸基之间，β-、γ-磷酸基之间的连接则是酸酐键。在标准条件下，酯键水解释放的能量是 14 J/mol，而酸酐键水解所释放的能量可达 30 kJ/mol。酸酐键属于高能磷酸键，因此二磷酸核苷和三磷酸核苷均属于高能有机酸化合物。细胞活动所需要的化学能主要来自三磷酸核苷酸的水解，其中 ATP 是被细胞最广泛使用的化学能载体，GTP、CTP 和 UTP 也在一些特定的代谢反应中作为供能物质。

2. 信号转导信使

cAMP 和 cGMP 是细胞信号转导（signal transduction）过程中的第二信使，具有重要的调控作用。

3. 构成辅酶

细胞内一些参与物质代谢酶分子的辅酶结构中含有腺苷酸，如辅酶Ⅰ（即烟酰胺腺嘌呤二核苷酸，nicotinamide dinucleotide，NAD^+）、辅酶Ⅱ（磷酸烟酰胺腺嘌呤二核苷酸，$NADP^+$）、黄素腺嘌呤二核苷酸（flavin adenine dinucleotide，FAD）及辅酶 A（coenzyme A，CoA）。NAD^+ 及 FAD 是生物氧化体系的重要组成成分，在传递质子和电子中有着重要作用；CoA 作为辅酶成分，能参与糖的有氧氧化及脂肪酸氧化。

4. 药用价值

由于在各种生命活动中的关键作用，核苷酸及其结构成分，如碱基、核苷等其类似物都具有重要的药用价值。有些可以通过干扰肿瘤细胞的核苷酸代谢、抑制核酸合成等发挥抗肿瘤作用，如 6-巯基嘌呤（6-mercaptopurine，6-MP）、阿糖胞苷（cytosine arabinoside，AraC）和 5-氟尿嘧啶（5-fluorouracil，5-FU）等；有些通过抑制病毒 DNA 的复制来治疗乙型肝炎、获得性免疫缺陷综合征等病毒感染性疾病，如拉米夫定和司他夫定等双脱氧核苷酸物质；ATP 本身作为供能分子，也可以用于肝炎、心肌病等多种疾病的辅助治疗。有关核苷酸在医药领域的应用将在第三章详细介绍。

第三节 核苷酸衍生物 Nucleotide derivative

核苷酸有多种衍生物。核苷酸的三磷酸酯对于生物体的生命活动有重要作用。此外，还存在一些环式核苷酸，也在生命活动中起十分重要的作用。当然还存在一些其他种类的衍生物。

一、核苷多磷酸

含有两个以上磷酸基的核苷酸。只带有一个磷酸基的核苷酸称为核苷一磷酸，带有两个磷酸基的核苷酸称为核苷二磷酸。如腺嘌呤核苷酸有腺苷一磷酸（即腺苷酸，AMP）、腺苷二磷酸（ADP）、腺苷三磷酸（ATP）和脱氧腺苷一磷酸（即脱氧腺苷酸，dAMP）、脱氧腺苷二磷酸（dADP）、脱氧腺苷三磷酸（dATP）。天然的核苷多磷酸，磷酸基多是与戊糖的5′-羟基相连。4 种核苷三磷酸（ATP、GTP、CTP 和 UTP）、4 种脱氧核苷三磷酸（dATP、dGTP、dCTP 和 dTTP）分别是 RNA 和 DNA 生物合成的原料。

二、寡核苷酸与多核苷酸

2～20 个核苷酸连接而成的化合物称为寡核苷酸。20 个以上的核苷酸构成的化合物称为多核苷酸。

三、核苷酸衍生物[4]

（一）腺苷酸衍生物

腺苷-3′,5′-磷酸即环腺苷酸（cAMP），主要存在于动物细胞中，生物体内的激素通过引起细胞内 cAMP 的含量发生变化，从而调节糖原、脂肪代谢、蛋白质和核酸的生物合成，所以 cAMP 被称为第二信使。

2′,5′-寡聚腺苷酸，通常由 3 个腺苷酸通过 2′,5′-磷酸二酯键连接而成，即 pppA（2）p（5）A（2）P（5）A，是干扰素发挥作用的一个媒介，具有抗病毒、抑制 DNA 合成和细胞生长、调节免疫反应等生物功能。

几个重要的辅酶都是腺苷酸衍生物。ATP 就是其中最重要的一个。此外，NA、NAD 和 FAD，可通过氢原子的得失参与许多氧化还原反应。辅酶 A 形式活化脂肪酸功能，与脂肪酸、萜类和类固醇生物合成有关。

腺苷-3′-磷酸-5′-磷酰硫酸是硫酸根的活化形式，蛋白聚糖的糖组分中硫酸根的来源。甲硫氨酸被腺苷活化得到 S-腺苷甲硫氨酸，它在生物体内广泛用作甲基供体。

（二）胞苷酸衍生物

CDP 和 CTP 也是一类高能化合物。与磷脂类代谢有关的胞苷酸衍生物有 CDP-胆碱、CDP-乙醇胺、CDP-二甘油酯等。

（三）尿苷酸衍生物

在糖代谢中起重要作用，UDP 是单糖的活化载体，参与糖与双糖、多糖的生物合成，如 UDP-半乳糖是乳糖的前体，UDP-葡萄糖是糖原的前体，UDP-N-乙酰葡糖胺与糖蛋白合成有关。UDP 和 UTP 也是一类高能磷酸化合物。

第四节　核苷酸在体内的代谢 Metabolism of nucleotide in vivo

核苷酸是核酸的基本结构单位。人体中的核苷酸主要是由机体细胞合成。核苷酸在体内分布广泛。细胞中主要以 5′-核苷酸形式存在。人体中核苷酸的合成有从头合成和补救合成两条途径。而核苷酸则在核苷酸酶的作用下分解为核苷，进而分解为尿素。

一、核苷酸的合成代谢概述

（一）核苷酸的合成代谢

内源性合成是体内核苷酸的主要来源。核苷酸存在两种合成代谢途径——从头合成（de novo synthesis）和补救合成（salvage synthesis）。从头合成途径使用简单前体分子（如氨基酸、一碳单位和磷酸核糖等）组装成核苷酸（图 2-4-1）。补救合成途径中，体内核苷酸降

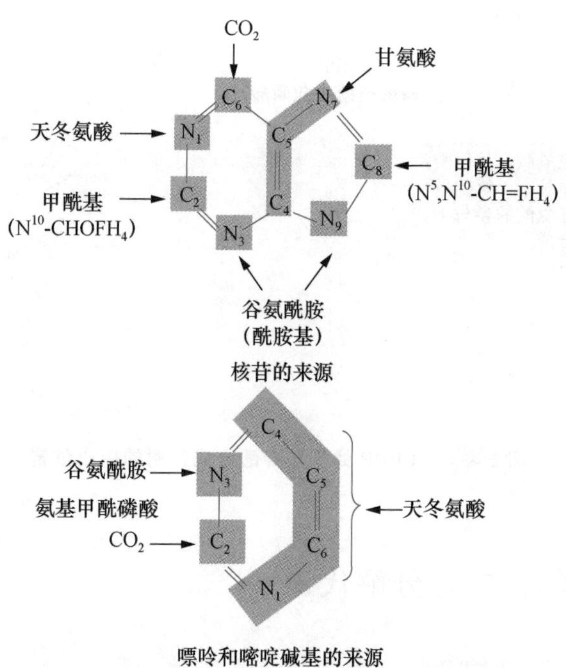

图 2-4-1　从头合成核苷酸的途径

解产生的游离嘌呤/嘧啶碱基或核苷被重新利用以合成核苷酸。生物体不同的组织选择与之相适应的合成途径，例如，肝中进行从头合成，而脑和骨髓中则进行补救合成。从头合成是体内核苷酸合成代谢的主要途径。

核苷酸的补救合成途径吸收利用现成的嘌呤/嘧啶碱或核苷，与从头合成途径相比，其合成过程较为简单，节省能耗。并且体内某些组织/器官，如脑和骨髓等，缺乏嘌呤核苷酸从头合成的酶系，因而补救合成途径对于它们来说至关重要。此时一旦由于遗传缺失导致补救合成途径受阻，则会导致严重遗传代谢疾病。

(二) 磷酸核糖焦磷酸是从头合成和补救合成途径的交叉点

磷酸核糖焦磷酸（phosphoribosyl pyrophosphate，PRPP）由 5′-磷酸核糖在 PRPP 合成酶（PRPP synthetase）催化下活化生成。PRPP 在嘌呤和嘧啶核苷酸的从头合成途径中都充当重要中间物。在嘌呤核苷酸从头合成途径中，氨基酸等前体物质在 PRPP 的基础上不断添加成环得到次黄嘌呤核苷酸（IMP），并转变得到腺嘌呤核苷酸（AMP）和鸟嘌呤核苷酸（GMP）。而在嘧啶核苷酸从头合成途径中，氨基酸等前体物质先形成环状中间物（乳清酸），再与 PRPP 结合，继而反应得到尿嘧啶核苷酸（UMP），并转变得到胞苷三磷酸（CTP）和胸腺嘧啶核苷酸（TMP）。补救合成途径中嘌呤/嘧啶碱在各种嘌呤/嘧啶磷酸核糖转移酶的催化下与 PRPP 反应生成相应的核苷酸。由此可见 PRPP 同时参与了核苷酸的从头合成和补救合成途径，因而 PRPP 处于核苷酸合成代谢的中间位置（图 2-4-2）。

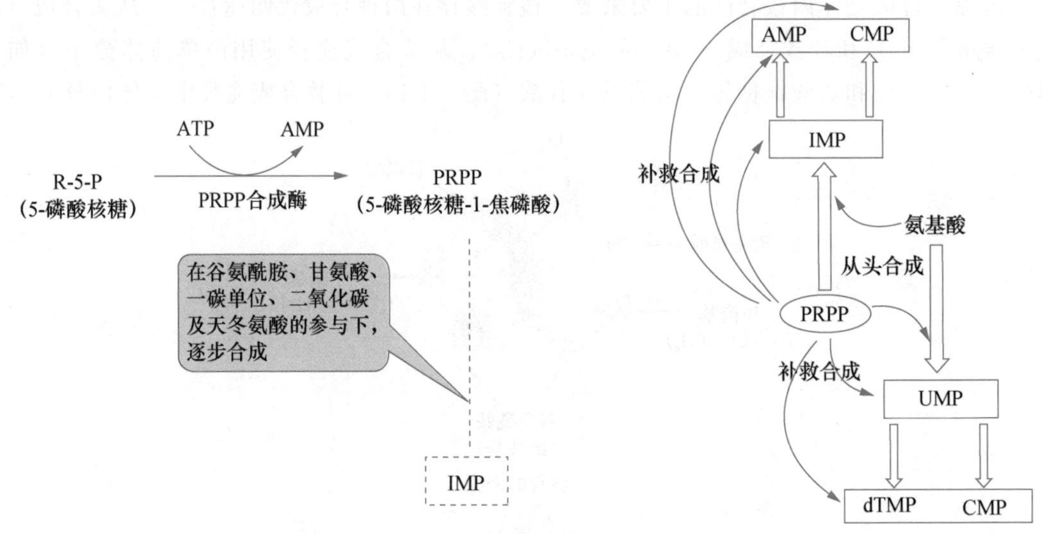

图 2-4-2 PRPP 处于核苷酸合成代谢的中心位置

二、嘌呤核苷酸的合成与分解代谢

(一) 嘌呤核苷酸的从头合成

嘌呤核苷酸从头合成途径从 5′-磷酸核糖起始逐步形成嘌呤环。所有反应都在胞质中完成。人体内从头合成嘌呤核苷酸的主要器官是肝，其次是小肠黏膜和胸腺。几乎所有生物都能从头合成嘌呤核苷酸。放射性核素掺入实验表明嘌呤碱的前体分子都来自于简单原料如氨基酸、CO_2 和甲酰四氢叶酸。嘌呤核苷酸的从头合成途径分为两个阶段：首先合成嘌呤核苷酸的共同前体 IMP，然后由 IMP 转化为 AMP 和 GMP。

1. 嘌呤核苷酸从头合成途径

IMP 合成可分为以下二阶段一共 11 步反应。第一阶段反应生成 PRPP，仅包括第Ⅰ步反应。第二阶段是 IMP 的合成过程，包括第Ⅱ～Ⅺ步骤的这 10 个反应。

Ⅰ 来源于戊糖磷酸途径的 5′-磷酸核糖在 PRPP 合成酶的催化下将一分子焦磷酸从 ATP 转移到 5′-磷酸核糖的 C-1′上，形成 PRPP。

Ⅱ 在谷氨酰胺-PRPP 氨基转移酶（GPAT）催化下，谷氨酰胺侧链的 N 原子代替了 PRPP C-1′焦磷酸基团，形成 5′-磷酸核糖胺（PRA）。该反应为嘌呤核苷酸从头合成的关键步骤。

Ⅲ PRA 在甘氨酰胺核苷酸（GAR）合成酶催化下消耗 ATP、经甘氨酰胺化生成 GAR。

Ⅳ N10-甲酰四氢叶酸的甲酰基转移到 GAR，形成甲酰甘氨酰胺核苷酸（FGAR）。

Ⅴ 在 ATP 存在时，FGAR 接受谷氨酰胺的酰胺基转变为甲酰甘氨脒核苷酸（FGAM）。

Ⅵ FGAM 脱羟基并成环得到 5′-氨基咪唑核苷酸（AIR）。

Ⅶ CO_2 掺入并称为嘌呤环上的 C-6，产生 5′-氨基咪唑-4-羧酸核苷酸（CAIR）。

Ⅷ 天冬氨酸继续添加到嘌呤环中，缩合得到 5′-氨基咪唑-4-（N-琥珀基）-氨甲酰核苷酸（AICAR）。

Ⅸ SAICAR 脱去一分子延胡索酸，分解转变为 5′-氨基咪唑-4-甲酰胺核苷酸（AICAR）。

Ⅹ N10-甲酰四氢叶酸供给甲酰基，使 AICAR 转变为 5′-甲酰氨基咪唑-4-甲酰胺核苷酸（FAICAR）。

Ⅺ 最终，第一个环中的甲酰基与氨基 N 原子脱水缩合得到 IMP。

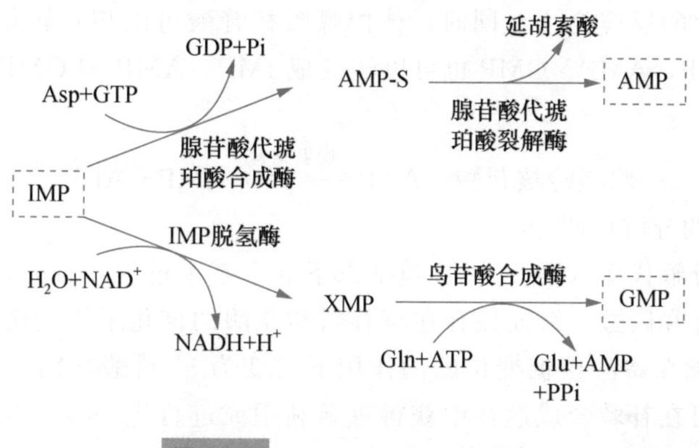

图 2-4-3 AMP 和 GMP 的生成

在 IMP 生成的过程中，PRPP 是嘌呤从头合成过程中的第一个中间物，同时也是嘌呤和嘧啶核苷酸从头合成过程中所需的共同 5′-磷酸核糖供体。而催化第二个反应的 GPAT 是 IMP 合成过程中的调节酶。这 11 步从头合成反应共消耗 5 个 ATP 分子和谷氨酰胺，CO_2、天冬氨酸、N10-甲酰四氢叶酸等多种前体分子。

2．AMP 和 GMP 的生成

IMP 可转化为 AMP 或 GMP。IMP 在 GTP 供能的条件下与天冬氨酸合成腺苷酸代琥珀酸（AS），中间产物 AS 随即在 AS 裂解酶的催化下分解成 AMP 和延胡索酸。IMP 在 IMP 脱氢酶催化下氧化生成黄嘌呤核苷酸（XMP），XMP 再由鸟苷酸合成酶经氨基化生成 GMP。AMP 和 GMP 经磷酸化得到相应的二磷酸产物和三磷酸产物（图 2-4-3）。

（二）嘌呤核苷酸的补救合成代谢

嘌呤核苷酸补救合成代谢利用游离的嘌呤碱或嘌呤核苷合成嘌呤核苷酸。

1．嘌呤碱与 PRPP 经磷酸核糖转移酶催化生成嘌呤核苷酸

嘌呤与 PRPP 可以在相应磷酸核糖转移酶的催化下生成核苷酸。腺嘌呤、次黄嘌呤和鸟嘌呤与 PRPP 分别生成 AMP、IMP 和 GMP，其中 PRPP 提供磷酸核糖。两个重要的酶参与了上述过程，它们是腺嘌呤磷酸核糖转移酶（adenine phosphoryl transferase，APRT）和次黄嘌呤、鸟嘌呤磷酸核糖转移酶（hypoxanthine-guanine phosphoryl transferase，HGPRT）。反应式如下：

$$\text{腺嘌呤} + \text{PRPP} \xrightarrow{\text{APRT}} \text{AMP} + \text{PPi}$$

$$\text{次黄嘌呤} + \text{PRPP} \xrightarrow{\text{HGPRT}} \text{AMP} + \text{PPi}$$

$$\text{鸟嘌呤} + \text{PRPP} \xrightarrow{\text{HGPRT}} \text{AMP} + \text{PPi}$$

嘌呤核苷酸的补救合成途径是脑和脊髓合成核苷酸的唯一来源，这使得 HGPRT 成为补救途径的调节酶。

2．嘌呤核苷经核苷激酶催化生成 AMP

人体内腺嘌呤核苷还可以在腺苷激酶催化下，利用 ATP 提供的磷酸基团实现磷酸化并得到腺嘌呤核苷酸。

生物体内除腺苷激酶外，缺乏其他嘌呤核苷的激酶。嘌呤核苷酸补救合成途径中主要以磷酸核糖转移酶催化的反应为主。同时，体内嘌呤核苷酸可以相互转化。IMP 可以转变成 XMP、AMP 及 GMP，AMP、GMP 也可以转变成 IMP。AMP 和 GMP 之间可以实现相互转变。

$$\text{腺嘌呤核苷酸} + \text{ATP} \xrightarrow{\text{腺苷激酶}} \text{AMP} + \text{ADP}$$

3．嘌呤核苷酸的分解代谢

嘌呤核苷酸的分解代谢（图 2-4-4）包括以下 3 个基本过程：首先，核苷酸在核苷酸酶的作用下水解成核苷和磷酸。继而核苷在核苷磷酸化酶的催化下得到游离的嘌呤碱基 1′-磷酸核糖。1′-磷酸核糖在磷酸核糖变位酶的作用下可变为 5′-磷酸核糖，参与戊糖磷酸途径；分解得到的嘌呤碱可在补救合成途径中获得重新利用或进行进一步氧化。腺嘌呤转化为次黄嘌呤，与鸟嘌呤一同转变为黄嘌呤，再在黄嘌呤氧化酶的催化下代谢为尿酸（uric acid）。嘌呤核苷酸的分解代谢过程主要在肝、小肠和肾中进行，这些脏器的黄嘌呤氧化

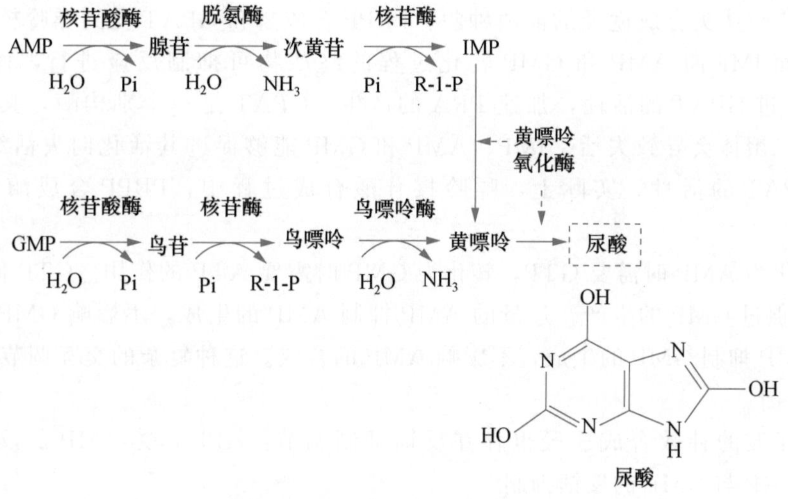

图 2-4-4 嘌呤核苷酸的分解代谢

酶活性较高。人体内嘌呤碱最终分解代谢为尿酸并随尿液排出体外。嘌呤脱氧核苷酸通过相同途径最终降解为尿酸。

4. 嘌呤核苷酸的合成代谢的调节

从头合成是嘌呤核苷酸的主要来源。这个过程中消耗大量物质和能量，精密的调控体系对合成过程十分必要，且实现了营养和能源的节约。该过程中主要涉及反馈抑制调节（图 2-4-5)。

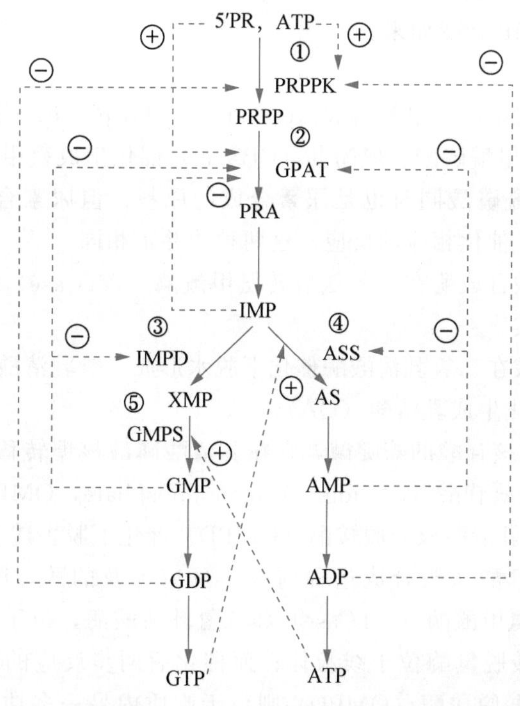

图 2-4-5 嘌呤核苷酸从头合成的调节

嘌呤核苷酸从头合成途径的前两种酶：PRPP 合成酶和 GPAT 受到嘌呤核苷酸的反馈抑制。一方面 IMP 向 AMP 和 GMP 转化过程的终产物可抑制反应进行，而另一方面，PRPP 可以促进 GPAT 的活性，加速 PRA 的产生。GPAT 是一个别构酶，其活化结构为单体，形成二聚体会导致失活。IMP、AMP 和 GMP 能够促进其活化向失活结构的过渡，从而抑制 GPAT 的活性。实际上，嘌呤核苷酸合成过程中，PRPP 合成酶比 GPAT 更重要。

IMP 转化为 AMP 时需要 GTP，转化为 GMP 时需要 ATP 的作用。GTP 促进 AMP 的生成，ATP 促进 GMP 的生产。过量的 AMP 抑制 AMP 的生成，不影响 GMP 的合成；同样过量的 GMP 抑制 GMP 的生成，不影响 AMP 的合成。这种复杂的交互调节可维持 ATP 和 GTP 的平衡。

嘌呤核苷酸的补救合成途径也存在反馈抑制调节：APRT 受 AMP 的反馈抑制，而 HGPRT 受 IMP 与 GMP 的反馈抑制。

三、嘧啶核苷酸的合成与分解代谢

（一）嘧啶核苷酸的从头合成

与嘌呤核苷酸相比，嘧啶核苷酸的从头合成过程较为简单。嘧啶环的 C、N 原子分别来自谷氨酰胺、CO_2 和天冬氨酸。与嘌呤核苷酸从头合成不同，嘧啶核苷酸从头合成途径首先合成含有嘧啶环的乳清酸（OA），再与 PRPP 结合成为乳清酸核苷酸（OMP），最后生成 UMP。肝是合成嘧啶核苷酸的主要器官，反应过程在胞质和线粒体进行；胞嘧啶核苷酸、胸腺嘧啶核苷酸可由 UMP 转变而来。

1. UMP 的从头合成（图 2-4-6）

（1）嘧啶环的合成起始于氨甲酰磷酸（carbamoyl phosphate，CP）的产生。谷氨酰胺、CO_2 和 ATP 经胞质中氨甲酰磷酸合成酶Ⅱ（CPS Ⅱ）催化生成氨甲酰磷酸，谷氨酰胺的酰胺 N 原子为氮源。氨甲酰磷酸同时也是尿素合成的原料；但尿素合成是在线粒体中进行，且由氨甲酰磷酸合成酶Ⅰ催化相应的反应。这两种酶并不相同。

（2）产生氨甲酰磷酸合成酶在天冬氨酸转氨甲酰酶（ATCase）的催化下，与天冬氨酸结合生成氨甲酰天冬氨酸。

（3）氨甲酰天冬氨酸在二氢乳清酸酶催化下脱水形成二氢乳清酸（DHOA）。

（4）DHOA 脱氢氧化生成乳清酸（OA）。

（5）OA 并不是合成核苷酸的嘧啶碱，它在乳清酸磷酸核糖转移酶（OPRT）催化下与 PRPP 结合，生成乳清酸核苷酸（orotidine-5′-monophosphate，OMP）。

（6）接着，OMP 在乳清酸核苷脱羧酶（OMPD）催化下脱去羧基，形成 UMP。

哺乳动物的嘧啶核苷酸从头合成过程前 3 步反应涉及的酶，即氨甲酰磷酸合成酶Ⅱ（CPS Ⅱ）、天冬氨酸转氨甲酰酶（ATCase）和二氢乳清酸酶，位于胞质内同一多功能酶的不同结构域；二氢乳清酸脱氢酶位于线粒体；而催化后两步反应的乳清酸磷酸核糖转移酶（OPRT）和乳清酸核苷酸脱羧酶（OMPD）则位于胞质内另一多功能酶的同一肽链。这些多功能复合体对高效、均一地催化嘧啶核苷酸的合成很有益处。

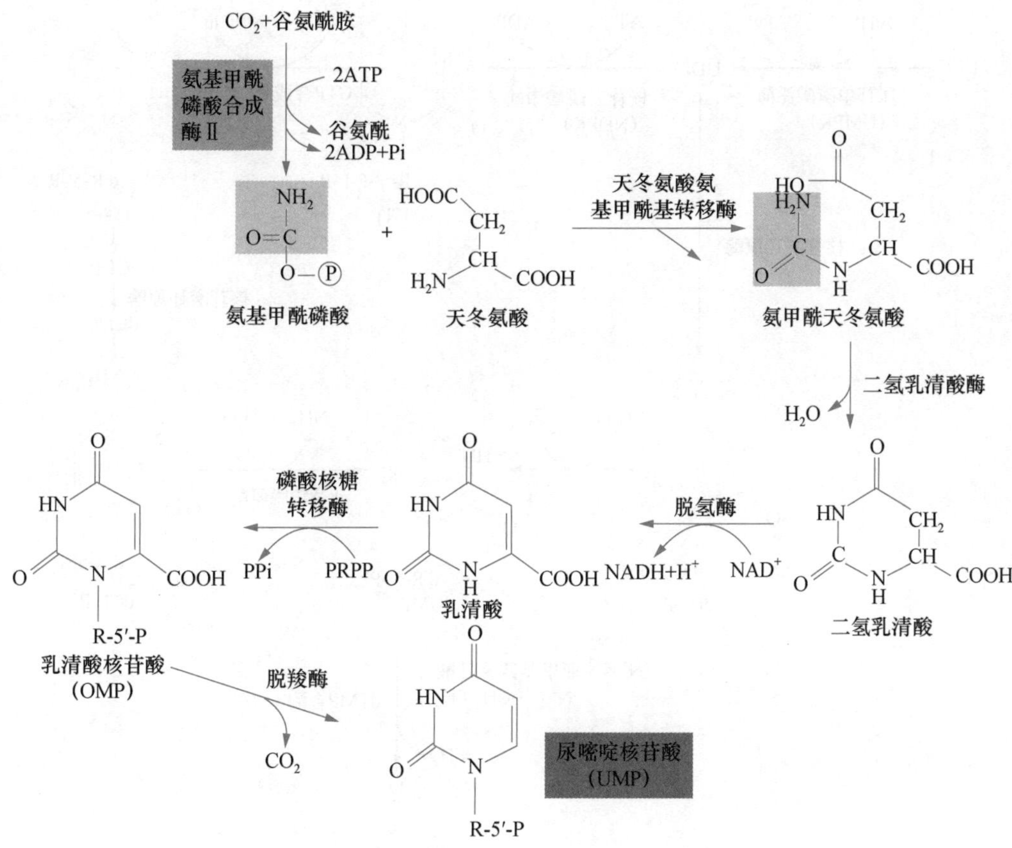

图 2-4-6　尿嘧啶核苷酸的从头合成

2. CTP 来源于 dUTP 的氨基化，dTMP 来源于 dUMP 的甲基化

CTP 的合成是在核苷三磷酸的水平上进行的，UMP 经尿苷酸激酶和核苷激酶的连续磷酸化作用，生成 UTP；UTP 在 CTP 合成酶的催化下，消耗一分子 ATP，接受谷氨酰胺的 δ-氨基成为 CTP。dTMP 由 dUMP 甲基化获得（图 2-4-7）。

（二）嘧啶核苷酸的补救合成

嘧啶核苷酸的补救合成途径和嘌呤核苷酸很相似。

1. 部分嘧啶碱与 PRPP 可由核糖磷酸转移酶催化得到嘧啶核苷酸

嘧啶磷酸核糖转移酶能够利用尿嘧啶、胸腺嘧啶及乳清酸作为底物，与 PRPP 生成相应的嘧啶核苷酸，但对胞嘧啶不起作用。

$$\text{嘧啶}+\text{PRPP}\xrightarrow{\text{嘧啶磷酸核糖转移酶}}\text{嘧啶核苷酸}+\text{PP}_i$$

2. 嘧啶核苷可由嘧啶核苷激酶催化得到嘧啶核苷酸

嘧啶核苷激酶可催化嘧啶核苷转变成嘧啶核苷酸。尿苷激酶（uridine kinase）催化尿嘧啶核苷及胞嘧啶核苷生成 UMP 和 CMP；而胸苷激酶（thymidine kinase）催化脱氧胸苷生成 dTMP，反应分别如下：

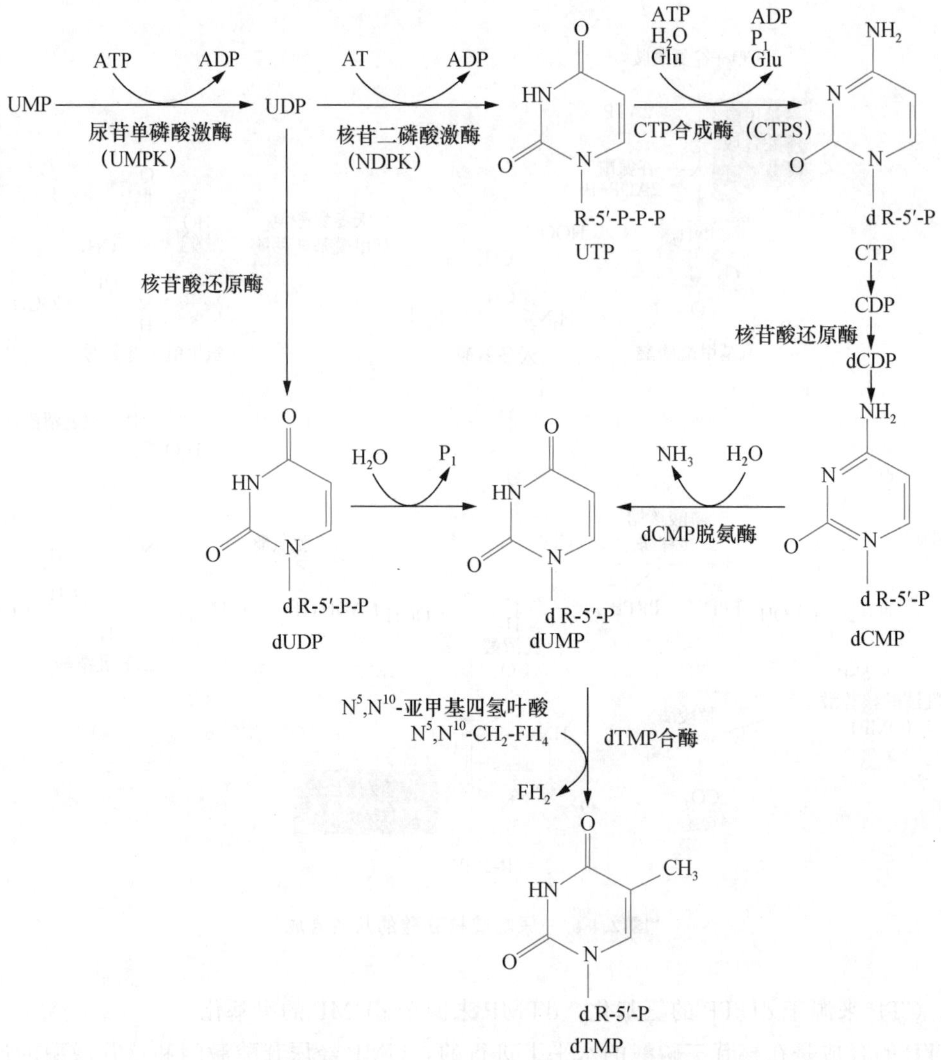

图 2-4-7　UMP 向 CMP 和 dTMP 的转化

嘧啶核苷酸补救合成以核苷激酶催化的反应为主。胸苷激酶的活性与细胞增殖状态密切相关，其在正常肝中活性低，再生肝中活性高，而恶性肿瘤中也有明显升高，并与肿瘤的恶性程度有关。

（三）嘧啶核苷酸的分解代谢

嘧啶核苷酸可以彻底分解为可溶性的小分子物质。

嘧啶核苷酸首先通过核苷酸酶和核苷磷酸化酶的作用，脱去磷酸及核糖，产生嘧啶碱。胞嘧啶在脱氨基作用下转变为尿嘧啶。尿嘧啶还原为二氢尿嘧啶，再水解开环，最终可生成小分子可溶性物质如 NH_3、CO_2 及 β-丙氨酸。而胸腺嘧啶则降解为 β-氨基异丁酸（β-aminoisobutyric），直接随尿排出体外或进一步分解为 CO_2 和水。嘧啶碱的分解代谢主要在肝中进行，嘧啶碱的降解产物均具有良好的溶解性（图 2-4-9）。

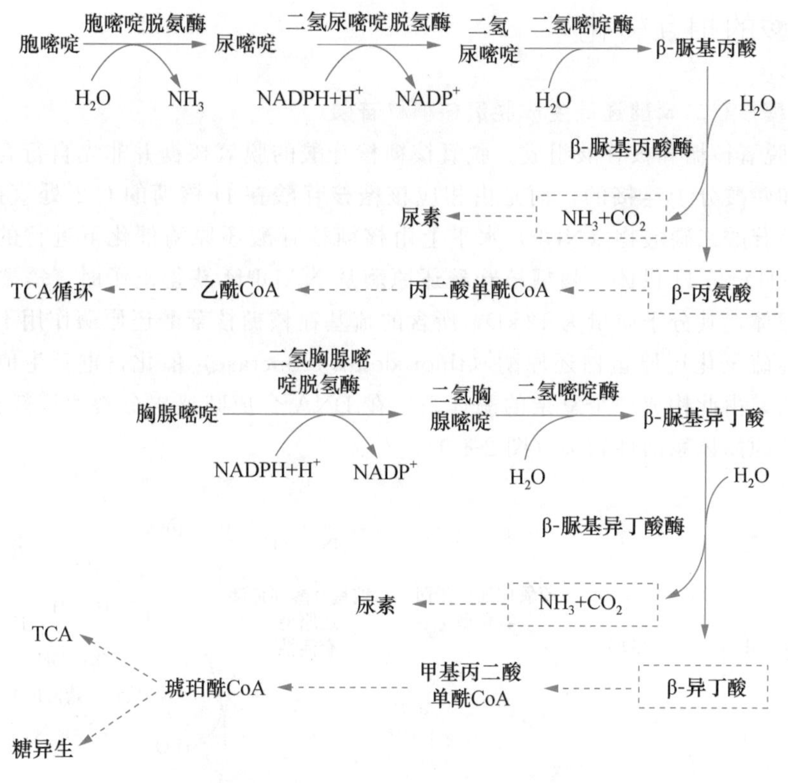

图 2-4-8　嘧啶核苷酸的分解代谢

（四）嘧啶核苷酸合成代谢的调节

天冬氨酸转氨甲酰酶（ATCase）是细菌中调节嘧啶核苷酸从头合成过程的调节酶；对哺乳动物而言，氨甲酰磷酸合成酶Ⅱ（GPS Ⅱ）则至关重要。这两种酶都受到反馈抑制调节。此外，哺乳动物体内嘧啶核苷酸 UMP 合成过程的两个多功能酶均受到阻遏和去阻遏两种方式的调节。嘌呤和嘧啶核苷酸的合成过程都涉及 PRPP 合成酶，它同时受到来自嘌呤和嘧啶核苷酸合成过程的调控，维持着嘌呤和嘧啶核苷酸合成过程协调、平行的进行。

1. 底物的去遏制作用可增强相关酶基因表达而促进嘧啶核苷酸合成

嘧啶核苷酸代谢过程中底物对催化反应的酶具有去阻遏（激活）作用。如 ATP 可激活 PRPP 合成酶和氨甲酰磷酸合成酶Ⅱ（GPS Ⅱ）基因表达，PRPP 激活乳清酸磷酸核糖转移酶（OPRT）基因表达，它们均可促进嘧啶核苷酸的合成。

2. 通过反馈抑制酶活性调节嘧啶核苷酸合成

某些嘧啶/嘌呤核苷酸产物可通过反馈抑制相应酶活性而调节嘧啶核苷酸合成。主要有 4 种反馈机制：①UMP 反馈抑制 CPS Ⅱ；②UMP 和 CTP 反馈抑制 ATCase；③嘌呤核苷酸合成途径产生的 ADP 和 GDP 反馈抑制 PRPPK；④CTP 反馈抑制 CTPs。通过上述反馈抑制不仅可使嘧啶核苷酸合成代谢受到精细调节，而且使得嘧啶核苷酸与嘌呤核苷酸合成途径协调进行。

四、核苷酸的相互转化

（一）核糖核苷二磷酸还原生成脱氧核糖核苷酸

DNA由脱氧核糖和核苷酸组成。脱氧核糖核苷酸的脱氧核糖并非先自行合成，而后与相应的碱基和磷酸分子连接的，而是由相应核糖核苷酸在D-核糖的C-2′处直接还原生成。该反应是在核苷酸二磷酸物（NDP）水平上由核糖核苷酸还原酶催化下进行的，还原型辅酶Ⅱ（NADPH）是H供体。核糖核苷酸还原酶从NADPH获得电子时，需要硫氢还原蛋白作为电子载体，其分子质量为12 kD，所含的巯基在核糖核苷酸还原酶作用下氧化为二硫键。后者再经硫氢化还原蛋白还原酶（thioredoxin reductase）催化，重新生成还原型的硫氧化还原蛋白，由此构成一个复杂的酶体系。在DNA合成旺盛、分裂速度较快的细胞中，核糖核苷酸还原酶体系活性较强（图2-4-9）。

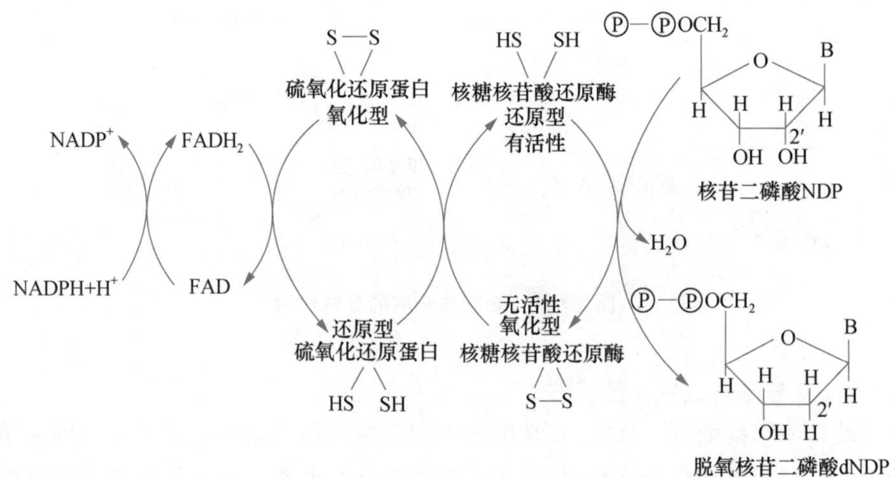

图2-4-9 脱氧核苷二磷酸的合成过程

核糖核苷酸还原酶（图2-4-10）本身含有两个亚基：R1和R2，这两个亚基结合并有Mg^{2+}存在时才能发挥酶活性。核糖核苷酸还原酶存在酶活性调节位点，该位点影响整个酶活性，ATP结合时可使酶活化，dATP可抑制该酶活性。同时还存在底物特异性位点，使得该酶受到底物激活调控。

实际上体内4种NDP（N＝A、G、C、U）就是经上述还原反应生成相应的dNDP，再磷酸化得到dNTP的。dATP是以上4个反应的负调控信号。当某个特定的NDP在核糖核苷酸还原酶催化下还原成dNDP时，需要特异NTP来促进该反应的发生，同时其他的NTP又能抑制该酶的活性，以此维持各种脱氧核糖核苷酸合成反应的平衡进行。而dTMP是由dUMP在dTMP合酶催化下进行甲基化（methylation）反应转变得到的，该反应发生在核苷一磷酸水平。

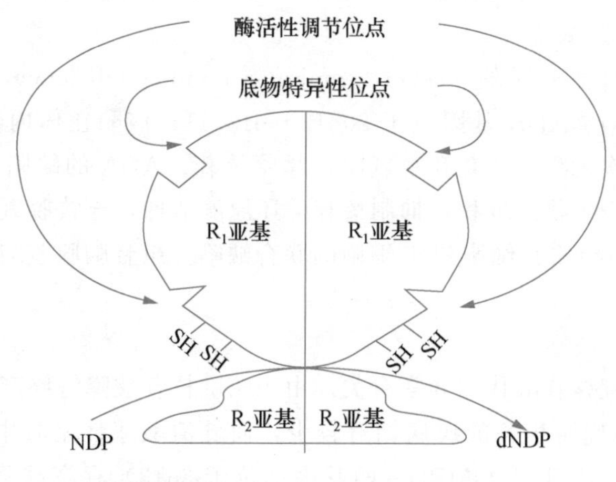

图 2-4-10　核糖核苷酸还原酶的结构

（二）核苷二磷酸和核苷三磷酸的转化

4 种核苷（或脱氧核苷）一磷酸可以在特殊的核苷一磷酸激酶作用下，由 ATP 供给磷酸基，而转变成核苷（或脱氧核苷）二磷酸。现在已经从各种生物体内分离、纯化出上述功能的激酶来催化此类反应。例如 AMP 激酶可以使 AMP 转化成 ADP。

核苷二磷酸与核苷酸三磷酸可在核苷二磷酸激酶（NDP kinase）的催化下实现相互转变。核苷二磷酸激酶的特异性不如核苷一磷酸激酶高，NDP 激酶可以催化所有嘌呤、嘧啶的核糖或脱氧核糖核苷二、三磷酸之间的转化。

$$\text{AMP}+\text{ATP}\xrightarrow{\text{AMP 激酶}}\text{ADP}+\text{ADP}$$

$$\text{XDP}+\text{YTP}\xrightarrow{\text{核苷二磷酸激酶}}\text{XTP}+\text{TDP}$$

第五节　核苷酸代谢与医学的关系 The relation between nucleotide metabolism and medicine

一、核苷酸代谢障碍可引发多种疾病

多种遗传性疾病与核苷酸代谢缺陷有关。人类的多种遗传性疾病由核苷酸代谢缺陷导致[5]。

（一）Lesch-Nyhan 综合征

Lesch-Nyhan 综合征由 HGPRT 基因功能的缺失导致。HGPRT 基因位于 Xq26.1，使得该疾病具有伴性遗传模式。该酶是嘌呤核苷酸补救合成的重要酶。该酶基因缺陷可引起嘌呤核苷酸补救合成途径障碍，脑合成嘌呤核苷酸能力低下，造成中枢神经系统发育不良。患者表现出严重痛风症状和神经系统的严重功能障碍。重症疾病中常表现出举止异常、自咬嘴唇或手指，因而又被称为“自毁容貌症”。患者一般寿命不超过20岁。

（二）重症联合免疫缺陷

部分隐性重症联合免疫缺陷（severe combined immunodeficiency，SCID）遗传病患者存在腺苷脱氨酶的缺陷。ADA基因位于20q12～q13.11，该酶在体内催化腺嘌呤核苷和脱氧腺嘌呤核苷转化为次黄嘌呤核苷和脱氧次黄嘌呤核苷。ADA的缺陷会引起腺嘌呤核苷酸及其二磷酸和三磷酸衍生物的堆积，抑制核苷酸还原酶活性，导致脱氧核苷酸的锐减，严重影响DNA合成，继而导致B细胞和T细胞的联合缺陷。患者胸腺萎缩，免疫功能低下，骨骼发育异常。

（三）乳清酸尿症

乳清酸尿症与嘧啶核苷酸代谢异常有关。由于嘧啶核苷酸降解终产物溶解性良好，因而嘧啶核苷酸合成/分解代谢相关的疾病相对较少，而乳清酸尿症是其中之一。UMP合成的最后两步反应中的酶OPRT或OMPD（两基因都位于3q13）存在缺陷则会影响嘧啶合成，导致血中乳清酸堆积、尿嘧啶核苷酸合成减少、胞嘧啶核苷酸和胸腺嘧啶核苷酸合成受影响，RNA和DNA合成均不足。这些缺陷可引起乳清酸尿症，导致生长迟缓及由低色素红细胞和巨幼红细胞骨髓造成的严重贫血，白细胞减少也是其常见症状之一。上述紊乱为Ⅰ型乳清酸尿症，临床上可应用胞嘧啶核苷和尿嘧啶核苷，通过自身核苷酸激酶的催化来补充UMP的合成，减少乳清酸等中间物的堆积，获得较好的疗效。该疾病为常染色体隐性遗传病。而Ⅱ型乳清酸尿症仅涉及乳清酸核苷酸脱羧酶，症状较轻。

（四）新生儿脊柱裂

新生儿脊柱裂是一类典型新生儿缺陷，其成因在于发育早期神经管功能的不完整或紊乱。该病在全美新生儿中发病率为1/1000。多项研究显示，孕妇在妊娠前3个月若膳食中补充摄入叶酸，则可降低新生儿70%的疾病风险。这显示了叶酸的多种衍生物在合成DNA前体物质的过程中的重要作用。

（五）痛风

高尿酸血症可引起痛风。血中尿酸水平超过溶解能力就称为高尿酸血症（hyperuricacidemia）。组织中的尿酸盐晶体会沉淀出来。痛风（gout）是由尿酸盐集中沉积于皮下组织形成，无明显症状。一旦尿酸盐的晶体沉积于关节等处则会触发痛风性关节炎的炎症反应。这种疾病多发于中老年男子。持续性高尿酸血症较易引起痛风性关节炎。

痛风可能是一种多基因病，表现出家族遗传倾向性。它可能涉及的基因主要有：HGPRT、PRPP合成酶、GPAT（基因位于4q12）、葡萄糖-6-磷酸酶（基因位于17q21）和黄嘌呤氧化酶（基因位于2p23～p22）。多数患者的高尿酸血症是由于肾中尿酸排出减少导致的，仅有10%患者的病因是尿酸生成过多。HGPRT的部分缺陷会影响嘌呤核苷酸的补救合成，导致生成的IMP、GMP、GDP减少，削弱对嘌呤核苷酸从头合成途径中PRPP合成酶和GPAT的抑制作用，导致嘌呤核苷酸从头合成增强。糖原储存疾病中的Von Gierke症也会导致尿酸的过量产生，该疾病由葡萄糖-6-磷酸酶缺陷导致。该酶的缺陷导致葡萄糖-6-磷酸转化为葡萄糖的反应过程受阻，继而转向戊糖磷酸途径生成过多的5-磷酸核糖（PRPP的合成原料）。

此外，膳食中摄入过量富含嘌呤的食物，白血病和肿瘤中核苷酸的过量降解以及由于肾引发的尿酸排泄障碍都是痛风的可能成因。

临床上使用别嘌呤醇（allopurinol）作为痛风治疗的常规药物。别嘌呤醇是次黄嘌呤的类似物，在黄嘌呤脱氢酶催化为别嘌呤二醇，对黄嘌呤脱氢酶有很强的抑制作用，因而可抑制尿酸的生成。此外，别嘌呤醇可与 PRPP 反应生成别嘌呤核苷酸，一方面消耗 PRPP，另一方面通过反馈抑制阻碍嘌呤核苷酸的从头合成，最终抑制尿酸的生成。

二、常见抗代谢物的作用机制

抗代谢物的药物作用机制主要在于阻断核苷酸的合成途径。常见抗代谢物多为核苷酸代谢重要底物或辅酶的类似物。肿瘤治疗中所使用的抗代谢物其作用机制主要在于阻断核苷酸的合成。核苷酸的抗代谢物是嘌呤、嘧啶、氨基酸、核苷和叶酸的类似物（图 2-5-1）[3,6]。

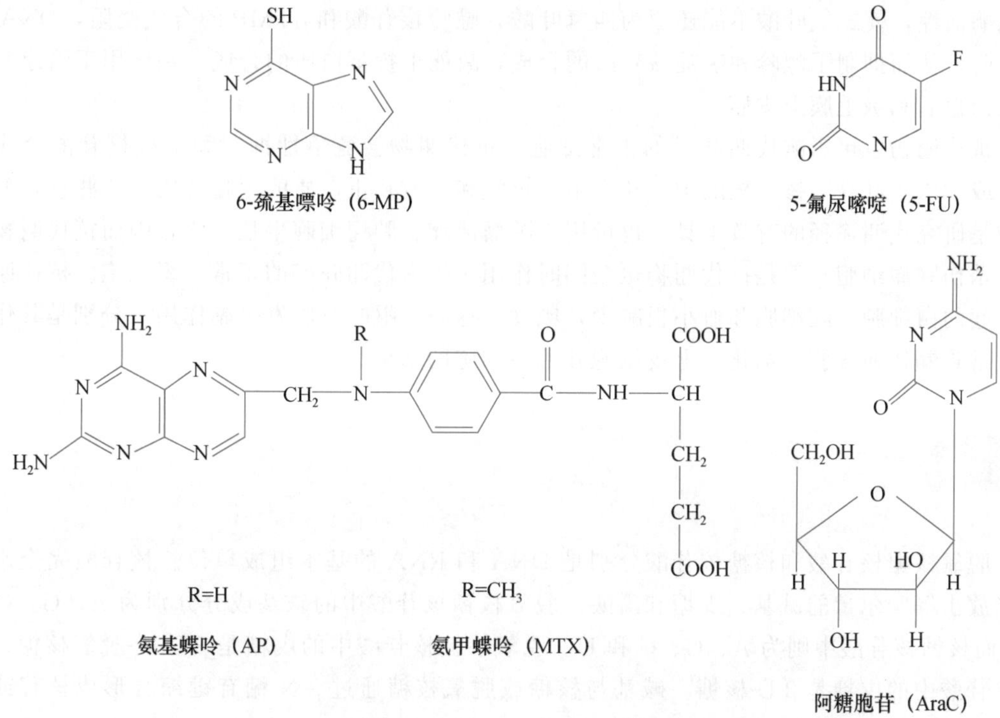

6-巯基嘌呤（6-MP）　　5-氟尿嘧啶（5-FU）

R=H　　R=CH_3

氨基蝶呤（AP）　　氨甲蝶呤（MTX）　　阿糖胞苷（AraC）

图 2-5-1　常见抗代谢物的结构式

（一）嘌呤类似物 6-巯基嘌呤

6-巯基嘌呤（6-mercaptopurine，6-MP）是次黄嘌呤类似物，可反馈抑制 PRPP 酰胺转移酶而干扰磷酸核糖胺的形成，从而阻断嘌呤核苷酸的从头合成；它经过磷酸化可得到 6-MP 核苷酸，抑制 IMP 向 AMP 和 GMP 的转化；同时还可以抑制 HGPRT 活性阻断补救合成途径。主要用于急性淋巴细胞白血病的维持治疗，大剂量对绒毛膜上皮癌亦有较好的疗效。

（二）嘧啶类似物5-氟尿嘧啶

5-氟尿嘧啶（5-fluorouracil，5-FU）的结构与胸腺嘧啶相似，它在体内可转变为脱氧氟尿嘧啶核苷一磷酸（FdUMP）和氟尿嘧啶核苷三磷酸（FUTP）。FdUMP是胸腺核苷酸合酶的抑制剂，可使dTMP合成受阻，DNA合成受到影响；FUTP掺入RNA分子后，异常的结构会破坏RNA的功能，因而干扰蛋白质的合成。临床上对消化系统肿瘤（食管癌、胃癌、肠癌、胰腺癌、肝癌）和乳腺癌疗效较好。

（三）核苷酸类似物阿糖胞苷

核苷结构类似物也是一类重要的抗肿瘤药物。阿糖胞（嘧啶核）苷物（arabinosyl cytosine，AraC），能抑制CDP还原为dCDP，从而阻碍DNA的合成，也可深入DNA中干扰复制。临床上用于治疗成人急性粒细胞白血病或单核细胞白血病。

（四）叶酸类似物氨基蝶呤和氨甲蝶呤

氨基蝶呤和氨甲蝶呤（methotrexate，MTX）都是叶酸类似物，能竞争性抑制二氢叶酸还原酶活性，使二氢叶酸不能还原为四氢叶酸，嘌呤核苷酸和dTMP的合成受阻，DNA合成障碍，从而抑制了嘌呤和嘧啶核苷酸的合成，故能干扰蛋白质的合成。临床用于治疗儿童急性白血病和绒毛膜上皮癌。

抗代谢物也可影响代谢旺盛的正常细胞。抗代谢物会竞争性抑制和干扰核苷酸合成代谢，或“以假乱真”掺入核酸中，从而阻止核酸和（或）蛋白质的生物合成。这些核苷酸类似物是研究代谢途径的有效工具，也可用于肿瘤治疗。肿瘤细胞生长旺盛，因而抗代谢物可有效杀伤肿瘤细胞。但是抗代谢物也会同时作用于体内代谢旺盛的正常组织细胞。抗代谢药物引起的白细胞、红细胞和血小板减少，厌食、恶心、呕吐及脱发等副作用，分别是其作用于正常骨髓造血细胞、消化道上皮细胞和毛囊细胞的结果。

小　结

脱氧核糖核苷酸和核糖核苷酸分别是DNA和RNA的基本组成单位。核苷酸完全水解可释放出等摩尔量的碱基、戊糖和磷酸。脱氧核糖核苷酸中的碱基成分分别为A、G、C和T；而核糖核苷酸中则为A、G、C和U。脱氧核糖核苷酸中的戊糖是β-D-2′-脱氧核糖，核糖核苷酸中的戊糖是β-D-核糖。碱基与核糖或脱氧核糖通过β-N-糖苷键缩合形成核苷或脱氧核苷。核苷与磷酸通过酯键结合构成核苷酸或脱氧核苷酸。

核苷酸及其衍生物作为核酸合成的基本原料和多种辅酶的组成成分，参与机体能量代谢、细胞信号转导、生理功能的调节以及各种生物合成过程。

核苷酸的合成代谢途径主要为从头合成和补救合成。其中从头合成为主要途径，使用简单前体分子（如氨基酸、一碳单位和磷酸核糖等）组装成核苷酸。而补救合成途径则利用体内核苷酸降解产生的游离嘌呤/嘧啶碱或核苷重新合成核苷酸。嘌呤核苷酸可分解产生磷酸、戊糖和嘌呤碱。人体嘌呤核苷酸分解代谢的终产物为尿酸。嘧啶分解后产生的β-氨基酸可随尿排出或进一步代谢。核苷酸分解代谢产生的中间物如碱基、核苷还可以被重新利用，参加补救合成代谢。

核苷酸代谢紊乱会引起严重遗传性疾病。对核苷酸代谢过程的了解，是有效治疗上述核苷酸代谢疾病的前提。

Deoxyribonucleotides and ribonucleotides are the basic unit of DNA and RNA. Nucleotide can release an equimolar amount of a base, and pentose phosphate by hydrolysis. The bases in deoxyribonucleotides include A, G, C, and T; and those in ribonucleotide contain A, G, C and U. The pentose in deoxyribonucleotides is β-D-2′-ribose, that in nucleotides is β-D-desoxyribose. Nucleoside or deoxynucleoside is formed with bases and ribose or deoxyribose by β-N-glycoside bond and nucleotide or deoxynucleotide which is formed with nucleoside and phosphoric acid through nucleoside phosphate ester bond.

Nucleotides and their derivatives are components of the nucleic acid and basic materials of coenzyme, which can involve in energy metabolism, cell signaling, and the regulation of various physiological functions biosynthesis.

The pathway of synthetic metabolic for nucleotide include de novo synthesis and salvage synthesis, of which the main pathway is de novo synthesis. This pathway refers to using a simple precursor molecules (such as amino acids, one-carbon units and ribose phosphate, etc.) to assembling into nucleotides. The salvage pathway uses free purine nucleotide/nucleoside or pyrimidine base nucleotide from in vivo degradation to forming into nucleotides. Purine nucleotide can decompose into phosphoric acid, pentose and purine bases. The catabolism final product of purine nucleotide in vivo is uric acid. β-amino acid from pyrimidine decomposition can be discharged with the urine or further metabolism. The intermediates products from nucleotide catabolism such as bases, nucleosides can also be reused to participate in salvage synthesis pathway.

Nucleotide metabolic disorders can cause serious genetic diseases. Learn nucleotide metabolic processes, which would be treatment on these nucleotide metabolic diseases.

主要参考书目和参考文献

1. Berg JM, Tymoczko JL, Stryer L. Biochemistry. 6th ed. New York: W.H. Freeman and Company, 2007.
2. 陈建华，赵志安. 关于嘧啶碱和嘌呤碱的解离部位的论证. 化学通报，1982，5：49.
3. 贾弘禔，冯作化. 生物化学与分子生物学 2 版. 北京：人民卫生出版社，2010.
4. 贾弘禔. 生物化学. 北京：人民卫生出版社. 2005.
5. Devlin TM. Textbook of Biochemistry with Clinical Correlation. 6th ed. New York: John Wiley & Sons, 2006.
6. Lehninger Principles of Biochemistry. 5th ed. New York: W.H. Freeman, 2008.

第三章 外源性核苷酸
Exogenous nucleotide

核苷酸是生物体内一类重要的含氮化合物，是各种核酸的基本组成单位，是生物体细胞中决定生物特性和蛋白质结构与功能的物质。核苷酸几乎在所有的细胞结构、代谢、能量和调节功能等方面起着重要作用，被认为是人体最重要的营养素之一。核苷酸在生物体内不断地进行着合成和降解的过程，但机体在特殊情况下，组织从头合成核苷酸不能满足各种代谢旺盛的组织和细胞的需要，并且从膳食中摄入的核苷酸也有限，需要外源性核苷酸提供原料利用第二条途径合成，进而添加外源性核苷酸对这些细胞最佳功能发挥起着重要作用。目前，核苷酸在食品、药品、农业生产等方面的应用前景十分广阔。核苷酸的制备方法主要有化学法、微生物法和酶解法。

第一节 外源性核苷酸概述 Introduction of exogenous nucleotide

一、外源性核苷酸的消化、吸收及代谢

食物中的核苷酸是以核蛋白的形式存在。核蛋白被人体吸收后，首先被蛋白酶降解为核酸和蛋白质，核酸又在核酸酶的作用下分解为核苷酸，部分核苷酸在通过碱性磷酸酶和核苷酸酶的作用下继续分解为核苷和碱基，核苷再水解为碱基和戊糖或磷酸戊糖[1]。这些水解产物可被细胞吸收，通过补救合成途径重新得到利用。但大部分则在肠黏膜彻底分解。其中戊糖可参加戊糖代谢，而大部分嘌呤和嘧啶碱基则分解后随尿液排出。正由于膳食来源的核酸和核苷酸在消化吸收的过程中被大量降解，因而核苷酸并非人体必需营养物。细胞内同样存在核酸酶，使细胞内部的核酸逐步分解为核苷酸，或进一步分解为碱基、戊糖和磷酸，以维持细胞内遗传物质的稳定。核酸的消化见图 3-1-1 所示[2]。

核苷酸的吸收主要是在小肠的上段进行的。肠细胞对核苷酸的吸收有三种形式：可逆的被动转移、自由扩散和依赖钠离子的主动运输。在四种核苷酸中，腺苷酸是机体利用的主要核苷酸，与正常饲喂的动物相比，绝食的动物能更好地吸收和利用腺苷酸，这表明腺苷酸在机体的从头合成和补救合成核苷酸之间的平衡发挥重要的作用[2]。

核苷酸在生物体内不断地进行着合成和降解的过程。其合成途径主要有两条：一是从头合成途径。在体内以一些氨基酸——谷氨酸、天冬氨酸、甘氨酸、甲酸和二氧化碳等原料在酶的作用下合成。二是补救合成途径。在机体内直接利用外源性核苷酸的降解产物来合成。其中第二条补救合成途径比较简单而且消耗的能量较第一种从头合成途径少得多[2]。

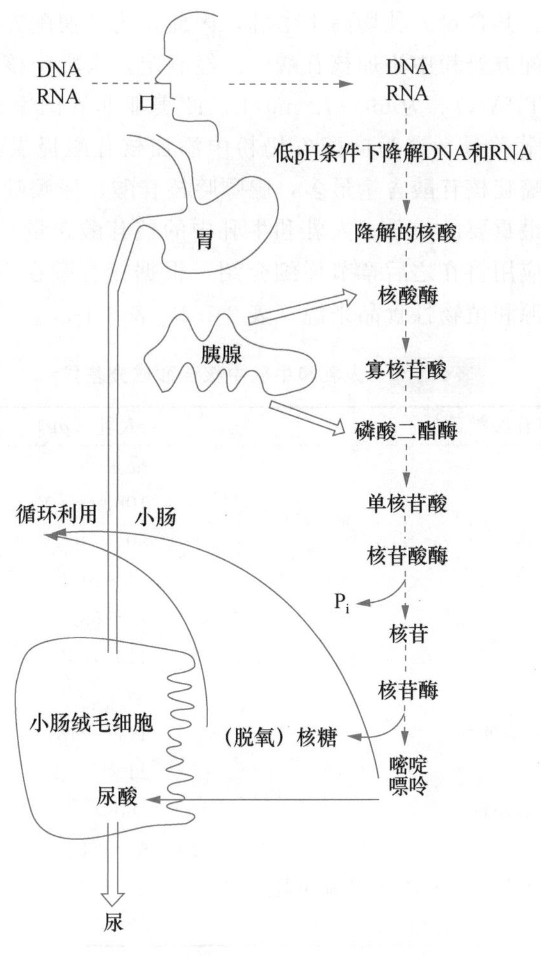

图 3-1-1　核酸的消化过程

许多食物中也含有核酸，依据食物的核酸含量多少，可将食物分为三大类[3]。

1. 含核酸丰富的食物（每 100 g 食物含核酸 100～1000 mg）

瘦肉、动物内脏（如肝、肾、心、脑）、肉汤、肉汁、肉馅；鱼类（如鲭鱼、大比目鱼、鱼卵、小虾、牡蛎）；鹅肉；酵母（酿造或烤面包需用的酵母）等。

2. 含核酸中等量的食物（每 100 g 食物含核酸 90～100 mg）

肉类、贝壳类、干豆类、菠菜、竹笋、蘑菇等。

3. 含核酸很少的食物

谷类（大米、玉米面、面粉、蛋糕、饼干等）；乳类及其制品（牛奶、奶酪、奶油、冰淇淋等）；蛋类（鸡蛋、鸭蛋等）；蔬果类（除第二类以外的其他蔬菜、水果、花生、杏仁、核桃等）；油脂类（植物油、动物油、黄油）；其他（各种调味品、茶、咖啡、巧克力、橄榄、泡菜等）。

食物是外源性核苷酸的重要来源，天然食物中的核苷酸主要以核酸的形式存在，动物肝、海产品含量最丰富，豆类次之，谷物籽实含量较低[1]。核苷酸是一种存在于母乳中且含量丰富，并对婴儿发育有重要作用的营养素。母乳中含有核苷、核苷酸，以及以游离形式存在的微量的嘧啶和嘌呤，其含量人乳均高于牛乳，因此，为了使配方奶粉达到与母乳更加接近的目的，通常在婴儿配方奶粉中添加核苷酸[4]。经测定，人乳中核苷酸［所有的形式，即潜在可利用核苷总量（TPAN）］为69～72 mg/L。欧美亚非等国家妇女的乳汁中核苷酸按TPAN计大体上没有显著差异，这为向配方奶粉中添加核苷酸提供了标准与依据[5]。人乳中的游离核苷酸中，胞嘧啶核苷酸含量最多，腺嘌呤核苷酸、尿嘧啶核苷酸次之，因此胞嘧啶核苷酸是母乳核苷酸最重要的成分，人乳和牛乳中的核苷酸含量见表3-1-1所示[6]。关于核苷酸在配方乳粉中的应用将在之后章节详细介绍。根据核苷酸在不同食品中的含量不同，大体分为动物性食品来源和植物性食品来源（表3-1-2，表3-1-3）。

表3-1-1　人乳和牛乳中核苷酸成分差异

核苷酸类物质	人乳（μg）	牛乳（μg）
胞二磷胆碱（胞磷胆碱）	痕量	痕量
5′-胞苷酸	1080～1800	297
5′-腺苷酸	90	—
3′,5′-环腺苷酸	21～24	138
5′-鸟苷酸	27～53	—
5′-尿苷酸	114～133	—
鸟苷二磷酸	34	—
尿苷二磷酸和尿苷二磷酸葡萄糖酸	127～218	—
尿苷二磷酸-N-乙酰乳糖胺	11	—
尿苷二磷酸-N-乙酰乳糖胺岩藻糖	160	—
鸟苷二磷酸甘露糖	67～91	—
尿苷二磷酸-N-乙酰葡糖胺和尿苷二磷酸-N-乙酰半乳糖胺	260～361	—
尿苷二磷酸葡萄糖和尿苷二磷酸半乳糖	67～84	—

表3-1-2　核苷酸在动物食品中的分布

食品	核苷酸含量（mg/100 g）			食品	核苷酸含量（mg/100 g）		
	IMP	GMP	AMP		IMP	GMP	AMP
牛肉	163	0	7.5	河豚	287	0	6.3
猪肉	186	3.7	8.6	美洲鳗	165	0	20.1
鸡肉	115	2.2	13.1	鲣鱼干	630～1310	0	微量
鲸鱼	326	5.3	2.4	鱿鱼	0	0	184
参鱼	323	0	7.2	章鱼	0	0	26
香鱼	287	0	8.1	日本龙虾	0	0	82
真鲈	188	0	9.5	毛蟹	0	0	11
小海鱼	287	0	0.8	虾蛄	26	0	37
黑鲷	421	0	12.4	鲍鱼	0	0	81
大马哈鱼	235	0	7.8	海扇	0	0	116
金枪鱼	286	0	5.9	花蛤	0	0	12

表 3-1-3　核苷酸在植物食品中的分布

食品	核苷酸含量（mg/100 g）			食品	核苷酸含量（mg/100 g）		
	IMP	GMP	AMP		IMP	GMP	AMP
番茄	0	0	12	榛蘑	0	0	微量
嫩豌豆	0	0	2	香菇	0	103	175
黄瓜	0	0	2	法国蘑菇	0	微量	13
洋葱	微量	0	1	蘑菇	0	32	45
大葱	0	0	1	竹笋	0	0	1
结球莴苣	微量	微量	1	日本小萝卜	微量	0	2

一方面，虽然一些组织可以从头合成核苷酸，但其合成能力是非常有限的，随着年龄增长，从头合成核酸的能力逐渐下降；另一方面，从膳食中摄入的核苷酸有限。近年来的许多研究结果表明，体内从头合成的核苷酸不能满足各种代谢旺盛的组织和细胞的需要，并且当机体处在受到免疫挑战、肝损伤、饥饿及快速生长的情况下，内源合成的核苷酸不能满足机体的需要，需要外源性核苷酸提供原料利用第二条途径合成[4,7]。

二、外源性核苷酸的应用

核酸产业的迅猛发展，带动了以核苷酸为基础的理论及应用研究。目前，核苷酸的用途越来越广阔。核苷酸类物质及其衍生物已在理论研究、医药、食品、农业生产、化妆品和科研领域中得到了广泛应用。

（一）在食品行业的应用

在 1913 年 Shintaro Kodama 研究鲣鱼干制品时发现肌苷酸是一种典型的鲜味物质。当 Akira Kuninaka 在 1960 年从普通香菇汁中发现 5′-鸟苷酸是构成鲜味的另一关键成分后，核苷酸用于增味剂便拉开了序幕[8]。呈味核苷酸的应用开创了食品工业的新纪元，是新一代调味剂的主要成分。目前，市场上添加呈味核苷酸的固态汤料、鱼干、调味料等产品层出不全[9]。如今在食品行业中，已经由最初的食品增味剂，扩展为具有生物功能的营养强化剂。目前，核苷酸在很多国家均应用于婴儿配方粉中，但不同国家对核苷酸添加量的要求不同。美国在正常及低体重婴儿配方粉中对核苷酸的添加量进行了严格的限制，分别为 16 mg/100 kcal 和 22 mg/100 kcal。欧盟规定了每种核苷酸在婴儿配方粉中的最大添加量：单磷酸胞苷（5′-CMP）2.5 mg/100 kcal；5′单磷酸尿苷（5′-UMP）1.75 mg/100 kcal；5′单磷酸腺苷（5′-AMP）1.5 mg/100 kcal；5′单磷酸鸟苷（5′-GMP）0.5 mg/100 kcal；次黄嘌呤核苷酸（IMP）1.0 mg/100 kcal；核苷酸总量 5 mg/100 kcal[5]。我国于 2005 年正式允许核苷酸作为营养强化剂添加到婴幼儿配方食品中，我国《食品营养强化剂使用标准（GB14880-2012）》允许核苷酸（5′-CMP、5′-UMP、5′-AMP、5′-肌苷酸二钠、5′-鸟苷酸二钠、5′-尿苷酸二钠、5′-胞苷酸二钠）使用在部分特殊膳食用食品（婴幼儿配方食品）中，使用量为 0.12～0.58 g/kg（以核苷酸总量计）[10]。

近年来，随着核苷酸功能性的研究发展和消费者认识的提高，人们对身体健康的关注和高品质生活的诉求不断增强。用以进行补充营养的核苷酸产品逐渐成为市场的新宠。尤其是核苷酸的免疫功能[7]，被用于提高免疫力的保健食品中。目前，对于我国的保健食品声称的27项作用中，对于免疫调节功能，有推荐多聚核苷酸和免疫核糖核苷。目前市场上已有多种调节免疫功效的核苷酸的保健产品。国外作为特殊医学用途配方食品的应用也包含相当数量的核苷酸产品。特殊医学用途配方食品中的核苷酸对增加免疫力，加快蛋白质的合成，加快病情恢复起到很重要的作用[11]。德国就推出了针对癌症治疗专用的核苷酸营养品，日本针对调节肠道菌群推出了添加核苷酸的保健品。

（二）在农业生产的应用

将核苷酸添加在农作物和动物的饲料中，可以大大降低成本。对于我国这样的农业大国，核苷酸的广泛使用会产生深远的经济效益和社会效益。因此在农业上的需求和应用必将随着核苷酸生产成本的降低而不断扩大。四种核苷酸的混合制剂作为植物生长调节剂，在农业上应用已经有多年的历史。其广泛用于各种果树、蔬菜和农作物的栽培，平均增产可达10%[12]。核苷酸及其组合物处理冬瓜，能明显提高冬瓜老、嫩瓜的产量及总产量，增加老瓜果实中的干物质、维生素C、还原糖和总糖含量，明显提高冬瓜植株叶片的叶绿素含量及光合速率[13]。侯文邦研究了核苷酸对于芝麻生长的效果，与喷清水相比，喷施0.05%核苷酸（2 ml/L）处理的芝麻株高分别增加5.40 cm，蒴果数增加5.96个，株粒数增加468.61粒，千粒重增加0.13 g，产量分别增加254.70 kg/hm^2，增幅为17.43%[14]。此外，核苷酸还可以用于食用菌的培养[15]。对动物的生长核苷酸同样起着很明显的效果。饲料中添加适量的核苷酸粗提物能有效提高凡纳滨对虾的增重率和存活率。其中添加核苷酸粗提物（400 mg/kg）对虾的增重率显著提高，以600 mg/kg添加量组对虾的粗蛋白和脂肪含量最高[16]。在日粮中添加核苷酸喂养肉仔鸡，添加组比对照组平均增重达16%[17]。喂养仔猪，试验组的仔猪增重比对照组提高23%[18]。

（三）在化妆品应用

由于核苷酸具有促进蛋白质合成的作用，核苷酸制品在日用化工行业的应用也很广泛。核苷酸能够促进皮肤的新陈代谢，具有防皱、生肌保湿、控制皮脂分泌、阻止紫外线吸收、使皮肤柔软的作用，对雀斑、荞麦皮肤、青春痘等各种皮肤病都能发挥极强的渗透力，治疗效果显著，因此可添加于洗涤剂、乳化剂、雪花膏、乳液、戏剧化妆品中[19-20]。

（四）在医药中应用

随着对核苷酸研究的不断加深，核苷酸的用途也越来越广。其应用范围由食品、农业行业迅速扩展到医药领域。四种核苷酸不但自身可以作为药物而且还是临床上许多抗病毒、抗肿瘤药物的医药原料体。

四种核苷酸的混合制剂对体内合成代谢起重要作用，可以促进受损肝细胞的修复和白细胞的生成，可以用来治疗急慢性肝炎以及原发性肾性高血压等。也可缓解各种放射性物质或药物引起的白细胞下降、非特异性血小板减少等症状[21]。该混合物制剂还可以促进内脏器官改进和恢复，改善骨髓造血功能，可以用作治疗癌症病毒的辅助药物。由于核苷酸的分子量小，能够进入细胞，易于吸收，对于提高人体免疫功能同样具有理想的功效。人体临床试验表明，该复合制剂用于人体放化疗所致白细胞减少可明显提高免疫功能，具有增强非特异免疫、细胞免疫以及体液免疫等功能[12]。腺苷酸是体内能量传递物质，具有显著的扩张血管和降压作用，因此可以用于肝病、瘙痒、静脉曲张性溃疡并发症。尿苷酸参与肝解毒物质葡萄糖醛酸酐的生物合成，因此可用于治疗肝炎及改善冠心病、风湿性关节炎、白细胞减少症的症状。鸟嘌呤具有促进视紫质代谢、明目的功能[22]。

近几年生物有机合成化学的发展同样促进了核苷酸应用领域的拓展。以单核苷酸为基础性原料，合成了许多具有抗病毒活性的脂核苷酸、糖核苷酸以及低聚核苷酸的类似物等。此外，以核苷酸为基础的衍生物如多核苷酸、寡聚核苷酸以及反义核苷酸等新型药物的出现，逐渐引起了人们的重视。作为药物，寡聚体可以适合于体内和体外两种治疗应用。用于半体外治疗，可作用于白血病（慢性骨髓白血病、急性淋巴细胞性白血病）、病毒感染时骨髓或外周血液一类的细胞。寡聚体还可作用于诸多病毒（如流感病毒、腺病毒、聚合酶或疱疹病毒）基因逆转录酶的靶序列。寡聚体通过调节生长因子受体表达，可以用于血管成形术后细胞增生的调节[12]。反义寡核苷酸是目前发展迅速的基因治疗药物，与传统药物相比，直接作用于产生蛋白的基因，因此更具有选择性和高效低毒性[23]。

（五）在理论研究应用

在理论研究上，寡聚核苷酸的用途也越来越广。寡聚核苷酸不但在实际中具有重要的生物功能和应用价值，而且在促进分子生物学学科的发展方向上同样具有重要的作用。某些寡聚核苷酸可以用于合成或者半合成基因，制备引物和生物探针，制备 DNA 接头片断，基因改造和研究核酸的结构与功能关系等方面。利用寡聚核苷酸探针形成的微阵列技术，还可以用于检测基因的突变和多态性、研究噬菌体肽库，甚至是建立 cDNA 文库以及基因组文库作图等方面。这种新的技术把基因的功能、相关的遗传座位与表型特性三者有机地联系起来，使人们充分了解到基因调节、种间多态性变异、发育和疾病过程中 RNA 表达的时间和空间、细胞中蛋白产物的相互作用与亚细胞定位等内容。寡聚核苷酸及其衍生物作为研究蛋白与核酸相互作用的工具，不但可以分析出蛋白的结合与核苷酸构型的影响情况，还可以阐明蛋白与 DNA 的复合物在基因表达中的分子机制及构象变化等现象[12]。

（六）在医学检测中应用

利用核苷酸衍生物相关技术对于快速、准确地鉴定病原微生物有十分重要的意义。提高检测灵敏度、特异性的方法可使用经化学修饰的引物或探针，如肽核苷酸（PNA）、锁核酸（LNA）[24]。Tang 等建立三重 Taqman-LNA PCR，在一次反应中同时鉴定沙眼衣原体、细小脲原体及解脲支原体，灵敏度达 10^2 copies/ml，特异性 100%[25]。Do 等也利用类似技术用于呼吸道合胞病毒 A、B 的检测。核苷酸的衍生物还可以在肿瘤治疗药物相关基因的检测方面发挥作用[26]。Nordgård 等用 PNA 夹止技术和放大受阻突变体系（ARMs/S）PCR 对甲醛溶液固定石蜡包埋结直肠组织中的 K-ras 基因进行了平行测定，结果显示两种方法一致率为 92%，PNA 夹止法灵敏度高于 ARMS/S PCR，可检测出 ARMS/S PCR 无法检测的突变[27]。Yu 等以 SYBR Green Ⅰ为荧光染料，将实时荧光 PCR 与 PNA 夹止技术结合，成功用于胰腺癌患者血浆 ccfDNA 中微量 K-ras 基因第 12、13 密码子突变的检测[28]。

第二节 核苷酸的制备 Preparation of nucleotide

5′核苷酸在农业、食品和医药行业有着广泛的用途。尤其是在婴儿食品和医药领域的应用中，有着不可替代的功能。工业上和实验室已经有多种方法生产各种天然和非天然5′核苷酸。归纳起来，主要有以下四种：化学合成法、微生物发酵法、酶解法及酶催化法。

一、核苷酸制备原理

核酸是由许多核苷酸聚合成的生物大分子化合物，根据化学组成不同，核酸可分为RNA和DNA，核苷酸的结构由碱基、戊糖和磷酸3种成分以共价键依次连接而成。因此，根据核苷酸的结构，一般生产核苷酸的可以从核酸出发经过水解酶，水解生成核苷酸，其方法较为温和，产量高，或者通过化学法进行水解（酸、碱水解），但化学方法较为烦琐、并且生产周期长，过程不易控制，污染大。此方法的底物——核酸一般是从微生物、动植物体内提取，常用的微生物为酵母菌。核苷酸的生产还可以从核苷出发，经过磷酸化生成核苷酸，此法多为化学合成法，产量较低，成本高，操作多，路线长。一般仅限于实验室制备。还有一种常用方法是从核苷酸合成的前体物质5-磷酸核糖出发，此方法是通过微生物的菌体生长所代谢生成，在经过一系列的菌体代谢酶的作用下，最终生成单体核苷酸。此方法常用的微生物为枯草杆菌、产氨棒状杆菌等。

二、核苷酸制备方法

20世纪60年代初，日本人国中明率先发现了利用桔青霉提取的5′-磷酸二酯酶可以降解RNA生成5′-核苷酸，随后日本利用该方法首先开始了核苷酸的工业化生产。从20世纪60年代日本最先开始进行核苷酸工业化生产以来，经过几十年的研究，已经有多种方法生产核苷酸及其衍生物。归纳起来，主要有以下三种：化学合成法、微生物发酵法及RNA酶解法。

（一）化学合成法

化学法生产核苷酸，主要是利用核苷进行磷酸酯化反应。一般常用的核苷磷酸化试剂主要是磷酸或者焦磷酸的活性衍生物，工业上广泛采用的是三氯氧化磷（$POCl_3$）。要在核苷的5′位上导入磷酸基而得到5′-核苷酸，必须在进行磷酸化反应之前预先保护核苷上核糖的2′和3′位的羟基。一般可以采用乙酰基、卞基或苯亚甲基的功能化学基团保护，然后等磷酸化完成后再脱去保护剂[29]。

对于化学法生产核苷酸，按照反应条件不同，化学合成法的具体工艺不同，目前最为简便的方法是将$POCl_3$加到磷酸三甲酯和核苷悬浮液中反应，反应混合物中加入焦磷酸，搅拌后上树脂柱分离纯化，用碳酸盐溶液梯度洗脱得到三磷酸核苷酸盐。

化学法相比于其他方法，试剂昂贵，且有一定毒性，并且对环境的污染也较大，生产成本偏高。因此化学合成法一般用于生产一些有特殊用途的核苷酸的衍生物，且仅限于实验室规模，工业化大规模生产有一定的难度。

（二）微生物发酵法

发酵法生产核苷酸，主要是利用微生物菌株的生物合成途径来生产核苷酸。发酵法又分一步法和二步法。一步法生产核苷酸主要用于5′-肌苷酸和5′-黄苷酸的生产。国内外直接发酵法生产肌苷酸的菌株主要有产氨短杆菌、谷氨酸棒杆菌、嗜醋酸棒杆菌等。二步法即直接由碳源发酵生产或先发酵生成核苷，再经化学磷酸化法，5′-鸟苷酸和5′-腺苷酸的生产普遍采用此法[30]。利用微生物发酵法生产核苷酸，需要考虑生物合成途径及调节机制来选育菌株，所使用的菌种多为枯草芽胞杆菌（Bacillus subtilis）和产氨棒杆菌（Corynebacterium ammoniagenes）。

早在1963年，Momose等发现枯草杆菌通过分解代谢利用碳源提供满足菌体生长和产物合成所需要的能量，同时也提供合成嘌呤、嘧啶和芳香族氨基酸的基本前体物5-磷酸核糖。图3-2-1描述了利用枯草芽胞杆菌发酵生产核苷酸[31]。

图3-2-1中，PRPP酰胺基转移酶、IMP脱氢酶和腺苷基琥珀酸合成酶是嘌呤核苷酸全

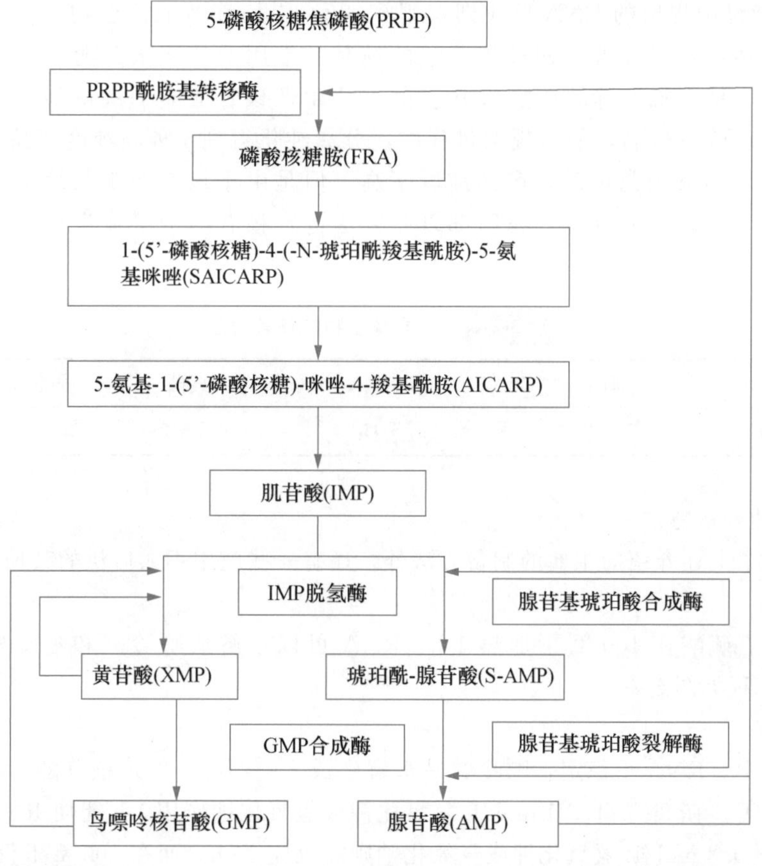

图3-2-1　在Bacillus subtilis中嘌呤类核苷酸的生物合成途径及调节机制

合成途径的关键酶。其中，PRPP 酰胺基转移酶受 GMP 和 AMP 的强烈的产物抑制作用，GMP 与 AMP 能阻遏 PRPP 酰胺基转移酶的形成。GTP、ADP 和 IMP 对该酶的抑制作用较差，三磷酸腺苷酸和腺嘌呤对该酶不产生抑制作用。IMP 脱氢酶的合成不为腺嘌呤、次黄嘌呤及黄嘌呤衍生物所阻遏，仅受 GMP 的阻遏。腺苷基琥珀酸合成酶只转移性的受 AMP 的阻遏[32]。

在工业生产中，主要利用产氨短杆菌突变株 KY13105 直接发酵生产肌苷酸。在适宜的 Mn^{2+} 水平下，发酵时可以产生异常形态的细胞，从而菌体中积累肌苷酸。在培养基中，最佳的 Mn^{2+} 浓度为 0.01～0.02 mg/L[12]。

（三）酶解法生产核苷酸

工业上最实际和有效的是以微生物为原料生产核苷酸，一些菌体中含有丰富的核酸资源，如啤酒酵母、石油酵母、豆制品废水培养的白地霉、抗生素菌丝体等[33]，各种微生物体内核酸的含量不同（表 3-2-1）。从微生物中提取核酸最理想的是酵母。酶解法生产核苷酸是利用属于磷酸二酯酶类的核酸水解酶水解微生物核酸 RNA 生产出单体核苷酸。目前酶解法是核苷酸生产的主要方法，具有原料来源丰富、价格低廉、绿色无污染的优点。酶解法生产 5′-核苷酸是历史最长、技术最成熟的生产方法。利用桔青霉发酵生产出的核酸酶 P_1 与从酵母中提取的 RNA 反应即可得到四种 5′-核苷酸的混合物，将该混合物经离子交换树脂分离纯化可以得到四种核苷酸的纯品。常用的核酸水解酶来自麦芽根中提取的磷酸二酯酶、桔青霉发酵的核酸酶 P_1。酶解法生产核苷酸能一次得到 4 种核苷酸的混合物，且酶反应收率较高，但后提取过程中，分离纯化得到 4 种高纯度产品的难度大，导致生产周期长，提取工艺烦琐，产品纯度不高。但是由于该生产工艺简单、原料来源丰富、成本低廉，所以长期以来，我国都以此方法进行核苷酸的工业生产。酶解方法见图 3-2-2。

表 3-2-1　不同微生物的核酸含量

微生物	细菌	酵母	真菌	面包酵母
核酸含量（%）	5～25	2.7～15	0.7～28	4.1～7.2

（四）其他制备方法

目前，除了上述介绍的主要的制备方法外，还有一些应用不太广泛的其他方法。

1. 酸水解

用盐酸或者硫酸在 100 ℃下加热 1 h，RNA 可以水解成嘌呤碱和嘧啶核苷酸的混合物[15]。具体流程见图 3-2-3。

2. 碱水解

碱性条件下，RNA 不稳定，嘌呤碱易水解生成 2′-核苷酸和 3′-核苷酸。反应温度对反应进程影响显著。在 80 ℃下，1 mol/L 氢氧化钾或氢氧化钠作用 1 h 能使 RNA 水解成单核苷酸，37 ℃下 0.3 mol/L 氢氧化钾或氢氧化钠则需反应 16 h，而在 100 ℃下仅用 0.1 mol/L 氢氧化钾或氢氧化钠反应 20 min，RNA 就可以水解生成单核苷酸[15]。

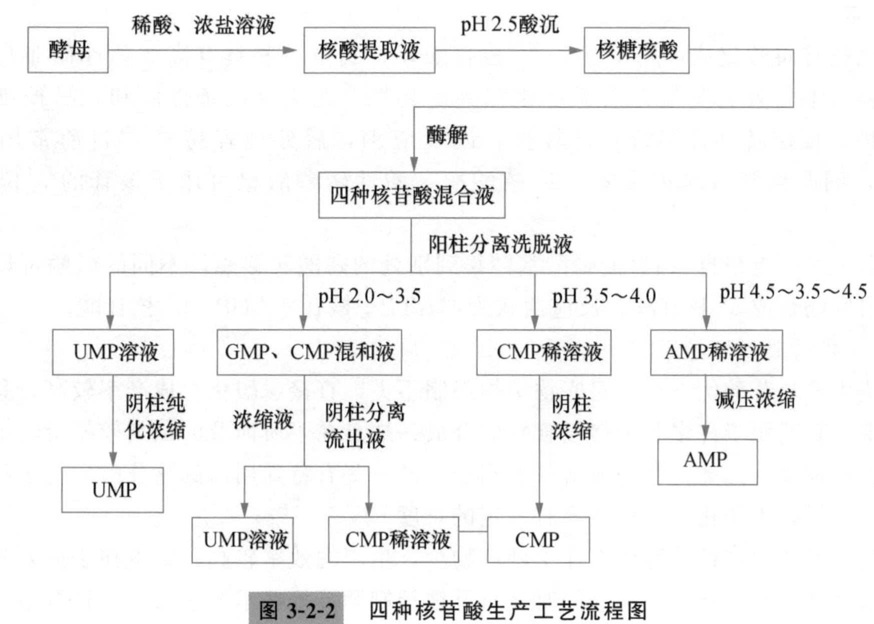

图 3-2-2　四种核苷酸生产工艺流程图

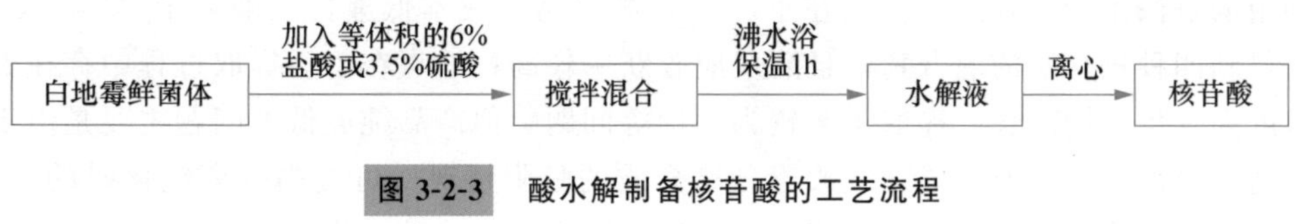

图 3-2-3　酸水解制备核苷酸的工艺流程

3. 自溶法

菌体细胞内的5′-磷酸二酯酶可转移作用于菌体本身的核酸，使之水解产生单核苷酸，再从胞内渗透出来。如可溶的酵母，在酸性条件下生成3′-核苷酸，在碱性条件下生成5′-核苷酸。2%谷氨酸产生湿菌体在 pH 10 和 60～65 ℃条件下处理 20 min，即可发生菌体自溶[34]。国内一般利用味精厂的废菌体自溶制备5′-核苷酸，具体步骤见图 3-2-4。但此法制备核苷酸的产量和收率均较低。

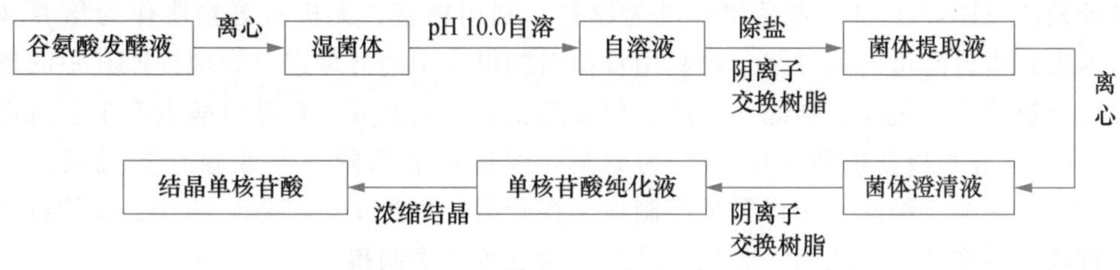

图 3-2-4　自溶法制备核苷酸的工艺流程

（五）酶催化法

酶催化核苷磷酸化法可用于制备 5′-核苷酸，特别是一些具有高效药性而非自然存在的特殊的核苷酸，具有其他方法无可比拟的优越性。此法反应条件温和，易控制，不需要基团保护，反应转移性和特异性较强，副反应少，后处理容易[29]。目前常用的酶主要是激酶，同时核糖磷酸转移酶、5′-核酸酶、酸性磷酸酶也可用于核苷的 5′位的单磷酸化。

激酶是一类可将来自 ATP 的磷酸基转移到别处的磷酸转移酶，不同的激酶可以利用不同的核苷为底物合成 5′-核苷酸，反应通式为：ATP＋核苷＝ADP＋5′-核苷酸。

（六）四种合成方法的比较

化学法生产核苷酸优点在于对底物结构限制不大，直接磷酸化合成产率较高，具有广泛的作用范围，且适用于许多非天然核苷酸的合成；缺点在于所涉及的试剂较昂贵，工艺要求高，生产成本偏高。因此化学合成法一般用于生产一些有特殊用途的核苷酸的衍生物，且仅限于实验室规模，工业化大规模生产有一定的难度[29]。

微生物发酵法生产核苷酸优点在于副产物少，生产的效率较高；缺点在于需要考虑生物合成途径及调节机制来选育菌株，同时又对反馈控制调节等技术要求较高，且对培养基的组成以及添加物质等均有特定的要求，再加上建厂投资大，生产产品单一，故仅限于生产极个别产品，目前仅用于肌苷酸和鸟苷酸的生产。

利用酶解法生产核苷酸，优点在于原料来源丰富、成本低廉，核酸酶 P_1 降解 RNA 可以一次得到四种核苷酸的混合物，且酶反应收获率较高；缺点在于后提取过程中存在着分离纯化难度大、生产周期长、提取工艺较为烦琐等问题。但产品纯度低的问题主要是由于分离介质不适、分离效率低所造成，故改善分离介质的吸附情况，可提高分离纯化时的收获率，该方法很适合工业化大规模生产核苷酸。酶催化法生产核苷酸，优点在于反应条件温和，容易控制，不需要保护基，步骤简单，反应专一性强，副作用少，后处理容易；缺点在于所用酶较为昂贵，且反应需在酶的最适合反应条件下进行[35]。

三、生产工艺流程

目前，工业化生产核苷酸多采用酶法来生产，酶解法生产核苷酸主要分为酶的制备和酶的水解两部分。

核糖核酸（RNA）是以食品用酵母为原料，利用糖蜜、无机盐等物质作为培养基进行发酵培养得到富含酵母的酵母浆，再利用食盐对酵母浆中的酵母进行处理提取其中的核糖核酸，之后经过分离、过滤、结晶、干燥、包装等主要工艺制成。核糖核酸生产工艺流程图见图 3-2-5，以发酵的核糖核酸（RNA）为原料，经过核酸酶降解（或腺苷酸脱氨）、过滤、层析、纳滤、浓缩、结晶、干燥等工序制得。核苷酸的生产工艺流程见图 3-2-6，通过酶解、灭酶、过滤、分离纯化、浓缩、脱色、结晶、干燥等工序制得。

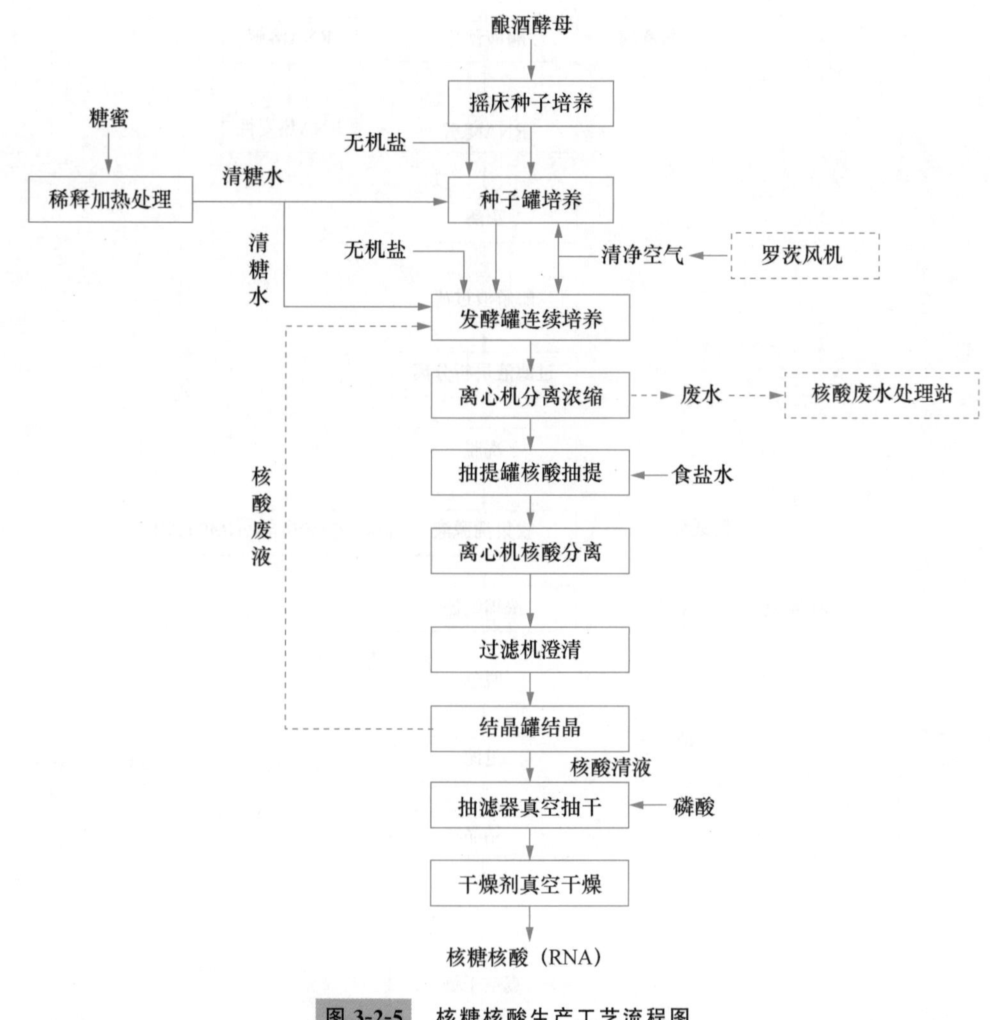

图 3-2-5　核糖核酸生产工艺流程图

四、核苷酸制备技术

比较不同的制备方法，酶解法生产核苷酸具有广泛的应用前景。但是该方法最大的难题是后处理，即从四种核苷酸混合物中分离出单一核苷酸，分离难度大，分离提取率低。另外，该方法中存在以下主要问题：①原料质量差。目前国内 RNA 的纯度在 80%左右，溶解后存在大量杂蛋白，降低了酶解率，增加了分离的难度。②酶反应的水解率较低，水解不彻底，因此水解液中存在不完全水解产物，增加了后续分离纯化的难度。③四种核苷酸的性质相似，分离难度大，产品收获率低，纯度较低。④结晶技术不过关[12]。因此，针对以上问题和难题，很多学者进行了相关的优化研究工作，主要体现在产品的分离纯化和发酵、酶解过程。

（一）分离纯化

水解液中四种核苷酸的分离提取，最常用的是离子交换法。选用强酸型 732 树脂，在酸

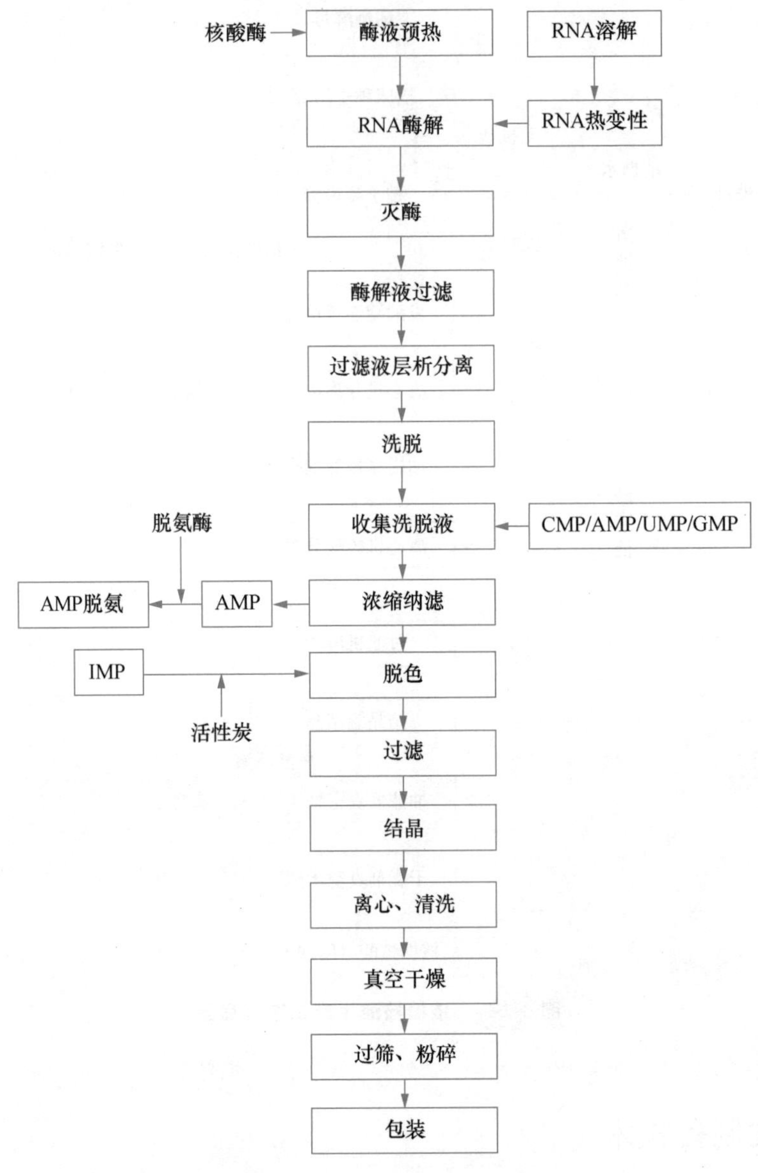

图 3-2-6 核苷酸生产工艺流程图

性条件下，将核酸酶解液 pH 1.5 上柱吸附，流速控制在 0.8 ml/(cm^2 · min)。在此情况下，由于 UMP 没有氨基，不带正电荷，当吸附时，直接从阳离子交换树脂中流出，另外三种核苷酸存在不用程度的氨基的解离，因此所带电荷不同，吸附在阳离子交换树脂上的能力也不同。AMP 所带正电荷最多，吸附能力最强，采用 0.1 mol/L HCl（pH1.0），3%NaCl 溶液进行洗脱，虽然四种核苷酸可以一次洗脱出来，但是由于 GMP 和 CMP 具有相似的解离吸附能力，两者分离度较低。该方法分离四种核苷酸，目前国内最高水平 UMP、GMP、CMP 和 AMP 的提取收率分别为 70%、80%、80%、78%[36]。在解决四种核苷酸混合物分离问题上，徐燚通过筛选自行合成的几种树脂，得到了适合该混合物体系分离的离子交换树脂 NH-1，NH-1 不但对四种核苷酸有较大的吸附容量，而且其分离度也较高，分离效果较好。该树脂对四种核苷酸分离效果，UMP 与 GMP 之间的分离度为 1.11，GMP 与 CMP 之间的分离度为 1.87，CMP 与 AMP 之间的分离度为 1.84。其初步分离的结果分别为：UMP 收率 85%左右，纯度 70%～85%；GMP、CMP 和 AMP 的收率均大于在 90%，三种单核苷酸的纯度均在 90%以上。在此基础上再进一步用自行合成的阳离子交换树脂 SD3 对 UMP 进行纯化[12]。2001 年邱蔚然通过一根大孔弱碱阴离子交换树脂柱和一根弱碱阴离子交换树脂柱，将酶解液串连上柱，分段洗脱，一次性分离核苷酸，此方法收率高，纯度高（>98%）[37]。2003 年邱蔚然等通过阴离子交换树脂和炭柱的有序排列组合，一次分离纯化得到了高纯度的单核苷酸，分离总收率达 90%[38]。华杰对酶解产物 5′-核苷酸先用阳离子交换树脂 IR120 分离出 5′-AMP 和 5′-GMP，再用阴离子交换树脂 IRA400 分离 5′-UMP 和 5′-CMP，四种核苷酸都得到了很好的分离，回收率在 80%以上[39]。除了离子交换树脂来分离核苷酸，王光柱针对 5′-混合脱氧单核苷酸的理化特性，利用 DEAE Sepharose Fast Flow 凝胶分离纯化 5′-混合脱氧单核苷酸。上样液为 20 mmol/L Tris 缓冲液（pH 9.0），上样量≤7.5 mg/(ml·gel)，上样流速 5 ml/min，洗脱液为 20 mmol/L Tris 缓冲液＋0.025 mol/L NaCl（pH9.0），洗脱流速为 0.5 ml/min。在此条件下，dCMP、dAMP、dTMP 的收率为 95%以上，dGMP 的收率为 85%以上，各单体纯度达到 98%以上[40]。

近年来，膜技术也开始应用于核苷酸的分离。酶法制备核苷酸中底物 RNA 去杂可采用膜处理方式。邱芳等以 PPESK 为膜材料、NMP 为溶剂、EGME 为非溶剂添加剂，以相转化法制备的中空纤维膜为基膜，采用界面聚合法制备复合纳滤膜，在 0.6 MPa 条件下，对核苷酸的截留率达到 95%以上，对无机盐的截留率在 50%左右，在试验中膜性能基本稳定[41]。

对 5′-腺嘌呤核苷酸粗品的提纯将采用重结晶的方法。重结晶是利用固体有机物在溶剂中的溶解度，一般是随温度的升高而增大，选择一个合适的溶剂，将含有杂质的固体物质溶解在热的溶剂中，形成热饱和溶液，趁热滤去不溶性杂质，滤液于低温处放置，使主要成分在低温时析出结晶，可溶性杂质仍留在母液中，产品纯度相对提高。李悦通过实验确定了重结晶的工艺，水与乙醇的体积比为 1∶3，混合溶剂用量为 150 ml，搅拌温度为 55 ℃，活性炭用量为 2%，搅拌时间为 30 min，此条件下 5′-腺嘌呤核苷酸的结晶率为 88%，纯度达 96%[42]。

（二）酶的高效制备

对于酶解法制备核苷酸，粗酶的分离、纯化方法很多，主要有微滤、超滤法，透析法，乙醇、丙酮或硫酸铵沉淀法，离子交换法，纤维素法，凝胶析法等。

一般生产中只需对粗酶液进行过滤、微滤、超滤和盐析除杂，即可得到酶活力大于 1000 U/ml 的酶液，基本可满足实际工业生产的需要[35]。吕浩等将桔青霉发酵液通过硫酸铵分级沉淀、凝胶层析和离子交换纤维素层析等分离纯化步骤，得到的核酸酶 P_1 比活力为 711 U/mg，纯化倍数 1500[43]。石陆娥采用硫酸铵沉淀、疏水层析、离子交换纤维素、葡聚糖凝胶层析对核酸酶 P_1 进行分离纯化，纯化酶比活为 1264 U/mg[44]。廖红东等将桔青霉发酵液经离心、超滤、硫酸铵盐析、透析和 DE-52 型树脂柱色谱分离，得到了纯化倍数 10.5

倍的核酸酶 P_1，收率 45%，酶蛋白比活 28 490 U/mg[45]。对于凝胶层析法等纯化方法，不易工业化，目前只适合实验室研究。华杰采用硫酸铵沉淀、超滤浓缩、透析膜脱盐及 SephadexG-25、SephadexG-75 凝胶层析提纯，获得的 5′-磷酸二酯酶制剂酶蛋白比活提高了 6 倍[39]。石陆娥通过热失活、超滤、硫酸铵分级沉淀、疏水作用层析、离子交换层析及凝胶层析等生化分离手段提纯得到了电泳纯核酸酶 P_1，酶蛋白比活为 1264 U/mg，纯化倍数为 93[44]。张一平等采用 50 000 Da 超滤膜浓缩、40%饱和度硫酸铵盐析、50 000 Da 超滤膜脱盐的工艺，获得 1500 U/ml 的高活力酶液，在 RNA 浓度 5.8%、酶用量 8%、反应时间 2 h 条件下，水解率可达 95%。该方法因除去了粗酶液中的大部分杂质，同时对酶液进行了浓缩，使酶活力得到较大提高，从而提高了核酸水解率[46]。

利用含有酶的天然菌株合成核苷类药物的缺点在于酶量小，即使通过诱变提高的酶量也是非常有限的，只有克隆核苷磷酸化酶的基因，构建基因工程菌的方法才可以从根本上解决酶量的问题。陈信波等对桔青霉菌进行了紫外诱变，得到的新菌株产酶能力比出发菌株增加了 4 倍，高达 500 U/ml[47]。黄炯威用 IPTG 诱导 8 h 后收获菌体，可得到较高的生物量和重组酶蛋白表达量[48]。李科德以桔青霉 ATCC14994 为出发菌株，采用紫外线与亚硝基胍相结合的多次诱变育种，获得 1 株 5′-磷酸二酶酶高产菌株 HAT2228，产酶达 1329 U/ml[49]。

（三）高效反应体系

1. 固定化酶

酶的固定化技术，有利于实现酶的回收利用，以降低酶解反应的成本。Chen 研究发现核酸酶 P_1 固定在 DEAE 纤维素上的效果最好，其次是固定在戊二醛活化的甲壳素上[50]。石陆娥采用共价偶联法、交联法等技术将核酸酶 P_1 在纸纤维、壳聚糖微球和 DEAE 纤维素等载体上，考察了固定化条件，并进一步研究了固定化核酸酶 P_1 的酶学性质。与游离酶相比，固定化酶的最适 pH 提高 0.5 个单位，耐酸碱性也得到了提高。以壳聚糖微球和纸纤维为载体的固定化酶最适温度提高了 10 ℃，热稳定性、存储稳定性都得到了提高。纸纤维固定化酶、壳聚糖微球固定化酶、DEAE 纤维素固定化酶的米氏常数分别为 5.72、96.58、27.21 mg/ml[44]。华杰采用戊二醛活化的壳聚糖为载体，固定了麦芽根 5′-磷酸二酯酶，当酶固定化温度为 30 ℃，固定化酶 pH 为 5.0，固定化时间为 6 h 的最适条件下，最高的酶活回收率可达 53.6%，所制得的固定化酶的最适温度为 75 ℃，最适 pH 为 5.5，研究表明，固定化酶比游离酶更纯，可见酶的固定化过程也起到了提纯酶的作用。固定化酶的米氏常数 K_m 为 15.38 mg/ml（底物为 RNA），未固定米氏常数 $K_m = 8.73$ mg/ml（底物为 RNA）[39]。Lo 等通过戊二醛交联法将 5′-磷酸二酯酶固定在甲壳素上，回收率为 12.8%，固定化酶的热稳定性及 pH 稳定性得到了提高，在柱上连续使用 21 天后仍保留 80%的活力[51]。Serrat 采用共价结合法固定了从麦芽根中提取的 5′-磷酸二酯酶，以活化硅藻为载体土，戊二醛为交联剂，固定化酶活力回收率为 15%。宋荣钊用钛氯活化纤维素固定 5′-磷酸二酯酶，活力回收达 70%，平均水解率 74.6%，而用酶量只是溶液酶的 10%，载体成本相对低廉[52]。一般常用的固定化载体除了高分子化合物外，还有高分子树脂。Olmedo 使用环氧乙烷活化丙烯酸树脂固定核酸酶 P_1，固定化酶该酶的选择性和米氏常数明显提高[53]。南京工业大学采用固定于阴离子树脂的腺苷酸脱氨酶催化腺苷酸生成次黄嘌呤核苷酸。该方法以腺苷酸为底物，原料供应充足，而且对设备要求低，分离提取方便，能够实现次黄苷酸的半连续生产，底物方便易得且转化彻底，成本较低[54]。

2. 反应器

酶作为高效专一的催化剂，在生物转化过程中起到重要作用，而膜分离过程在混合物分级浓缩纯化方面具有显著的技术优势。如果将酶促反应与膜分离这两种过程有效集成，将大大提高生产效率。20 世纪 60 年代末 Blatt 等提出了酶膜生物反应器（Enzyme Membrane Bioreactor）的概念。酶膜生物反应器就是采用适当孔径的膜将酶和底物与产物隔开，并使产物不断透过膜排出的一种反应设备，即酶膜生物反应器是一种利用膜的分离功能，采用核酸酶在酶膜反应中水解 RNA 制备核苷酸，能同时完成反应和产物分离，具有多方面的优势。石陆娥报道了在膜反应器中，采用游离酶及固定化核酸酶 P_1 水解酶母 RNA，游离核酸酶 P_1（可以通过桔青霉发酵制得），纯化后的核酸酶分子量为 44 000，最适 pH 为 5.4，最适反应温度为 69 ℃，酶的米氏常数为 24.28 mg/ml。该游离酶在聚醚砜膜（截留分子量为 30 000 kDa，膜通量为 2.0 ml/min）组建的膜反应器（反应体积为 150 ml）中的催化的最佳工艺条件为：底物浓度为 1.25%，锌离子浓度为 6.0×10^{-4} mol/L，底物 pH 为 5.3，加酶量为 0.08 mg/ml，温度为 65 ℃时，核苷酸的转化率可达到 97.2%，产物中核苷酸的浓度为 12.15%[44]。杨大令于 2008 年报道了将核酸酶 P_1 固定在聚芳醚砜酮（PPESK）膜上，制备了化学稳定、热稳定性和耐污染性均较好的中空纤维固定化酶膜，分别考察了固定化酶膜反应器（IEMR）和分体式酶膜反应器（REMR）的操作性能，研究结果表明，REMR 的初始反应速率较快，而 IEMR 的总体转化率更高，当底物浓度为 2%，锌离子浓度为 0.0006 mol/L，底物 pH 为 5.4，载酶量为 200 mg/L，温度为 65 ℃，表压 0.1 MPa 时，工作 5 h 后 IEMR 中催化水解转化率可达到 85%[55]。华杰设计装配了一种管式固定化床反应器（CPFR）与中空纤维超滤膜相耦合的反应-分离装置，此装置酶解反应的最适操作条件为：反应温度为 75 ℃，pH 为 5，RNA 浓度控制在 3%以内，在反应-分离藕合装置上进行了较长时间连续酶解 RNA 的反应，核苷酸的总收率达到了 88.3%。反应结束后，固定化 5′-磷酸二酯酶能保持原酶 74.6%的活性[40]。中科院大连化学物理研究所用膜反应器实现了核酸 RNA 的连续水解生产核苷酸，核酸水解率平均达到 80%，多个膜反应器串联使用，水解率可达 90%[56]。

五、核苷酸制备新技术

为了满足食品和饲料领域对核苷酸的庞大需求，酶解法作为核苷酸生产的主流技术，需解决的主要问题是降低酶的生产成本和提高酶的水解效率。采用蛋白质工程技术、基因组学、蛋白质组学和高精分析仪器，对核酸水解酶的蛋白质结构、功能、与底物的作用机制等开展更详细深入的研究，采用高通量筛选技术，从自然界中筛选新的无毒无害的产酶菌株；采用基因工程技术对编码核酸水解酶的基因及其调控机制进行深入研究，通过基因修饰和改造，提高酶的表达量，或者将产酶基因克隆至更易生长、培养条件更简单的宿主菌中，实现酶的低成本、无公害生产。5′-肌苷酸作为新一代增味剂的重要组成成分，在调味品行业具有十分重要的地位。为进一步缩短 5′-肌苷酸生产周期，降低生产成本，在研究来源于摩氏摩根菌 Morganella morganii 的酸性磷酸酶 AP/PTaseM 催化条件基础上，将该酶编码基因 phoCYM 克隆至肌苷生产菌株 Bacillus subtilis JG，获得 B. subtilis JAB 和 B. subtilis JAF，并根据重组菌株合成肌苷及表达酸性磷酸酶的特性，通过调控发酵条件实现了肌苷发酵和酶催化相偶联的二步发酵法生产5′-肌苷酸。经摇瓶发酵实验验证，两菌株5′-肌苷酸产量分别为2.4 g/L和3.0 g/L[57]。对于核苷酸衍生物，也可以通过基因重组菌合成。从拟南芥总cDNA中克隆得到了UDP-糖焦磷酸化酶的基因（AtUSP），对基因进行重组表达得到体外具有活性的AtUSP，结合来自肺炎链球菌的半乳糖激酶（SpGalK）以及商品化的酵母菌焦磷酸酶（PPase），以一锅法的方式成功合成了糖核苷酸UDP-Gal和UDP-4-N_3-Gal，UDPP-Glc和UDP-Fuc[58]。李晏宇分别构建四种单基因重组菌，获得了重组菌BL21/PNP，BL21/NDT-Ⅱ，BL21/dGK和BL21/ACK。同时利用同尾酶BamHⅠ和BglⅡ的酶切特点，将编码dGKase和ACKase的基因aaG和ack插入同一个质粒pET-28a中，构建共表达重组菌BL21/dGK-ACK。以鸟苷和胸苷为底物，在大肠埃希氏菌的嘌呤核苷磷酸化酶（PNPase）和来自保加利亚乳杆菌的脱氧核苷转移酶（NDT-Ⅱ）的催化下生成中间产物脱氧鸟苷，后者被来自枯草芽胞杆菌的脱氧鸟苷激酶（dGKase）催化合成dGMP，其中CTP提供磷酸基团，而反应中生成的CDP需乙酸激酶（ACKase）催化再生。另外，由NDT-Ⅱ催化次黄嘌呤和胸苷生成中间产物脱氧肌苷，在UTP存在下被dGKase催化合成dIMP，并偶联ACKase催化的UTP再生循环系统。而两种合成途径所加的磷酸供体仅为反应底物的十分之一。以5 mmol/L鸟苷和胸苷为底物，分别利用单基因重组菌和串联重组菌合成dGMP，反应12 h转化率分别为73.1%、74.7%。以相同浓度的次黄嘌呤肌苷和胸苷为底物，利用串联重组菌合成dIMP，反应5 h产物转化率可达81%[59]。

第三节　核苷酸产品 Nucleotide product

目前，市场上核苷相关产品根据化学结构来分，包括：大分子的核苷和脱氧核苷，总等分子量的反义寡核苷酸，以及小分子的核苷酸、碱基、核苷等。

商品核苷酸一般以钠盐的形式存在，常见核苷酸商品的性状见表3-3-1。

表3-3-1　常见5′-核苷酸商品的性状

项目		5′-腺苷酸	5′-腺苷酸二钠	5′-胞苷酸	5′-胞苷酸二钠	5′-鸟苷酸	5′-鸟苷酸二钠
CAS号		61-19-8	4578-31-8	63-37-6	6757-06-8	5550-12-9	3387-36-8
外观和感官		白色结晶粉末，无气味，溶于水，不溶于乙醇等有机溶剂					
含量（UV）（%）		98～102	≥98.0	98～102	98～102	97～102	≥98.0
纯度（HPLC）（%）		≥98.0	≥98.0	≥98.0	≥98.0	≥98.0	≥98.0
干燥失重（%）		≤5.0	≤25.0	≤5.0	≤26.0	≤25.0	≤25.0
吸光度	$A_{250}/A_{260(nm)}$	0.82～0.86	0.82～0.86	0.41～0.49	0.41～0.49	0.95～1.03	0.71～0.77
	$A_{280}/A_{260(nm)}$	0.21～0.23	0.21～0.23	2.03～2.17	2.03～2.17	0.63～0.71	0.36～0.40

目前市场上的核苷酸产品暂时没有统一标准，但是可以参照GB2760-2014《食品添加剂

使用标准》和卫生部2011年19号公告关于食品添加剂5′-鸟苷酸二钠和5′-腺苷酸的标准和行业标准，QB/T2846-2007、QB/T4261-2011关于食品添加剂5′-鸟苷酸二钠和5′-肌苷酸二钠的标准和行业标准，营养强化剂QB/T4358-2012、QB/T4158-2010、QB/T4357-2012关于5′-腺苷酸、5′-尿苷酸二钠、5′-胞苷酸的标准。当然，核苷酸生产企业可以制定自己的企业标准。表3-3-2、3-3-3、3-3-4为某核苷酸生产企业制定的核苷酸制品的企业标准。

表3-3-2　外观和感官要求

项目	指标
形态	结晶粉末
色泽	白色或类白色
滋气味	无异味

表3-3-3　理化指标

项目	指标
核苷酸含量（以无水物计），%	≥97.0
水分，%	≤25.0
铅（Pb），mg/kg	≤2.0
砷（As），mg/kg	≤2.0

表3-3-4　微生物指标

项目	指标
菌落总数，cfu/g	≤1000
大肠菌群，MPN/g	≤0.3
霉菌和酵母，cfu/g	≤100
致病菌（指沙门菌、金黄色葡萄球菌、板崎肠杆菌）	不得检出

小　结

核苷酸具有许多重要的生理生化功能，对于维持免疫系统正常功能、胃肠道发育及肝功能、脂代谢有重要的作用，因此适度地补充外源性核苷酸是十分必要的。核苷酸的制备方法主要有化学法、微生物法和酶解法。基于核苷酸的营养功能与作用，它的应用前景十分广阔，这也一定会推动核苷酸产业的发展。

Nucleotides play an important role on physiological and biochemical functions including immunoregulation, gastrointestinal development, liver function and lipid metabolism. Therefore, it is very necessary to supplement exogenous polynucleotide reasonably. The main preparing methods for nucleotides include chemical, microbiological and enzymatic hydrolysis method. On the basis of the nutritional function, it will apply widely, which will promote the development of nucleotide industry.

主要参考书目和参考文献

1. 施用晖，乐国伟. 外源核苷酸营养研究进展. 中国畜牧兽医，2000，27（2）：2-7.
2. 贾弘禔，冯作化. 生物化学与分子生物学. 北京：人民卫生出版社，2005.
3. 宋希滢. 哪些食物含有核酸. 长寿，2014，(7)：27.
4. 蔡文杰，李剑波. 外源核苷酸的营养作用及其研究进展. 养殖与饲料，2005，4：20-24.
5. 方芳，李婷，安颖. 乳中核苷酸的分析及其对婴幼儿营养功能的研究. 食品研究与开发，2015，(8)：135-139.
6. Janas LM, Picciano MF. The nucleotide profile of human milk. Pediatric Research, 1982, 16（8）：659-662.
7. 王楠，蔡夏夏，李勇. 外源核苷酸与免疫功能研究进展. 食品科学，2016，(5)：278-282.
8. 高彦祥. 食品添加剂. 北京：中国轻工业出版社，2011.
9. 周秀琴. 鲜味核苷酸在食品调料中的应用. 中国食品工业协会发酵工程研究会第十六次年会，2003.
10. 中华人民共和国卫生部. GB14880-2012 食品营养强化剂使用标准. 北京：中国标准出版社，2012.
11. 应国清，石陆娥，唐振兴，等. 核苷酸的生产及其在医药食品中的应用. 食品研究与开发，2004，25（4）：120-123.
12. 徐燚. 5′-核苷酸制备工艺的研究. 南京工业大学博士学位论文，2002.
13. 陈日远，关佩聪，刘厚诚，等. 核苷酸及其组合物对冬瓜产量形成及其生理效应的研究. 华南农业大学学报，2000，21（3）：9-12.
14. 侯文邦，王辉. 0.05%核苷酸对芝麻的增产效果研究. 河南农业科学，2011，40（11）：60-62.
15. 冯芳，刘建军，赵祥颖，等. 核苷酸综合利用及制备研究进展. 酿酒，2008，35（5）：19-22.
16. 蓝汉冰，曹俊明，许丹丹，等. 饲料中添加核苷酸粗提物对凡纳滨对虾生长性能的影响. 广东农业科学，2009，10：143-145.
17. 鲁小翠. 外源核酸对肉仔鸡生长性能和肠黏膜结构的影响. 华中农业大学硕士学位论文，2006.
18. 许群，王安利. 核苷酸对动物摄食、生长与免疫功能的影响. 动物营养学报，2004，16（4）：13-17.
19. 安琪酵母股份有限公司. 具有抗皱功效的化妆品. 中国，CN104069051A. 2014.
20. 中国人民解放军第三军医大学第三附属医院. 新型双功能抗瘢痕和组织纤维化寡聚核苷酸药物. 中国，N201110001699. X. 2011.
21. 胡刚. 啤酒废酵母制备 5′-核苷酸的研究. 江南大学硕士学位论文，2009.
22. 应国清，石陆娥，唐振兴. 核苷酸类物质的应用前景. 广州食品工业科技，2004，20（2）：126-128.
23. 程立华. 反义寡核苷酸肝靶向制剂的研究. 沈阳药科大学博士学位论文，2005.
24. 欧启水，曾勇彬. 核苷酸衍生物相关技术在分子诊断中的应用与展望. 实用检验医师杂志，2013，5（3）：133-136.
25. Tang J, Li Z, Liu X, et al. Novel multiplex real-time PCR system using the SNP technology for the simultaneous diagnosis of Chlamydia trachomatis, Ureaplasma parvum, and Ureaplasma urealyticum, and genetic typing of serovars of C. trachomatis, and U. parvum, in NGU. Molecular & Cellular

Probes，2011，25（1）：55-59.

26. Do LAH，Doorn HRV，Bryant JE，et al. A sensitive real-time PCR for detection and subgrouping of human respiratory syncytial virus. Journal of Virological Methods，2012，179（1）：250-255.
27. Nordgård O，Oltedal S，Janssen EA，et al. Comparison of a PNA clamp PCR and an ARMS/Scorpion PCR assay for the detection of K-ras mutations. Diagnostic Molecular Pathology the American Journal of Surgical Pathology Part B，2012，21（1）：9-13.
28. Yu S，Wu J，Xu S，et al. Modified PNA-PCR method：a convenient and accurate method to screen plasma KRAS mutations of cancer patients. Cancer Biology & Therapy，2012，13（5）：314-320.
29. 戚娜，朱利民. 5′-核苷酸的合成方法比较. 生物技术通报，2006，（C00）：242-245.
30. 冯芳. 酶法水解啤酒酵母 RNA 制备 5′-核苷酸工艺的研究. 山东农业大学硕士学位论文，2009.
31. 张志军，温明浩，王克文，等. 核苷酸生产技术现状及展望. 现代化工，2004，24（11）：19-23.
32. 林军. 核苷酸生产工艺及展望. 医药化工，2005，（4）：15-20.
33. 钟平，张熊禄，邱承洲. 稀碱裂解法从啤酒糟中提取核糖核酸的研究. 化学世界，2004，45（3）：138-140.
34. 杨斌，汤毅珊，高孔荣. 呈味核苷酸的生产和应用. 中国调味品，1995，（3）：7-11
35. 张一平，华洵璐，匡群，等. 核酸水解酶及酶解法生产核苷酸研究进展. 核苷酸及衍生物开发与应用技术交流研讨会. 2010.
36. 周文晓. 单核苷酸的制备及分离. 山东轻工业学院硕士学位论文，2011.
37. 华东理工大学. 从核糖核酸酶解液中分离核苷酸的方法. 中国，CN00119589.1.2001.
38. 上海秋之友生物科技有限公司. 用阴离子交换树脂从核糖核酸酶解液中分离核苷酸的方法. 中国，CN02136839.2. 2003.
39. 华杰. 固定化酶膜反应器耦合错流萃取色谱制备 5′-核苷酸. 中南大学博士学位论文，2011.
40. 王光柱，陈枢青. 层析凝胶 DEAE-Sepharose fast flow 分离纯化 5′-混合脱氧单核苷酸. 中国现代应用药学，2007，24（1）：17-20.
41. 邱芳. 核苷酸膜法浓缩、提纯和分离的研究. 大连理工大学硕士学位论文，2007.
42. 李悦. 口感改良剂 5′-腺嘌呤核苷酸的制备与应用研究. 华南理工大学硕士学位论文，2011.
43. 吕浩，应汉杰. 核酸酶 P1 的纯化和酶学性质研究. 南京工业大学学报，2002，6（24）：66.
44. 石陆娥. 酶膜生物反应器制备核苷酸的研究. 浙江工业大学博士学位论文，2007.
45. 廖红东，莫晓燕，宋威. 核酸酶 P1 的分离纯化及部分酶学性质研究. 中国医药工业杂志，2005，36（9）：536-538.
46. 张一平，华洵璐，李靖，等. 高活力 5′-磷酸二酯酶制备及水解 RNA 的研究. 生物技术，2010，20（1）：62-65.
47. 陈信波，罗泽民. 核酸酶 P1 高产菌选育及酶学特性研究. 湖南农业大学学报，1995，（4）：382-385.
48. 黄炯威，莫世艺，刘宁，等. 基因工程菌发酵表达核苷磷酸化酶的条件优化研究. 核酸分离提取及衍生物开发利用新技术、新设备交流研讨会，2013.
49. 李科德，韩木兰，柏建玲，等. 5′-磷酸二酯酶高产菌株的选育和发酵培养条件的优化. 微生物学杂志，2001，21（3）：28-30.
50. Chen WP. Use of immobilized enzymes for the production of 5′-nucleotides from yeast RNA（I）：Immobilization of 5′-Phosphodiesterase. Kexue Fazhan Yuekan，1983，11（3）：228-235.
51. Lo MC，Chang HS，Chen WP. Studies on immobilization of 5′-phosphodiesterase on chitin. Shipin Kexue. 1985，12（3-4）：151-162.
52. Serrat JM，Benaiges MD，Lópezsantín J. Immobilization of a 5′-phosphodiesterase from vegetal origin by

covalent binding on activated celite. Biocatalysis & Biotransformation, 2009, 6 (1): 51-59.

53. Olmedo F, Iturbe F, Gomez-Hernández J, et al. Continuous production of 5′-ribonucleotides from yeast RNA by hydrolysis with immobilized 5′-phosphodiesterase and 5′-adenylate deaminase. World Journal of Microbiology & Biotechnology, 1994, 10 (1): 36-40.
54. 南京工业大学. 次黄嘌呤核苷酸的生产方法. 中国, CN201310106699.5. 2013.
55. 杨大令, 高涵, 张守海, 等. 固定化酶膜中凝胶层膜的制备与性能研究. 化工时刊, 2008, 22 (5): 1-4.
56. 中国科学院大连化学物理研究所. 一种由核糖核酸连续酶水解制 5′-核苷酸的方法. 中国, CN94112572.6.1996.
57. 何菊华, 吴雪娇, 谢希贤, 等. 枯草芽胞杆菌二步发酵法生产 5′-肌苷酸. 食品与发酵工业, 2015, 41 (5): 24-29.
58. 刘骏. 拟南芥 UDP-糖焦磷酸化酶 (AtUSP) 在糖核苷酸合成中的应用. 山东大学硕士学位论文, 2013.
59. 李晏宇. 利用多酶反应体系合成 2′-脱氧鸟苷酸及 2′-脱氧肌苷酸. 华东理工大学硕士学位论文, 2015.

第四章 核苷酸的安全性

The safety of nucleotide

21 世纪以来，随着食品工业的迅速发展，食品安全问题日益成为遍及全球的公共卫生问题，不仅关乎社会稳定、经济发展，更与消费者身体健康直接相关。食品安全可分为绝对安全性和相对安全性。绝对安全性指不可能因食用某种食品而危及健康或造成伤害。而在客观上，人类的任何一种饮食消费均存在风险，绝对安全难以达到。食品的相对安全性，即一种食物或成分在合理食用方式和正常食用量的情况下，不会导致对人体健康造成损害。因而，对核苷酸进行食品安全性评价，明确其安全剂量，保障其食用安全尤为重要[1]。

第一节　核苷酸的安全性评价 Safety assessment of nucleotide

食品安全性评价是以毒理学评价为基础，对食品中的物质对人体健康的危害程度进行评估，以阐明某种食品是否可以安全食用，食品中有关危害成分或物质的毒性及风险大小，并通过科学的方法确定危害物质的安全剂量，在食品生产中进行风险控制。毒理学评价试验包括四个阶段，第一阶段为急性毒性试验；第二阶段包括遗传毒性试验、传统致畸试验和短期喂养试验；第三阶段为亚慢性毒性试验；第四阶段为慢性毒性试验[2]。

现对市售核苷酸产品所做的安全性评价均未发现急性、亚慢性毒性以及对体细胞和生殖细胞的致突变作用。meta 分析也显示在婴儿奶粉中添加核苷酸是安全的而且有益于婴儿健康。但核苷酸的安全性评价仍存在许多不足之处：①外源性核苷酸若长期作为保健食品服用或长期在食品中添加可能因生物的蓄积作用而具有繁殖毒性。②过量补充核苷酸（尤其是嘌呤核苷酸）将会导致血尿酸浓度升高和氧自由基的产生，从而使痛风病和尿石症的发病风险增高。③目前尚未有长期喂养试验可以监测膳食补充核苷酸是否会造成近期或者远期的肾损害。即目前的研究尚缺乏并需要对外源性核苷酸进行长期及多代繁殖毒性安全评价。与此同时，外源性核苷酸的营养及生理作用和机制也需进一步阐明。

北京大学公共卫生学院营养与食品卫生学系李勇教授课题组自 2006 年起对外源 5′-核苷酸的食用安全性进行了深入的研究和探讨，开展了以下五项安全性评价项目：急性毒性、亚慢性毒性、慢性毒性研究、多代繁殖发育毒性研究和长期终身毒性研究。干预物质均采用纯度 99% 以上的 5′-核苷酸（5′-AMP：5′-CMP：$5'$-GMPNa$_2$：$5'$-UMPNa$_2$ = 22.8：25.8：30.2：20.4）。

第二节 核苷酸的急性毒性 The acute toxicity of nucleotide

急性毒性是指机体（人或实验动物）一次或 24 h 之内多次给予受试物，观察引起动物在短期内所发生的毒性反应，包括引起死亡效应的试验方法。其目的旨在了解受试物的毒性强度和性质，为蓄积性和亚慢性实验的剂量选择提供依据。急性毒性试验一般分别采用两种性别的小鼠或大鼠作为受试动物，进行半数致死量（median lethal dose，LD_{50}）测定[1,3]。

LD_{50}，即半数致死量或致死中量，是指受试动物经口一次或在 24 h 内多次染毒后，能使受试动物半数（50%）死亡的剂量，是衡量化学物质急性毒性大小的基本依据，单位为 mg/kg[1,3]。北京大学李勇教授课题组采用大鼠急性毒性 LD_{50} 试验方法，探讨 5′-核苷酸的急性毒性。在动物实验研究中选取健康雌、雄两性别 SPF 级 SD 大鼠，一次性灌胃给予 5′-核苷酸 15.0 g/kg bw（体重）后，观察 2 周。在此剂量下，两种性别的大鼠均未见明显的中毒症状及死亡，解剖后各组织器官也未见异常。研究结果显示，5′-核苷酸对雌雄大鼠的 LD_{50} 均大于 15.0 g/kg bw，根据急性毒性分级标准，5′-核苷酸属于无毒级。

第三节 核苷酸的 30 d 喂养试验 30 days feeding test of nucleotide

当评价食品的毒性作用特点时，可通过急性毒性试验及遗传毒性试验所取得的有关毒性初步资料，随后进行 30 d 喂养试验，以提出较长期喂养不同剂量的受试物对动物引起有害效应的剂量、毒性作用性质和靶器官，估计亚慢性摄入的危险性。若 30 d 喂养试验的最大未观察到有害作用剂量大于或等于人的可能摄入量的 100 倍，综合其他各项结果可初步做出安全性评价[4]。

北京大学李勇教授课题组采用 30 d 喂养试验方法，选用健康清洁级 SD 断乳大鼠 120 只，雌雄各半，体重 35～55 g，适应性饲养 3 d 后，随机分为 6 组，即对照组和 5 个外源性核苷酸组（0.01、0.04、0.16、0.64、1.28 g/kg bw，相当于人拟推荐摄入量的 0.5、2、8、32、64 倍），每组各 20 只，雌雄各半。将外源性核苷酸掺入饲料给予受试动物，大鼠每日进食量按照 10 g/kg bw 计算，各组饲料中 5′-核苷酸的添加比例分别为 0、0.01%、0.04%、0.16%、0.64%和 1.28%。各组动物均自由进食、饮水，连续喂养 30 d。

一、5′-核苷酸对大鼠一般状况、体重和食物利用率的影响

在试验期间，各剂量组与对照组动物外观体征和行为活动、粪便性状、食量等均未见异常，无中毒体征及死亡。

实验期间各组大鼠总进食量未见明显差别，表明饲料中添加 5′-核苷酸后，动物没有明显的拒食表现。0.04 g/kg bw 5′-核苷酸组雄性大鼠第 4 周体重（表 4-3-1、彩图 4-3-1）、第 4 周食物利用率（表 4-3-2）以及实验期间净增体重明显高于对照组（表 4-3-3），总体而言，在该实验条件下，5′-核苷酸未对大鼠的体重增长（彩图 4-3-2）和食物利用率产生明显影响。

表 4-3-1　5′-核苷酸对喂养 30 d 的大鼠体重的影响（$\bar{x}\pm s$）

性别	核苷酸剂量组（g/kg bw）	动物数（只）	0 周（g）	1 周（g）	2 周（g）	3 周（g）	4 周（g）
雄性	0	10	48.4±4.1	73.1±6.9	118.1±12.8	178.9±20.3	225.6±22.0
雄性	0.01	10	46.6±5.6	77.4±8.0	126.0±10.0	193.7±17.0	245.3±18.4
雄性	0.04	10	49.4±4.0	84.3±7.4	138.2±10.9	194.4±15.9	270.6±19.3*
雄性	0.16	10	47.4±2.6	80.2±5.9	134.7±9.8	203.6±13.1	242.4±29.5
雄性	0.64	10	43.8±6.0	73.8±10.1	122.2±13.8	189.1±14.8	249.0±14.4
雄性	1.28	10	48.2±3.1	78.8±7.5	125.6±12.9	191.0±16.9	250.6±20.1
雌性	0	10	44.1±4.3	77.8±6.8	114.5±10.1	155.9±14.4	178.1±16.3
雌性	0.01	10	40.8±6.2	73.0±10.9	114.7±12.1	152.8±12.6	178.2±13.4
雌性	0.04	10	40.8±8.3	76.6±10.0	117.1±7.1	154.5±8.0	183.4±11.1
雌性	0.16	10	38.5±3.5	75.8±7.7	115.5±11.6	152.8±11.9	181.0±15.8
雌性	0.64	10	41.6±3.0	80.3±4.2	121.2±5.3	158.3±8.8	186.8±11.0
雌性	1.28	10	43.9±3.6	81.1±6.2	127.0±10.2	156.8±8.5	185.2±9.7

注：*：0.04 g/kg bw 组与对照组比较差异有显著性，$P<0.05$

表 4-3-2　5′-核苷酸对喂养 30 d 的大鼠每周食物利用率的影响（$\bar{x}\pm s$）

性别	核苷酸剂量组（g/kg bw）	动物数（只）	1 周（%）	2 周（%）	3 周（%）	4 周（%）
雄性	0.00	10	49.6±10.0	43.5±6.5	34.3±2.9	22.9±6.8
雄性	0.01	10	53.1±11.5	48.8±5.3	35.4±3.7	25.3±8.2
雄性	0.04	10	53.8±6.3	48.6±6.9	30.0±6.5	34.4±5.8*
雄性	0.16	10	54.4±15.4	45.3±4.7	35.3±3.7	19.9±9.8
雄性	0.64	10	51.6±10.4	47.2±5.4	34.6±3.2	28.4±2.3
雄性	1.28	10	55.0±14.2	46.2±8.4	34.0±6.3	30.4±5.7
雌性	0.00	10	50.3±5.9	40.0±6.2	27.6±5.6	21.2±12.3
雌性	0.01	10	52.7±7.9	48.6±8.4	24.7±3.4	21.9±4.6
雌性	0.04	10	52.4±5.4	42.2±8.6	23.6±5.4	25.9±6.8
雌性	0.16	10	56.2±4.3	43.6±5.0	24.9±5.1	21.2±5.9
雌性	0.64	10	55.0±6.6	41.7±6.7	24.0±5.8	24.7±5.4
雌性	1.28	10	53.3±4.9	46.0±5.5	19.6±4.8*	23.8±3.9

注：*：表示与 0 g/kg bw 组比较差异有显著性，$P<0.05$

表 4-3-3　5′-核苷酸对喂养 30 d 的大鼠总食物利用率的影响（$\bar{x}\pm s$）

性别	核苷酸剂量组（g/kg bw）	动物数（只）	净增体重（g）	进食量（g）	食物利用率（%）
雄性	0.00	10	177.2±18.9	542.0±47.7	32.8±3.7
雄性	0.01	10	198.7±15.0	558.2±50.0	35.7±2.6
雄性	0.04	10	221.2±17.3*	585.5±37.4	37.8±1.9

续表

性别	核苷酸剂量组(g/kg bw)	动物数(只)	净增体重(g)	进食量(g)	食物利用率(%)
雄性	0.16	10	195.1±29.9	568.8±48.5	34.4±5.4
雄性	0.64	10	205.2±10.7	568.3±46.8	36.3±2.5
雄性	1.28	10	202.4±19.7	552.8±62.2	34.7±4.6
雌性	0.00	10	134.0±15.7	418.4±31.8	32.2±4.3
雌性	0.01	10	137.4±10.4	421.2±49.3	32.9±3.9
雌性	0.04	10	142.6±16.9	441.1±39.2	32.7±5.4
雌性	0.16	10	142.6±15.2	446.3±36.6	32.1±3.8
雌性	0.64	10	145.2±11.2	447.2±59.5	33.1±5.7
雌性	1.28	10	141.3±10.3	446.6±45.9	31.9±3.2

注：*：表示与 0 g/kg bw 组比较差异有显著性，$P<0.05$

二、5′-核苷酸对大鼠血液学指标和血液生化指标的影响

血常规检查的结果显示，除 0.04 g/kg bw 5′-核苷酸组雌性大鼠红细胞计数显著高于对照组外，其他各项血液学指标在 5′-核苷酸各剂量组与对照组之间没有明显差异。总体看来，在该实验条件下，5′-核苷酸对大鼠的血液学指标未见明显影响作用（表 4-3-4）。

血液生化指标结果显示，除 1.28 g/kg bw 5′-核苷酸组雄性大鼠血清三酰甘油明显低于对照组外，其他各项指标在 5′-核苷酸组和对照组之间没有出现明显差异。总体看来在该实验条件下，5′-核苷酸未对大鼠的血液生化指标产生明显的影响（表 4-3-5）。

三、5′-核苷酸对大鼠器官和组织的影响

（一）系统解剖

系统尸体解剖发现，5′-核苷酸各剂量组及对照组各脏器均未见明显的肉眼改变，各主要脏器湿重和脏体比值在 5′-核苷酸各剂量组和对照组之间没有明显差异，表明在该实验条件下 5′-核苷酸未对大鼠的主要器官产生明显影响（表 4-3-6）。

（二）组织病理学检查

1.28 g/kg bw 5′-核苷酸组和对照组各 20 只（雌雄各 10 只）大鼠的肝、脾、肾、胃和十二指肠、性腺（睾丸或卵巢）等脏器病理组织学检查均未见与给外源性核苷酸相关的病理改变。

总体而言，北京大学李勇教授课题组开展的 5′-核苷酸大鼠 30 d 喂养试验表明在 1.28、0.64、0.16、0.04 和 0.01 g/kg bw 剂量下，大鼠一般行为体征、体重、食物利用率、血液学、血液生化学、系统解剖、组织病理学等各项指标与对照组比较均无与添加外源性核苷酸摄入相关的异常发现。在该实验条件下，5′-核苷酸大鼠 30 d 喂养试验未观察到有害作用的最大剂量（NOAEL）为 1.28 g/kg bw。

表 4-3-4　5′-核苷酸对喂养 30 d 的大鼠血液学指标的影响（$\bar{x}\pm s$）

性别	核苷酸剂量组 (g/kg bw)	动物数 (只)	血红蛋白 (g/L)	红细胞计数 ($\times10^{12}$/L)	白细胞计数 ($\times10^{9}$/L)	血小板 ($\times10^{9}$/L)	淋巴细胞 (%)	中性粒细胞 (%)
雄性	0.00	10	158.5±9.6	7.27±0.82	7.79±1.34	827.2±128.1	79.0±5.9	20.7±5.9
雄性	0.01	10	157.8±5.4	6.98±0.45	8.40±2.19	816.7±92.7	83.7±6.0	15.5±6.5
雄性	0.04	10	154.9±4.2	7.31±0.27	8.58±2.39	873.0±102.2	82.2±6.5	16.8±6.8
雄性	0.16	10	159.0±9.0	7.50±0.49	10.55±2.16	891.6±87.5	80.8±6.4	17.2±6.8
雄性	0.64	10	154.1±7.9	7.16±0.43	7.29±2.11	873.8±101.2	81.6±5.6	18.8±6.4
雄性	1.28	10	155.3±4.4	7.11±0.33	8.96±1.82	838.3±145.6	82.5±5.9	15.7±6.6
雌性	0.00	10	152.9±12.8	6.67±0.70	8.58±2.54	822.3±114.5	83.4±5.5	18.3±6.0
雌性	0.01	10	160.6±6.4	6.74±0.38	8.43±1.91	819.0±97.2	82.3±4.0	16.6±4.3
雌性	0.04	10	151.7±5.4	7.52±0.38*	7.81±1.45	881.2±128.2	80.9±7.2	18.5±6.5
雌性	0.16	10	153.2±6.8	6.92±0.51	7.69±1.27	851.9±122.5	78.7±5.3	20.7±5.5
雌性	0.64	10	150.6±7.6	7.22±0.35	9.05±1.68	867.7±123.6	81.8±6.1	16.8±5.7
雌性	1.28	10	159.4±3.7	6.97±0.33	8.55±2.42	842.4±158.0	83.8±5.1	15.0±5.6

注：*：表示与 0 g/kg bw 组比较差异有显著性，$P<0.05$

表 4-3-5　5′-核苷酸对喂养 30 d 的大鼠血液生化指标的影响（$\bar{x}\pm s$）

性别	核苷酸剂量组 (g/kg bw)	动物数 (只)	ALT (U/L)	AST (U/L)	TP (g/L)	ALB (g/L)	BUN (mmol/L)	Cr (μmol/L)	UA (μmol/L)	TC (mmol/L)	HDL-C (mmol/L)	TG (mmol/L)	Glu (mmol/L)
雄性	0.00	10	58.7±11.4	310.2±53.4	70.1±1.2	37.8±0.8	5.4±1.0	73.2±5.9	65.9±9.8	2.14±0.31	0.80±0.11	1.78±0.37	4.77±0.60
雄性	0.01	10	55.5±6.3	254.4±41.7	68.4±3.7	37.5±1.1	6.5±0.9	72.2±2.2	53.8±13.8	2.15±0.30	0.77±0.09	1.45±0.41	5.13±0.62
雄性	0.04	10	56.9±5.3	272.1±38.4	68.4±3.2	37.0±1.1	6.6±1.0	67.5±5.0	85.8±23.2	2.39±0.30	0.86±0.12	1.39±0.43	4.81±0.32
雄性	0.16	10	56.0±8.9	293.8±54.8	67.7±2.6	37.2±0.8	6.2±1.3	68.1±3.6	74.3±20.9	2.37±0.22	0.78±0.06	1.26±0.34	4.96±0.49
雄性	0.64	10	56.9±6.1	309.9±39.0	66.9±1.7	37.0±0.6	6.1±0.7	67.0±2.9	85.6±15.6	2.19±0.21	0.74±0.06	1.44±0.36	4.92±0.70
雄性	1.28	10	62.1±14.2	328.6±66.6	68.6±3.3	36.7±1.1	7.7±1.3	72.1±3.9	86.0±18.5	2.28±0.28	0.78±0.09	1.08±0.35*	4.86±0.68

续表

性别	核苷酸剂量组 (g/kg bw)	动物数 (只)	GPT (U/L)	GOT (U/L)	TP (g/L)	ALB (g/L)	BUN (mmol/L)	Cr (μmol/L)	UA (μmol/L)	TC (mmol/L)	HDL-C (mmol/L)	TG (mmol/L)	Glu (mmol/L)
雌性	0.00	10	47.9±6.5	300.3±55.3	72.8±3.4	40.0±1.4	7.8±2.2	79.5±6.3	104.9±21.8	2.15±0.25	0.71±0.07	0.76±0.29	5.25±0.74
雌性	0.01	10	50.0±8.4	241.5±67.9	70.2±2.3	38.4±1.2	6.5±0.9	74.8±5.6	119.2±48.2	2.06±0.27	0.74±0.08	0.64±0.25	4.96±0.93
雌性	0.04	10	54.3±8.2	272.6±53.0	70.7±2.0	39.1±0.8	8.3±1.4	75.5±4.0	133.4±29.3	2.46±0.33	0.78±0.10	0.72±0.21	4.80±0.33
雌性	0.16	10	53.5±7.5	231.6±53.6	71.2±2.1	39.0±1.0	8.2±1.2	73.0±3.4	122.7±33.0	2.31±0.28	0.83±0.07	0.91±0.36	4.87±0.70
雌性	0.64	10	45.7±9.0	236.3±30.2	69.3±3.1	38.8±1.2	8.3±2.0	73.7±5.0	134.1±26.3	2.35±0.28	0.74±0.07	0.73±0.12	4.76±0.32
雌性	1.28	10	51.2±6.9	292.3±59.4	73.0±3.5	39.1±1.6	7.8±0.7	74.1±3.3	117.7±39.8	2.46±0.51	0.78±0.14	0.70±0.19	5.25±0.82

注：*：表示与0 g/kg bw组比较差异有显著性，$P<0.05$

GPT：谷丙转氨酶；GOT：谷草转氨酶；TP：总蛋白；ALB：白蛋白；UA：尿酸；Cr：肌酐；HDL-C：高密度脂蛋白C；Glu：血糖

表 4-3-6　5′-核苷酸对喂养 30 d 的大鼠脏器湿重及脏体比的影响（$\bar{x}\pm s$）

性别	核苷酸剂量组 (g/kg bw)	动物数 (只)	肝		脾		肾		性腺	
			湿重（g）	脏体比（%）	湿重（g）	脏体比（%）	湿重（g）	脏体比（%）	湿重（g）	脏体比（%）
雄性	0.00	10	8.02±1.10	3.56±0.42	0.74±0.12	0.33±0.06	2.21±0.31	0.99±0.14	2.38±0.11	1.00±0.09
雄性	0.01	10	8.80±1.26	3.63±0.71	0.71±0.11	0.29±0.05	2.18±0.24	0.89±0.11	2.38±0.12	0.97±0.07
雄性	0.04	10	8.18±1.38	3.03±0.51	0.76±0.09	0.28±0.05	2.30±0.28	0.85±0.13	2.36±0.18	0.93±0.08
雄性	0.16	10	7.77±0.81	3.24±0.48	0.77±0.11	0.32±0.06	2.25±0.14	0.94±0.15	2.38±0.10	0.99±0.01
雄性	0.64	10	8.61±0.89	3.46±0.33	0.74±0.14	0.30±0.06	2.31±0.32	0.93±0.14	2.32±0.11	0.93±0.10
雄性	1.28	10	8.24±0.78	3.30±0.32	0.78±0.04	0.34±0.02	2.25±0.29	0.90±0.14	2.36±0.14	0.96±0.10
雌性	0.00	10	7.00±0.96	3.99±0.84	0.65±0.05	0.39±0.07	2.07±0.10	1.17±0.11	0.11±0.02	0.06±0.01
雌性	0.01	10	7.20±1.05	4.06±0.65	0.64±0.06	0.39±0.06	1.99±0.10	1.12±0.08	0.11±0.02	0.06±0.01
雌性	0.04	10	6.95±0.92	3.79±0.51	0.64±0.05	0.37±0.04	2.04±0.09	1.12±0.10	0.09±0.02	0.05±0.01
雌性	0.16	10	6.61±0.73	3.68±0.53	0.64±0.05	0.42±0.07	2.01±0.08	1.12±0.12	0.10±0.01	0.06±0.01
雌性	0.64	10	6.79±1.19	3.65±0.66	0.66±0.06	0.40±0.04	2.03±0.10	1.09±0.08	0.09±0.01	0.05±0.01
雌性	1.28	10	6.82±0.80	3.69±0.40	0.64±0.07	0.39±0.05	1.94±0.12	1.05±0.07	0.10±0.02	0.05±0.01

第四节 核苷酸的亚慢性毒性 The subchronic toxicity of nucleotide

亚慢性毒性包括 90 d 喂养试验、繁殖试验和代谢试验。90 d 喂养试验旨在观察 5′-核苷酸以不同剂量水平经较长期喂养后对动物的毒性作用性质和靶器官，并初步确定最大无作用剂量。繁殖试验可了解 5′-核苷酸对动物繁殖及自带的致畸作用，为慢性毒性和致癌试验的剂量选择提供依据。代谢试验可了解外源性核苷酸的体内吸收、分布和排泄速度及蓄积性，寻找可能的靶器官，为选择慢性毒性试验的合适动物种系提供依据，同时了解有无毒性代谢产物的形成[1,3]。

一、90 d 喂养试验[5-6]

北京大学李勇教授课题组采用 90 d 喂养试验方法，选用健康清洁级 SD 断乳大鼠 96 只，雌雄各半，体重 35～55 g，适应性饲养 3 d 后，随机分为 6 组，即对照组和 5 个外源性核苷酸组（0.01、0.04、0.16、0.64、1.28 g/kg bw，相当于人拟推荐摄入量的 0.5、2、8、32、64 倍），每组各 16 只，雌雄各半。大鼠每日进食量按照 10 g/kg bw 计算，各组饲料中 5′-核苷酸的添加比例分别为 0、0.01%、0.04%、0.16%、0.64%和 1.28%。各组动物均自由进食、饮水，连续喂养 90 d。

（一）5′-核苷酸对大鼠一般状况、体重和食物利用率的影响

在添加外源性核苷酸后，各剂量组与对照组动物外观体征和行为活动、粪便性状等均未见异常，无中毒体征及死亡。实验期间除雌性 1.28 g/kg bw 5′-核苷酸组大鼠总进食量明显高于对照组外，其他各组大鼠总进食量未见明显差别（表 4-4-1），表明饲料中添加 5′-核苷酸后，动物没有明显的拒食表现。饲料中添加 5′-核苷酸的各组雄性大鼠在第 6 周之前的体重增长较快（表 4-4-2），其中 0.01 g/kg bw 组前 3 周体重，0.04 g/kg bw 组前 5 周体重，0.16 g/kg bw 组前 4 周体重，0.64 g/kg bw 组第 1、2、4、5 周体重以及 1.28 g/kg bw 组第 2 周和第 5 周体重均明显高于对照组（彩图 4-4-1）；雌性 0.04 和 1.28 g/kg bw 组大鼠第 2 周体重明显高于对照组（彩图 4-4-2）；0.16 g/kg bw 5′-核苷酸组雄性大鼠第 1 周食物利用率和 1.28 g/kg bw 5′-核苷酸组雄性大鼠第 2 周食物利用率明显高于对照组（彩图 4-4-3）；但在实验期间各组大鼠的净增体重和总食物利用率没有明显差别（彩图 4-4-4）。因此，总体认为在该实验条件下，5′-核苷酸未对大鼠的体重增长和食物利用率产生明显影响，同时结果也提示 5′-核苷酸可能对于断乳后 6 周内的雄性大鼠具有促进体重增长的作用。

表 4-4-1 5′-核苷酸对喂养 90 d 的大鼠总食物利用率的影响（$\bar{x}\pm s$）

性别	核苷酸剂量组（g/kg bw）	动物数（只）	净增体重（g）	进食量（g）	食物利用率（%）
雄性	0.00	8	490.2±37.0	2182.2±216.4	22.6±1.7
雄性	0.01	8	499.4±18.0	2247.6±116.6	22.3±1.0
雄性	0.04	8	510.2±43.0	2368.1±218.9	21.6±0.7
雄性	0.16	8	531.0±48.3	2365.6±196.0	22.5±1.2
雄性	0.64	8	501.6±35.0	2378.1±162.5	21.1±0.3
雄性	1.28	8	521.9±46.8	2308.4±150.5	22.6±0.8
雌性	0.00	8	251.7±30.9	1623.8±142.6	15.6±2.3
雌性	0.01	8	256.0±34.8	1832.0±169.7	14.0±1.0
雌性	0.04	8	258.4±18.4	1758.9±93.1	14.7±0.8
雌性	0.16	8	258.4±19.8	1754.8±154.7	14.8±0.9
雌性	0.64	8	264.7±39.3	1683.2±97.6	15.7±1.5
雌性	1.28	8	269.3±17.9	1876.8±116.2*	14.4±1.1

注：*：表示与 0 g/kg bw 组比较差异有显著性，$P<0.05$

表 4-4-2 5′-核苷酸对喂养 90 d 的大鼠体重的影响（$\bar{x}\pm s$）

性别	核苷酸剂量组（g/kg bw）	动物数（只）	0 周（g）	6 周（g）	13 周（g）
雄性	0.00	8	43.5±2.5	336.0±22.3	533.7±38.7
雄性	0.01	8	49.8±4.1	360.3±14.8	549.3±20.1
雄性	0.04	8	48.7±4.4	367.9±30.1	559.0±45.4
雄性	0.16	8	47.8±4.4	364.5±31.6	578.8±50.5
雄性	0.64	8	49.1±3.4	361.5±21.7	550.7±36.4
雄性	1.28	8	45.2±4.4	372.8±25.9	567.1±49.4
雌性	0.00	8	43.1±4.2	212.8±18.6	294.9±30.6
雌性	0.01	8	43.8±6.4	220.9±20.5	299.7±35.7
雌性	0.04	8	44.0±7.0	234.4±17.4	302.4±21.9
雌性	0.16	8	45.2±5.0	228.6±13.4	303.6±21.9
雌性	0.64	8	46.0±5.9	228.1±16.9	310.7±37.7
雌性	1.28	8	46.0±3.6	237.7±11.3	315.2±16.0

（二）5′-核苷酸对大鼠血液学指标和血液生化指标的影响

添加外源性核苷酸摄入 45 d 后血常规检查的结果显示，各项血液学指标和血液生化指标在 5′-核苷酸各剂量组与对照组之间没有明显差异。因此，在该实验条件下，5′-核苷酸喂养 45 d 后对大鼠的血液学指标和血液生化指标未见明显影响作用（表 4-4-3、表 4-4-4）。

表 4-4-3 5′-核苷酸喂养 45 d 对大鼠血液学指标的影响（$\bar{x}\pm s$）

性别	核苷酸剂量组(g/kg bw)	动物数(只)	血红蛋白(g/L)	红细胞计数($\times10^{12}$/L)	白细胞计数($\times10^{9}$/L)	血小板($\times10^{9}$/L)	淋巴细胞(%)	中性粒细胞(%)
雄性	0.00	8	154.6±6.9	7.61±0.79	7.81±1.78	840.2±88.6	75.9±7.6	23.4±7.1
雄性	0.01	8	152.1±9.2	7.01±1.10	7.50±2.26	868.4±85.9	72.6±7.4	26.1±8.0
雄性	0.04	8	152.4±4.5	6.97±0.81	8.39±2.16	826.2±138.4	69.5±6.8	29.4±7.1
雄性	0.16	8	150.6±5.1	6.85±0.48	6.91±1.37	847.2±120.1	70.6±7.3	28.5±7.3
雄性	0.64	8	151.9±7.9	6.85±0.69	7.25±1.76	859.6±101.5	73.2±8.4	26.1±8.6
雄性	1.28	8	153.4±4.6	6.94±0.73	8.10±2.64	853.6±100.8	80.2±5.1	15.4±4.8
雌性	0.00	8	164.6±9.3	7.26±0.68	8.00±1.35	871.6±85.4	71.2±6.4	27.9±5.4
雌性	0.01	8	153.5±8.5	7.43±1.22	7.39±1.83	872.5±111.4	69.4±7.9	29.2±8.9
雌性	0.04	8	164.9±12.7	8.56±1.85	7.24±1.74	835.4±126.5	70.4±5.7	28.2±6.8
雌性	0.16	8	157.0±10.6	7.01±0.51	7.69±1.72	856.5±117.4	71.1±7.6	27.9±7.4
雌性	0.64	8	152.6±13.7	6.96±0.55	6.51±1.87	826.5±140.0	69.1±9.2	30.4±9.8
雌性	1.28	8	155.2±6.6	7.25±1.48	7.42±1.64	833.8±103.2	74.4±5.3	22.0±7.0

表 4-4-4 5′-核苷酸喂养 45 d 对大鼠血液生化指标的影响（$\bar{x}\pm s$）

性别	核苷酸剂量组(g/kg bw)	动物数(只)	GPT(U/L)	GOT(U/L)	TP(g/L)	ALB(g/L)	BUN(mmol/L)	Cr(μmol/L)	UA(μmol/L)	TC(mmol/L)	HDL-C(mmol/L)	TG(mmol/L)	Glu(mmol/L)
雄性	0.00	8	43.5±4.3	228.6±17.6	73.0±2.8	35.9±0.8	7.5±0.9	50.4±3.2	77.8±12.9	1.85±0.27	0.76±0.29	1.40±0.34	5.24±0.78
雄性	0.01	8	47.9±5.0	208.2±25.3	73.0±2.8	35.8±1.8	7.8±1.0	50.3±4.6	83.0±15.4	1.84±0.17	0.81±0.26	1.48±0.18	5.40±0.38
雄性	0.04	8	43.6±4.6	201.8±21.4	73.4±2.7	36.0±0.5	7.6±0.6	49.6±1.9	79.6±17.8	1.64±0.26	0.78±0.18	1.55±0.20	4.85±0.68
雄性	0.16	8	42.6±6.4	192.4±36.2	70.6±3.2	35.2±0.7	6.9±1.3	53.2±4.8	81.5±18.1	1.76±0.14	0.79±0.23	1.63±0.48	4.41±0.94
雄性	0.64	8	43.0±5.7	188.6±32.8	71.0±1.1	35.9±0.6	7.5±1.5	51.4±4.2	67.1±13.2	1.85±0.18	0.66±0.08	1.45±0.36	5.66±0.60
雄性	1.28	8	43.9±10.1	190.0±27.0	71.8±3.5	35.6±1.3	7.6±1.2	50.6±2.7	83.0±18.5	1.90±0.18	0.77±0.19	1.36±0.19	5.42±0.59

续表

性别	核苷酸剂量组（g/kg bw）	动物数（只）	GPT（U/L）	GOT（U/L）	TP（g/L）	ALB（g/L）	BUN（mmol/L）	Cr（μmol/L）	UA（μmol/L）	TC（mmol/L）	HDL-C（mmol/L）	TG（mmol/L）	Glu（mmol/L）
雌性	0.00	8	41.9±3.9	203.5±21.8	72.2±1.9	36.0±1.2	7.1±0.5	51.0±2.4	76.8±8.8	1.96±0.12	0.85±0.21	1.52±0.13	5.09±0.56
雌性	0.01	8	39.2±4.7	198.1±20.7	72.2±4.0	35.4±1.2	7.4±1.1	48.0±2.4	77.5±10.8	1.78±0.12	0.89±0.18	1.63±0.20	5.72±1.11
雌性	0.04	8	42.9±6.7	184.9±24.0	71.1±2.1	36.1±0.6	6.7±0.6	50.4±4.9	75.8±15.4	1.79±0.12	0.83±0.21	1.84±0.44	4.74±0.61
雌性	0.16	8	39.9±3.9	171.5±20.2	70.6±2.8	35.5±1.3	7.2±1.0	50.6±3.2	74.4±13.2	1.88±0.21	0.76±0.23	1.25±0.35	4.65±0.31
雌性	0.64	8	38.6±2.2	194.6±34.6	70.6±2.7	35.2±0.7	7.4±1.2	49.7±2.8	77.9±23.2	1.74±0.18	0.68±0.13	1.34±0.21	5.48±0.36
雌性	1.28	8	41.9±8.4	199.9±33.8	71.2±2.6	35.8±0.5	7.6±2.0	49.1±2.4	81.2±23.3	1.88±0.32	0.82±0.26	1.46±0.28	4.96±0.53

GPT：谷丙转氨酶；GOT：谷草转氨酶；TP：总蛋白；ALB：白蛋白；UA：尿酸；Cr：肌酐；HDL-C：高密度脂蛋白 C；Glu：血糖

添加外源性核苷酸摄入 90 d 后血常规检查结果显示，1.28 g/kg bw 5′-核苷酸组雄性大鼠血红蛋白明显高于对照组，0.16 和 1.28 g/kg bw 5′-核苷酸组雄性大鼠血清总蛋白明显高于对照组，其他各项血液学指标和血液生化指标在 5′-核苷酸各剂量组与对照组之间没有明显差异。上述改变均出现在单一性别的个别剂量组，未发现明显的剂量反应关系，而且检测值均在本实验室正常参考范围之内，因此，综合分析后认为在该实验条件下，5′-核苷酸喂养 90 d 后对大鼠的血液学指标和血液生化指标未见明显影响作用（表 4-4-5、表 4-4-6）。

（三）5′-核苷酸对大鼠器官和组织的影响

1. 系统解剖

系统尸体解剖发现，5′-核苷酸各剂量组及对照组各脏器均未见明显的肉眼改变，1.28 g/kg bw 5′-核苷酸组雄性大鼠肾湿重明显高于对照组，但肾/体重比值与对照组没有明显差异。其他各主要脏器湿重和脏体比值在 5′-核苷酸各剂量组和对照组之间没有明显差异，表明在该实验条件下 5′-核苷酸未对大鼠的主要器官产生明显影响（表 4-4-7）。

2. 组织病理学检查

1.28 g/kg bw 5′-核苷酸组和对照组各 16 只（雌雄各 8 只）大鼠的心脏、肝、脾、肾、胃和十二指肠、性腺（睾丸或卵巢）等脏器病理组织学检查均未见与添加外源性核苷酸摄入相关的病理改变。

总体而言，5′-核苷酸大鼠 90 d 喂养试验表明在 1.28、0.64、0.16、0.04 和 0.01 g/kg bw 剂量下，大鼠一般行为体征、体重、食物利用率、血液学、血液生化学、系统解剖、组织病理学等各项指标与对照组比较均无与添加外源性核苷酸摄入相关的异常发现。在该实验条件下，5′-核苷酸大鼠 90 d 喂养试验未观察到有害作用的最大剂量（NOAEL）为 1.28 g/kg bw。

二、多代繁殖试验[7-13]

北京大学李勇教授课题组采用多代繁殖试验方法。选取 SPF 级断乳 SD 大鼠（F0），将大鼠随机分为对照组和 5 个 5′-核苷酸剂量组，5′-核苷酸含量分别为 0.01、0.04、0.16、0.64 和 1.28 g/kg bw，每组雌雄各 30 只。F0 喂含外源性核苷酸饲料 90 d，之后雌、雄 1∶1 交配，所产仔鼠为 Fl。F1 断乳后再随机分成 2 个亚组（F1A 和 F1B），每亚组 10 窝动物。F1 的 A 亚组给予对照饲料，F1 的 B 亚组继续给予同其亲本（F0）的饲料，喂养至断乳后 90 d。90 d 喂养结束后，F1B 继续进行二代繁殖试验，所产仔鼠为 F2（8 窝），出生后第 4 天调整到 8 只/窝，断乳后再给予同其亲本（F1）的饲料，喂养至断乳后 90 d 后进行第三代繁殖，所产仔鼠为 F3（8 窝），出生后第 4 天调整到 8 只/窝，断乳后给予同其亲本（F2）的饲料进行 90 d 喂养。

期间各亲代大鼠孕期、分娩、哺乳期情况和各子代哺乳期情况、生理发育指标、神经反射指标和子代哺乳期体重增长情况较对照组均未发现显著差异，也均未发现与给 5′-核苷酸相关的异常表现。F1 代 A 亚组的雄性大鼠在断乳后 2 周内和雌性大鼠在 1 周内，0.64 g/kg bw 与

表 4-4-5 5′-核苷酸喂养 90 d 对大鼠血液学指标的影响（$\bar{x}\pm s$）

性别	核苷酸剂量组 (g/kg bw)	动物数 (只)	血红蛋白 (g/L)	红细胞计数 ($\times10^{12}$/L)	白细胞计数 ($\times10^9$/L)	血小板 ($\times10^9$/L)	淋巴细胞 (%)	中性粒细胞 (%)
雄性	0.00	8	161.5±6.7	8.10±0.40	6.89±0.73	1019.8±62.0	63.9±4.8	28.0±6.9
雄性	0.01	8	169.5±8.0	8.30±0.86	5.96±2.03	908.2±169.7	67.5±17.7	21.5±15.2
雄性	0.04	8	167.5±5.1	8.63±0.30	7.10±1.41	1183.2±111.2	61.9±22.1	28.9±22.8
雄性	0.16	8	171.6±4.6	8.68±0.31	9.54±2.25	1156.6±49.2	65.9±19.5	30.1±18.6
雄性	0.64	8	172.2±6.7	8.51±0.43	8.15±2.37	937.1±78.3	64.4±20.5	31.2±19.7
雄性	1.28	8	177.9±5.6*	8.88±0.27	9.81±0.67	1100.5±101.2	64.1±16.8	33.3±16.5
雌性	0.00	8	162.9±4.9	7.73±0.55	6.31±1.45	985.9±138.1	60.9±19.8	36.8±18.7
雌性	0.01	8	165.0±4.6	7.47±0.37	7.76±2.34	988.4±75.7	53.8±20.0	43.6±18.6
雌性	0.04	8	167.8±5.6	7.68±0.54	5.90±1.48	1010.9±113.4	63.9±13.8	34.2±13.2
雌性	0.16	8	164.1±4.4	7.69±0.54	6.92±1.68	951.2±90.1	51.0±19.5	47.2±19.0
雌性	0.64	8	163.1±7.9	7.48±0.54	7.02±1.46	963.1±106.6	55.4±21.0	42.4±20.7
雌性	1.28	8	165.1±4.7	7.60±0.33	5.66±1.47	954.9±105.2	55.4±21.4	42.9±20.8

注：*：表示与 0 g/kg bw 组比较差异有显著性，$P<0.05$

表 4-4-6 5′-核苷酸喂养 90 d 对大鼠血液生化指标的影响（$\bar{x}\pm s$）

性别	核苷酸剂量组 (g/kg bw)	动物数 (只)	GPT (U/L)	GOT (U/L)	TP (g/L)	ALB (g/L)	BUN (mmol/L)	Cr (μmol/L)	UA (μmol/L)	TC (mmol/L)	HDL-C (mmol/L)	TG (mmol/L)	Glu (mmol/L)
雄性	0.00	8	39.8±4.0	114.4±11.2	64.6±2.3	25.9±1.2	5.1±0.8	48.5±5.6	73.3±23.5	1.65±0.27	0.58±0.09	1.04±0.37	5.79±0.60
雄性	0.01	8	41.9±5.7	118.5±16.1	66.0±2.6	25.1±2.3	5.5±0.5	47.7±4.5	62.6±7.7	1.76±0.33	0.60±0.09	0.82±0.37	5.98±0.43
雄性	0.04	8	39.8±6.3	103.7±10.0	68.1±1.9	26.6±1.3	5.3±0.6	45.4±4.5	65.8±7.3	2.18±0.46	0.71±0.11	1.11±0.33	6.02±0.60
雄性	0.16	8	34.1±3.9	121.5±7.2	69.5±2.1*	27.7±0.4	5.7±0.6	45.0±3.7	72.8±8.3	1.92±0.37	0.64±0.07	0.67±0.40	6.00±0.49
雄性	0.64	8	42.9±6.0	117.5±16.2	68.0±1.9	27.3±0.9	6.2±1.6	52.8±8.4	81.2±28.0	1.71±0.35	0.60±0.11	0.63±0.24	5.82±0.65
雄性	1.28	8	40.6±5.7	112.7±23.4	70.0±3.9*	27.7±0.9	5.8±0.5	49.3±5.5	73.1±19.1	1.88±0.27	0.65±0.08	0.50±0.36	5.69±0.39

续表

性别	核苷酸剂量组（g/kg bw）	动物数（只）	GPT（U/L）	GOT（U/L）	TP（g/L）	ALB（g/L）	BUN（mmol/L）	Cr（μmol/L）	UA（μmol/L）	TC（mmol/L）	HDL-C（mmol/L）	TG（mmol/L）	Glu（mmol/L）
雌性	0.00	8	31.5±3.4	101.0±17.8	80.6±7.3	36.1±3.8	5.8±1.2	53.1±3.7	74.9±16.5	2.05±0.34	0.80±0.12	0.62±0.47	6.36±0.79
雌性	0.01	8	30.0±5.3	105.0±10.4	75.0±4.2	33.2±2.6	5.6±0.6	51.2±3.3	68.9±10.3	1.95±0.38	0.75±0.13	0.50±0.34	5.72±0.43
雌性	0.04	8	28.1±4.3	98.1±12.6	76.4±4.0	33.9±2.6	5.7±0.9	54.7±5.4	73.2±15.3	1.86±0.32	0.72±0.07	0.31±0.12	5.75±0.56
雌性	0.16	8	32.3±4.8	100.2±16.5	75.6±4.2	33.0±1.8	5.3±0.5	53.1±2.3	71.2±10.8	2.12±0.51	0.80±0.18	0.49±0.48	6.20±0.51
雌性	0.64	8	30.0±3.0	99.8±15.7	73.0±3.9	32.2±2.3	5.5±0.8	51.6±4.2	64.0±11.6	1.88±0.33	0.76±0.12	0.34±0.20	5.94±0.58
雌性	1.28	8	28.3±4.8	96.6±22.3	75.8±3.7	33.2±2.6	6.3±0.9	52.4±4.4	76.3±15.8	2.00±0.56	0.75±0.13	0.32±0.14	5.82±0.45

注：*：表示与 0 g/kg bw 组比较差异有显著性，$P<0.05$

GPT：谷丙转氨酶；GOT：谷草转氨酶；TP：总蛋白；ALB：白蛋白；UA：尿酸；Cr：肌酐；HDL-C：高密度脂蛋白 C；Glu：血糖

表 4-4-7　5′-核苷酸喂养 90 d 对大鼠脏器湿重及脏体比的影响（$\bar{x}\pm s$）

性别	组别（g/kg bw）	动物数（只）	肝		脾		肾		性腺	
			湿重（g）	脏体比（%）	湿重（g）	脏体比（%）	湿重（g）	脏体比（%）	湿重（g）	脏体比（%）
雄性	0.00	8	11.28±1.40	2.13±0.35	0.71±0.13	0.13±0.02	2.56±0.23	0.48±0.05	3.23±0.84	0.61±0.17
雄性	0.01	8	10.96±1.42	2.00±0.25	0.72±0.08	0.13±0.02	2.69±0.16	0.49±0.04	2.91±0.14	0.53±0.04
雄性	0.04	8	13.20±1.59	2.38±0.36	0.94±0.27	0.17±0.05	3.02±0.48	0.55±0.12	3.46±0.29	0.62±0.08
雄性	0.16	8	10.92±1.49	1.89±0.20	0.76±0.13	0.13±0.02	2.68±0.25	0.47±0.05	2.94±0.50	0.51±0.08
雄性	0.64	8	10.54±1.03	1.92±0.22	0.84±0.15	0.15±0.03	2.79±0.37	0.51±0.06	3.02±0.28	0.55±0.03
雄性	1.28	8	12.77±0.84	2.27±0.29	0.94±0.19	0.17±0.04	3.31±0.27*	0.59±0.06	3.34±0.26	0.59±0.08
雌性	0.00	8	5.93±1.20	2.04±0.50	0.43±0.05	0.15±0.03	1.47±0.22	0.50±0.10	0.12±0.02	0.04±0.01
雌性	0.01	8	7.04±0.76	2.38±0.41	0.51±0.05	0.17±0.03	1.74±0.23	0.59±0.12	0.13±0.03	0.04±0.01
雌性	0.04	8	5.56±0.47	1.85±0.24	0.42±0.05	0.14±0.02	1.44±0.13	0.48±0.05	0.10±0.02	0.04±0.01
雌性	0.16	8	7.17±1.46	2.36±0.44	0.53±0.08	0.17±0.02	1.69±0.28	0.59±0.10	0.13±0.03	0.04±0.01
雌性	0.64	8	5.95±0.46	1.93±0.19	0.45±0.06	0.14±0.02	1.57±0.09	0.51±0.06	0.11±0.03	0.04±0.01
雌性	1.28	8	6.55±0.97	2.08±0.32	0.52±0.11	0.17±0.04	1.68±0.20	0.53±0.07	0.13±0.02	0.04±0.01

注：*：表示与 0 g/kg bw 组比较差异有显著性，$P<0.05$

1.28 g/kg bw 剂量组体重增重与食物利用率均比摄食普通饲料组显著提高。F1 代 B 亚组与 F2、F3 代核苷酸剂量组的雄性大鼠在断乳后 3～4 周内和雌性大鼠在断乳后 2 周内，体重增重与食物利用率比摄食普通饲料组的显著提高。

（一）5′-核苷酸对母代大鼠的影响

1. 孕鼠孕期情况

F0 代、F1 代、F2 代各组孕鼠整个孕期没有烦躁、阴道流血、少食少动、嗜睡、行动不便等异常情况出现，F0、F1、F2 代各组大鼠每周体重增长和食物利用率均无显著差异，见表 4-4-8。

表 4-4-8　三代 SD 大鼠孕期体重增长情况和食物利用率（$\bar{x}\pm s$）

核苷酸剂量组（g/kg bw）	只数（n）	体重增长（g）			食物利用率（%）		
		第 1 周	第 2 周	第 3 周	第 1 周	第 2 周	第 3 周
F0 代大鼠							
对照组	20	27.20±7.55	28.39±3.30	95.15±11.25	5.37±0.97	5.74±0.88	1.94±0.23
0.01	20	32.84±7.42	33.64±6.35	89.51±15.05	4.53±0.78	4.83±0.72	1.96±0.24
0.04	20	29.84±10.52	29.45±6.89	80.62±27.69	4.95±1.10	5.28±1.44	2.26±1.04
0.16	20	31.26±8.70	27.32±10.22	83.8±29.75	5.01±1.30	8.56±10.89	3.98±7.34
0.64	20	32.73±10.52	29.39±9.98	87.3±30.29	5.05±1.27	9.83±17.26	4.30±7.99
1.28	20	35.59±5.35	30.01±8.93	84.05±18.33	4.38±0.75	6.18±2.10	2.22±0.63
F1 代大鼠							
对照组	8	32.10±20.93	28.90±14.33	62.59±38.19	5.73±4.71	9.30±7.51	4.60±4.96
0.01	8	36.79±9.53	33.55±5.25	95.34±14.81	4.60±1.46	5.29±0.96	2.05±0.35
0.04	8	38.08±9.57	30.51±8.22	67.96±40.50	4.01±0.86	6.03±1.81	1.53±2.72
0.16	8	31.79±10.80	28.83±10.39	70.89±36.05	5.31±1.85	6.61±2.63	2.55±0.74
0.64	8	34.46±26.42	24.88±21.23	70.63±41.67	3.49±3.50	6.28±10.19	2.12±0.42
1.28	8	28.38±15.35	22.18±13.64	68.93±50.02	2.10±7.14	8.89±6.30	3.51±4.15
F2 代大鼠							
对照组	8	28.29±8.55	27.50±5.60	90.55±19.97	5.69±1.86	6.03±0.78	2.15±0.70
0.01	8	36.47±7.74	29.38±9.46	88.44±61.20	4.59±1.01	5.06±0.86	2.49±2.83
0.04	8	28.84±6.15	30.24±9.07	88.58±17.61	5.95±2.08	8.03±8.18	2.33±0.82
0.16	8	22.08±7.73	26.67±6.51	90.32±20.22	5.17±2.68	5.12±0.79	2.33±0.59
0.64	8	29.21±6.64	32.72±9.96	99.37±16.84	4.18±0.63	5.75±0.84	2.06±0.21
1.28	8	34.24±6.83	25.69±6.44	105.45±14.71	4.59±0.91	4.90±0.49	1.95±0.23

2. 孕鼠分娩情况

F0 代各组孕鼠未出现流产、难产情况，后代除对照组出现一只右侧唇腭裂伴颅脑畸形（死产）外，其余剂量组未出现形态畸形。F1、F2 代各组孕鼠未出现流产、难产及仔鼠畸形等情况。F0 代、F1 代、F2 代仔鼠平均窝重、活产只数、仔鼠平均体重、性别比例均无显著差异，见表 4-4-9。

表 4-4-9　三代 SD 孕鼠分娩情况（$\bar{x}\pm s$）

核苷酸剂量组 (g/kg bw)	只数 (n)	平均窝活产只数（只）	平均窝重 (g)	合计死产只数（只）	合计出生缺陷只数（n）	仔鼠平均体重（g）	仔鼠性别比（雄鼠数/雌鼠数）
F0 代大鼠							
对照组	20	13.83±1.89	88.31±11.82	2	1	6.40±0.51	1.27±1.26
0.01	20	14.33±2.17	92.06±16.44	2	0	6.43±0.69	1.65±2.65
0.04	20	12.65±4.34	77.85±24.99	1	0	6.35±0.82	1.31±1.00
0.16	20	12.93±3.50	81.38±22.11	1	0	6.34±0.76	1.15±0.97
0.64	20	14.39±1.65	89.53±9.67	1	0	6.25±0.48	1.17±0.49
1.28	20	12.44±3.28	82.24±19.35	0	0	6.75±0.90	1.08±0.71
F1 代大鼠							
对照组	8	13.88±3.00	86.13±13.63	2	0	6.22±0.58	1.40±0.67
0.01	8	14.30±3.06	94.21±13.95	1	0	6.63±0.64	1.32±0.78
0.04	8	12.38±4.00	79.78±24.73	0	0	6.50±0.43	1.29±0.74
0.16	8	12.43±3.46	80.83±18.02	0	0	6.63±0.75	1.16±0.57
0.64	8	13.67±3.50	87.42±24.64	1	0	6.29±0.64	1.11±0.62
1.28	8	14.86±1.46	95.00±7.14	1	0	6.36±0.41	1.10±0.59
F2 代大鼠							
对照组	8	14.15±2.41	89.93±15.14	1	0	6.30±0.40	1.05±0.80
0.01	8	14.40±2.47	97.99±15.77	2	0	6.69±0.76	1.20±0.62
0.04	8	12.64±3.10	79.30±18.54	0	0	6.31±0.53	0.96±0.65
0.16	8	11.91±3.39	79.15±22.26	2	0	7.37±3.32	1.66±1.01
0.64	8	14.27±1.83	92.85±10.95	1	0	7.67±4.98	0.90±0.42
1.28	8	13.46±1.45	87.28±8.71	1	0	6.34±0.81	1.26±0.79

3. 母鼠哺乳期情况

F0 代、F1 代、F2 代各组母鼠整个哺乳期无阴道流血、拒绝授乳、嗜咬仔鼠、乳头红肿、破溃或有非奶性分泌物等情况发生，孕期母鼠每周体重变化和食物利用率均无显著差异，见表 4-4-10。

表 4-4-10 三代母鼠哺乳期体重变化和食物利用率（$\bar{x} \pm s$）

核苷酸剂量组（g/kg bw）	只数（n）	体重变化（g）			食物利用率（%）		
		第 1 周	第 2 周	第 3 周	第 1 周	第 2 周	第 3 周
F0 代大鼠							
对照组	20	−4.99±12.28	−3.09±13.90	−17.69±13.01	−45.98±43.76	−47.34±29.0	−59.83±54.8
0.01	20	−8.14±18.55	2.63±15.14	−21.86±9.29	23.98±93.23	−29.06±78.04	−14.54±21.59
0.04	20	−11.18±19.57	1.59±8.66	−12.15±15.60	−8.69±31.30	35.08±53.85	−5.50±67.37
0.16	20	−1.07±7.60	−1.93±11.49	−15.89±13.26	−0.18±41.43	65.50±56.42	−29.52±33.68
0.64	20	−11.92±14.15	1.17±12.50	−17.66±11.00	−10.51±29.63	−28.79±46.51	−40.98±37.58
1.28	20	−5.38±11.96	−0.60±14.39	−15.44±12.30	9.28±87.08	30.05±34.82	−26.48±78.61
F1 代大鼠							
对照组	8	−6.90±18.97	12.88±19.02	−10.98±20.12	−21.56±30.06	41.13±50.09	−0.44±79.83
0.01	8	−1.99±13.99	11.48±7.56	−29.58±29.09	1.38±45.06	48.67±41.67	−11.38±17.34
0.04	8	1.05±13.35	14.33±13.16	−29.33±34.90	15.36±16.62	50.59±31.84	−22.08±16.60
0.16	8	3.64±10.10	5.41±22.99	−14.50±27.45	−3.01±32.75	2.74±37.92	24.06±64.88
0.64	8	−1.58±18.17	−6.22±19.49	−11.13±21.41	−0.82±35.25	50.89±52.85	−31.05±75.89
1.28	8	13.80±28.62	8.69±16.25	−6.11±24.32	5.87±18.93	27.74±85.22	8.94±52.02
F2 代大鼠							
对照组	8	−10.73±26.63	13.74±19.08	−11.62±19.71	−10.71±8.07	21.39±15.95	−23.66±18.42
0.01	8	−15.89±21.62	9.87±23.63	−11.89±21.81	−12.43±12.94	4.28±52.33	−12.70±25.80
0.04	8	−18.12±17.68	10.15±9.69	−8.82±13.27	−11.91±21.83	27.11±24.46	−15.00±43.87
0.16	8	−13.51±16.11	6.67±15.73	−11.02±12.86	−8.63±50.19	16.45±26.00	−41.78±23.96

续表

核苷酸剂量组(g/kg bw)	只数(n)	体重变化(g)			食物利用率(%)		
		第1周	第2周	第3周	第1周	第2周	第3周
0.64	8	−20.41±14.75	8.49±11.86	−15.04±17.75	−8.80±9.47	28.58±38.37	−12.58±43.46
1.28	8	−15.76±14.88	16.80±11.97	−22.20±11.88	−7.95±21.93	18.89±6.76	−26.64±20.39

（二）5′-核苷酸对子代大鼠的影响

1. 对生理发育的影响

F1、F2、F3代各剂量组大鼠耳郭分离、门齿萌出、睁眼、阴道开放、睾丸下降及包皮分离时间与对照组相比均无显著差异，见表4-4-11。

表4-4-11　生理发育指标达标时间($n=8$，$\bar{x}\pm s$)

核苷酸剂量组(g/kg bw)	耳郭分离(d)	门齿萌出(d)	睁眼(d)	阴道开放(d)	睾丸下降(d)	包皮分离(d)
F1代大鼠						
对照组	3.19±0.57	11.92±0.69	14.31±0.60	34.89±1.49	21.86±0.46	43.39±1.71
0.01	3.00±0.47	11.39±0.64	13.84±0.60	33.74±1.52	21.70±0.42	42.17±2.08
0.04	3.18±0.72	11.29±0.99	14.32±0.93	34.06±1.72	21.56±0.42	42.94±1.83
0.16	3.00±0.71	11.61±0.98	14.04±0.57	33.77±1.45	21.44±0.17	42.78±1.48
0.64	3.44±0.62	11.25±0.77	14.14±0.61	33.56±1.75	21.50±0.00	42.54±1.92
1.28	3.06±0.54	11.31±1.00	13.62±0.55	33.15±1.10	21.54±0.35	42.71±2.32
F2代大鼠						
对照组	3.25±0.21	11.31±1.13	14.81±0.59	34.44±0.56	21.38±0.69	45.25±2.76
0.01	2.94±0.19	10.83±0.71	14.33±0.66	33.94±0.53	21.28±0.71	46.56±2.83
0.04	2.75±0.21	10.63±0.52	14.13±0.74	33.81±0.56	21.44±0.62	46.43±2.49
0.16	3.43±0.22	11.71±0.91	14.86±0.94	33.64±0.60	21.93±0.98	46.07±3.00
0.64	2.61±0.19	11.33±0.87	14.06±1.07	33.00±0.56	21.75±0.71	43.75±1.83
1.28	2.71±0.22	10.93±1.13	14.07±0.73	34.00±0.60	21.29±0.81	43.64±2.85
F3代大鼠						
对照组	2.88±0.38	11.42±0.90	14.42±0.36	35.39±0.45	19.64±0.24	42.86±1.03
0.01	2.80±0.56	11.30±0.80	14.23±0.53	35.00±0.43	19.61±0.21	43.20±1.75
0.04	2.82±0.42	11.15±0.69	14.00±0.46	34.78±0.45	19.96±0.24	42.95±1.74

续表

核苷酸剂量组(g/kg bw)	耳郭分离(d)	门齿萌出(d)	睁眼(d)	阴道开放(d)	睾丸下降(d)	包皮分离(d)
0.16	2.80±0.54	11.30±0.63	14.55±0.44	34.78±0.45	20.25±0.25	43.67±1.25
0.64	2.87±0.52	11.43±0.59	14.10±0.66	35.60±0.43	20.18±0.21	42.60±1.51
1.28	2.89±0.42	11.23±0.44	14.31±0.78	35.15±0.43	20.05±0.24	42.25±1.21

2. 对神经反射的影响

F1、F2、F3 代各剂量组大鼠前肢定位、后肢定位、平面翻正、悬崖躲避、负向地性、空中翻正等神经反射与对照组相比均无显著差异，见表 4-4-12。

3. 对哺乳期体重增长的影响

F1、F2、F3 代整个哺乳期各组两种性别仔鼠体重增长均无显著差异，见表 4-4-13。

表 4-4-12 神经反射指标达标时间（$n=8$，$\bar{x}\pm s$）

核苷酸剂量组(g/kg bw)	前肢定位(d)	后肢定位(d)	平面翻正(d)	悬崖躲避(d)	负向地性(d)	空中翻正(d)
F1 代大鼠						
对照组	3.86±0.56	4.42±1.33	4.81±1.24	7.06±1.37	7.53±1.36	14.29±0.75
0.01	3.87±0.83	4.42±1.25	4.29±0.69	6.92±1.60	7.34±1.74	13.79±0.77
0.04	3.88±0.57	4.35±1.33	4.74±0.97	7.44±1.21	7.88±1.48	13.77±0.69
0.16	4.07±0.62	4.54±1.29	4.61±0.90	6.86±0.84	6.86±1.05	13.86±1.03
0.64	4.06±0.80	4.67±1.41	4.92±1.33	6.89±1.43	7.62±1.28	14.19±0.55
1.28	3.92±0.62	4.22±1.25	4.36±0.78	6.22±1.20	6.75±1.31	14.03±0.70
F2 代大鼠						
对照组	3.68±0.52	4.42±1.33	7.38±0.99	7.31±0.27	7.00±0.80	13.94±1.40
0.01	3.87±0.69	4.42±1.25	7.94±1.70	7.06±0.26	6.94±0.46	13.00±1.32
0.04	3.89±0.57	4.35±1.33	6.88±0.99	6.94±0.27	6.63±0.88	12.75±1.41
0.16	3.95±0.60	4.54±1.29	9.07±1.61	7.93±0.29	7.43±1.27	13.86±1.28
0.64	3.67±0.45	4.67±1.41	7.11±1.02	7.17±0.26	7.11±0.33	13.33±0.56
1.28	3.88±0.65	4.22±1.25	7.43±1.05	7.50±0.29	7.07±0.61	13.00±1.04
F3 代大鼠						
对照组	3.31±0.25	3.69±0.43	7.00±0.89	6.50±0.54	6.50±0.46	12.33±0.81
0.01	3.27±0.26	3.57±0.50	7.07±0.80	6.67±0.49	6.57±0.50	11.97±0.69
0.04	3.21±0.26	3.64±0.53	6.54±0.48	6.62±0.36	6.54±0.43	12.15±0.80
0.16	3.15±0.24	3.50±0.33	6.90±0.61	6.55±0.50	6.55±0.60	12.25±0.72
0.64	3.10±0.21	3.43±0.37	6.77±0.82	6.77±0.42	6.57±0.32	11.90±0.74
1.28	3.15±0.24	3.31±0.38	6.50±0.50	6.73±0.39	6.77±0.33	11.81±0.33

表 4-4-13 仔鼠哺乳期体重变化 ($\bar{x}\pm s$)

核苷酸剂量组 (g/kg bw)	只数 (n)	雄性仔鼠体重变化 (g)			雌性仔鼠体重变化 (g)		
		4～7 d	7～14 d	14～21 d	4～7 d	7～14 d	14～21 d
F1 代大鼠							
0	160	6.05±0.82	17.24±1.54	22.23±2.67	5.75±0.92	16.67±1.57	20.99±1.94
0.01	160	6.70±1.95	16.28±2.77	23.11±3.02	6.27±1.81	15.98±2.58	22.36±2.52
0.04	160	6.05±1.02	15.71±2.24	21.02±3.32	5.82±0.88	15.22±2.43	21.10±3.24
0.16	160	6.42±0.68	17.00±1.61	22.71±2.90	6.08±0.40	16.56±1.56	21.37±1.83
0.64	160	6.01±0.75	17.85±1.42	23.01±1.84	5.67±0.64	17.21±1.68	22.13±1.48
1.28	160	6.13±1.50	16.67±1.68	22.27±2.72	5.95±1.11	16.54±1.87	21.70±2.41
F2 代大鼠							
对照组	64	5.41±1.25	15.26±1.86	19.56±1.17	5.09±0.84	14.81±1.02	17.98±1.69
0.01	64	6.05±1.86	15.85±2.37	17.50±1.10	5.35±1.75	14.23±3.05	16.06±3.51
0.04	64	5.88±0.97	17.42±3.04	18.32±1.17	5.70±0.96	17.30±2.88	17.74±3.10
0.16	64	5.45±0.62	15.37±2.00	17.74±1.25	4.76±0.87	12.97±2.65	15.89±2.70
0.64	64	6.16±1.07	15.68±3.45	19.69±1.10	7.65±6.02	14.75±2.31	16.74±6.35
1.28	64	6.26±0.65	16.60±2.21	21.14±1.25	5.84±0.74	16.24±1.60	19.24±1.25
F3 代大鼠							
对照组	64	5.80±0.78	16.40±1.71	18.57±2.81	5.57±0.83	15.99±1.92	17.88±3.16
0.01	64	6.01±1.40	16.53±1.95	17.56±9.30	5.82±1.15	16.17±2.02	17.44±8.06
0.04	64	5.66±0.70	16.22±0.88	20.27±2.90	5.32±0.73	16.20±0.97	19.88±2.41
0.16	64	5.80±0.77	14.76±2.24	20.40±2.92	5.42±0.74	14.31±2.12	19.90±2.76
0.64	64	6.14±0.88	16.98±2.52	21.03±3.38	5.92±0.63	16.34±1.89	19.95±3.73
1.28	64	6.57±0.51	16.94±1.60	21.27±2.35	6.02±1.02	16.92±2.26	20.81±3.43

4. 对行为学的影响

F1、F2、F3 代大鼠的进食、饮水、活动正常，未见异常反应或中毒症状等相关行为的改变。

5. 对子代大鼠断乳 90 d 血液指标的影响

对 F1、F2、F3 代大鼠断乳 90 d 血常规进行检测，核苷酸剂量组与对照组相比均无显著差异，见表 4-4-14～表 4-4-25。对 F1、F2、F3 代断乳 90 d 的血生化指标进行检测，除了雄性大鼠血清尿酸这一指标外均无显著差异，见表 4-4-26、4-4-27、4-4-28。F1 代 A 亚

表 4-4-14 雄性 F1 代大鼠断乳 90 d 喂养后血液常规检测结果一（$n=8$，$\bar{x}\pm s$）

核苷酸剂量组 (g/kg bw)	亚组	WBC (10^9/L)	LY (%)	MO (%)	GR (%)	LY# (10^9/L)	MO# (10^9/L)	GR# (10^9/L)	RBC (10^{12}/L)	Hct (%)	MCV (fl)	MCH (pg)
对照组		6.44±1.20	40.44±13.16	1.65±0.70	56.62±13.42	2.55±0.81	0.12±0.05	3.70±1.15	8.22±0.53	42.82±1.63	52.21±1.94	19.76±0.99
0.01	A	5.49±1.04	39.96±11.74	1.92±0.75	56.95±11.62	2.26±0.88	0.11±0.04	3.06±0.47	8.27±0.40	42.85±2.39	51.85±3.40	19.54±0.83
	B	5.16±0.53	47.99±14.72	3.57±2.72	47.00±15.06	2.45±0.66	0.20±0.14	2.52±0.87	8.34±0.57	44.06±2.71	52.91±2.72	19.84±1.03
0.04	A	6.44±1.26	44.17±11.95	1.97±0.96	52.24±11.76	2.75±0.57	0.12±0.09	3.47±1.30	8.27±0.44	42.09±1.98	50.96±2.42	19.14±1.40
	B	7.31±1.02	39.34±10.83	2.23±1.09	56.91±11.02	2.87±0.83	0.16±0.07	4.16±0.93	8.22±0.52	41.62±2.16	50.72±2.08	19.75±1.21
0.16	A	7.16±2.13	43.44±6.79	2.09±0.99	52.91±7.35	3.11±1.05	0.15±0.08	3.77±1.28	8.17±0.40	42.34±1.59	51.87±0.99	19.91±0.96
	B	7.33±0.91	51.31±7.49	4.08±2.45	45.03±7.02	3.69±0.74	0.28±0.19	3.29±0.62	8.14±0.14	42.61±2.53	52.33±2.97	20.23±0.84
0.64	A	8.64±3.69	39.79±11.65	1.51±0.67	54.69±9.34	3.54±1.35	0.12±0.09	4.85±2.44	8.53±0.53	44.25±2.97	51.86±1.90	19.67±0.59
	B	7.29±2.04	51.36±8.64	2.06±1.73	45.27±9.47	3.77±1.25	0.17±0.11	3.30±1.00	8.97±0.78	44.26±3.63	50.40±1.66	18.81±1.19
1.28	A	7.78±2.15	45.35±8.55	6.21±4.74	47.40±11.78	3.6±1.42	0.54±0.56	3.52±0.56	8.12±0.66	41.95±2.53	51.76±2.53	19.79±0.98
	B	10.07±3.16	48.01±11.05	3.34±2.21	47.72±11.59	4.84±1.78	0.30±0.17	4.86±2.00	8.54±0.44	42.60±2.42	50.87±1.76	19.55±1.04

注：WBC：白细胞计数；LY：淋巴细胞百分比；MO：单核细胞百分比；GR：中性粒细胞百分比；LY#：淋巴细胞计数；MO#：单核细胞计数；GR#：中性粒细胞计数；RBC：红细胞计数；Hct：血细胞比容；MCV：平均红细胞容积；MCH：平均红细胞血红蛋白含量

表 4-4-15　雄性 F1 代大鼠断乳 90 d 喂养后血液常规检测结果二（$n=8$，$\bar{x}\pm s$）

核苷酸剂量组 (g/kg bw)	亚组	MCHC (g/L)	RDW (%)	PLT (10^9/L)	MPV (fl)	PCT (%)	PDW (%)	Hgb (g/L)	EO (10^9/L)	EO% (%)	BA (10^9/L)	BA% (%)
对照组		378.50±11.82	12.02±0.32	779.25±60.53	2.65±0.33	0.20±0.02	15.56±0.63	162.00±4.60	0.06±0.05	1.16±0.64	0.00±0.00	0.12±0.07
0.01	A	377.37±12.99	12.29±0.37	778.87±73.56	2.56±0.21	0.20±0.03	15.42±0.65	161.50±5.58	0.05±0.05	1.00±0.31	0.00±0.00	0.17±0.09
	B	375.37±13.61	12.25±0.50	800.37±115.36	2.84±0.55	0.23±0.06	15.54±0.73	165.12±6.47	0.07±0.07	1.26±0.50	0.01±0.04	0.17±0.12
0.04	A	375.50±21.29	12.04±0.47	820.75±70.97	3.17±0.56	0.26±0.06	15.16±0.37	157.75±7.17	0.07±0.05	1.29±0.49	0.01±0.04	0.32±0.34
	B	389.25±12.90	12.02±0.49	801.25±121.15	2.94±0.68	0.24±0.09	15.75±0.40	162.00±7.96	0.09±0.04	1.16±0.41	0.02±0.05	0.36±0.49
0.16	A	383.75±14.58	12.10±0.35	932.00±100.39	3.36±0.67	0.31±0.08	15.65±0.80	162.37±5.95	0.10±0.09	1.21±0.85	0.02±0.05	0.35±0.22
	B	386.86±7.65	11.87±0.34	861.43±181.63	3.53±0.79	0.32±0.12	15.34±0.59	164.71±7.16	0.04±0.05	0.84±0.41	0.03±0.05	0.43±0.29
0.64	A	379.75±14.32	12.26±0.35	801.00±132.23	2.99±0.78	0.24±0.11	15.18±0.77	167.75±8.75	0.11±0.10	1.49±1.50	0.01±0.04	0.26±0.39
	B	381.00±19.00	12.09±0.49	776.86±120.33	2.60±0.66	0.21±0.09	15.33±0.74	168.14±8.55	0.10±0.00	1.10±0.56	0.00±0.00	0.21±0.27
1.28	A	382.12±13.74	11.82±0.48	909.62±173.69	3.20±0.51	0.30±0.09	15.09±0.74	160.12±7.41	0.06±0.05	0.72±0.27	0.02±0.05	0.31±0.29
	B	392.12±18.17	12.04±0.64	817.75±107.69	3.21±0.89	0.26±0.06	15.11±0.64	166.62±3.96	0.07±0.07	0.70±0.31	0.00±0.00	0.16±0.14

注：MCHC：平均红细胞血红蛋白浓度；RDW：红细胞体积分布宽度；PLT：血小板计数；MPV：平均血小板体积；PCT：血小板压积；PDW：血小板体积分布宽度；Hgb：血红蛋白含量；EO：嗜酸性粒细胞计数；EO%：嗜酸性粒细胞比率；BA：嗜碱性粒细胞计数；BA%：嗜碱性粒细胞比率

表 4-4-16 雌性 F1 代大鼠断乳 90 d 喂养后血液常规检测结果一（$n=8$，$\bar{x}\pm s$）

核苷酸剂量组 (g/kg bw)	亚组	WBC (10^9/L)	LY (%)	MO (%)	GR (%)	LY# (10^9/L)	MO# (10^9/L)	GR# (10^9/L)	RBC (10^{12}/L)	Hct (%)	MCV (fl)	MCH (pg)
对照组		4.21±1.08	35.06±14.07	1.71±1.07	61.26±13.90	1.45±0.59	0.06±0.09	2.64±0.97	7.59±0.42	41.67±2.42	54.96±1.93	20.87±0.57
0.01	A	4.35±1.93	32.75±9.23	2.36±1.57	63.22±9.01	1.36±0.36	0.14±0.12	2.77±1.66	7.57±0.31	40.69±1.99	53.74±1.65	20.77±0.89
	B	3.92±0.70	31.27±8.22	1.87±1.08	64.97±7.92	1.25±0.47	0.06±0.07	2.50±0.47	7.57±0.30	40.54±1.56	53.57±1.12	20.65±0.55
0.04	A	5.07±1.47	33.59±6.46	1.49±1.27	61.99±5.48	1.70±0.52	0.06±0.07	3.14±1.05	7.70±0.63	41.45±3.36	54.79±3.23	20.59±1.32
	B	4.75±0.98	31.57±7.14	1.77±0.92	65.09±7.59	1.54±0.59	0.09±0.06	3.07±0.52	7.66±0.41	40.89±2.95	53.27±1.62	20.67±0.71
0.16	A	4.99±0.94	40.72±9.04	1.91±1.39	55.70±9.86	2.02±0.65	0.10±0.11	2.79±0.72	7.64±0.38	41.27±2.03	54.02±1.93	21.00±1.07
	B	5.97±2.88	37.67±10.63	2.84±1.61	57.66±12.16	2.14±1.02	0.17±0.17	3.55±2.14	7.32±0.82	39.59±4.54	54.10±2.14	20.91±1.12
0.64	A	6.07±3.02	37.95±6.08	2.02±0.96	59.54±7.69	2.17±1.12	0.12±0.09	3.66±1.95	7.41±0.69	39.14±3.62	52.85±1.38	20.49±0.43
	B	5.46±2.78	39.02±7.77	2.79±2.32	56.02±7.53	2.20±1.29	0.16±0.14	3.01±1.55	7.52±0.98	38.87±4.45	52.84±2.05	20.29±0.43
1.28	A	5.35±1.73	37.31±9.36	4.82±3.58	55.65±9.66	2.07±0.98	0.11±0.27	2.89±0.73	7.40±0.40	38.89±2.31	52.55±0.90	20.99±1.01
	B	6.45±1.27	40.70±12.87	3.49±1.58	53.72±11.99	2.74±1.22	0.17±0.10	3.37±0.67	7.59±0.35	39.50±2.56	54.02±1.75	20.86±1.22

注：WBC：白细胞计数；LY：淋巴细胞百分比；MO：单核细胞百分比；GR：中性粒细胞百分比；LY#：淋巴细胞计数；MO#：单核细胞计数；GR#：中性粒细胞计数；RBC：红细胞计数；Hct：血细胞比容；MCV：平均红细胞容积；MCH：平均红细胞血红蛋白含量

表 4-4-17　雌性 F1 代大鼠断乳 90 d 喂养后血液常规检测结果（$n=8$，$\bar{x}\pm s$）

核苷酸剂量组 (g/kg bw)	亚组	MCHC (g/L)	RDW (%)	PLT (10^9/L)	MPV (fl)	PCT (%)	PDW (%)	Hgb (g/L)	EO (10^9/L)	EO% (%)	BA (10^9/L)	BA% (%)
对照组		380.25±12.27	12.45±0.37	721.37±64.34	3.04±0.30	0.22±0.03	16.16±0.55	158.25±6.27	0.06±0.07	1.80±1.40	0.00±0.00	0.16±0.13
0.01	A	386.37±8.60	12.11±0.34	754.87±38.02	2.60±0.18	0.20±0.02	15.54±0.19	157.12±7.04	0.07±0.05	1.50±0.81	0.00±0.00	0.16±0.13
	B	385.87±6.31	12.17±0.30	777.12±80.99	2.90±0.28	0.23±0.04	15.97±0.45	156.37±4.78	0.07±0.05	1.77±0.71	0.00±0.00	0.10±0.08
0.04	A	375.87±7.06	11.89±0.44	789.12±51.63	3.32±0.45	0.26±0.04	16.05±0.55	155.62±11.04	0.16±0.13	2.55±1.99	0.01±0.04	0.39±0.49
	B	388.12±7.57	11.89±0.51	805.00±96.78	2.87±0.60	0.23±0.06	15.39±0.46	158.50±11.19	0.05±0.08	1.32±0.95	0.00±0.00	0.24±0.30
0.16	A	388.75±12.23	12.26±0.54	869.75±120.37	3.16±0.53	0.28±0.08	15.74±0.69	160.25±5.73	0.06±0.05	1.35±0.71	0.01±0.04	0.31±0.37
	B	386.50±13.76	11.95±0.44	842.62±163.61	2.86±0.62	0.32±0.07	16.31±0.45	152.62±14.91	0.11±0.16	1.90±1.74	0.00±0.00	0.29±0.30
0.64	A	387.75±8.43	11.79±0.69	733.37±489.32	3.41±0.57	0.25±0.10	16.06±0.42	151.75±13.93	0.11±0.08	2.71±2.40	0.00±0.00	0.06±0.11
	B	392.12±11.02	11.72±0.30	713.62±187.22	2.80±0.80	0.21±0.12	15.46±0.60	152.50±18.60	0.09±0.06	2.05±1.36	0.00±0.00	0.11±0.16
1.28	A	399.75±19.49	12.14±0.49	837.62±159.93	3.41±0.43	0.29±0.07	15.80±0.98	155.12±7.24	0.07±0.05	2.01±1.61	0.00±0.00	0.20±0.12
	B	401.25±17.65	11.72±0.49	791.75±103.97	3.60±0.61	0.29±0.09	15.70±0.70	158.37±11.22	0.12±0.09	1.82±1.26	0.00±0.00	0.26±0.18

注：MCHC：平均红细胞血红蛋白浓度；RDW：红细胞体积分布宽度；PLT：血小板计数；MPV：平均血小板体积；PCT：血小板压积；PDW：血小板体积分布宽度；Hgb：血红蛋白含量；EO：嗜酸性粒细胞计数；EO%：嗜酸性粒细胞比率；BA：嗜碱性粒细胞计数；BA%：嗜碱性粒细胞比率

表 4-4-18　雄性 F2 代大鼠断乳 90 d 喂养后血液常规检测结果一（$n=8$，$\bar{x}\pm s$）

核苷酸剂量组 (g/kg bw)	WBC (10^9/L)	LY (%)	MO (%)	GR (%)	LY# (10^9/L)	MO# (10^9/L)	GR# (10^9/L)	RBC (10^{12}/L)	Hct (%)	MCV (fl)	MCH (pg)
对照组	10.55±2.29	67.15±7.49	6.53±1.70	26.35±7.56	6.99±1.02	0.70±0.28	2.86±1.49	8.38±0.26	40.50±1.76	48.49±1.73	19.08±0.66
0.01	11.66±2.86	68.80±3.71	5.88±1.31	25.30±3.17	7.97±1.64	0.71±0.34	2.98±0.99	8.15±0.29	40.92±1.73	50.20±2.08	19.59±0.43
0.04	12.84±2.77	63.90±7.08	6.16±1.15	29.95±7.40	8.08±0.96	0.80±0.29	3.96±1.74	8.05±0.29	39.83±1.10	49.46±2.01	19.14±0.71
0.16	12.39±2.80	64.40±3.36	5.36±0.65	30.21±3.27	7.98±1.79	0.66±0.15	3.75±1.00	8.06±0.23	40.68±0.78	50.48±1.91	19.50±0.69
0.64	10.94±1.90	63.89±5.40	6.30±0.94	29.71±5.23	7.03±1.53	0.70±0.14	3.21±0.70	8.05±0.19	39.88±2.00	49.46±1.87	19.01±0.67
1.28	12.75±5.88	63.78±6.29	6.03±1.59	30.20±7.18	7.91±2.78	0.76±0.33	4.07±2.97	8.33±0.38	41.89±1.11	50.29±1.45	19.43±0.58

注：WBC：白细胞计数；LY：淋巴细胞百分比；MO：单核细胞百分比；GR：中性粒细胞百分比；LY#：淋巴细胞计数；MO#：单核细胞计数；GR#：中性粒细胞计数；RBC：红细胞计数；Hct：血细胞比容；MCV：平均红细胞容积；MCH：平均红细胞血红蛋白含量

表 4-4-19　雄性 F2 代大鼠断乳 90 d 喂养后血液常规检测结果二（$n=8$，$\bar{x}\pm s$）

核苷酸剂量组 (g/kg bw)	MCHC (g/L)	RDW (%)	PLT (10^9/L)	MPV (fl)	PCT (ml/L)	PDW (%)	Hgb (g/L)
对照组	395.75±12.53	17.55±0.76	810.75±156.79	7.36±0.34	5.95±1.10	12.88±0.97	160.38±6.44
0.01	390.44±10.04	17.19±0.56	784.67±119.67	7.38±0.24	5.78±0.90	12.38±0.78	159.89±5.53
0.04	388.13±4.09	17.45±0.51	868.38±112.52	7.54±0.14	6.54±0.89	12.73±0.62	154.75±3.92
0.16	386.38±4.37	18.19±0.70	853.88±89.31	7.66±0.26	6.54±0.70	12.78±0.63	157.38±4.03
0.64	386.38±2.92	18.04±0.80	913.25±118.84	7.69±0.20	7.02±0.96	12.88±0.55	153.50±7.43
1.28	386.38±7.17	18.24±0.86	878.75±111.44	7.66±0.28	6.81±0.82	13.63±1.53	162.13±6.40

注：MCHC：平均红细胞血红蛋白浓度；RDW：红细胞体积分布宽度；PLT：血小板计数；MPV：平均血小板体积；PCT：血小板压积；PDW：血小板体积分布宽度；Hgb：血红蛋白含量

表 4-4-20 雌性 F2 代大鼠断乳 90 d 喂养后血液常规检测结果一（$n=8$，$\bar{x}\pm s$）

核苷酸剂量组 (g/kg bw)	WBC (10^9/L)	LY (%)	MO (%)	GR (%)	LY# (10^9/L)	MO# (10^9/L)	GR# (10^9/L)	RBC (10^{12}/L)	Hct (%)	MCV (fl)	MCH (pg)
对照组	9.01±2.21	63.73±7.02	6.23±0.55	30.04±6.96	5.70±1.42	0.56±0.13	2.76±1.04	7.60±0.28	40.23±2.24	52.77±1.90	20.40±0.65
0.01	8.45±1.98	63.76±6.93	6.25±0.67	29.94±6.66	5.40±1.48	0.53±0.12	2.53±0.73	7.41±0.49	40.14±2.82	54.16±1.58	20.44±0.77
0.04	10.89±2.70	64.63±4.90	6.29±1.55	29.09±4.56	7.01±1.75	0.69±0.22	3.19±0.99	7.40±0.32	39.40±1.97	53.21±1.82	20.23±0.36
0.16	10.45±3.14	62.80±8.77	6.24±0.95	30.95±8.43	7.90±2.47	0.76±0.15	3.79±1.20	7.48±0.30	40.51±1.51	54.13±1.09	20.53±0.40
0.64	11.88±1.76	65.83±7.01	6.25±1.07	27.93±6.38	7.66±1.20	0.74±0.18	3.31±1.04	7.74±0.40	41.80±2.02	53.96±1.67	20.16±0.63
1.28	9.50±1.98	65.24±7.36	5.83±1.71	28.96±6.80	6.15±1.14	0.55±0.17	2.80±1.06	7.57±0.54	40.08±3.15	52.86±1.06	20.11±0.21

注：WBC：白细胞计数；LY：淋巴细胞百分比；MO：单核细胞百分比；GR：中性粒细胞百分比；LY#：淋巴细胞计数；MO#：单核细胞计数；GR#：中性粒细胞计数；RBC：红细胞计数；Hct：血细胞比容；MCV：平均红细胞容积；MCH：平均红细胞血红蛋白含量

表 4-4-21 雌性 F2 代大鼠断乳 90 d 喂养后血液常规检测结果二（$n=8$，$\bar{x}\pm s$）

核苷酸剂量组 (g/kg bw)	MCHC (g/L)	RDW (%)	PLT (10^9/L)	MPV (fl)	PCT (ml/L)	PDW (%)	Hgb (g/L)
对照组	385.57±12.55	16.11±0.90	620.57±209.37	7.70±0.24	4.74±1.56	12.57±0.86	155.14±6.41
0.01	378.14±10.88	16.76±1.02	652.57±191.45	7.66±0.24	4.96±1.41	12.37±0.64	154.38±12.78
0.04	380.25±8.05	16.28±0.53	706.13±175.37	7.70±0.26	5.43±1.35	12.70±1.00	149.88±6.03
0.16	379.00±5.15	16.28±0.72	723.25±101.13	8.08±0.44	5.82±0.73	13.28±1.87	153.75±5.921
0.64	379.00±7.69	16.20±0.71	699.63±266.01	7.86±0.22	5.47±2.07	13.08±0.83	156.63±9.12
1.28	380.25±4.80	16.65±0.89	749.88±214.15	7.95±0.38	5.96±1.75	13.58±1.04	152.50±10.97

注：MCHC：平均红细胞血红蛋白浓度；RDW：红细胞体积分布宽度；PLT：血小板计数；MPV：平均血小板体积；PCT：血小板压积；PDW：血小板体积分布宽度；Hgb：血红蛋白含量

表 4-4-22 雄性 F3 代大鼠断乳 90 d 喂养后血液常规检测结果一（$n=8$，$\bar{x}\pm s$）

核苷酸剂量组 (g/kg bw)	WBC (10^9/L)	LY (%)	MO (%)	GR (%)	LY# (10^9/L)	MO# (10^9/L)	GR# (10^9/L)	RBC (10^{12}/L)	Hct (%)	MCV (fl)	MCH (pg)
对照组	9.79±1.27	67.68±3.50	6.64±1.37	25.70±3.71	6.64±1.00	0.65±0.16	2.50±0.44	8.37±0.15	43.90±2.80	52.39±3.05	18.29±0.56
0.01	10.46±2.38	66.74±6.36	8.15±1.57	25.10±5.34	6.93±1.33	0.85±0.24	2.69±1.07	8.06±0.29	42.29±1.91	52.44±1.75	18.65±0.58
0.04	12.76±2.14	61.51±5.15	6.96±1.39	31.54±4.67	7.86±1.50	0.89±0.22	4.01±0.84	8.23±0.26	41.71±1.51	50.65±0.98	18.46±0.31
0.16	10.60±2.43	66.93±3.28	7.28±1.08	25.79±3.80	7.06±1.44	0.76±0.16	2.78±1.00	8.12±0.36	43.18±2.52	53.10±1.59	18.56±0.25
0.64	12.51±3.11	65.91±9.49	6.05±1.05	28.01±9.81	8.01±0.66	0.75±0.18	3.75±2.59	8.39±0.46	42.89±2.06	51.09±1.38	18.40±0.53
1.28	10.91±3.37	66.10±3.41	7.61±1.89	26.25±1.95	7.14±1.92	0.88±0.42	2.90±1.07	8.18±0.34	43.61±2.03	53.29±2.12	18.79±0.63

注：WBC：白细胞计数；LY：淋巴细胞百分比；MO：单核细胞百分比；GR：中性粒细胞百分比；LY#：淋巴细胞计数；MO#：单核细胞计数；GR#：中性粒细胞计数；RBC：红细胞计数；Hct：血细胞比容；MCV：平均红细胞容积；MCH：平均红细胞血红蛋白含量

表 4-4-23 雄性 F3 代大鼠断乳 90 d 喂养后血液常规检测结果二（$n=8$，$\bar{x}\pm s$）

核苷酸剂量组 (g/kg bw)	MCHC (g/L)	RDW (%)	PLT (10^9/L)	MPV (fl)	PCT (ml/L)	PDW (%)	Hgb (g/L)
对照组	350.75±25.90	17.94±0.93	828.25±136.68	7.50±0.29	6.22±1.13	12.83±0.82	153.63±4.47
0.01	355.75±4.68	18.20±0.82	877.75±101.59	7.26±0.25	6.37±0.71	11.80±0.44	150.63±6.72
0.04	364.88±3.09	18.18±0.83	790.88±94.87	7.43±0.19	5.87±0.68	12.53±0.85	152.38±5.73
0.16	350.00±7.29	18.14±1.48	812.63±52.04	7.59±0.38	6.16±0.44	12.63±1.17	151.25±7.59
0.64	360.13±10.60	17.95±0.77	879.50±169.48	7.41±0.30	6.51±1.31	12.33±0.83	154.75±9.68
1.28	353.13±10.62	18.41±1.16	813.00±111.37	7.59±0.35	6.15±0.74	13.02±0.86	154.25±7.96

注：MCHC：平均红细胞血红蛋白浓度；RDW：红细胞体积分布宽度；PLT：血小板计数；MPV：平均血小板体积；PCT：血小板压积；PDW：血小板体积分布宽度；Hgb：血红蛋白含量

表 4-4-24　雌性 F3 代大鼠断乳 90 d 喂养后血液常规检测结果一（$n=8$，$\bar{x}\pm s$）

核苷酸剂量组 (g/kg bw)	WBC (10^9/L)	LY (%)	MO (%)	GR (%)	LY# (10^9/L)	MO# (10^9/L)	GR# (10^9/L)	RBC (10^{12}/L)	Hct (%)	MCV (fl)	MCH (pg)
对照组	7.89±1.74	71.73±6.76	6.51±1.72	21.76±5.87	5.60±1.06	0.53±0.21	1.76±0.71	7.67±0.35	43.93±4.01	57.14±3.04	19.77±0.80
0.01	8.29±1.70	69.30±5.51	7.30±1.83	23.41±4.43	5.76±1.32	0.60±0.17	1.93±0.55	7.77±0.33	42.38±2.04	54.48±1.54	19.69±0.47
0.04	9.55±4.58	70.69±3.58	6.48±1.33	22.86±3.38	6.65±2.82	0.61±0.31	2.29±1.50	7.71±0.30	41.55±1.74	55.86±2.21	19.30±0.72
0.16	8.96±2.12	70.70±5.39	7.10±1.38	22.20±4.35	6.26±1.10	0.65±0.23	2.05±0.89	7.76±0.45	42.75±1.78	55.11±2.28	19.55±0.69
0.64	7.45±2.52	68.08±7.54	8.13±2.37	23.83±5.32	5.15±1.96	0.58±0.18	1.73±0.57	7.77±0.51	42.25±2.45	55.36±1.50	19.36±0.40
1.28	9.45±3.78	67.68±6.73	7.74±1.47	24.59±5.90	6.29±2.13	0.74±0.35	2.43±1.54	7.54±0.40	42.46±1.63	56.36±1.59	19.56±0.52

注：WBC：白细胞计数；LY：淋巴细胞百分比；MO：单核细胞百分比；GR：中性粒细胞百分比；LY#：淋巴细胞计数；MO#：单核细胞计数；GR#：中性粒细胞计数；RBC：红细胞计数；Hct：血细胞比容；MCV：平均红细胞容积；MCH：平均红细胞血红蛋白含量

表 4-4-25　雌性 F3 代大鼠断乳 90 d 喂养后血液常规检测结果二（$n=8$，$\bar{x}\pm s$）

核苷酸剂量组 (g/kg bw)	MCHC (g/L)	RDW (%)	PLT (10^9/L)	MPV (fl)	PCT (ml/L)	PDW (%)	Hgb (g/L)
对照组	356.00±8.60	16.43±0.60	662.71±170.80	7.89±0.48	5.19±1.21	13.29±1.33	152.00±4.97
0.01	362.00±7.12	16.38±0.84	747.78±70.18	7.49±0.59	5.60±0.72	12.58±1.40	153.44±6.06
0.04	358.75±6.14	16.30±0.55	721.75±99.20	7.46±0.43	5.38±0.74	12.48±1.09	149.25±5.37
0.16	355.00±12.82	17.19±0.74	735.00±132.26	7.60±0.33	5.58±1.05	12.65±1.04	151.88±7.42
0.64	356.50±5.71	16.88±1.25	793.75±165.77	7.53±0.29	5.95±1.20	12.60±0.84	150.88±9.58
1.28	346.88±4.91	16.85±0.80	714.88±207.60	7.81±0.49	5.54±1.52	12.98±1.28	147.50±6.23

注：MCHC：平均红细胞血红蛋白浓度；RDW：红细胞体积分布宽度；PLT：血小板计数；MPV：平均血小板体积；PCT：血小板压积；PDW：血小板体积分布宽度；Hgb：血红蛋白含量

表 4-4-26 F1 代大鼠断乳 90 d 喂养后血液生化指标检测结果（n=8，$\bar{x}\pm s$）

核苷酸剂量组 (g/kg bw)	性别	亚组	TP (g/L)	ALB (g/L)	GLB (g/L)	A/G	GPT (U/L)	GOT (U/L)	BUN (mmol/L)	CRr (μmol/L)	UA (μmol/L)	TC (mmol/L)	TG (mmol/L)	HDL (mmol/L)	GLu (mmol/L)
对照组			65.60±2.32	26.90±2.64	38.70±0.89	0.70±0.08	44.51±7.18	204.27±30.46	4.84±0.38	54.85±4.64	96.12±19.58	1.69±0.24	0.59±0.20	0.61±0.06	4.12±0.32
0.01	雄性	A	61.20±7.37	24.12±4.17	37.07±4.17	0.65±0.09	40.42±6.89	185.71±25.74	4.81±1.04	50.06±8.58	80.65±20.88	1.53±0.20	0.62±0.40	0.56±0.08	3.90±0.36
		B	64.09±8.64	26.34±4.14	37.75±4.93	0.70±0.06	42.12±12.44	181.61±26.45	4.60±0.71	49.49±10.76	77.59±19.05*	1.68±0.22	0.47±0.24	0.64±0.08	3.63±0.81
0.04	雄性	A	65.32±7.71	25.26±3.55	35.06±4.76	0.58±0.07	36.42±11.14	182.61±30.07	4.45±1.06	49.67±9.26	60.76±16.62**	1.45±0.29	0.81±0.41	0.53±0.10	3.74±1.00
		B	65.08±13.82	26.00±6.34	34.08±7.82	0.61±0.08	35.62±10.21	176.22±45.89	4.74±1.33	40.46±13.40	65.46±19.14**	1.35±0.40	0.43±0.22	0.52±0.15	3.37±0.68
0.16	雄性	A	61.81±5.03	23.77±4.06	38.04±2.28	0.62±0.10	37.89±6.28	198.35±24.54	4.77±0.82	49.31±5.68	65.87±7.12**	1.66±0.46	0.69±0.28	0.60±0.11	4.23±1.17
		B	64.76±20.92	23.91±2.42	37.70±2.73	0.64±0.06	55.97±55.26	176.24±32.17	5.32±0.98	46.24±10.09	64.55±20.80**	1.61±0.31	0.71±0.32	0.57±0.11	5.42±1.35
0.64	雄性	A	64.92±4.88	25.35±3.03	39.57±2.84	0.64±0.07	42.12±9.94	176.91±23.53	4.97±0.89	49.49±8.65	75.31±18.82**	1.81±0.56	0.60±0.31	0.64±0.18	4.70±0.66
		B	61.30±5.36	23.94±1.91	37.36±4.18	0.64±0.06	41.05±13.03	171.41±32.22	4.85±0.63	55.07±5.90	67.74±12.10**	1.69±0.36	0.61±0.31	0.60±0.12	4.14±0.25
1.28	雄性	A	60.44±6.12	23.67±3.00	36.76±3.86	0.65±0.07	44.19±16.06	227.40±37.07	4.49±0.77	47.00±11.89	70.75±15.96**	1.36±0.31	0.30±0.13	0.21±0.09	3.96±0.93
		B	58.34±7.95	26.59±3.74	35.75±4.79	0.63±0.07	31.27±4.73	185.55±32.72	4.40±0.41	49.66±15.96	70.87±7.97**	1.38±0.34	0.62±0.34	0.49±0.10	4.00±0.30
对照组			70.76±6.22	29.86±3.86	40.90±2.66	0.73±0.06	44.57±16.27	192.55±29.03	4.80±1.18	60.61±11.11	92.61±18.19	1.97±0.34	0.43±0.24	0.72±0.09	4.01±0.65

续表

核苷酸剂量组(g/kg bw)	性别	亚组	TP (g/L)	ALB (g/L)	GLB (g/L)	A/G	GPT (U/L)	GOT (U/L)	BUN (mmol/L)	CRr (μmol/L)	UA (μmol/L)	TC (mmol/L)	TG (mmol/L)	HDL (mmol/L)	GLu (mmol/L)
0.01	雌性	A	63.94±7.60	27.47±3.72	36.46±4.14	0.75±0.05	37.27±12.48	184.50±33.11	4.09±0.95	50.06±9.32	101.01±21.90	1.76±0.29	0.32±0.37	0.68±0.13	3.61±0.74
		B	67.16±4.71	26.86±2.78	40.30±3.57	0.67±0.09	33.17±6.44	171.54±15.71	4.36±0.61	50.64±3.47	93.05±22.89	1.83±0.40	0.55±0.55	0.68±0.10	3.71±0.46
0.04	雌性	A	59.01±14.92	24.90±7.12	36.11±8.62	0.73±0.11	29.30±12.40	168.87±47.73	3.64±0.95	43.71±13.30	74.06±26.05	1.75±0.42	0.45±0.35	0.64±0.13	3.71±0.96
		B	59.92±13.12	24.57±6.03	36.35±7.47	0.71±0.07	31.86±10.44	171.80±40.04	4.09±0.97	42.00±12.18	78.20±24.73	1.86±0.36	0.33±0.23	0.60±0.13	3.43±0.76
0.16	雌性	A	64.26±3.14	25.54±1.83	38.72±2.38	0.66±0.06	37.47±11.16	166.80±28.01	4.46±0.74	48.52±5.86	79.67±14.81	1.74±0.36	0.42±0.32	0.68±0.10	4.02±0.62
0.64	雌性	A	64.97±3.37	26.12±1.96	38.85±3.19	0.68±0.08	37.04±7.96	173.25±25.69	4.37±1.01	53.32±7.11	82.52±23.24	1.67±0.34	0.24±0.25	0.68±0.09	4.25±0.48
		B	65.10±4.16	26.47±2.90	38.62±3.43	0.69±0.11	37.12±12.99	174.56±25.61	6.29±4.16	75.01±62.47	74.76±16.02	1.72±0.34	0.60±0.31	0.62±0.10	3.87±1.44
1.28	雌性	A	60.46±5.60	24.71±2.79	36.75±3.15	0.69±0.05	28.97±12.02	163.21±25.86	4.06±0.97	43.92±10.12	80.44±12.30	1.74±0.27	0.49±0.23	0.64±0.08	3.91±0.65
		B	61.20±4.84	23.71±2.01	36.49±4.16	0.67±0.08	29.74±16.72	166.55±18.36	3.72±0.74	45.85±7.85	74.66±12.14	1.67±0.44	0.30±0.15	0.64±0.15	3.50±0.58

注：TP：总蛋白；ALB：白蛋白；GLB：球蛋白；A/G：白球比；GPT：谷丙转氨酶；GOT：谷草转氨酶；BUN：尿素氮；Cr：肌酐；UA：尿酸；TC：总胆固醇；TG：三酰甘油；HDL：高密度脂蛋白胆固醇；GLu：血糖

表 4-4-27 F2 代大鼠断乳 90 d 喂养后血液生化指标检测结果（$n=8$，$\bar{x}\pm s$）

核苷酸剂量组 (g/kg bw)	性别	TP (g/L)	ALB (g/L)	GLB (g/L)	A/G	GPT (U/L)	GOT (U/L)	BUN (mmol/L)	TB (μmol/L)	CR (μmol/L)	UA (μmol/L)	TC (mmol/L)	TG (mmol/L)	HDL (mmol/L)	GLU (mmol/L)
对照组	雄性	74.70±1.81	47.58±1.71	27.13±2.24	1.76±0.21	46.50±3.74	161.88±21.54	6.63±0.98	3.91±0.82	50.25±15.51	71.38±14.30	1.04±0.22	1.87±0.20	1.26±0.17	5.26±0.39
0.01	雄性	75.99±4.42	47.87±1.78	28.12±3.22	1.72±0.19	51.33±8.34	150.11±36.72	7.32±0.41	3.76±0.53	48.00±4.66	57.56±8.90*	1.22±0.59	2.33±0.45	1.57±0.26	5.23±0.83
0.04	雄性	75.89±2.19	49.06±1.64	26.83±2.04	1.84±0.18	50.88±6.66	161.13±13.32	7.42±1.25	3.26±0.45	46.38±5.34	57.00±7.58*	1.30±0.32	2.10±0.30	1.41±0.15	5.91±0.64
0.16	雄性	72.55±7.14	45.93±3.55	26.63±3.93	1.74±0.17	49.25±9.25	143.00±23.62	7.36±1.42	3.08±1.20	43.38±7.91	52.13±9.98**	1.38±0.53	1.74±0.44	1.14±0.35	5.33±0.34
0.64	雄性	75.24±4.76	46.99±2.47	28.25±3.32	1.69±0.18	51.00±10.11	178.25±30.99	6.62±0.72	3.58±0.58	43.00±3.74	65.75±11.36	1.40±0.62	2.16±0.50	1.46±0.29	5.10±0.33
1.28	雄性	78.06±5.07	49.21±2.56	28.85±3.06	1.71±0.14	52.00±14.46	157.38±24.13	7.42±1.13	3.75±0.80	51.50±10.70	62.38±7.09	1.12±0.46	1.64±0.34	1.11±0.23	4.86±0.36
对照组	雌性	86.73±4.76	59.46±3.30	27.27±2.86	2.20±0.20	43.14±7.40	147.00±17.71	7.46±1.04	2.73±0.89	52.43±7.59	62.29±8.94	0.81±0.33	1.86±0.33	1.47±0.27	5.74±0.75
0.01	雌性	83.06±5.10	58.61±3.22	24.45±3.11	2.45±0.30	45.25±8.26	129.63±27.66	7.74±1.24	3.67±0.69	55.00±4.75	51.75±8.36	0.98±0.64	2.22±0.32	1.70±0.24	6.00±0.63
0.04	雌性	85.59±6.73	60.50±5.83	25.09±3.34	2.15±0.21	49.13±8.06	178.25±22.79	7.33±0.52	3.69±0.63	52.13±2.53	69.50±12.06	0.73±0.21	2.06±0.33	1.60±0.26	5.74±0.71
0.16	雌性	82.26±5.63	56.04±4.61	26.23±1.97	2.33±0.18	42.63±13.67	139.38±25.47	6.63±0.75	3.40±1.05	49.13±2.95	51.50±9.78	0.85±0.32	1.95±0.33	1.50±0.22	5.39±0.52
0.64	雌性	85.00±3.61	59.14±2.71	25.86±2.20	2.33±0.18	48.50±12.92	175.38±46.93	6.64±0.84	3.40±0.60	50.50±7.05	63.00±12.58	0.79±0.19	2.38±0.56	1.85±0.37	5.77±0.78
1.28	雌性	80.39±3.44	55.46±3.09	23.93±1.32	0.67±0.08	53.25±13.22	190.00±59.78	7.02±1.28	3.57±0.53	55.38±7.31	71.25±15.33	0.58±0.10	1.53±0.57	1.17±0.42	5.60±1.10

注：*：与对照相比，$P<0.05$；**：与对照相比，$P<0.01$；TP：总蛋白；ALB：白蛋白；GLB：球蛋白；A/G：白球比；GPT：谷丙转氨酶；GOT：谷草转氨酶；BUN：尿素氮；CR：肌酐；UA：尿酸；TC：总胆固醇；TG：三酰甘油；HDL：高密度脂蛋白胆固醇；GLU：血糖

表 4-4-28 F3 代大鼠断乳 90 d 喂养后血液生化指标检测结果（$n=8$，$\bar{x}\pm s$）

核苷酸剂量组 (g/kg bw)	性别	TP (g/L)	ALB (g/L)	GLB (g/L)	A/G	GPT (U/L)	GOT (U/L)	BUN (mmol/L)	TB (μmol/L)	Cr (μmol/L)	UA (μmol/L)	TC (mmol/L)	TG (mmol/L)	HDL (mmol/L)	GLu (mmol/L)
对照组	雄	70.89±	47.75±	23.14±	2.13±	68.25±	197.33±	5.03±	1.98±	53.88±	66.08±	1.03±	1.65±	1.11±	4.58±
	性	4.15	1.66	3.65	0.39	12.26	38.93	0.86	0.78	3.23	12.50	0.28	0.19	0.13	0.39
0.01	雄	69.16±	46.74±	22.43±	2.11±	61.38±	175.25±	4.83±	2.55±	47.13±	62.79±	0.94±	1.71±	1.14±	4.80±
	性	2.69	2.11	2.62	0.27	7.78	31.30	0.60	0.58	3.87	9.95	0.25	0.39	0.25	0.58
0.04	雄	71.64±	47.89±	23.75±	2.06±	60.75±	194.00±	4.91±	2.47±	52.88±	68.90±	0.98±	1.64±	1.05±	4.26±
	性	3.50	1.94	3.27	0.28	12.69	30.46	0.50	0.63	5.79	10.57	0.27	0.21	0.13	0.48
0.16	雄	68.99±	46.33±	22.66±	2.09±	61.88±	209.76±	5.08±	2.28±	49.63±	51.39±	1.31±	1.54±	0.97±	4.64±
	性	3.03	2.46	2.65	0.31	5.99	37.11	0.83	0.57	4.84	7.91*	0.39	0.32	0.27	0.75
0.64	雄	71.91±	47.39±	24.53±	1.95±	59.25±	158.71±	4.37±	2.29±	48.88±	71.09±	1.08±	1.85±	1.22±	5.11±
	性	2.86	1.36	2.52	0.23	3.66	39.72	0.56	0.55	3.31	3.99	0.30	0.47	0.28	0.71
1.28	雄	71.04±	47.49±	23.55±	2.03±	65.25±	195.91±	4.97±	2.69±	52.38±	67.95±	1.07±	1.70±	1.09±	5.04±
	性	2.38	1.59	1.23	0.10	5.97	18.43	0.53	0.46	5.04	7.83	0.24	0.13	0.11	0.45
对照组	雌	76.89±	54.43±	22.46±	2.46±	45.00±	207.13±	5.25±	2.73±	63.50±	75.48±	0.88±	1.76±	1.29±	4.82±
	性	6.13	4.46	2.96	0.31	3.46	34.53	0.66	1.27	5.83	10.47	0.16	0.19	0.11	0.46
0.01	雌	77.49±	56.33±	21.16±	2.68±	43.50±	166.64±	5.37±	3.01±	59.88±	76.94±	0.94±	1.79±	1.34±	5.03±
	性	4.00	3.95	1.98	0.35	6.78	34.47	0.71	0.56	2.30	10.88	0.33	0.35	0.23	0.55
0.04	雌	78.19±	56.18±	22.01±	2.59±	42.25±	156.54±	5.14±	2.25±	59.00±	74.08±	0.98±	2.01±	1.47±	4.93±
	性	3.99	5.17	2.52	0.48	10.63	21.77	0.33	0.84	4.78	11.13	0.27	0.57	0.41	0.69
0.16	雌	76.68±	56.43±	20.25±	2.84±	47.50±	192.84±	5.49±	2.90±	59.13±	79.15±	1.05±	1.64±	1.25±	4.95±
	性	5.77	3.55	2.81	0.33	11.87	35.36	0.69	0.41	5.08	5.98	0.18	0.32	0.27	0.44
0.64	雌	78.50±	57.20±	21.30±	2.71±	53.00±	207.53±	6.09±	2.51±	58.75±	74.43±	1.36±	1.85±	1.36±	5.05±
	性	6.44	5.10	2.64	0.34	9.87	91.30	2.89	1.10	6.18	15.24	0.74	0.42	0.32	1.02
1.28	雌	77.76±	56.09±	21.68±	2.60±	47.50±	256.79±	6.12±	2.52±	64.00±	80.08±	1.01±	1.83±	1.37±	5.26±
	性	7.28	6.58	2.02	0.35	11.82	40.34	1.08	0.73	7.98	16.04	0.36	0.32	0.25	1.38

注：*：与对照相比，$P<0.05$；TP：总蛋白；ALB：白蛋白；GLB：球蛋白；A/G：白球比；GPT：谷丙转氨酶；GOT：谷草转氨酶；BUN：尿素氮；Cr：肌酐；UA：尿酸；TC：总胆固醇；TG：三酰甘油；HDL：高密度脂蛋白胆固醇；GLu：血糖

组 0.04、0.16、0.64 和 1.28 g/kg bw 剂量组大鼠血清尿酸水平显著低于对照组，F1 代 B 亚组 0.01、0.04、0.16、0.64 和 1.28 g/kg bw 剂量组大鼠血清尿酸水平显著低于对照组，F2 代 0.01、0.04、0.16 g/kg bw 剂量组大鼠血清尿酸水平显著低于对照组，F3 代 0.16 g/kg bw 剂量组大鼠血清尿酸水平显著低于对照组，见图 4-4-5。但是相同现象并没有在雌性大鼠中出现。

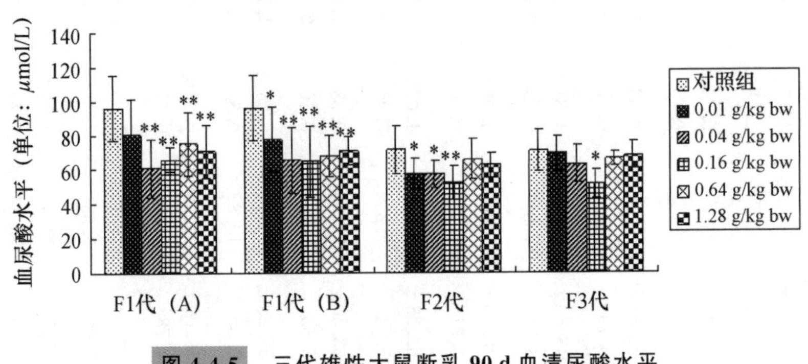

图 4-4-5　三代雄性大鼠断乳 90 d 血清尿酸水平

注：F1 代（A）为进食对照饲料的 F1 代，F1 代（B）为进食含有不同剂量核苷酸饲料的 F1 代

6. 对子代大鼠断乳 90 d 脏器发育的影响

两种性别各核苷酸剂量组 F1、F2、F3 三代 SD 大鼠断乳 90 d 脏器相对重量和病理检查与对照组相比均无显著差异，见表 4-4-29～表 4-4-34。

未观察到损害作用的剂量（no observed adverse effect level，NOAEL）：在规定的试验条件下，用现有的技术手段或检测指标未观察到任何与受试样品有关的毒性作用的最大染毒剂量或浓度。研究结果显示，5′-核苷酸大鼠多代繁殖发育喂养试验未观察到有害作用剂量（NOAEL）均为 1.28 g/kg bw。外源补充核苷酸并未使亲代大鼠的孕期、分娩、哺乳期和子代大鼠的哺乳期、生理发育和神经反射以及断乳后出现异常情况。因此在上述剂量下，外源补充 5′-核苷酸对于多代大鼠的生殖功能和胚胎期、胎儿期、哺乳期、断乳后的发育是安全的，并可以促进亲代与子代大鼠的生长发育及抗断乳应激的能力。此外，外源补充 5′-核苷酸可导致雄性大鼠血清尿酸水平降低。

表 4-4-29　雄性 F1 代大鼠断乳 90 d 喂养后脏体比（$n=8$，$\bar{x}\pm s$）

核苷酸剂量组（g/kg bw）	亚组	脑体比	心体比	胸腺体比	肝体比	脾体比	肾体比	睾丸体比
对照组		0.0042±0.0003	0.0035±0.0005	0.0006±0.0003	0.0236±0.0044	0.0014±0.0002	0.0060±0.0005	0.0066±0.0013
0.01	A	0.0038±0.0002	0.0030±0.0008	0.0009±0.0006	0.0250±0.0033	0.0015±0.0002	0.0063±0.0006	0.0065±0.0008
	B	0.0041±0.0005	0.0032±0.0004	0.0009±0.0002	0.0245±0.0027	0.0015±0.0002	0.0063±0.0005	0.0070±0.0005
0.04	A	000039±0.0004	0.0042±0.0022	0.0009±0.0002	0.0269±0.0037	0.0017±0.0002	0.0065±0.0006	0.0073±0.0008
	B	0.0039±0.0006	0.0034±0.0006	0.0009±0.0002	0.0256±0.0010	0.0015±0.0001	0.0066±0.0013	0.0070±0.0011
0.16	A	0.0036±0.0002	0.0030±0.0004	0.0010±0.0003	0.0253±0.0022	0.0014±0.0002	0.0061±0.0008	0.0064±0.0006
	B	0.0039±0.0003	0.0031±0.0003	0.0008±0.0001	0.0268±0.0028	0.0017±0.0003	0.0059±0.0008	0.0072±0.0009
0.64	A	0.0039±0.0008	0.0035±0.0011	0.0010±0.0005	0.0287±0.0082	0.0017±0.0005	0.0063±0.0014	0.0072±0.0021
	B	0.0038±0.0012	0.0037±0.0015	0.0008±0.0002	0.0282±0.0100	0.0017±0.0006	0.0066±0.0020	0.0075±0.0025
1.28	A	0.003±0.0003	0.0037±0.0005	0.0008±0.0002	0.0265±0.0038	0.0016±0.0004	0.0064±0.0007	0.0073±0.0006
	B	0.0036±0.0005	0.0035±0.0006	0.0008±0.0001	0.0244±0.0026	0.0015±0.0003	0.0058±0.0005	0.0069±0.0006

表 4-4-30　雌性 F1 代大鼠断乳 90 d 喂养后脏体比（$n=8$，$\bar{x}\pm s$）

核苷酸剂量组（g/kg bw）	亚组	脑体比	心体比	胸腺体比	肝体比	脾体比	肾体比	睾丸体比
对照组		0.0062±0.0007	0.0039±0.0007	0.0014±0.0005	0.0232±0.0023	0.0016±0.0002	0.0061±0.0005	0.0005±0.0002
0.01	A	0.0060±0.0005	0.0033±0.0003	0.0012±0.0002	0.0227±0.0014	0.0017±0.0003	0.0063±0.0005	0.0006±0.0003
	B	0.0062±0.0004	0.0033±0.0004	0.0011±0.0002	0.0221±0.0024	0.0016±0.0002	0.0062±0.0007	0.0006±0.0002
0.04	A	0.0065±0.0005	0.0033±0.0004	0.0010±0.0005	0.0236±0.0023	0.0015±0.0002	0.0058±0.0009	0.0006±0.0002
	B	0.0064±0.0002	0.0032±0.0001	0.0009±0.0005	0.0237±0.0017	0.0018±0.0002	0.0064±0.0005	0.0006±0.0001
0.16	A	0.0056±0.0004	0.0032±0.0003	0.0011±0.0002	0.0241±0.0040	0.0016±0.0002	0.0058±0.0005	0.0006±0.0002
	B	0.0062±0.0008	0.0034±0.0005	0.0010±0.0003	0.0240±0.0042	0.0017±0.0003	0.0061±0.0008	0.0005±0.0010
0.64	A	0.0058±0.0005	0.0033±0.0003	0.0013±0.0003	0.0244±0.0045	0.0018±0.0005	0.0058±0.0009	0.0004±0.0001
	B	0.0054±0.0008**	0.0032±0.0005	0.0011±0.0004	0.0234±0.0053	0.0015±0.0003	0.0062±0.0010	0.0005±0.0001
1.28	A	0.0065±0.0008	0.0037±0.0007	0.0010±0.0002	0.0207±0.0077	0.0017±0.0002	0.0059±0.0007	0.0005±0.0002
	B	0.0055±0.0005*	0.0036±0.0003	0.0010±0.0002	0.0242±0.0028	0.0018±0.0003	0.0057±0.0007	0.0004±0.0001

注：*：与对照组相比，$P<0.05$；**：与对照组相比，$P<0.01$

表 4-4-31 雄性 F2 代大鼠断乳 90 d 喂养后脏体比（$n=8$，$\bar{x}\pm s$）

核苷酸剂量组(g/kg bw)	心体比	胸腺体比	肝体比	脾体比	肾体比	睾丸体比
对照组	0.0025±0.0002	0.0005±0.0001	0.0200±0.0020	0.0013±0.0001	0.0050±0.0004	0.0056±0.0007
0.01	0.0024±0.0002	0.0005±0.0001	0.0217±0.0021	0.0013±0.0002	0.0046±0.0003	0.0053±0.0004
0.04	0.0026±0.0003	0.0006±0.0001	0.0215±0.0019	0.0014±0.0001	0.0050±0.0004	0.0053±0.0004
0.16	0.0024±0.0003	0.0006±0.0001	0.0218±0.0019	0.0013±0.0002	0.0050±0.0006	0.0052±0.0006
0.64	0.0026±0.0004	0.0005±0.0001	0.0211±0.0023	0.0013±0.0002	0.0050±0.0004	0.0052±0.0005
1.28	0.0024±0.0002	0.0005±0.0001	0.0216±0.0018	0.0012±0.0001	0.0048±0.0004	0.0053±0.0006

表 4-4-32 雌性 F2 代大鼠断乳 90 d 喂养后脏体比（$n=8$，$\bar{x}\pm s$）

核苷酸剂量组(g/kg bw)	心体比	胸腺体比	肝体比	脾体比	肾体比	卵巢体比	子宫体比
对照组	0.0028±0.0004	0.0008±0.0001	0.0212±0.0011	0.0015±0.0001	0.0050±0.0004	0.0005±0.0002	0.0014±0.0003
0.01	0.0028±0.0002	0.0008±0.0002	0.0205±0.0022	0.0014±0.0001	0.0049±0.0004	0.0004±0.0001	0.0015±0.0005
0.04	0.0027±0.0002	0.0008±0.0002	0.0204±0.0014	0.0014±0.0002	0.0052±0.0003	0.0004±0.0001	0.0016±0.0002
0.16	0.0026±0.0002	0.0009±0.0003	0.0209±0.0029	0.0015±0.0003	0.0052±0.0005	0.0004±0.0001	0.0013±0.0006
0.64	0.0027±0.0003	0.0008±0.0002	0.0223±0.0041	0.0013±0.0001	0.0051±0.0004	0.0004±0.0001	0.0011±0.0004
1.28	0.0026±0.0002	0.0008±0.0002	0.0184±0.0010	0.0014±0.0002	0.0048±0.0005	0.0004±0.0001	0.0011±0.0002

表 4-4-33 雄性 F3 代大鼠断乳 90 d 喂养后脏体比（$n=8$，$\bar{x}\pm s$）

核苷酸剂量组(g/kg bw)	心体比	胸腺体比	肝体比	脾体比	肾体比	睾丸体比
对照组	0.0030±0.0004	0.0006±0.0001	0.0194±0.0023	0.0013±0.0002	0.0050±0.0007	0.0058±0.0004
0.01	0.0026±0.0002	0.0006±0.0002	0.0199±0.0016	0.0014±0.0002	0.0050±0.0003	0.0057±0.0005
0.04	0.0028±0.0004	0.0007±0.0002	0.0205±0.0018	0.0014±0.0002	0.0050±0.0004	0.0057±0.0006
0.16	0.0027±0.0003	0.0007±0.0001	0.0210±0.0016	0.0014±0.0001	0.0050±0.0006	0.0059±0.0012
0.64	0.0032±0.0005	0.0008±0.0003	0.0215±0.0029	0.0013±0.0001	0.0049±0.0003	0.0056±0.0005
1.28	0.0027±0.0004	0.0006±0.0001	0.0200±0.0011	0.0013±0.0002	0.0050±0.0003	0.0053±0.0005

表 4-4-34 雌性 F3 代大鼠断乳 90 d 喂养后脏体比（$n=8$，$\bar{x}\pm s$）

核苷酸剂量组（g/kg bw）	心体比	胸腺体比	肝体比	脾体比	肾体比	卵巢体比	子宫体比
对照组	0.0027±0.0004	0.0010±0.0002	0.0204±0.0011	0.0015±0.0003	0.0048±0.0005	0.0004±0.0001	0.0013±0.0005
0.01	0.0027±0.0006	0.0009±0.0001	0.0191±0.0009	0.0014±0.0003	0.0047±0.0003	0.0004±0.0002	0.0010±0.0002
0.04	0.0027±0.0003	0.0009±0.0002	0.0193±0.0009	0.0012±0.0003	0.0046±0.0004	0.0003±0.0001	0.0011±0.0003
0.16	0.0027±0.0004	0.0011±0.0001	0.0198±0.0022	0.0015±0.0002	0.0047±0.0006	0.0004±0.0001	0.0011±0.0003
0.64	0.0030±0.0006	0.0010±0.0002	0.0212±0.0028	0.0014±0.0003	0.0050±0.0007	0.0004±0.0001	0.0013±0.0006
1.28	0.0027±0.0004	0.0008±0.0001	0.0199±0.0015	0.0015±0.0003	0.0049±0.0007	0.0004±0.0001	0.0010±0.0006

第五节 核苷酸的慢性毒性 The chronic toxicity of nucleotide

慢性毒性试验包括致癌试验的终生试验。试验目的旨在发现只有长期接触外源性核苷酸后才出现的毒性作用，尤其是进行性或不可逆的毒性作用以及致癌作用；确定最大无作用剂量，对最终评价外源性核苷酸能否应用于食品提供依据。慢性毒性试验是目前为止评价外源性核苷酸是否存在进行性或不可逆反应以及致癌性的唯一适当的方法[1-3]。

北京大学李勇教授课题组[14-17]采用长期终身喂养试验方法，将 SPF 级健康初断乳 SD 大鼠随机分为 5 组，每组 100 只，雌雄各半，分别喂饲添加不同剂量 5′-核苷酸（0、0.01、0.04、0.16、0.64、1.28 g/kg bw）的饲料。5′-核苷酸在 0.01、0.04、0.16、0.64 和 1.28 g/kg bw 剂量下，大鼠一般行为体征、体重、食物利用率、血液学、血液生化学、系统解剖、组织病理学等各项指标与对照组比较有统计学差异，也均未发现与给 5′-核苷酸相关的异常表现。

一、对肝、肾功能的影响

谷丙转氨酶（glutamic-pyruvic transaminase enzyme，GPT）、谷草转氨酶（glutamic oxalacetic transaminase，GOT）、总蛋白（total protein，TP）、白蛋白（albumin，ALB）是评价肝功能的重要指标。研究结果显示，尽管 NTs 干预的大鼠 3 个月和 12 个月时，TP 和 ALB 较对照组有所提高，但是均在正常范围值内。同时，从血清 GPT 和 GOT 酶的水平变化中未发现 NTs 对肝细胞有明显损伤作用。在 NTs 干预 12 个月时，虽然雄性 0.04%和 0.64%干预组的 GOT 水平较对照组有所降低，而 0.01%干预组的 GPT 水平较对照组增加，但是在雌性中未发现有类似的趋势，没有显著的剂量反映关系。

血尿素氮（blood urea nitrogen，BUN）、肌酐（creatinine，Cr）、血尿酸（uric acid，UA）是评价肾功能的重要指标。研究结果显示，除在 12 月龄时，0.04%NTs 雄性干预组的 Cr 较对照组降低，其余各组的结果均无明显的组间差异。在长期实验中并未发现 NTs 干预可使雄性大鼠血 UA 水平出现显著变化。因此，NTs 长期干预对肝肾功能未发现显著的影响。

二、对血脂和血糖水平的影响

研究发现对照组血清总胆固醇（total cholesterol，TC）和三酰甘油（triglyceride，TG）的水平表现出与衰老相关的升高趋势，这与文献中的报道是一致的。而在干预 24 个月时，发现 TG 水平低于 12 月龄，可能是由于取样和送检批次不同，引起的差异。除去个别剂量组，总体来看，NTs 干预组 HDL-C 较对照组有所提高，TG、TC 水平有一定程度降低。前期用高脂饲料造模探讨 NTs 对血脂的作用发现，NTs 干预有一定的辅助降血脂功能，而在一些研究中并未发现显著性差异，因此对于NTs的降血脂作用仍需要进一步的研究进行重复验证。从安全性角度可提示NTs的长期喂养对血脂水平尚未观察到负面的影响。

此外，在研究中观察到NTs干预12个月时，0.01%、0.16%NTs组雄性大鼠血糖明显低于对照组；而0.01%、0.04%NTs组雌性大鼠血糖明显高于对照组。推测可能与雌、雄大鼠体内激素水平不同，引起体内血糖水平变化。而NTs长期干预3、6和24月龄时，均未现对老龄大鼠血糖水平产生明显的影响。具体NTs对血糖的作用仍需进一步研究进行重复性验证。

三、对各系统非肿瘤性病变的影响

在试验中未观察到NTs对其他非肿瘤性病变的发生率及病变程度有显著影响。试验证明NTs组的非荷瘤动物的平均生存时间也显著长于对照组，提示NTs对SD大鼠的非肿瘤性病变可能也有一定的抑制作用。由于研究中大鼠均在处于濒死状态时进行处理，所以无法判断对于同一年龄段非肿瘤性病变的发生和发展情况。但是在研究中NTs干预组动物在与对照组相比更长的生存时间内，非肿瘤性病变的发生率未见有明显增高。从安全性角度未发现NTs引起各器官系统非肿瘤性病变发生率的增加。

四、对各系统肿瘤性病变的影响

体内长期实验证明NTs的长期摄入对SD大鼠肿瘤的发生未观察到促进作用，而且在一定程度上还表现出一定的抑制作用。

小　结

对外源性5′-核苷酸食品进行安全性评价，均未发现急性、亚慢性毒性、慢性毒性及对体细胞和生殖细胞的致突变作用。5′-核苷酸 LD_{50} 大于15.0 g/kg bw未观察到有害作用，剂量（NOAEL）为1.28 g/kg bw，属于无毒级。

The results of safety assessment of 5′-nucleotides showed that no acute toxicity，subchronic toxicity，chronic toxicity nor mutagenic effects on somatic and germ cells were observed The median lethal dose and no observed adverse effect level of 5′-nucleotide were > 15.0 g/kg bw and 1.28 g/kg bw respectively，indicating that NTs belongs to actually non-toxic substance.

主要参考书目和参考文献

1. 陈宗道，刘金福，陈绍军. 食品质量与安全管理. 北京：中国农业大学出版社，2011.
2. 中华人民共和国卫生部. 保健食品检验与评价技术规范. 2003.

3. 王心如. 毒理学基础. 北京：人民卫生出版社，2012.
4. 赵文. 食品安全性评价. 北京：化学工业出版社，2006.
5. 梁锐，王楠，张佳丽，等. 5′-核苷酸喂养SD大鼠90天实验研究. 食品科学，2010，5：283-287.
6. 梁锐，王军波. 核苷酸喂养大鼠的安全性评价. 中国食品科学技术学会. 中国食品科学技术学会第八届年会暨第六届东西方食品业高层论坛论文摘要集，2011：2.
7. 马奕，徐琳琳，许雅君，等. 外源核苷酸多代发育安全性评价. 中国生育健康杂志，2009，20（3）：158-162.
8. Xu M，Ma Y，Xu L，et al. Multigenerations assessment of dietary nucleotides consumption in weaned rats. Birth defects research part B：Developmental and reproductive toxicology，2012，95（6）：460-466.
9. 马奕，徐琳琳，许雅君，等. 外源核苷酸对多代大鼠血清尿酸水平及肾损伤的影响. 中国生育健康杂志，2009，20（4）：219-222.
10. Xu M，Zhao YM，Xu L，et al，Multi-generations assessment of dietary nucleotides consumption in maternal rats. Journal of Food and Nutrition Research，2014，12（2）：800-805.
11. 徐美虹，李勇. 膳食核苷酸多代发育安全性评价. 中国食品科学技术学会. 中国食品科学技术学会第九届年会论文摘要集，2012：1.
12. Xu M，Ma Y，Xu L，Xu Y，et al. Developmental effect of dietary nucleotides in two-generation weaned rats. Journal of Medicinal Food，2013，16（12）：1146-1152.
13. 马奕，徐琳琳，许雅君，李勇. 外源核苷酸对两代大鼠生长发育的影响. 科技导报，2010，2：25-29.
14. 徐美虹，李勇. 膳食核苷酸对S-D大鼠终身干预的安全性评价. 中国食品科学技术学会. 中国食品科学技术学会第九届年会论文摘要集，2012：2.
15. Meihong Xu，Rui Liang，Qianying Guo，et al. Lifetime assessment of dietary nucleotides consumption in Sprague-Dawley rats. Journal of Food and Nutrition Research，2014，12（2）：806-813.
16. 赵明，杨睿悦，张召锋，等. 5′-核苷酸对小鼠获得性免疫调节作用研究. 科技导报，2010，28（6）：46-49.
17. 赵明，刘志刚，张佳丽，等. 口服核苷酸降血脂作用的实验研究. 中国预防医学杂志，2009，10（12）：1124-1126.

第五章 核苷酸的生物学功能 Biological function of nucleotide

动物机体能利用内源从头合成各种核苷酸，而且核苷酸的缺乏并不导致典型的营养缺乏症，因此外源性核苷酸一直被认为并非生长发育所需要的营养物质。直到 20 世纪 80 年代初，这种看法才有所改变。近年来的许多研究表明，体内自行合成的核苷酸不能满足各种代谢旺盛的组织和细胞的需求。当处在受到免疫挑战、肝损伤、饥饿及快速生长的情况下，外源性核苷酸能进入各种组织中并被利用，外源性核苷酸对维持免疫系统的正常功能，胃肠道的生长发育、肝功能及脂代谢有重要影响，在特定的情况下需要补充核苷酸以保证机体的正常生理功能，因此有学者认为核苷酸是最重要的营养素之一。

第一节　核苷酸增强免疫力的功能 Nucleotide enhance immune function

一、免疫调节概述

（一）免疫系统

免疫系统（immune system）是机体执行免疫应答及免疫功能的重要系统，通过抵御病原菌侵害，保持机体健康、避免发生各种疾病。免疫系统由免疫器官、免疫细胞和免疫分子组成，主要履行三项功能：免疫防御（immune defense）、免疫监视（immune surveillance）和免疫自身稳定（immune homeostasis）。免疫防御主要指抗感染，防止外界病原体的入侵及清除已入侵的病原体（如病毒、细菌、真菌、衣原体、支原体和寄生虫等）及其他有害成分，避免其对机体造成伤害；免疫监视主要针对体内出现的非己成分，包括肿瘤和衰变凋亡的细胞，免疫系统可以对其及时识别和清除；免疫自身稳定主要通过自身免疫耐受和免疫调节两种主要机制来达到免疫系统的内环境稳定。免疫耐受即免疫系统能够区分自体和异己，对自身组织细胞不产生免疫应答，一旦免疫耐受被打破，免疫调节功能紊乱失控，就会引发自身免疫病和过敏性疾病。免疫系统能及时发现并清除异物、外来病原微生物等引起内环境波动的因素，但其功能的亢进会对自身器官或组织产生伤害。

（二）免疫应答

免疫应答（immune response）是指免疫系统对抗原刺激所产生以清除抗原为目的的整个生理过程。它是一个极为复杂的过程，包括了许多反应的综合作用。其中淋巴细胞、巨噬细胞、粒细胞、抗体、补体、细胞因子等均参与这种复杂的相互作用。作用的结果能促使机体处于一种平衡、稳定及和谐的状态。如果免疫系统功能失调，将导致免疫性疾病的发生。根据识别的特点、获得形式及效应机制，可将免疫应答分为适应性免疫（adaptive immune）和固有免疫（innate immune）两大类，其中适应性免疫包括体液免疫（humoral immunity）和细胞免疫（cell-mediated immunity）。正常的免疫功能与免疫器官的正常发育、免疫细胞的增殖和免疫分子的合成与分泌有重要联系，能够影响免疫细胞的成熟、活化和增殖，与巨噬细胞的吞噬能力提高、迟发型超敏反应甚至异体器官移植排斥和抗肿瘤反应有关。

当病原体进入机体后，主要存在三个时相。最早出现的免疫识别和应答发生在0～4 h。参与识别异己成分的是一些现存的效应分子，如溶菌酶、急性反应蛋白等，甚至包括一些可与病原体起反应的预存抗体。在4～96 h进入早期诱导性应答阶段，在病原体的动员和激发下，各种参与固有免疫的效应细胞，如巨噬细胞和NK细胞被激活，从而对感染物进行清除。96 h后，未被清除的病原体进入外周淋巴器官和组织，被淋巴细胞识别，通过免疫细胞相互作用和抗原特异性克隆扩增，发生效应性淋巴细胞的分化，最终高效并特异性地清除感染物（图5-1-1）[1]。现存效应物的作用和早期诱导性应答（前两个时相）属于固有免疫应答，病原体进入体内96 h后由淋巴细胞参与的免疫应答（第三个时相）属于适应性免疫应答。

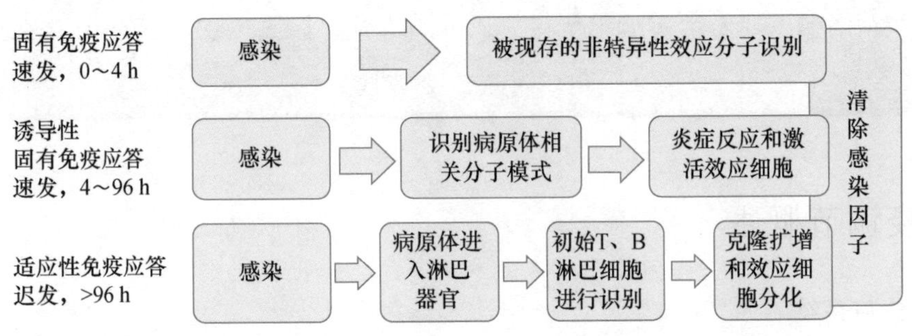

图5-1-1 免疫系统对入侵病原体发生应答类型的时相区分

（三）免疫调节、免疫干预与疾病防治

感知自身免疫应答的强度并实施调节是免疫系统的一项重要功能。免疫调节（immune regulation）是指机体通过多方面多层次的正负反馈机制控制免疫应答的强度和时限，以维持机体生理功能的平衡与稳定。其主要作用一是首先提高机体免疫力以排除外来抗原，二是在排除外来抗原的同时又尽量减少对自身组织的损伤，及时终止免疫应答。

免疫干预（immune intervention）是指出于疾病防治的目的，针对免疫应答过程而实施的人为的修正或改变正常或异常的免疫应答格局，也包括改变和修正免疫调节的进程。免疫调节属于免疫系统的正常生理功能，而免疫干预是人为介入进行的，如诱导移植耐受即为免疫干预的一种。

免疫调节是一种多因素参与的生物学现象，任何一个调节环节失误或不到位，都可导致局部免疫应答甚至全身性应答异常，从而引起自身免疫性疾病、过敏、持续感染和肿瘤等。因此，免疫应答调节与临床疾病的关系十分密切，通过对免疫应答的调节进行疾病的相关防治有重要意义。

免疫应答受多种机制调控，且多种因素影响免疫应答的结果。抗原呈递细胞（antigen-presenting cell，APC）通过向 T 细胞提供协同刺激而影响免疫应答，而 T 细胞通过产生细胞因子影响抗原激发的免疫应答类型对免疫应答进行调节。$CD4^+$ T 细胞把免疫应答分成 Th1 型和 Th2 型。因 Th1 和 Th2 细胞对不用类别的趋化性细胞因子起反应，所以淋巴细胞亚群可选择性迁移到不同部位进行局部免疫应答类型的调节。调节性 T 细胞既可属于 CD4 亚群也可属于 CD8 亚群，其可产生抑制性细胞因子 IL-10 和转化生长因子-β（transforming growth factor-β，TGF-β）等以阻遏免疫应答。免疫球蛋白则可通过两方面对免疫应答进行调节：通过抗独特型抗体或免疫复合物进行主动调节和通过减少抗原的攻击或对 B 细胞产生反馈性抑制进行被动调节。

在这些复杂模式的背后，有着一种更简单的模式，揭示了免疫应答的一种普遍的设计原理，所有细节都是这一共同主题的多种变化。当把所有涉及启动和执行免疫反应的细胞类型归为三类时，共性显得尤为突出（图 5-1-2）。

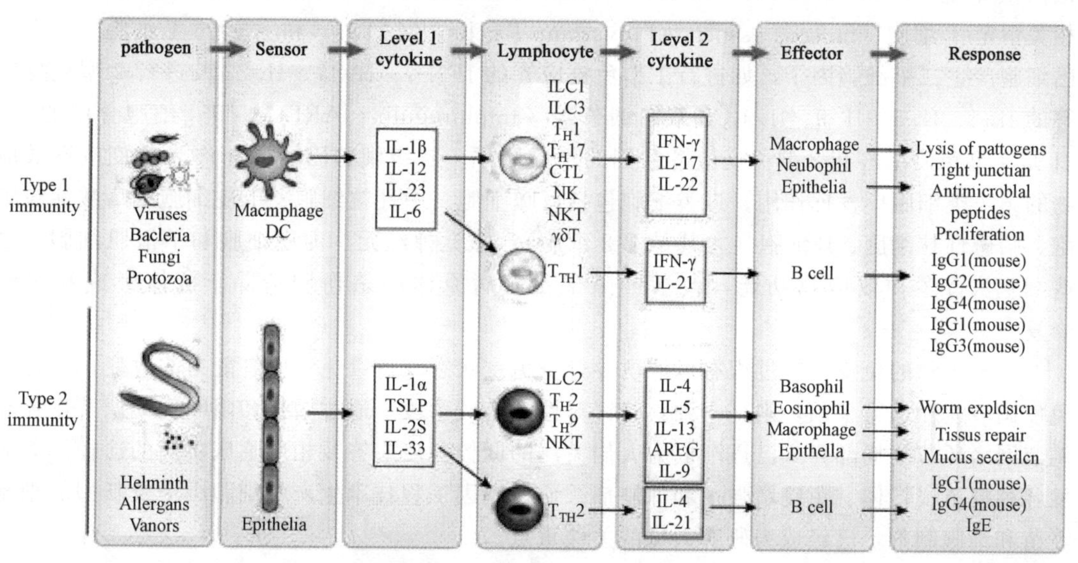

图 5-1-2　免疫反应的双层次设计

Behind this complexity, there is a simpler pattern that reveals a common design principle of the immune response, with many details being a variation on a common theme. The commonalities become apparent with the consideration that all the cell types involved in the initiation and execution of the immune response fall into three categories[2].

第一类是由作为感染或损伤传感器的细胞类型组成。这些细胞类型通过表达多种模式识别受体（pattern recognition receptor，PRR）和其他感知复合体，识别微生物、大寄生虫、过敏原、毒素和毒液及其他引发免疫反应的刺激物。这些发挥传感器功能的细胞类型包括进行 1 型免疫反应的树突状细胞（dendritic cells，DCs）和巨噬细胞及进行 2 型免疫反应的上皮细胞和肥大细胞。

The first category is made up of cell types that function as sensors of infection or damage. These are the cell types that express various PRRs and other sensing machinery to detect microorganisms, macroparasites, allergens, toxins and venoms and any other stimuli that elicit immune responses. The cell types that function as sensors include DCs and macrophages for the type 1 immune response, and epithelial cells and mast cells for the type 2 immune response[2].

通过固有免疫系统识别的上述不同的模式在这些细胞类型中起作用来诱导一级细胞因子的产生。一级细胞因子包括进行 1 型免疫应答的 IL-12、IL-23、IL-6 和 IL-1b 及进行 2 型免疫应答的胸腺基质淋巴生成素（thymic stromal lymphopoietin，TSLP）、IL-25、IL-33 和 IL-1a[3-4]。这些细胞因子在第二类细胞中发挥作用，第二类细胞由各种淋巴细胞亚群组成，包括固有淋巴细胞（innate lymphoid cells，ILCs）、固有免疫样淋巴细胞（innate-like lymphocytes，ILLs）、滤泡辅助性 T 细胞（follicular helper T cells，T_{FH}细胞）和组织驻留记忆 T 细胞（tissue-resident memory T cells，T_{RM}细胞）。其中 ILLs 包括 NKT 细胞、黏膜相关恒定 T 细胞（mucosa-associated invariant T cells，MAITs）和上皮 γδ T 细胞。这类淋巴细胞产生二级细胞因子，如进行 1 型免疫应答的 IFN-γ、IL-17、IL-22 及进行 2 型免疫应答的 IL-4、IL-5、IL-9、IL-13 和双向调节素（amphiregulin，AREG）。T_{FH} 细胞分泌的 IL-21 是 1 型免疫应答和 2 型免疫应答共同的细胞因子。二级细胞因子则在作为免疫应答效应物的第三类细胞中发挥作用。这类细胞包括巨噬细胞、中性粒细胞、上皮细胞、嗜酸性粒细胞、嗜碱性粒细胞、B 细胞（尤其是 B-2 细胞）、感觉神经元、内皮细胞和平滑肌细胞。这些细胞执行多种效应物功能，包括屏障保护、病原体的杀伤和清除、抗体生成和组织修复[2]。

干预正常的免疫应答过程有可能诱导全身免疫状态或持续免疫应答能力的改变，而针对免疫调节途径进行干预，则是一种具有针对性的有效手段。通过增强和阻断反馈调节途径和调节网络环节的局部介入已逐渐成为人们关注的调控免疫应答及相应临床疾病的途径。而研发各种疫苗、抗体、免疫增强剂和抑制剂、通过基因工程技术生产的细胞因子及新型的细胞疫苗和细胞制剂，已经成为研究人员的关注重点。

二、核苷酸与免疫调节的研究进展

由于机体可以通过从头合成和补救合成途径合成核苷酸，所以以往人们曾一直把核苷酸作为非必需营养物质。但近几十年来国内外对核苷酸的大量研究日趋表明，核苷酸在特定生理条件下是不可或缺的营养成分[5]。核苷酸在特定生理条件下，如免疫应激、肝损伤、饥饿及快速生长时，能发挥重要作用[7]。研究表明，核苷酸具有多种生理调节功能，而免疫调节作用[8]是其重要的生理功能之一。哺乳动物代谢旺盛的组织和细胞，如胃肠道、骨髓细胞和淋巴细胞合成核苷酸的能力缺乏或有限[6]，内源途径合成的核苷酸并不能满足机体需要。

（一）外源性核苷酸的免疫调节作用

1. 外源性核苷酸对生存状况的改善

对于免疫细胞，因为其自身合成核苷酸的能力有限，所以额外补充具有重要意义。最早的相关研究发现，较之母乳喂养的婴儿，配方奶粉喂养的婴儿的免疫力较低。由于配方奶中的核苷酸含量很低，而母乳中的核苷酸含量在35～70 mg/L，所以提示核苷酸摄入不足应为导致婴儿免疫力下降的原因。现有临床研究表明，母乳中含有的核苷酸可以促进婴儿的免疫反应，提高抗病毒能力[9-10]。Brunser 等[11]研究发现添加核苷酸的配方奶能够显著减少婴儿的急性腹泻发生率。Martinez-Puig 等[10]对 21 d 断乳的幼猪饲料添加核苷酸混合物，发现肠上皮绒毛高度显著高于无核苷酸组，与继续母乳喂养组相近；感染性腹泻发病率显著下降。Yau 等[9]按照母乳中的成分，在足月新生儿配方奶中添加 72 mg/L 核苷酸，发现腹泻发病率显著下降，但对 HBV-Ab 的影响无显著性，且上呼吸道感染率增加。Kulkarni 等[12]则通过给动物静脉注射白念珠菌和金黄色葡萄球菌建立疾病模型，再用 RNA、腺嘌呤或尿嘧啶饮食进行干预后发现，RNA、腺嘌呤或尿嘧啶饮食组动物生存率显著高于无核苷酸饮食组。这说明膳食补充核苷酸在特定生理条件下具有重要意义，对生存状况具有明显的改善作用。

2. 外源性核苷酸对体重和免疫器官相对重量的影响

研究发现饮食核酸使老龄小鼠的胸腺指数显著增加[13-14]，添加鲑鱼 DNA 组老龄小鼠胸腺平均厚度显著增加，皮、髓质细胞数显著增多[15-16]。北京大学李勇教授课题组通过脏器体重比值的测定，表明经口给予小鼠不同剂量的 5′-核苷酸 4 周后，各剂量组小鼠的体重与正常组比较差异均无显著性，与无核苷酸饲料（NF）对照组比较差异也无显著性，即核苷酸对小鼠体重无影响；各剂量组脾/体重及胸腺/体重的比值与正常对照组以及无核苷酸对照组比较，差异也均无显著性，即核苷酸对小鼠免疫器官相对重量无影响（表 5-1-1）。但王兰芳等[17]研究表明日粮中添加核苷酸能够显著提高正常小鼠的增重和胸腺指数。研究结果不同可能是由于所用实验动物的年龄阶段不同引起，可能核苷酸对免疫器官的改善作用在老年动物效果更明显。

表 5-1-1　核苷酸对小鼠体重及免疫器官相对重量的影响（$\bar{x}\pm s$）

组别	动物数（只）	初始体重（g）	终期体重（g）	脾/体重（mg/g）	胸腺/体重（mg/g）
正常对照组	10	18.34±0.92	20.77±1.34	4.33±0.60	1.71±0.43
无核苷酸饲料对照组	10	18.44±0.92	20.71±1.40	4.92±1.15	1.59±0.49
核苷酸组					
0.0025 g/kg bw	10	18.45±0.89	20.26±1.29	3.83±0.76	1.63±0.59
0.01 g/kg bw	10	18.34±0.92	20.65±1.17	4.33±0.33	1.30±0.41
0.04 g/kg bw	10	18.43±0.99	20.74±1.22	4.66±0.62	1.49±0.49
0.16 g/kg bw	10	18.19±0.93	20.65±1.24	4.44±0.35	1.77±0.42

3. 外源性核苷酸对细胞免疫的影响

T 淋巴细胞是机体产生特异性免疫应答的重要细胞，主要参与细胞免疫。在体外 T 淋巴细胞受到有丝分裂原的刺激，可转化为淋巴母细胞，并进行有丝分裂。转化后的淋巴细胞呈现不成熟的母细胞形态，细胞体积增大，细胞器增多，蛋白质与核酸合成增加，同时还合成和释放淋巴因子。迟发型变态反应（DTH）也是检测细胞免疫功能的常用方法之一。其组织损伤机制是迟发超敏反应T细胞与抗原结合而活化，释放出多种淋巴因子，导致反应局部组织发生以单核细胞浸润为主的炎症反应。DTH是由特异性致敏效应T细胞介导的细胞免疫反应，其中的T细胞在移植物排斥、移植物抗宿主病、自身免疫和肿瘤免疫等方面起着关键作用。一般通过刀豆蛋白A（Con A）诱导的小鼠脾淋巴细胞转化实验、迟发型变态反应（DTH）实验来评价小鼠细胞免疫反应能力。在Yamauchi等的研究中，给予3周龄小鼠鸟嘌呤核苷酸（GMP）与I、T、C、U的混合物，约6.5 g/kg，4周后发现经异体抗原刺激后，腘窝淋巴结增殖显著增加；绵羊红细胞（SRBC）引起的DTH能力显著加强。杜伯雨等[13]和初文峰等[14]的研究也发现饮食核酸使老龄大鼠脾淋巴细胞增殖能力显著增强。王兰芳等[17]在正常小鼠日粮中添加混合核苷酸的研究也发现添加核苷酸能够提高正常小鼠淋巴细胞转化率。北京大学李勇教授课题组通过给予小鼠无核苷酸饲料4周后发现，与正常对照组比较，Con A诱导的淋巴细胞增殖能力以及足趾肿胀度明显降低，而给予小鼠不同剂量的5′-核苷酸后，这两项功能均有所恢复。与无核苷酸对照组比较，0.01 g/kg bw组的足趾肿胀度显著提高，0.04 g/kg bw组的淋巴细胞增殖能力和足趾肿胀度均显著提高（表5-1-2）。这说明补充核苷酸能缓解无核酸饲料喂养小鼠引起的细胞免疫抑制作用。

表5-1-2 核苷酸对小鼠细胞免疫功能的影响（$\bar{x}\pm s$）

组别	动物数（只）	Con A诱导的淋巴细胞增殖能力（OD差值）	足趾肿胀度（mm）
正常对照组	10	0.19±0.11#	0.27±0.18#
无核苷酸对照组	10	0.06±0.03*	0.12±0.06*
核苷酸组			
0.0025 g/kg bw	10	0.07±0.02*	0.14±0.04*
0.01 g/kg bw	10	0.16±0.13	0.23±0.11#
0.04 g/kg bw	10	0.17±0.133#	0.31±0.12#
0.16 g/kg bw	10	0.08±0.05*	0.22±0.06

注：*：与正常对照组比较有显著性差异，$P<0.05$；#：与无核酸饲料（NF）对照组比较有显著性差异，$P<0.05$

以往也对特殊的生理条件下核苷酸对细胞免疫反应的能力进行了研究，Yamauchi等[18]给予悬尾模型的小鼠饲料中添加核苷酸，发现补充核苷酸可以调整失重状态下的免疫紊乱，增加淋巴结重量和淋转率。Adjei等[19]对地塞米松造模的免疫抑制小鼠饲喂添加含0.5%的GMP、I、C、U、T的饲料，发现隐孢子菌感染小鼠的粪便排菌量显著下降，Con A诱导的淋转率增加。

以上研究均表明，外源性核苷酸具有明显改善细胞免疫功能的效果。

4. 外源性核苷酸对体液免疫的影响

体液免疫是特异性免疫的另一重要组成部分，在抗感染免疫中与细胞免疫相辅相成，共同发挥免疫作用。血清中溶血素水平测定实验和抗体生成细胞实验的原理都是经过

SRBC免疫的小鼠脾细胞能够分泌针对SRBC的抗体。将这种脾细胞与一定量的SRBC混合，在补体参与下，释放的抗体可以将周围的SRBC溶解。血清中溶血素测定是通过测量的溶血程度反映出抗体水平，而抗体生成细胞实验是计数脾细胞周围的SRBC溶解后形成肉眼可见的空斑数量。此两项指标均是检测体液免疫功能的常用指标，不仅能够反映抗体形成细胞的数量，也提示合成抗体的能力。王兰芳等[17]对环磷酰胺造模的免疫抑制小鼠日粮中添加混合核苷酸，发现日粮中添加核苷酸能够极显著提高免疫抑制小鼠抗体水平，使免疫抑制小鼠的各项指标接近正常，但抗SRBC抗体形成细胞数量没有显著变化。北京大学李勇教授课题组给予小鼠无核酸饲料4周后发现，与正常对照组比较，溶血空斑数以及样品半数溶血值均无显著变化。给予小鼠不同剂量的5′-核苷酸后，与无核苷酸对照组比较，0.04 g/kg bw组的溶血空斑数以及样品半数溶血值显著提高；与正常对照组比较，0.04 g/kg bw组的半数溶血值也有显著提高（表5-1-3）。即补充核苷酸能提高小鼠的体液免疫功能，并缓解无核酸饲料喂养小鼠引起的体液免疫抑制作用。

表5-1-3　核苷酸对小鼠体液免疫的影响（$\bar{x}\pm s$）

组别	动物数（只）	溶血空斑数（/5×10^{6}个细胞）的对数转换值（logPFC）	样品半数溶血值（HC_{50}）
正常对照组	10	1.52±0.24	141.37±11.60
无核苷酸对照组	10	1.48±0.21	141.75±10.80
核苷酸组			
0.0025 g/kg bw	10	1.60±0.16	145.87±8.82
0.01 g/kg bw	10	1.59±0.22	153.05±11.77
0.04 g/kg bw	10	1.73±0.25$^{\#}$	165.47±19.05$^{*\#}$
0.16 g/kg bw	10	1.61±0.17	139.25±14.19

注：*：与正常对照组比较有显著性差异，$P<0.05$；#：与无核酸饲料（NF）对照组比较有显著性差异，$P<0.05$

5. 外源性核苷酸对小鼠单核-巨噬细胞吞噬功能的影响

巨噬细胞是一类重要的免疫细胞，在体内发挥着抗感染、抗肿瘤以及免疫调节等生理功能。单核-巨噬细胞的吞噬能力是衡量机体非特异性免疫功能的标志之一。当颗粒状异物注入血液循环后，迅速被单核-巨噬细胞——主要为存在于肝和脾中的巨噬细胞所吞噬。我们通常采用小鼠腹腔巨噬细胞吞噬鸡红细胞实验（半体内法）、小鼠碳粒廓清实验来评估单核-巨噬细胞吞噬功能。Nagafuchi等[20]给予3周龄OVA特异性T细胞转基因小鼠IMP、UMP、GMP、CMP的混合物4 g/kg，4周后发现小鼠腹膜巨噬细胞数显著增加。北京大学李勇教授课题组给予小鼠无核酸饲料4周后研究发现，与正常对照组比较，巨噬细胞吞噬鸡红细胞能力有所降低但差异无显著性，碳粒廓清能力显著降低，而在给予5′-核苷酸4周后，0.01、0.04和0.16 g/kg bw组的碳粒廓清能力表现出回升的趋势，但与正常对照组和无核苷酸对照组比较均无显著性差异，见表5-1-4。

表 5-1-4 核苷酸对小鼠单核-巨噬细胞吞噬功能的影响 ($\bar{x}\pm s$)

组别	动物数（只）	巨噬细胞吞噬鸡红细胞能力		碳廓清指数
		吞噬指数	吞噬率（%）	
正常对照组	10	0.477±0.022	29.6±1.7	5.88±1.36$^{\#}$
无核苷酸对照组	10	0.463±0.014	27.8±2.8	4.93±0.68*
核苷酸组				
0.0025 g/kg bw	10	0.464±0.016	28.1±2.6	4.83±0.70*
0.01 g/kg bw	10	0.462±0.018	28.2±1.5	5.24±0.86
0.04 g/kg bw	10	0.471±0.021	28.4±2.5	5.25±0.32
0.16 g/kg bw	10	0.468±0.022	28.2±2.9	5.58±1.28

注：*：与正常对照组比较有显著性差异，$P<0.05$；$^{\#}$：与无核酸饲料（NF）对照组比较有显著性差异，$P<0.05$

以上研究提示，核苷酸是维持机体免疫功能的必要物质，饲料核苷酸缺乏会导致小鼠多种免疫功能受损，在此基础上补充核苷酸对于维持正常的免疫功能具有重要意义，小鼠饲料核苷酸水平达到0.04%即可满足机体的生理需要。此外，在非正常生理状态下，外源性核苷酸能够显著改善生理状态改变带来的体液免疫功能降低。

6. 外源性核苷酸对小鼠脾淋巴细胞群百分比的影响

目前研究证实，T淋巴细胞亚群的数目和比值测定是估计体内免疫调节平衡状态的最有意义的参数，也是疾病严重程度和预后的重要标志之一，尤其是 $CD4^{+}$ T细胞亚群、$CD4^{+}/CD8^{+}$是决定机体免疫状态和免疫水平的中心环节，是反映机体免疫系统内环境稳定状况的重要指标[21]。初文峰等[15-16]系统研究了鲑鱼DNA对老龄小鼠胸腺的影响，发现添加DNA组显著增高胸腺 $CD3^{+}$ 细胞比例，而 $CD3^{+}CD4^{+}$ ∶ $CD3^{+}CD8^{+}$ 百分比无差异，说明膳食DNA添加使胸腺有效淋巴细胞数增加；同时发现IL-7mRNA含量和CD127细胞数量显著增加，并促进了增殖基因的表达，抑制了凋亡基因的表达，从而延缓了胸腺的退化萎缩。北京大学李勇教授课题组给予小鼠无核酸饲料4周后发现，与正常对照组比较，无核苷酸对照组的小鼠脾 $CD4^{+}/CD8^{+}$ 的比值显著降低，$CD4^{+}CD25^{+}$ 细胞（T调节细胞）百分比显著提高；$CD3^{+}$ T细胞百分比、$CD4^{+}$ T细胞亚群百分比以及NK细胞百分比均有所降低，但差异无显著性。与无核苷酸对照组相比，给予5′-核苷酸的各组免疫细胞的比例有所恢复。与NF组相比，0.04 g/kg bw组的 $CD4^{+}$ T细胞亚群百分比、$CD4^{+}/CD8^{+}$ 的比值以及NK细胞百分比均显著提高，$CD4^{+}CD25^{+}$ 细胞（T调节细胞）百分比显著降低；0.0025 g/kg bw和0.16 g/kg bw组的 $CD4^{+}/CD8^{+}$ 的比值，以及0.16 g/kg bw组的NK细胞百分比也显著提高（表5-1-5）。这提示核苷酸可以通过增强Th细胞比例，减少Tr比例而实现增强免疫功能的作用。此外，核苷酸还可能通过增加淋巴细胞的百分比，特别是 $CD4^{+}$ 细胞亚群，从而提高DTH的效应，产生增强细胞免疫功能的作用。

表 5-1-5　核苷酸对小鼠脾淋巴细胞群百分比的影响（$\bar{x}\pm s$）

组别	CD3+（%）	CD4+（%）	CD8+（%）	CD4+/CD8+	NK+（%）	CD4+CD25+（%）
正常对照组	42.66±3.87	29.46±2.54	13.20±1.33	2.23±0.03#	7.30±0.97	5.14±0.28#
无核苷酸对照组	35.50±0.86	23.23±0.04	12.28±0.83	1.90±0.12*	6.57±1.61	5.56±0.11*
核苷酸组						
0.0025 g/kg bw	38.87±0.63	26.64±0.39	12.23±0.24	2.20±0.01#	5.14±0.17*	5.41±0.10
0.01 g/kg bw	41.70±0.22	28.40±0.90	13.30±0.68	2.14±0.18	6.30±0.53	5.35±0.17
0.04 g/kg bw	43.81±4.67	30.63±2.69#	13.18±1.99	2.33±0.15#	8.84±0.10#	4.74±0.15#
0.16 g/kg bw	42.82±7.57	29.88±5.61	12.94±1.97	2.30±0.08#	7.83±0.89#	5.34±0.12

注：*：与正常对照组比较有显著性差异，$P<0.05$；#：与无核酸饲料（NF）对照组比较有显著性差异，$P<0.05$

7. 外源性核苷酸对小鼠血清免疫球蛋白水平的影响

Maldonado 等[22]认为，添加核苷酸的配方奶可以使 TD-Ag 反应增加，总抗体增加，对疫苗反应增加，发病率下降。Navarro 等[23]在早产儿配方奶中添加与母乳中含量相近的核苷酸，发现与不添加核苷酸组相比，血清 IgM、IgA 含量显著增加，IgG 及淋巴细胞亚群未见变化。而王兰芳等[17]对环磷酰胺造模的免疫抑制小鼠日粮中添加混合核苷酸，发现日粮中添加核苷酸能够显著提高正常小鼠血清和免疫抑制小鼠血清抗体水平。在 Nagafuchi 等[20]的实验中，给予 3 周龄 OVA 特异性 T 细胞转基因小鼠 4 g/kg IMP、UMP、GMP、CMP 的混合物，4 周后发现血清 IgE 显著下降。与之相似，北京大学李勇教授课题组在研究中也发现，给予小鼠无核酸饲料 4 周后，与正常对照组比较，无核苷酸对照组的小鼠血清免疫球蛋白 IgG、IgM 水平均有所下降，但差异无显著性；0.04 g/kg bw 组的 IgG、IgM 水平显著提高。与无核苷酸对照组比较，各剂量组的免疫球蛋白水平均有所提高，其中，0.04 g/kg bw 组的 IgG、IgM 水平的增加具有显著性（图 5-1-3 和图 5-1-4）。这说明补充核苷酸可提高小鼠血清中免疫球蛋白水平，而体液免疫功能的改善正源于免疫球蛋白水平的提高。

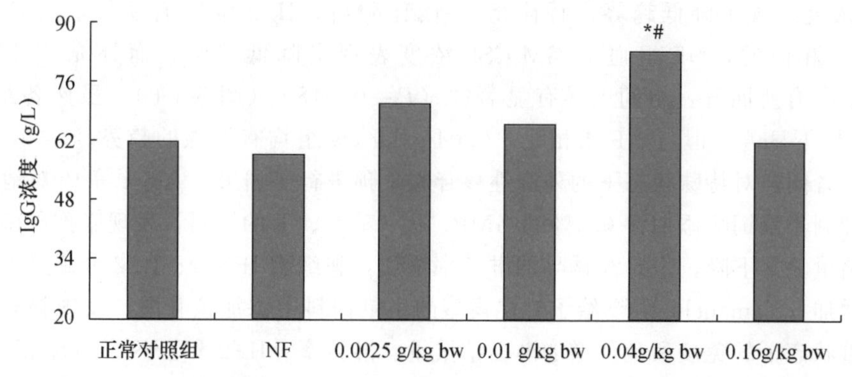

图 5-1-3　核苷酸对小鼠血清免疫球蛋白 IgG 的影响

注：*：与正常对照组比较有显著性差异，$P<0.05$；#：与无核酸饲料（NF）对照组比较有显著性差异，$P<0.05$

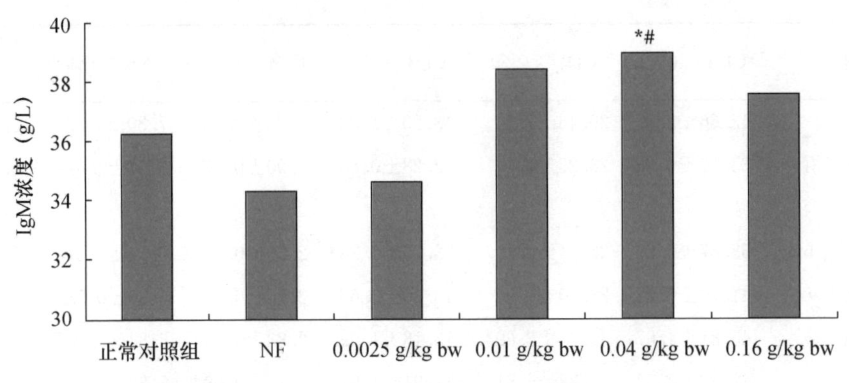

图 5-1-4 核苷酸对小鼠血清免疫球蛋白 IgM 的影响

注：*：与正常对照组比较有显著性差异，$P<0.05$；#：与无核酸饲料（NF）对照组比较有显著性差异，$P<0.05$

8. 外源性核苷酸对小鼠血清细胞因子分泌的影响

免疫细胞之间存在错综复杂的调节关系，细胞因子是传递这种调节信号的必不可少的信息分子。静息状态下炎性细胞因子（proinflammatory cytokines）的含量极低，而当遇到免疫刺激时，这些细胞因子的含量会成数十倍的增加，将机体的各种免疫反应联系成一个整体，发挥作用[24-25]。Yamauchi 等[26]给予 3 周龄小鼠约 6.5 g/kg GMP 与 I、T、C、U 的混合物，4 周后发现异体抗原刺激后，IL-2 显著增加，IFN-γ 分泌显著增加。与之类似，Nagafuchi 等[20]给予 3 周龄 OVA 特异性 T 细胞转基因小鼠 4 g/kg IMP、UMP、GMP、CMP 的混合物 4 周后，发现脾抗原特异性 IFN-γ、IL-12 分泌显著增加，腹膜巨噬细胞数显著增加，血清 IgE 显著下降，因此推测有促进 Th1、抑制 Th2 的作用[20]。而初文峰等[15-16]对老龄小鼠进行饮食核酸干预的研究也发现，饮食核酸干预组老龄大鼠的脾淋巴细胞增殖能力、IL-2、TNF 均显著升高。北京大学李勇教授课题组则采用具有更高的灵敏度、更好的重复性和更宽的测量范围的新型微球技术的多参数检测技术（CBA）对小鼠血清多种细胞因子进行了测定，采用 K-W 秩和检验进行统计学分析，结果表明，与对照组相比，NF 组血清 IL-2 浓度表现出降低趋势。而补充 5′-核苷酸后，IL-2 浓度有所回升（$P=0.079$）（图 5-1-5）。相似的，NF 组血清 GM-CSF 浓度表现出降低趋势，而补充 5′-核苷酸后，GM-CSF 浓度有所回升，组间差异有显著性（$P=0.018$）（图 5-1-6）。虽然各组间 IL-4、IL-10 均差异不显著，但与 NF 组相比，0.04 g/kg bw 组均有增强的趋势。

有研究者同样对特殊状态下的外源性核苷酸干预进行了研究，Adjei 等[19]对地塞米松造模的免疫抑制小鼠饲喂添加含 0.5%的 GMP、I、C、U、T 的饲料，发现隐孢子菌感染小鼠的粪便排菌量显著下降，Con A 诱导的淋转率增加，脾细胞 IFN-γ、IL-2 分泌显著增加，小鼠生存率增加。Yamauchi 等[26]给予悬尾模型的小鼠饲料中添加核苷酸，发现补充核苷酸可以调整失重状态下的免疫紊乱，增加淋巴结重量、淋转率、IL-2 和 IFN-γ 的含量。

其中涉及的机制有可能在于，Th1 分泌的 IL-2 是 Th 细胞帮助 CTL 细胞活化的主要细胞因子。IL-2 可以与 NK 细胞表面 IL-2R 结合，促进 NK 细胞分泌 IFN 并使之继续分裂；IL-4 主要由 Th2 产生，参与 B 细胞对抗原刺激的应答，包括增殖和分泌抗体；参与 Ig 类别转换，IgE 产生。IgE 介导 I 型超敏反应，故 IL-4 的产生在超敏反应发生中有重要作用。IL-10 由活化 T 细胞、巨噬细胞分泌，抑制巨噬细胞。GM-CSF 能够刺激骨髓中粒细胞系和单核吞噬细胞系干细胞的生长与分化。这些细胞因子的变化与前面实验中观察到的 T 细胞、B 细胞、巨噬细胞和 NK 细胞免疫水平的变化相似。既证实了前面实验的结果，也提示了核苷酸对机体的免疫功能有全面的调节作用的机制。

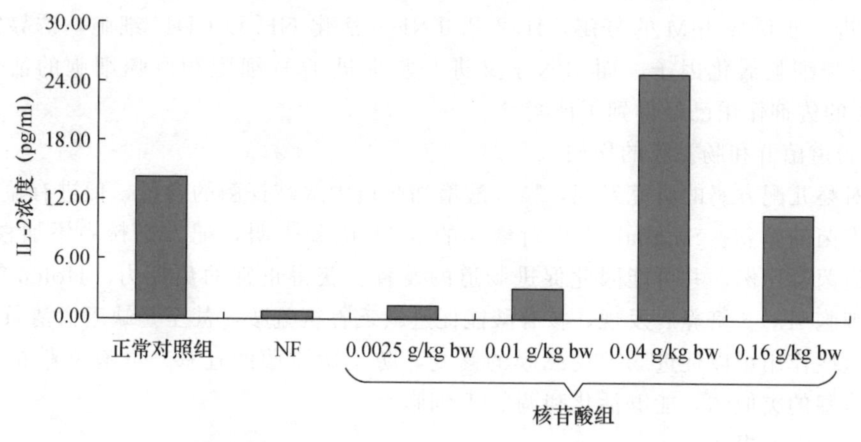

图 5-1-5　核苷酸对小鼠血清 IL-2 浓度的影响

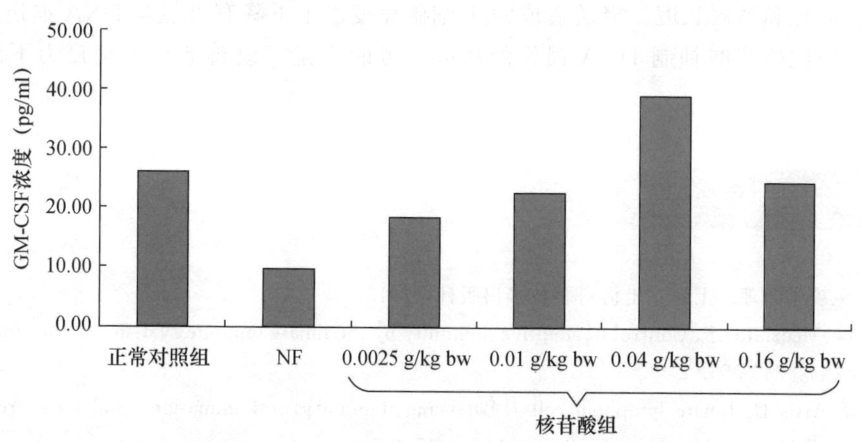

图 5-1-6　核苷酸对小鼠血清 GM-CSF 浓度的影响

（二）外源性核苷酸免疫调节作用机制及可能的位点

由以上研究结果可知，外源性核苷酸可显著改善细胞免疫功能、体液免疫功能及单核-巨噬细胞吞噬功能，通过进一步对其免疫调节作用机制的研究发现，其作用途径及可能的位点有以下几个方面。

1. 淋巴细胞分化中的营养作用

Barankiewicz 等[27]研究表明，在静止期的外周血 T 细胞可以从从头合成和补救合成两个途径合成核苷酸，然而在给予 PHA 刺激几分钟后，嘌呤的补救合成速度大幅增加，从头合成的速度也有明显增加。在进行补救合成时，如果反应的底物充分，将有利于反应的持续进行。因此外源性核苷酸在体内可能是作为反应底物发挥作用。

2. 核酸序列的佐剂作用

与核苷酸不同，核酸可能有额外的调节免疫的机制。一些与病原体基因序列相近的核酸序列可能以佐剂的作用增强机体免疫反应。含未甲基化的 CpG 序列的寡脱氧核苷酸能够作用于 Toll 样受体，活化 B 细胞和巨噬细胞，诱导其分泌 IL-6、IL-12 和 TNF-α 等细胞因子，其中 IL-6 进一步诱导 IgM 的分泌，IL-2 和 TNF-α 活化 NK 和 $CD4^+$ 细胞，诱导它们产生 IFN-γ 和巨噬细胞活化因子，而 IFN-γ 又进一步促进了 B 细胞和巨噬细胞的活化。口服 CpG DNA 的佐剂作用已经得到了证实[28]。

3. 对肠道菌群和肠黏膜的作用

以往对婴儿配方奶的研究发现，核苷酸增加肠道中双歧杆菌的含量，促进有益菌的繁殖而抑制有害菌的繁殖。Singhal 等[29]对婴儿的 RCT 试验表明，配方奶粉中添加核苷酸后，改善了肠道菌群比例，并可能因此促进肠道的发育、获得正常的免疫力。Holen 等[30]对正常大鼠肠细胞 IEC-6 培养后发现，核苷酸能促进缺乏谷氨酰胺，甚至是缺乏血清条件下的细胞生长。这些作用可以促进肠上皮黏膜的修复，防止病原菌的迁移。并有文献报道 GALT 可以看作胸腺的类似物，能够活化和调节 T 细胞[31]。

4. 抑制 DNA 损伤

Wang 等[32]发现，口服核苷酸可以抑制环磷酰胺诱导的小鼠胸腺细胞 DNA 损伤，减少彗星细胞百分比和彗尾长度。老龄造成的 T 细胞免疫水平下降有可能是 DNA 损伤所造成的功能下降。因此核苷酸抑制 DNA 损伤的功能，可能也是其改善老年人免疫力下降的原因之一。

主要参考书目和参考文献

1. 周光炎. 免疫学原理. 上海：上海科学技术出版社，2013.
2. Iwasaki A，Medzhitov R. Control of adaptive immunity by the innate immune system. Nature Immunology，2015，16（4）：343-353.
3. Tait WE，Artis D. Innate lymphoid cells：Balancing immunity，inflammation，and tissue repair in the intestine. Cell Host & Microbe，2012，12（4）：445-457.
4. Ahern PP，Izcue A，Maloy KJ，et al. The interleukin-23 axis in intestinal inflammation. Immunological Reviews，2008，226：147-159.
5. 汪余勤，程五凤，李宣海. 核苷酸与营养. 国外医学·卫生学分册，1999（5）：3-6.
6. He Y，Chu SH，Walker WA. Nucleotide supplements alter proliferation and differentiation of cultured human（Caco-2）and rat（IEC-6）intestinal epithelial cells. Journal of Nutrition，1993，123（6）：1017-1027.
7. Gil A. Modulation of the immune response mediated by dietary nucleotides. European Journal of Clinical Nutrition，2002，56（Suppl 3）：S1-S4.
8. Holen E，Bjorge OA，Jonsson R. Dietary nucleotides and human immune cells. Ⅱ. Modulation of PBMC growth and cytokine secretion. Nutrition，2006，22（1）：90-96.

9. Yau KI, Huang CB, Chen W, et al. Effect of nucleotides on diarrhea and immune responses in healthy term infants in Taiwan. Journal of Pediatric Gastroenterology and Nutrition, 2003, 36 (1): 37-43.

10. Martinez-Puig D, Manzanilla EG, Morales J, et al. Dietary nucleotide supplementation reduces occurrence of diarrhoea in early weaned pigs. Livestock Science, 2007, 108 (1): 276-279.

11. Brunser O, Espinoza J, Araya M, et al. Effect of dietary nucleotide supplementation on diarrhoeal disease in infants. Acta Paediatrica, 1994, 83 (2): 188-191.

12. Kulkarni AD, Fanslow WC, Rudolph FB, et al. Effect of dietary nucleotides on response to bacterial infections. Journal of Parenteral and Enteral Nutrition, 1986, 10 (2): 169-171.

13. 杜伯雨，初文峰，杨春娥，等. 鲑鱼鱼白 DNA 对老龄 BALB/c 小鼠胸腺的形态学影响. 中国卫生检验杂志，2002，12 (2)：134-136.

14. 初文峰，杜伯雨，禹萍，等. 鲑鱼鱼白 DNA 对老龄小鼠胸腺细胞形态的影响. 营养学报，2004，6 (3)：227-229.

15. 初文峰，杜伯雨，李蓉，等. 鲑鱼鱼白 DNA 对老龄小鼠胸腺淋巴细胞构成的影响. 免疫学杂志，2003，19 (2)：89-92.

16. 初文峰，杜伯雨，陈文华，等. 鲑鱼鱼白 DNA 对老龄小鼠胸腺细胞 IL-7 mRNA 和 CD127 表达的影响. 免疫学杂志，2004，20 (1)：13-16.

17. 王兰芳，乐国伟，施用晖，等. 外源核苷酸对小鼠免疫功能的影响. 营养学报，2003，25 (3)：298-301.

18. Yamauchi K, Adjei AA, Ameho CK, et al. A nucleoside-nucleotide mixture and its components increase lymphoproliferative and delayed hypersensitivity responses in mice. Journal of Nutrition, 1996, 126 (6): 1571-1577.

19. Adjei AA, Jones JT, Enriquez FJ, et al. Dietary nucleosides and nucleotides reduce Cryptosporidium parvum infection in dexamethasone immunosuppressed adult mice. Experimental Parasitology, 1999, 92 (3): 199-208.

20. Nagafuchi S, Hachimura S, Totsuka M, et al. Dietary nucleotides can up-regulate antigen-specific Th1 immune responses and suppress antigen-specific IgE responses in mice. International Archives of Allergy and Immunology, 2000, 122 (1): 33-41.

21. Syrjala H, Surcel HM, Ilonen J. Low CD4/CD8 T lymphocyte ratio in acute myocardial infarction. Clinical & Experimental Immunology, 1991, 83 (2): 326-328.

22. Maldonado J, Navarro J, Narbona E, et al. The influence of dietary nucleotides on humoral and cell immunity in the neonate and lactating infant. Early Human Development, 2001, 65 (Suppl): 69-74.

23. Navarro J, Maldonado J, Narbona E, et al. Influence of dietary nucleotides on plasma immunoglobulin levels and lymphocyte subsets of preterm infants. Biofactors, 1999, 10 (1): 67-76.

24. Baquir B, Lin L, Ibrahim AS, et al. Immunological reactivity of blood from healthy humans to the rAls3p-N vaccine protein. Journal of Infectious Diseases, 2010, 201 (3): 473-477.

25. Chin'Ombe N, Bourn WR, Williamson AL, et al. Oral vaccination with a recombinant Salmonella vaccine vector provokes systemic HIV-1 subtype C Gag-specific CD4^{+} Th1 and Th2 cell immune responses in mice. Virology Journal, 2009, 6: 87.

26. Yamauchi K, Hales NW, Robinson SM, et al. Dietary nucleotides prevent decrease in cellular immunity in ground-based microgravity analog. Journal of Applied Physiology, 2002, 93 (1): 161-166.

27. Barankiewicz J, Cohen A. Purine nucleotide metabolism in phytohemagglutinin-induced human T lymphocytes. Archives of Biochemistry and Biophysics, 1987, 258 (1): 167-175.

28. 李娜，赵建增，贺洪，等. 新型免疫佐剂——CpG 寡脱氧核苷酸. 中国兽药杂志，2008，42 (10)：54-56.

29. Singhal A，Macfarlane G，Macfarlane S，et al. Dietary nucleotides and fecal microbiota in formula-fed infants：A randomized controlled trial. American Journal of Clinical Nutrition，2008，87 (6)：1785-1792.

30. Holen E，Jonsson R. Dietary nucleotides and intestinal cell lines：I. Modulation of growth. Nutrition Research，2004，24 (3)：197-207.

31. Rescigno M. Functional specialization of antigen presenting cells in the gastrointestinal tract. Current Opinion in Immunology，2010，22 (1)：131-136.

32. Wang LF，Gong X，Le GW，et al. Dietary nucleotides protect thymocyte DNA from damage induced by cyclophosphamide in mice. Journal of Animal Physiology and Animal Nutrition (Berl)，2008，92 (2)：211-218.

第二节 核苷酸促进生长发育功能 Nucleotide enhance development

一、核苷酸对生长发育的影响[1]

(一) 调节肠道菌群

1. 促进肠道的生长发育及肠道损伤后的修复

体外组织培养及肠外营养实验已经证实外源性核苷酸能够促进肠道细胞的生长发育及成熟，这种影响作用主要是通过影响肠碱性磷酸酶、亮氨酰基肽酶、麦芽糖酶、蔗糖酶和乳糖酶的分泌使小肠绒毛的高度增加、肠壁厚度增大、肠组织蛋白质及 DNA 含量增大（50%～70%），从而促进了肠道的生长发育。Uauy 等通过在口粮中加入核苷酸的实验证明了核苷酸的添加对于小肠的损伤有明显的修复作用[2]。Beuno 等的小肠局部缺血及灌注实验表明核苷酸可以保护小肠细胞免受自由基的攻击，降低小肠炎症的发生。

2. 有利于肠道有益微生物的生长

核苷酸可以改变肠道微生物的生长及类型。1980 年，Tanaka 等通过离体实验显示，在培养基中加入外源性核苷酸有利于双歧杆菌的生长[3]。1986 年 Gil 等证明了在婴儿的日粮中补充核苷酸，与未补充核苷酸相比，肠道及粪便中双歧杆菌及乳酸杆菌含量更高（这两种菌群可抑制厌酸型病原菌和大肠埃希氏菌的繁殖），有益于幼龄动物的健康，且肠道有害菌的比例下降。

(二) 调节肝功能

肝是动物合成核苷酸的主要器官，在正常情况下，其合成的核苷酸可以满足机体的需求。但当动物处于快速生长或免疫应激时，肝合成核苷酸的能力就会加强，从而增大了对核苷酸的需求，此时如不及时添加外源性核苷酸，肝功能就会紊乱，影响动物的正常的生长发育。1999 年，Matsui 等证明改变肝中核苷酸的浓度会影响肝的结构和功能，1995 年，López-Navarro 等证明外源性核苷酸可用作维持肝细胞核苷酸代谢池[4]。

（三）免疫调节

许多试验表明，核苷酸缺乏会影响体液免疫。1994 年，Kulkarni 等的研究表明，外源性核苷酸缺乏会影响 T 细胞的早期分化，进而影响细胞免疫[5]。

1. 促进体液免疫的维持

外源性核苷酸缺乏可影响 T 细胞依赖型抗原的体液免疫应答，但对非 T 细胞依赖型抗原的应答则不受影响。

2. 有利于非特异性免疫功能的维持

1990 年 Carver 等发现，幼鼠在外源性核苷酸缺乏时，自然杀伤细胞活性和巨噬细胞活化作用降低[6]。但必须注意的是，过度的添加外源性核苷酸并不能强化已处于正常状态下的免疫系统。

（四）调节脂类代谢

核苷酸是多种不饱和脂肪合成的重要的调节物，有研究表明，核苷酸能够提高血浆脂蛋白浓度，提高血浆酯化作用率而不改变总的胆固醇浓度。这是因为核苷酸参与了磷脂和蛋白质特别是载体脂蛋白的合成。

二、核苷酸对婴幼儿生长发育的促进作用[7]

母乳中含有核苷酸以及以游离形式存在的微摩尔浓度嘧啶和嘌呤，人乳和牛乳中核苷和核苷酸的含量不同，且人乳中核苷和核苷酸的含量均高于牛乳[8]。因此在婴儿配方奶粉中添加核苷酸以达到与母乳更加接近的目的。人乳中除含有游离核苷酸和核苷外，核苷酸的合成物（如 NAD 和 UDP 葡萄糖），寡聚和多聚核糖核酸（如 RNA）也可通过消化和代谢作为人乳中核苷和核苷酸的潜在来源，我们将这些核苷核苷酸寡聚和多聚核糖核酸及其衍生物的总量称之为潜在可利用核苷总量（TPAN）[9]。Tressler 等[10]对人乳中 TPAN 进行了检测，并分析了不同泌乳期 TPAN 中每种成分的含量，发现多聚（或寡聚）核糖核酸和游离核苷酸是人乳中 TPAN 的主要来源，核苷和核苷酸的合成物含量相对较少。Leach[11]和 Thorell[9]同样也验证了这样的观点，TPAN 中各组分所占比例与 Tressler 报道的数据相近。

人乳在不同泌乳期 TPAN 的含量不同，不同的报道其 TPAN 的变化趋势也不同。有的文献表明核苷酸含量随着泌乳期的延长而略有增加，但目前研究表明，核苷酸的含量会随着泌乳期的延长而逐渐减少。其中 Gil 和 Sanchz[12]研究表明，从初乳到产后 3 个月的成熟乳，核苷酸含量逐渐下降。Sagawara[13]等也证实了这样的观点，另外 Sagawara 等研究发现不同泌乳期不同季节和不同地区采集的母乳中核苷酸含量是不同的。人乳中的游离核苷酸中，胞嘧啶核苷酸含量最多，腺嘌呤核苷酸、尿嘧啶核苷酸次之，因此胞嘧啶核苷酸是母乳核苷酸最重要的成分。有关人乳中次黄嘌呤核苷酸的含量，不同的研究报道数据差别很大，有文献显示，日本母乳中次黄嘌呤核苷酸含量占总核苷酸的比例很小，Janas 和 Picciano[14]检测了美国产妇母乳中次黄嘌呤核苷酸含量，不同产妇差异较大；Liao KY[15]等研究表明母初乳中次黄嘌呤核苷酸含量非常低，且母成熟乳中未检测出次黄嘌呤核苷酸。

The supply of nucleotides provided through de novo synthesis and less metabolically costly salvage pathways is thought to be insufficient for optimal function of rapidly growing tissues such as those in the gastrointestinal, lymphoid, and hematopoietic systems. These tissues have limited capacity for de novo nucleotide synthesis, and although a lower nucleotide intake may not result in a clinical deficiency syndrome, an exogenous supply of nucleotides to rapidly growing tissues is important for their optimal function.

（一）外源性核苷酸促进体格发育的作用

北京大学李勇教授课题组的动物实验结果显示，外源性核苷酸能够促进亲代与子代大鼠生长发育[17]，提高抗断乳应激性。Atul Singhal 等[16]研究表明，食用补充核苷酸配方粉的婴儿在出生后 8 周、16 周、20 周的头围比对照组增加，甚至在调整了潜在影响因素后，食用补充核苷酸的婴儿在 8 周头围仍比对照组增加，且体重从出生到 8 周都比对照组均有明显的增加。Cosgrove 等[18]也做了相关研究，证实了在早产婴儿食品中添加 29.5 mg/L 的核苷酸使婴儿的平均增重增长及头周径皆比对照组增加。婴儿头围的增加反映了脑容量的变化，因此头围增加对婴儿后期认知发育具有重要作用[19-22]。由此可以看出，核苷酸在婴儿早期能够提高其生长发育性能，对配方食品喂养的婴儿来说是必要的。

（二）外源性核苷酸调节婴幼儿肠道菌群的作用

研究表明，核苷酸能增强婴儿的营养吸收和上皮细胞作用，同时增加肠道的血流量，因此对婴儿的肠胃健康起到有益作用[23]。Atul Singhal 等[24]研究发现，食用添加核苷酸配方奶粉婴儿组，其粪便中的类杆菌属卟啉单胞菌属普氏菌属群（BPP）与双歧杆菌的比例低于食用普通配方奶粉婴儿组，且添加核苷酸配方奶粉组与母乳喂养组，其粪便中的微生物组成没有差异，表明外源性核苷酸可以改善肠道菌群。Gil 等[25]用添加核苷酸的配方奶粉喂养婴儿，发现婴儿在 4 周时其粪便中双歧杆菌的含量比未加核苷酸的配方奶粉高。综上所述，在婴幼儿饮食中添加核苷酸有助于改善肠道微生物菌群，使粪中双歧杆菌数量占优势。Brunser 等[26]给圣地亚哥低收入水平家庭出生的婴儿食用核苷酸，发现食用核苷酸组与对照组相比，腹泻率明显降低，由此证明了核苷酸对于肠道改善的作用。Martinez-Augustin[27]也证实了同样的观点。Pickering 等[28-30]试验表明，婴儿食用添加 72 mg/L 核苷酸的配方奶粉，腹泻率降低，若核苷酸添加量不足，核苷酸降低腹泻发病率的作用无法显现，因此核苷酸的添加量对有效保护婴儿肠道健康起着非常重要的作用，而核苷酸的添加量则需要达到人乳中潜在可利用总核苷酸的含量。

（三）外源性核苷酸提高免疫能力的作用

核苷酸摄入可直接影响机体的免疫系统。无核苷酸饮食或低核苷酸饮食饲喂的动物，其免疫功能低下，条件致病菌就可使其感染。无核苷酸饮食致使动物 T 淋巴细胞发育障碍功能低下，细胞免疫和 T 细胞依赖的体液免疫功能缺陷；而补充摄入核苷酸可恢复免疫抑制模型。目前大量的人与动物实验结果支持核苷酸营养对免疫有如下影响[31-36]：①支持断奶期免疫系统的建立；②增加免疫细胞的数量；③提高特异和非特异免疫的抗体水平；④加速免疫应答；⑤增强抗感染能力。Pedro Gutiérrez-Castrellón[37]等通过 Meta 分析证明，食用添加核苷酸配方粉的婴儿当接种 Haemopillus 流感疫苗、白喉类毒素或口服脊髓灰质炎疫苗后会产生较好的抗体反应，也会减少腹泻的发生，并且没有发现有上呼吸道感染的风险。Buck 等[38]研究表明，添加核苷酸喂养的婴儿组，其 NK 的活力与母乳喂养的婴儿相似，比食用不添加核苷酸组婴儿的 NK 细胞的活力高。因此，说明饮食添加核苷酸可以促进 T 细胞的成熟，影响起免疫调节作用的NK细胞的活性。Joseph[39]等将母乳喂养组、普通配方奶粉喂养组、添加核苷酸喂养组的婴儿试于2、4、6月龄接受乙型流感嗜血杆菌百白破和口服脊髓灰质炎疫苗，并于2、6、7月和12月龄进行特异性抗体评价，同时监测发育和安全数据发现，添加核苷酸喂养组的婴儿体内的1型脊髓灰质炎病毒中和抗体（poliovirus type 1 neutralizing antibody，PV-VN1）明显高于普通配方奶粉喂养组，母乳喂养的婴儿体内的PV-VN1应答与喂食添加核苷酸配方奶粉的婴儿无显著差别，但是母乳喂养的婴儿在6和12月龄时体内PV-VN1应答明显高于喂食普通奶粉的婴儿。喂食添加核苷酸配方奶粉的婴儿对乙型流感、白喉破伤风、口服脊髓灰质炎特异性IgA和3型脊髓灰质炎病毒中和抗体（poliovirus type 3 neutralizing antibody，PV-VN3）均有应答，但是与喂食普通配方奶粉和母乳喂养的婴儿相比没有显著差异。3组的发育情况、胃肠道耐受度和副作用都相等，与添加核苷酸组相关的PV-VN1应答增加，乙型流感和白喉抗体应答增加没有显著差异，该两点都与早先的研究结果相符，表明婴儿配方奶粉中添加核苷酸具有提高婴幼儿免疫力的作用。

（四）饮食核酸改善脂质代谢的作用

核苷酸是多不饱和脂肪合成的重要调节物，分析奶粉喂养新生儿的红细胞膜磷脂质的磷脂酰乙醇胺（PE）、磷脂酰丝氨酸（PS），可以得知花生四烯酸ω-6多不饱和脂肪酸的6成左右不饱和度低。如在奶粉中添加核苷酸，就可以将其改善成为与母乳相同的情形[40]。新生大鼠饲喂核苷酸时，血浆极低密度脂蛋白（VLDL）和高密度脂蛋白（HDL）浓度增加[41]。给健康婴儿添加核苷酸后，血浆脂蛋白浓度提高，血浆酯化作用率提高，但总的胆固醇浓度不改变[42]。以上结果说明，饮食中添加核苷酸能促进新生儿，尤其是早产儿脂蛋白的合成或分泌。

主要参考书目和参考文献

1. 周文晓，赵祥颖，刘建军．核苷酸营养功能研究进展及应用现状．山东食品发酵，2011，1：3-5.
2. Uauy R，Stringel G，Thomas R，et al. Effect of dietary nucleosides on growth and maturation of the developing gut in the rat. Journal of Pediatric Gastroenterology & Nutrition，1990，10（10）：497-503.
3. Tanaka R，Mutai M. Improved medium for selective isolation and enumeration of Bifidobacterium. Applied & Environmental Microbiology，1980，40：866-896.
4. López-Navarro A，Gil A，Sánchez-Pozo A. Deprivation of dietary nucleotides results in a transient decrease in acid-soluble nucleotides and RNA concentration in rat liver. Journal of Nutrition，1995，125（8）：2090-2095.
5. Kulkarni AD，Rudolph FB，van Buren CT，The role of dietary sources of nucleotides in immune function：A review. Journal of Nutrition，1994，124（8 Suppl）：1442S-1446S.
6. Carver JD，Cox WI，Barness LA，Dietary nucleotide effects upon murine natural killer cell activity and macrophage activation. Journal of Parenteral&Enteral Nutrition，1990，14（14）：18-22.
7. 方芳，李婷，安颖．乳中核苷酸的分析及其对婴幼儿营养功能的研究．食品研究与开发，2015，8：135-139.
8. Michaelidou AM. Factors influencing nutritional and health profile of milk and milk products. Small

Ruminant Research，2008，79：42-50.

9. Thorell L，Sjoberg LB，Hernell O，et al. Nucleotides in Human Milk：Sources and metabolism by the newborn infant. Pediatric Research，1996，40：845-852.
10. Tressler RL，Ramstack MB，White NR，et al. Determination of total potentially available nucleosides in human milk from asian women. Nutrition，2003，19：16-20.
11. Leach JL，Baxter JH，Molitor BE，et al. Total potentially available nucleosides of human milk by stage of lactation. The American Journal of Clinical Nutrition，1995，61：1224-1230.
12. Gil A，Sanchez MF. Acid-soluble nucleotides of human milk at different stages of lactation. Journal of Dairy Research，1982，49：301-307.
13. Sagawara M，Sato N，Nakano T，et al. Profile of nucleotides and nucleosides of human milk. Journal of Nutritional Science and Vitaminology，1995，41：409-418.
14. Janas LM，Picciano MF. The nucleotide profile of human milk. Pediatric Research，1982，16：659-662.
15. Liao KY，Wu TC，Huang CF，et al. Profile of Nucleotides and Nucleosides in Taiwanese Human Milk. Pediatrics and Neonatology，2011，52：93-97.
16. Singhal A，Kennedy K，Lanigan J，et al. Dietary nucleotides and early growth in formula-fed infants：A randomized controlled trial. Pediatrics，2010，126：94.
17. 马奕. 外源核苷酸对两代大鼠生长发育的影响. 科技导报，2010，28（2）：25-29.
18. Cosgrove M，Davies DP，Jenkins HR，et al. Nucleotidesupplementation and the growth of term small for gestational age infants. Archives of Disease in Childhood Fetal & Neonatal Edition，1996，74（2）：122-125.
19. Gale CR，Walton S，Martyn CN. Foetal and postnatal head growth and risk of cognitive decline in old age. Brain，2003，126（10）：2273-2278.
20. Gale CR，O'Callaghan FJ，Godfrey KM，et al. Critical periods of brain growth and cognitive function in children. Brain，2004，127（2）：321-329.
21. Silva A，Metha Z，O'Callaghan FJ. The relative effect of size at birth，postnatal growth and social factors on cognitive function in late childhood. Ann Epidemiol，2006，16（6）：469-476.
22. Gale CR，O'Callaghan FJ，Bredow M，et al. The influence of head growth in fetal life，in fancy and childhood on intelligence at the ages of 4 and 8 years. Pediatrics，2006，118（4）：1486-1492.
23. Bueno J，Torres M，AlmendrosA，et al. Effect of dietary nucleotides on small intestinal repair after diarrhoea. Histological and ultra Structural. Gut，1994，35（7）：926-933.
24. Singhal A，Macfarlane G，Macfarlane S，et al. Dietary nucleotides and fecal microbiota in formula-fed infants：A randomized controlled trial. The American Journal of Clinical Nutrition，2008，87：1785-1792.
25. EC Commission Directive 91/321 EEC of 14 May 1991 on infant formula and follow-on formulae（OJ 175 4. 7. 1991，p 35），as amended by Commission Directive 96/4/EC of 16 February 1996.
26. Brunser O，Espinoza J，Araya M，et al. Effect of dietary nucleotide supplementation on diarrhoeal disease in infants. Acta Paediatr，1994，83：188.
27. Martinez-Augustin O，Boza JJ，Navarro J，et al. Dietary nucleotides may in fluence the humoral immunity in immunocompromised children. Nutrition，1997，13：465.
28. Pickering LK，Granoff DM，Erickson JR，et al. Modulation of the immune system by human milk and infant formula containing nucleotides. Pediatrics，1998，101：242-249.
29. Yau KT，Huang CB，Chen W，et al. Effect of nucleotides on diarrhea and immune responses in healthy

term infants in Taiwan. Journal of Pediatric Gastroenterology & Nutrition，2003，36：37-43.
30. Schaller JP，Buck RH，Rueda R. Ribonucleotides：Conditionally essential nutrients shown to enhance immune function and reduce diarrheal disease in infants. Seminars in Fetal & Neonatal Medicine，2007，12：35-44.
31. Carver JD. Advances in nutritional modifications of infant formulas. The American Journal of Clinical Nutrition，2003，77（Suppl 6）：S1550S-S1554.
32. Carver JD，Walker WA. The role of nucleotides in human nutrition. Nutr Biochem，1995，6：58-72.
33. Cosgrove M. Periantal and infant nutrition：Nucleotides. Nutrition，1998，14（10）：748-751.
34. Yu VYH. Scientific rationale and benefits of nucleotide supplementation of infant formula. Paediatr Child Health，2002，38（6）：543-549.
35. Aggett P，Leach JL，Rueda R，et al. Innovation in infant formula development：A reassessment of ribonucleotides in 2002. Nutrition，2003，19（4）：375-384.
36. Gutiérrez-Castrellón P，Mora-MagaaI，Diaz-Garcia L，et al. Immune response to nucleotide supplemented infant formulae：Systematic review and meta-analysis. British Journal of Nutrition，2007，98（Suppl1）：S64-S67.
37. Gutiérrez-Castrellón P. Immune response to nucleotide-supplemented infant formulae：Systematic. British review and meta-analysis. Journal of Nutrition，2007，98（Suppl1）：S64-S67.
38. Buck RH，Thomas DL，Winship TR，et al. Effect of dietary ribonucleotides on infant immune status. Part 2：immune cell development. Pediatric Research，2004，56：891-900.
39. Joseph P，Schalle R，Matthew J，et al. Effect of dietary ribonucleotides on infant immune status. Part 1：humoral responses. Pediatric Research，2004，56：883-890.
40. Axelsson I，Flodmark CE，Raiha N. The influence of dietary nucleotides on erythrocytemem-brane fatty acid sand plasma lipids in preterm infants. Acta Paediatr，1997，86（5）：539-544.
41. 马奕. 外源核苷酸对婴幼儿的营养作用及安全性的探讨. 中国生育健康杂志，2009，20（3）：189-191.
42. Sanchez-Pozo A，Morillas J，Molt L，et al. Dietary nucleotides influence lipoprotein metabolism in newborn infants. Pediatric Research，1994，35（1）：112-116.

第三节 核苷酸调节肠道菌群功能 Effects of nucleotide on gut microbiota

一、肠道菌群概述

19 世纪 90 年代，俄罗斯的科学家 Elie Metchnikoff（1845—1916 年）在巴黎巴斯德研究院发现保加利亚农民的长寿与他们食用发酵牛奶制品相关，他推测，这些发酵奶制品摄入了乳酸菌（lactic acid bacteria），而这些乳酸菌具有抗衰老的效果，促使他们的寿命长于富裕的欧洲人。随后，他把这种微生物称为保加利亚乳酸杆菌（Lactobacillus bulgaricus）。他是第一个提出使用有益菌代替有害菌能够调节肠道菌群的科学家，也因为其在免疫学方面的贡献获得了 1908 年的诺贝尔生理学或医学奖[1]。

“In effect，we fight microbe with microbe... there seems hope that we shall in time be able to transform the entire intestinal flora from a harmful to an innocuous one... the beneficent effect of this transformation must be enormous"[2].

在 21 世纪初，Joshua Lederberg 提出人体是由真核细胞与体内共生的微生物共同组成的“超级生物体（superorganism)”[3]，如此数目庞大的共生微生物主要寄居在胃肠道内，为宿主提供其本身不具备的酶和生化代谢通路，与宿主自身基因组一起在外界环境的作用下影响着机体的生理代谢[4-5]，对维持人类健康发挥着重大作用，很可能就是第三方因素。肠道菌群是一个复杂的生态系统，人体肠道中定居着 100 万亿的微生物[6]，是真核细胞数的 10 倍，超过 1000 个物种，接近 7000 个菌株，这些共生微生物的全部基因信息，被称为“人体肠道元基因组”，其编码的基因数量超过人类基因组的 150 倍[1]。

在过去的 10～15 年，微生物组学及代谢组学等新技术的使用，推动了人类对于微生物群落的有关基因谱和代谢谱的大型分析，同时对人类肠道菌群（gut microbiota）的组成和功能有了越来越多的研究与发现。

人类微生物组计划（HMP），又被称为“第二个人类基因组计划”，即通过随机鸟枪测序、针对大片段的克隆测序、使用高通量微阵列芯片评估个体内部及个体间的差异性，来完成微生物的特征图谱。该计划始于 2008 年，是由美国国家卫生研究院（National Institutes of Health）主导的，旨在评估内源性的肠道菌群对人体健康和疾病的影响（The NIH Human Microbiome Project）。

人体肠道菌群复杂多样，不同部位菌群数量及种类各不相同（图 5-3-1），胃和十二指肠

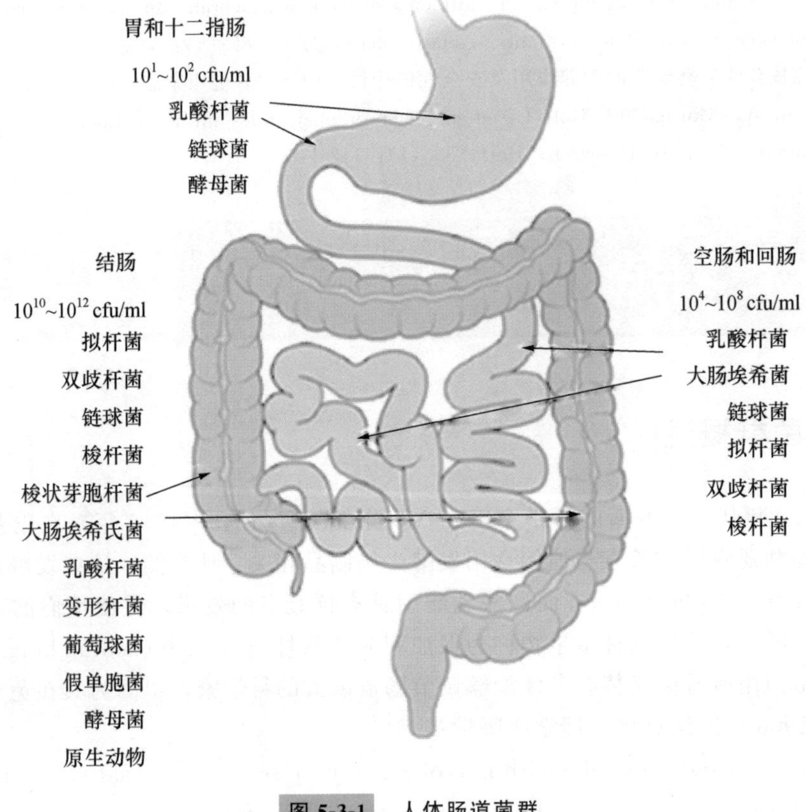

图 5-3-1 人体肠道菌群

中含有 $10^1 \sim 10^2$ cfu/ml，空肠和回肠中含有 $10^4 \sim 10^8$ cfu/ml，而结肠中含有 $10^{10} \sim 10^{12}$ cfu/ml；不同个体的肠道菌群组成差异很大，但通常以厚壁菌门（Firmicutes）和拟杆菌门（Bacteroidetes）为主，其细菌数目约占总数的 90%，而变形菌门、梭杆菌门、放线菌门和疣微菌门细菌相对较少[7]。拟杆菌门属于革兰氏阴性、厌氧、无芽胞细菌，它们富含能够分解糖的酶类；而厚壁菌门属于革兰氏阳性细菌，厌氧、无芽胞，它们能够发酵单糖产生各种短链脂肪酸[8]。而且在肠道中，革兰氏阴性细菌及厌氧菌占主要地位，他们是需氧菌的 100～1000 倍，其中，拟杆菌属、卟啉单胞菌属、双歧杆菌属、乳杆菌属、梭菌属和大肠埃希氏菌所占比例相对较高[9]。同一段肠道内细菌的空间分布也有所不同。

总的来说，人体肠道菌群在肠腔内形成 3 个生物层[10]：①深层的膜菌群，紧贴黏膜表面并与黏膜上皮细胞粘连形成细菌生物膜，主要由双歧杆菌和乳酸杆菌组成，这两类菌是肠共生菌，是肠道菌中最具生理意义的两种细菌，对机体有益；②中层为粪杆菌、消化链球菌、韦荣球菌和优杆菌等厌氧菌；③表层的腔菌群，细菌可游动，主要是大肠埃希氏菌、肠球菌等需氧和兼性厌氧菌。

正常情况下，肠道菌群的结构在一定时间内是比较稳定的，并在肠道中保持着动态平衡[11]。在肠道菌群与宿主共进化的过程中，婴儿的分娩及哺乳方式、年龄、膳食、药物、地理因素及宿主自身的压力等环境因素共同影响着肠道菌群的形成及多样性组成（图 5-3-2）[12]。

分娩方式是影响肠道菌群组成的第一个因素，通过阴道分娩的婴儿可以得到母体阴道和粪便中的细菌，而剖宫产婴儿则主要是得到临床环境中的细菌[13]。与阴道分娩婴儿相比，剖宫产婴儿微生物种类更少，双歧杆菌、脆弱拟杆菌数量相对较低，而梭状芽胞杆菌数量相对较多[14]。研究表明这些将会带来长远的健康效应，同时会增加过敏性疾病或肥胖的发病风险[15]。

哺乳方式是影响肠道菌群组成的第二个因素。母乳中含有蛋白质、脂肪、糖及免疫球蛋白等，满足婴儿所有的营养和生理需求，是婴儿的最佳食品[12]。母乳并不是无菌的，其中含有多达 600 种不同种类的细菌，包括有益的短双歧杆菌、青春双歧杆菌、长双歧杆菌、两歧双歧杆菌和齿双歧杆菌[16]。母乳中的寡糖是由少数不同单糖形成的难消化的聚合物，他可以发挥益生元的功能，选择性地刺激双歧杆菌属细菌的生长[17]。双歧杆菌具有保护肠道黏膜[18]、促进免疫球蛋白 A 的作用[19]，因此与肠道免疫系统的调节有关。此外，母乳喂养婴儿粪便中需氧微生物更常见，而配方奶喂养的婴儿粪便中厌氧和兼性厌氧的微生物相对更多[12]。

肠道菌群的组成随着年龄的增长而发生变化[20]。婴幼儿肠道优势菌群是双歧杆菌属细菌，而随着年龄的增长，成人的肠道优势菌群则演变为拟杆菌门和厚壁菌门的细菌[21]。在正常情况下，成人的肠道菌群分布则会相对稳定地保持下去。但是随着年龄的增长，牙齿功能、唾液分泌能力、消化以及肠道转运时间的下降均会影响肠道菌群的组成[22]。

饮食可能是决定肠道菌群结构的最重要的因素之一。Finegold 等[23]利用培养方法比较食用传统日式饮食和西方饮食的日裔美国人肠道菌群的组成时发现，尽管他们具有相似的遗传背景，但其肠道菌群却存在显著差异，故改变肠道菌群的养料供给是改变其微生物组成的有效方法。

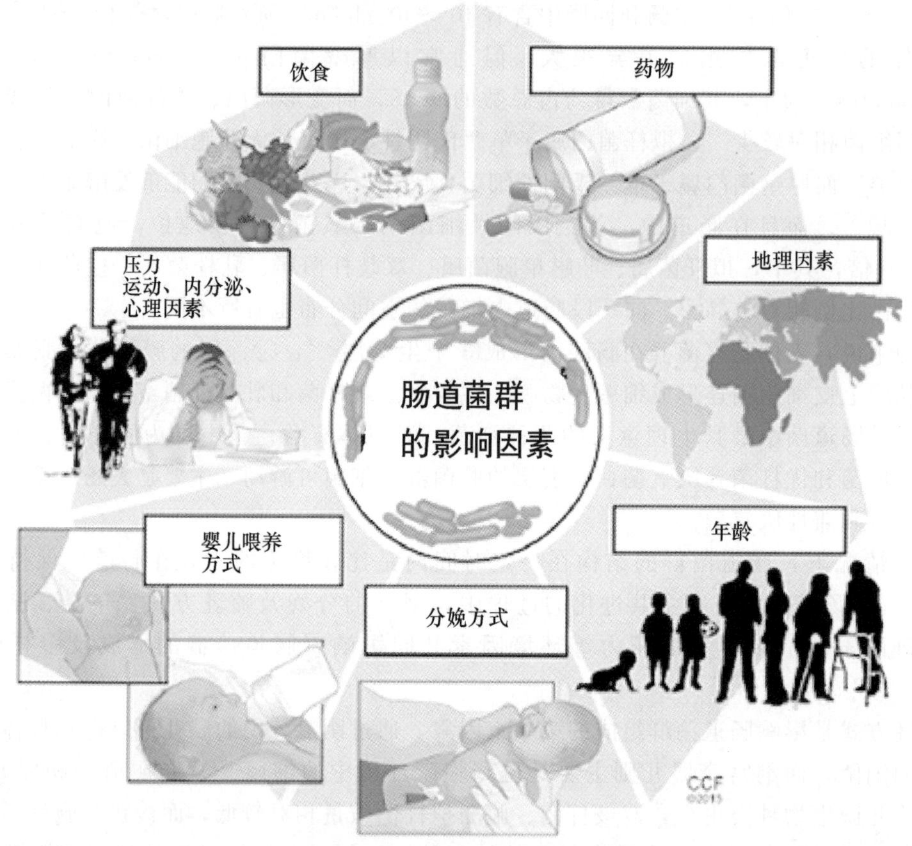

图 5-3-2　肠道菌群的影响因素

药物是影响肠道菌群组成的另一个重要因素。药物进入肠道后，肠道菌群能够协助药物的代谢过程，促使其转变为活性形式从而发挥作用[24]。研究表明，肠道菌群能够通过竞争性抑制致病菌的结合位点或者直接抑制其释放来保护宿主免受外来病原体的损害[25]。但是当这种保护机制被打破后就会发生肠道菌群紊乱。例如，抗生素治疗不仅能够有效抑制致病微生物，同时也可能抑制肠道中的有益微生物，此外也可能会导致耐药菌株的产生，因此会对肠道菌群产生一系列的持久的负面影响[26]。此外，地理、种族因素以及各种外源性的刺激均会对肠道菌群的组成产生影响。

二、肠道菌群的功能

肠道菌群在人体中相当于一个器官，像一个免疫系统，它是能够与宿主一同工作的细胞的合集，能促进健康但同时也会引起疾病。肠道菌群的主要功能包括代谢活性、营养效应、免疫功能和保护宿主免受外来微生物入侵[27]。

（一）肠道菌群生物轴

肠道菌群对健康的影响远远超出胃肠道，影响宿主生理功能的同时，与远端器官，如肝和脑，相互作用，形成肠-肝轴和肠-脑轴，调节远端器官的功能[1]。

肝 70%的血液供应来自于肠道，是防御肠道病原的第一道防线，肠道和肝之间紧密联系称为肠-肝轴（gut-liver axis）。肠道菌群对肝影响巨大，维持肠-肝轴的稳定依赖于肠道菌群的稳定。肠道菌群种类和数量的改变，导致肠道通透性增加和内毒素的移位从而诱导了肝大量促炎性因子和基因的激活。为了抵消细菌移位的影响，肝固有免疫和适应性免疫系统中大量的免疫细胞被激活，参与炎症反应。研究表明肠-肝轴的改变所引起的炎症反应对于肥胖和非酒精性脂肪肝的发病机制有一定贡献[29]。

肠道和脑通过肠-脑轴进行双向交流。肠-脑轴可以整合神经通路，免疫和内分泌系统之间复杂的关系，对于维持机体稳态是必需的。内源性的肠道细菌可以作为这些系统的信号成分，肠道微生物产生代谢物或细胞因子释放到血液中，通过交感神经发送信号。反过来，大脑可以间接通过肠道蠕动、分泌、肠道通透性的改变，或者直接通过释放到肠腔中的信号分子影响肠道微生物群的组成和功能[30]。

（二）调节代谢及营养作用

肠道微生物群所编码的基因远多于人类宿主，因此，他们具有很多人类所不具备的代谢功能。肠道细菌能够产生多种维生素、合成所有必需的和非必需的氨基酸，参与胆汁酸的生物转化过程[31]。此外，肠道菌群能够酵解不易消化的糖，包括大型多糖（抗性淀粉、纤维素、半纤维素、果胶、和树胶）、一些低聚糖（如寡果糖、菊粉等）、膳食中未被吸收的糖和乙醇等[32]及来源于宿主的黏蛋白[33]。因此可以帮助宿主贮存能量和营养物质，并为细菌生长和繁殖供应能量和营养[34]。例如，肠道菌群代谢糖，是结肠能量的主要来源。

近年来，DNA 测序技术的发展使人类更多地了解肠道菌群的基因谱和复杂的功能。代谢组学研究结果表明肠道菌群可以调节血清/血浆中的代谢物的浓度，而且与人体的健康和疾病状态息息相关。例如，利用表型分析鉴定出了一种新的肠道微生物活性成分——tilivalline，它来自于致病的产酸克雷伯杆菌的非核糖体环肽，动物实验证明，其能够引发结肠炎[35]。再如，肠道菌群还能参与并调节宿主脂质代谢。肠道菌群在胆碱（卵磷脂）代谢中具有重要作用，其能够使膳食中的胆碱转变为三甲基胺，进而经过肝黄素单加氧酶作用而形成氧化三甲胺，血浆中氧化三甲胺的浓度与心血管疾病的发病风险呈正相关。利用宏基因组学和代谢组学研究发现，肠道菌群中广泛分布的与胆碱代谢相关的基因 Cut 基因簇与心血管疾病密切相关[36]。

（三）保护宿主和免疫调节功能

肠道黏膜是人体最大的免疫系统，正常情况下，机体中肠道菌群可作用于固有层免疫细胞，激活肠道黏膜免疫，维持肠道正常的免疫水平。肠道菌群是机体抵御病原体入侵的生物屏障。许多肠道细菌能够产生抗菌化合物，并争夺肠黏膜上的营养素和附着位置。从而防止病原体的入侵，这一作用也被称为屏障效应或竞争性抑制效应。非致病的细菌可以竞争性的与肠道上皮细胞的边缘的位点相结合，防止致病的和肠侵袭性的细菌附着并进入上皮细胞。此外，肠道细菌可以通过合成抗菌物质抑制竞争细菌的生长，这些抗菌物质被称为细菌素[37]。

肠道上皮细胞是免疫系统和外部环境之间联系的主要方式。肠道菌群对于肠道黏膜免疫系统的早期发育是不可或缺的。研究发现，无菌动物的肠道相关淋巴组织不能正常发育，免疫水平低下，证明肠道菌群在肠道黏膜免疫发育过程中起着不可或缺的作用[38]。肠上皮细胞通过特异的受体向固有免疫系统发出信号来避免病原体的威胁[31]，这些受体可以识别并与细菌表面特定的分子相结合，导致宿主的免疫反应，并释放保护性的肽、细胞因子和白细胞。保护有益菌，并对致病菌产生炎症反应，或者对受损的宿主细胞启动死亡反应。

肠道细菌对预防过敏反应亦具有重要作用。生命早期肠道菌群组成的改变可以导致免疫系统发育不完善，可以经常导致抗原反应过度。与不易过敏的婴幼儿相比，过敏的婴幼儿肠道菌群组成不同，并可以刺激免疫系统和使其对所有的抗原都作出相应的反应[39]。

三、核苷酸与肠道菌群研究进展

各种功能性食品，如寡糖、益生元、益生菌、蛋白质等能够影响婴幼儿肠道菌群的组成和活性[40]。欧盟也批准婴幼儿配方食品中添加核苷酸[41]。体内及体外研究显示，外源添加核苷酸有助于调节肠道菌群的生长[42]。此外还能够对结肠细菌提供另外的营养来源[43]。体外研究显示，单独添加单磷酸腺苷、CMP、单磷酸鸟苷、单磷酸尿苷、次黄甘酸能够刺激体外双歧杆菌的生长，而以上几种核苷酸联合作用效果更好[44]。双歧杆菌通过对各种糖类的水解作用可以降低肠道内容物的 pH。pH 的降低则可以阻碍致病菌如拟杆菌属和梭菌属细菌的生长和繁殖[45]。Roselli 等[46]用猪小肠上皮细胞评估一些天然物质（例如酵母提取物等）在抵抗产肠毒素大肠埃希氏菌（ETEC）K88 诱导的黏膜损伤中的潜能，发现 NTs 饲料可以避免细胞因 ETEC 而导致胞膜通透性增加。此外，有研究表明母乳和添加 10.5 mg/L 核苷酸的配方奶粉喂养的婴幼儿粪便中双歧杆菌的比例高于肠杆菌，而未添加核苷酸的配方奶粉喂养的婴幼儿则相反[47]。添加 31 mg/L 外源性核苷酸能够改善配方食品组婴幼儿肠道菌群的组成，促进双歧杆菌的生长，直接抑制拟杆菌属-卟啉单胞菌属-普氏菌属的生长[48]，因此，核苷酸补充具有直接或间接的益生菌效应[49]。

但是，核苷酸对肠道菌群的影响目前并未完全阐明。Sauer 等[50]却发现，在基本培养基中加入单核苷酸（AMP、CMP、GMP、IMP、UMP）后，Lactobacillus reuteri、L. amylovorus、Enterococcus faecium、E. faecalis 等菌株的生长反应并没有差异。但是，研究者发现不同菌株的大肠埃希氏菌的生长反应却有所不同，并和菌株种类以及核苷酸浓度有关。这些结果提示细菌可能利用核苷酸和（或）核苷来进行繁殖，但这还需要通过体外实验进一步扩大菌株范围来加以验证。同时有研究采用酵母培养物喂养刚断乳的小猪，并对肠内容物菌群进行 PCR-变性梯度凝胶电泳指纹图谱分析，也没有发现饲喂酵母培养物（含核苷酸）对菌群结构等有任何改变[51]。动物研究表明短期添加酵母核苷酸不会影响刚断乳的小猪回肠食糜中的细菌数量[52]；而且添加外源性核苷酸对刚断乳的小猪小肠和大肠菌群组成没有明显影响[53]。

综上，以上有关外源性核苷酸能够改善肠道菌群的研究多集中于人群研究和体外试验，且多集中于外源性核苷酸能够增加粪便双歧杆菌的数量，有关其他种类细菌的研究并不多见；而阴性结果的研究多集中于动物研究，尤其是采用刚断乳的小猪为研究对象。因此，还需要更多的动物模型来验证外源性核苷酸对肠道菌群的影响，同时也需要在体外及人群试验中应用更多的研究方法进一步证实外源性核苷酸对肠道菌群的改善作用。

主要参考书目和参考文献

1. Castanys-Muñoz E，Martin MJ，Vazquez E. Building a beneficial microbiome from birth. Advances in Nutrition，2016，7（2）：323-330.
2. Metchnikoff E，Williams HS. Why not live forever? Cosmopolitan，1912，53：436-446.
3. Guarner F，Malagelada JR. Gut flora in health and disease. Lancet，2003，361（9356）：512-519.
4. Zhao L. The tale of our other genome. Nature News&Views，2010，465：879-880.
5. Velagapudi VR，Hezaveh R，Reigstad CS，et al. The gut microbiota modulates host energy and lipid metabolism in mice. Journal of Lipid Research，2010，51（5）：1101-1112.
6. Kirpich IA，Solovieva NV，Leikhter SN，et al. Probiotics restore bowel flora and improve liver enzymes in human alcohol-induced liver injury：A pilot study. Alcohol，2008，42（8）：675-682.
7. Qin J，Li R，Raes J，et al. A human gut microbial gene catalogue established by metagenomic sequencing. Nature，2010，464：59-65.
8. Fischbach MA，Sonnenburg JL. Eating for two：How metabolism establishes interspecies interactions in the gut. Cell Host&Microbe，2011，10：336-347.
9. Neish AS. Microbes in gastrointestinal health and disease. Gastroenterology，2009，136（1）：65-80.
10. Cani P，Amar J，Iglesias M，et al. Metabolic endotoxemia initiates obesity and insulin resistance. Diabetes，2007，56（7）：1761-1772.
11. Ding T，Schloss PD. Dynamics and associations of microbial community types across the human body. Nature，2014，509（7500）：357-360.
12. Cresci GA，Bawden E. Gut Microbiome：What we do and don't know. Nutr Clin Pract，2015，30（6）：734-746.
13. Scholtens PA，Oozeer R，Martin R，et al. The early settlers：Intestinal microbiology in early life. Annual Review of Food Science and Technology，2012，3：425-447.
14. Penders J，Thijs C，Vink C，et al. Factors influencing the composition of the intestinal microbiota in early infancy. Pediatrics，2006，118：511-521.
15. Dominguez-Bello MG，Costello EK，Contreras M，et al. Delivery mode shapes the acquisition and structure of the initial microbiota across multiple body habitats in newborns. Proc Natl Acad Sci USA，2010，107（26）：11971-11975.
16. Martín R，Jiménez E，Heilig H，et al. Isolation of Bifidobacteria from breast milk and assessment of the bifidobacterial population by PCR-denaturing gradient gel electrophoresis and quantitative real-time PCR. Applied&Environmental Microbiology，2009，75（4）：965-969.
17. German JB，Freeman SL，Lebrilla CB，et al. Human milk oligosaccharides：evolution，structures and bioselectivity as substrates for intestinal bacteria. Nestle Nutr Workshop，2008，62：205-222.
18. Fukuda S，Toh H，Hase K，et al. Bifidobacteria can protect from enteropathogenic infection through production of acetate. Nature，2011，469：543-547.
19. Ouwehand A，Isolauri E，Salminen S. The role of the intestinal microflora for the development of the immune system in early childhood. European Journal of Nutrition，2002，41（Suppl 1）：i32-i37.

20. Koenig JE, Spor A, Scalfone N, et al. Succession of microbial consortia in the developing infant gut microbiome. Proceedings of the National Academy of Sciences, 2011, 108 (Suppl 1): S4578-S4585.
21. Ottman N, Smidt H, de Vos WM, et al. The function of our microbiota: who is out there and what do they do? Frontiers in Cellular & Infection Microbiology, 2012, 2 (5): 608-616.
22. Lovat LG. Age related changes in gut physiology and nutritional status. Gut, 1996, 38: 306-309.
23. Finegold SM, Attebery HR, Sutter VL. Effect of diet on human fecal flora: Comparison of Japanese and American diets. American Journal of Clinical Nutrition, 1974, 27 (12): 1456-1469.
24. Carmody RN, Turnbaugh PJ. Host-microbial interactions in the metabolism of therapeutic and diet-derived xenobiotics. Journal of Clinical Investigation, 2014, 124 (10): 4173-4181.
25. Stecher B, Hardt WD. Mechanisms controlling pathogen colonization of the gut. Current Opinion in Microbiology, 2011, 14 (14): 82-91.
26. Jernberg C, Lofmark S, Edlund C, et al. Long-term ecological impacts of antibiotic administration on the human intestinal microbiota. ISME Journal, 2013, 7 (2): 56-66.
27. Wells JM, Rossi O, Meijerink M, et al. Epithelial crosstalk at the microbiota-mucosal interface. Proceedings of the National Academy of Sciences of the United States of America, 2011, 108 (Suppl 1): S4607-S4614.
28. Compare D, Coccoli P, Rocco A, et al. Gut-liver axis: The impact of gut microbiota on non alcoholic fatty liver disease. Nutrition Metabolism & Cardiovascular Diseases, 2012, 22 (6): 471-476.
29. Chassaing B, Etienne-Mesmin L, Gewirtz AT. Microbiota-liver axis in hepatic disease. Hepatology, 2014, 59: 328-339.
30. Cryan JF, Dinan TG. Mind-altering microorganisms: the impact of the gut microbiota on brain and behaviour. Nature Reviews Neuroscience, 2012, 13 (10): 701-712.
31. Vyas U, Ranganathan N. Probiotics, prebiotics, and synbiotics: Gut and beyond. Gastroenterology Research & Practice, 2012, 2012: 872716.
32. Cummings JH, Pomare EW, Branch WJ, et al. Short chain fatty acids in human large intestine, portal, hepatic and venous blood. Gut, 1987, 28 (10): 1221-1227.
33. Koropatkin NM, Cameron EA, Martens EC. How glycan metabolism shapes the human gut microbiota. Nature Reviews Microbiology, 2012, 10 (5): 323-335.
34. Guarner F, Malagelada JR. Gut flora in health and disease. Lancet, 2003, 361 (9356): 512-519.
35. Schneditz G, Rentner J, Roier S, et al. Enterotoxicity of a nonribosomal peptide causes antibiotic-associated colitis. Proc. Proceedings of the National Academy of Sciences of the United States of America, 2014, 111 (36): 13181-13186.
36. Martínez-del Campo A, Bodea S, Hamer HA, et al. Characterization and detection of a widely distributed gene cluster that predicts anaerobic choline utilization by human gut bacteria. MBio, 2015, 6 (2): 497-501.
37. Guarner F, Malagelada JR. Gut flora in health and disease. Lancet, 2003, 361 (9356): 512-519.
38. Hooper LV, Gordon JI. Commensal host-bacterial relationships in the gut. Science, 2001, 292 (5519): 1115-1118.
39. Björkstén B, Sepp E, Julge K, et al. Allergy development and the intestinal microflora during the first year of life. Journal of Allergy & Clinical Immunology, 2001, 108 (4): 516-520.
40. Mountzouris KC, McCartney AL, Gibson GR. Intestinal microflora of human infants and current trends for its nutritional modulation. British Journal of Nutrition, 2002, 87 (5): 405-420.

41. Schlimme E，Martin D，Meisel H. Nucleosides and nucleotides：natural bioactive substances in milk and colostrum. British Journal of Nutrition，2000，84（Suppl 1）：S59-S68.

42. Hess JR，Greenberg NA. The role of nucleotides in the immune and gastrointestinal systems：Potential clinical applications. Nutrition in Clinical Practice，2012，27（2）：281-294.

43. Bourlioux P，Koletzko B，Guarner F，et al. The intestine and its microflora are partners for the protection of the host：Report on the danone symposium "The Intelligent Intestine，" held in Paris，June 14，2002. American Journal of Clinical Nutrition，2003，78（4）：675-683.

44. Uauy R. Dietary nucleotides and requirements in early life//Lebenthal E，ed. Textbook of gastroenterology and nutrition in infancy. 2nd ed. New York，NY：Raven Press Ltd，1989：265-280.

45. Carver JD，Walker WA. The role of nucleotides in human nutrition. Journal of Nutritional Biochemistry，1995，6（6）：58-72.

46. Roselli M，Britti MS，le Huerou-Luron I，et al. Effect of different plant extracts and natural substances（PENS）against membrane damage induced by enterotoxigenic Escherichia coli K88 in pig intestinal cells. Toxicology in Vitro，2007，21（2）：224-229.

47. Gil A. Effects of the addition of nucleotides to an adapted milk formula on the microbial patterns of faces in at term newborn infants. Journal of Clinical Nutrition Gastroenterol，1986，1：127-132.

48. Singhal A，Macfarlane G，Macfarlane S，et al. Dietary nucleotides and fecal microbiota in formula-fed infants：A randomized controlled trial. American Journal of Clinical Nutrition，2008，87（6）：1785-1792.

49. Gil A. Modulation of the immune response mediated by dietary nucleotides. European Journal of Clinical Nutrition，2002，56（Suppl3）：S1-S4.

50. Sauer N，Bauer E，Vahjen W，et al. Nucleotides modify growth of selected intestinal bacteria in vitro. Livestock Science，2010，133（1-3）：161-163.

51. Van CM，Jansman AJ，Smidt H，et al. Effects of yeast culture on performance，gut integrity，and blood cell composition of weanling pigs. Journal of Animal Science，2007，85（11）：3099-3109.

52. Sauer N，Eklund M，Roth S，et al. Short-term effect of dietary yeast nucleotide supplementation on small intestinal enzyme activities，bacterial populations and metabolites and ileal nutrient digestibilities in newly weaned pigs. Journal of Animal Physiology and Animal Nutrition，2012，96（4）：700-708.

53. Sauer N，Eklund M，Bauer E，et al. The effects of pure nucleotides on performance，humoral immunity，gut structure and numbers of intestinal bacteria of newly weaned pigs. Journal of Animal Science，2012，90（9）：3126-3134.

第四节　核苷酸的抗氧化功能 Effects of nucleotide on anti-oxidation activity

在人体内，外源性核苷酸是天然的抗氧化剂，能淬灭单线态氧、清除自由基和阻止脂质过氧化的发生，从而防止氧化应激对组织细胞的损伤，对机体起着保护作用，并预防和控制氧化应激损伤相关的疾病。

一、氧化应激与自由基

（一）氧化应激[1-2]

氧化应激（oxidative stress，OS）是指机体受到有害刺激时，体内产生过多的高活性分子，如活性氧自由基（reactive oxygen species，ROS）和活性氮自由基（reactive nitrogen species，RNS），使体内氧化程度超出氧化物的清除能力，呈现促氧化状态，导致氧化系统和抗氧化系统失衡，引起组织和细胞的损伤。氧化应激是自由基在体内产生的一种负面作用，能对人体几乎所有的组织器官造成伤害，进而诱发慢性疾病及衰老效应。

除氧化应激外，人体还存在还原应激的情况，如缺氧状态下，一些酶类能产生大量的还原剂，导致氧过度还原，形成超氧阴离子基团（$O_2^{\cdot-}$），同样能对人体造成损伤。

（二）自由基和非自由基氧化物

自由基和非自由基氧化物是导致氧化应激的化学物质，能引起机体氧化应激性损伤和相关疾病的发生。

1. 自由基[3-4]

自由基是指原子外层存在不配对电子的原子或原子团。根据其组成，可分为 ROS 和 RNS 等。常见的自由基类型见表 5-4-1。

表 5-4-1 体内常见的自由基类型

名称	结构式	描述
烷基自由基	CH·	在碳原子上存在不配对电子的自由基，通常与氧快速反应生成烷氧基
超氧阴离子	$O_2^{\cdot-}$	最常见的氧自由基，以超氧阴离子及其质子化状态存在
过氧羟基自由基	HO_2·	
烷氧基	RO_2· RO·	以氧为核心的自由基，可由烷基自由基和氧反应生成，或由过氧化物（LOOH）断裂生成
羟自由基	·OH	具有高活性，能与各类型的分子反应
一氧化氮和二氧化氮	NO·，NO_2·	一氧化氮由左旋精氨酸生成，·NO 与氧生成二氧化氮
巯基和硫醇自由基	RS·，RSS·	一组在硫原子上存在不配对电子的自由基
过渡金属	Cu，Fe 等	能够改变氧化分子的单个原子，使其接受或提供不配对电子，从而催化自由基反应

（1）ROS

有代表性的是超氧阴离子自由基（$O_2^{\cdot-}$）。由三线态的氧分子（$^3O_2$）单电子还原生成。生成过程受一些重要物质的调节，其中有酶类物质，如 NAD（P）H 氧化酶和黄嘌呤脱氢酶；或者非酶类的还原反应产物，如线粒体电子传递链中的半-泛醌化合物。机体内的 $O_2^{\cdot-}$ 可经超氧化物歧化酶（superoxide dismutase，SOD）催化生成非自由性质的过氧化氢（H_2O_2），也可经非酶转化生成和单线态氧（$^1O_2$）。在过渡金属（如亚铁或亚铜离子）的作用下，H_2O_2 被转化生成高反应性的羟自由基（·OH）。另外，H_2O_2 能被酶类如 CAT 或

GSH-Px 转化生成水。

（2）RNS

氮自由基（NO·）是高等生物中一氧化氮合酶（nitric oxide synthase，NOS）催化左旋精氨酸末端鸟嘌呤上的氮原子氧化而生成。在不同的环境中，NO 能被催化生成多种其他的反应氮族，包括硝基阳离子（NO^+）、硝基阴离子（NO^-）或过氧化亚硝酸盐阴离子（$ONOO^-$）。

2. 非自由基氧化物

机体内，除自由基外，非自由基氧化物对氧化应激的发生亦有重要影响。其中，最有代表性的是过氧化氢（H_2O_2）。其主要来源于氧分子经过过氧化物酶，如 GSH-Px 催化生成，或在线粒体内经 SOD 催化产生。常见的非自由基氧化物见表 5-4-2。

表 5-4-2　体内常见的非自由基类型

名称	结构式	描述
过氧化氢	H_2O_2	具有扩散能力的弱氧化剂，可能参与细胞内信号传递过程，但存在过渡金属时，能生成·OH
次氯酸盐，次氯酸	^-OCl，HOCl	弱酸，强氧化剂，能与铁-硫族、蛋白硫醇盐、亚铁血红素、氨基酸残基及谷胱甘肽中的金属离子反应，生成次级产物，包括氯胺、氨基酸来源的醛类
臭氧	O_3	强氧化剂，能供给蛋白质和脂类，副产物包括单线态氧
单线态氧	$^1O_2$	能与其他分支发生化学反应或者传递能量，能与碳原子不饱和双键反应
过氧化亚硝酸盐	$ONOO^-$，ONOOH	由 $O_2^{\cdot-}$ 与 NO·反应生成，其质子化状态具有高度活性，$ONOO^-$ 与 HCO_3^- 反应产生硝化、硝基化及氧化的分子
三氧化二氢，硝基氯化物，亚硝基硫醇	ROONO，N_2O_3，NO_2Cl 和 NO_2^+，RSNO	其他活性氧自由基，N_2O_3 是主要的硝基化分子，通过 RS·与 NO·反应生成，或者硫醇与更高级的氮氧化物反应生成，亚硝基硫醇是弱氧化剂

（三）自由基的来源与代谢

人体内，自由基产生的部位主要在细胞内的线粒体。

1. ROS 的来源与代谢

（1）来源

人体内，ROS 主要在细胞内的线粒体产生。ROS 具有代表性的是超氧阴离子（$O_2^{\cdot-}$）。正常情况下，O_2 在线粒体有氧呼吸过程中得到四个电子，被还原生成水。但依然有少量的 O_2 被单电子还原生成 $O_2^{\cdot-}$。

（2）代谢

$O_2^{\cdot-}$ 能在线粒体内被 SOD 催化生成稳定的 H_2O_2，H_2O_2 能被线粒体中的酶类清除，如 GSH-Px/glutathione reductase 系统及硫氧还原蛋白氧化酶/硫氧化蛋白还原酶系统。H_2O_2 能透过线粒体酶，扩散到细胞内，然后被细胞质中的抗氧化系统清除。线粒体所产生的 H_2O_2 还能作为信号分子，影响细胞质中多种信号转导过程，如控制细胞周期，应激反应、能量代谢、氧化还原平衡，以及激活线粒体解偶联反应等[5]。

此外，还原型尼克酰胺腺嘌呤二核苷酸（NADPH）能够还原线粒体中的硫氧还原蛋白和谷胱甘肽，对清除 H_2O_2 亦很重要。因此细胞中 NADPH 的水平与线粒体抗氧化能力紧密相关[6]。

在线粒体内，部分 H_2O_2 还能被 NADH/NADP 脱氢酶还原。NADH/NADP 转氢酶具有质子泵的作用，能利用有氧呼吸过程中产生的 H^+ 还原 $NADP^+$，生成 NADPH。这一过程将线粒体耦合和线粒体膜电势能联系起来。因此，如果线粒体缺乏充分耦合或膜电势能下降，转氢酶将无法产生 NADPH，导致 H_2O_2 清除率降低而出现氧化损伤。

线粒体中的 $NADP^+$ 池也能被异柠檬酸脱氢酶还原。在低密度脂蛋白受体（low-density lipoprotein receptor，LDL-R）敲除的高胆固醇血症小鼠中，添加异柠檬酸盐能够纠正线粒体氧化还原反应失衡，降低 H_2O_2 的水平。如 H_2O_2 未被线粒体中的抗氧化系统还原，将通过金属催化反应产生羟自由基（·OH）。·OH 具有高度的反应活性，通常被认为是一种重要的损害分子。当线粒体内具备和成熟而有效的 H_2O_2 清除系统，同时存在金属螯合机制时，能防止这种自由基的形成。使用铁螯合剂能预防 ROS 生成过度导致的线粒体损伤和渗透性增加[7]。

2. RNS 的来源与代谢[8-11]

（1）来源

RNS 具有代表性的是一氧化氮自由基（NO·），也主要来源于线粒体。通过 NOS 类催化形成，该类酶包括神经元型一氧化氮合酶（neuronal nitric oxide synthase，nNOS）、内皮型一氧化氮合酶（endothelial nitric oxide synthase，eNOS）和诱导一氧化氮合酶（inducible nitric oxide synthase，iNOS）三种类型。这些酶以左旋精氨酸（L-arginine）为底物，NADPH 为电子来源，在 Ca^{2+} 和还原型硫醇的催化下生成 NO·。NO·亦是生物系统中公认的信号转导分子，在线粒体中具有很多已知的底物，包括亚铁血红素和巯基。

（2）代谢

线粒体内存在蛋白质和脂类，成为 NO·攻击目标。电子传递链中的亚铁血红素和金属酶类能被 NO·亚硝基化。NO·能可逆地亚硝基化细胞色素氧化酶 C，调节呼吸链电子传递过程。高浓度的 NO·还能够亚硝基化含氧、氮或硫的氨基酸侧链，改变其功能，参与缺血过程的保护作用。

此外，NO·与 O_2^- 反应生成高活性过氧化亚硝酸盐（$ONOO^-$），导致蛋白质的氧化和亚硝基化。在线粒体内，$ONOO^-$ 聚集能促进线粒体蛋白质和脂类广泛修饰，导致线粒体内膜渗透性增加和功能障碍。

3. 其他类型自由基[12-13]

（1）碳酸盐自由基（COO_3^-）

CO_3^- 是由 $ONOO^-$ 和碳酸氢盐作用而生成，二者存在于多种生物学反应中。当体内碳酸氢盐浓度高达毫摩尔水平时，能产生大量的 CO_3^-，发挥重要的生理学作用。

（2）单线态氧（$^1O_2$）

$^1O_2$ 能损伤机体细胞的线粒体和 DNA，$^1O_2$ 通过诱导线粒体膜渗透性的改变，使线粒体受损，引起细胞凋亡。皮肤在日光（紫外线）照射下的损伤过程，即为光反应产生的 $^1O_2$ 导

致的氧化损伤。

二、氧化应激损伤与疾病

氧化应激过程能损伤机体组织细胞，导致正常细胞功能障碍或细胞凋亡。几乎人体所有的器官和组织细胞都能遭受氧化应激损伤，严重者能导致疾病的发生。氧化应激是多种疾病发生的功能病理生理基础，如恶性肿瘤、糖尿病、动脉粥样硬化、慢性炎症、人类免疫缺陷病毒（HIV）感染、缺血-再灌注损伤以及呼吸催眠暂停综合征等。

氧化应激导致的疾病大致分为两类：一类，被称为“线粒体氧化应激”类疾病，如糖尿病和癌症等。表现在系统性巯基/二硫化物氧化还原状态的改变和血糖过高。因体内80%的血浆葡萄糖储存于骨骼肌细胞中[14]，故骨骼肌细胞的线粒体可能是ROS产生和积累的主要部位。此时，氧化应激状态如得不到及时纠正与治疗，终将导致骨骼肌的萎缩。另一类，被称为“炎症氧化应激”类疾病，如动脉粥样硬化、慢性炎症等。表现在NAD（P）H氧化酶受细胞因子或其他化合物刺激，活性过度增加。此时，细胞质内ROS水平升高或谷胱甘肽水平变化，均可能引起细胞信号转导途径或基因表达障碍的病例变化，如细胞黏附因子表达改变等。

（一）恶性肿瘤

目前，认为ROS是潜在致癌因素，他能通过影响氧化还原性信号传导和放大过程，引致突变，诱发和促进肿瘤的发生[15-16]。研究发现，结肠息肉患者在接受N-乙酰半胱氨酸抗氧化治疗后，发生恶性变的风险显著降低[17]。即使是正常的细胞，但暴露于H_2O_2或O_2^-后，也会导致其发生增殖现象及生长相关基因的表达[18-19]。此外，有些类型癌症的细胞也能产生大量的ROS。在转化表型相关的一些基因表达后，包括H-Ras^{v12}或mox1，ROS产生随之增加[20]。在肿瘤细胞中，ROS能诱导细胞发生不可控制的增殖；而在正常细胞中，ROS能诱导细胞老化。因此，ROS产生增加，可能是细胞癌变的必要条件。

（二）糖尿病

糖尿病（diabetes mellitus，DM）患者的高血糖能导致体内ROS生成增多，促发氧化应激，并激活对其敏感的信号系统，进一步加重胰岛素抵抗，加快糖尿病及糖尿病并发症的发生发展。高血糖能通过多种机制导致机体ROS水平升高，如它能使线粒体复合体Ⅱ部位ROS产生增加。采用特定方法，控制线粒体ROS产生，如控制包括蛋白激酶C或NF-κB激活及高级糖化终产物的形成，能阻止部分糖尿病患者并发症的产生[21-23]。

同时，氧化应激容易损伤胰岛B细胞，因为在B细胞内抗氧化酶水平较低，故对ROS较为敏感。ROS不仅能直接损伤胰岛B细胞，促进B细胞凋亡，还能通过影响胰岛素信号转导通路，间接抑制B细胞功能。B细胞受损后，胰岛素分泌水平降低，加剧血糖波动，使机体难以控制餐后血糖的升高，对细胞造成更严重的损害。

此外，糖尿病患者可因葡萄糖自动氧化而生成糖化血红蛋白，该过程伴有大量超氧化物的生产。高级糖基化终产物与相应的细胞表面受体作用，刺激ROS的产生，降低细胞内谷胱甘肽的水平。抗氧化剂能缓解糖尿病并发症，如内皮细胞功能失调或血小板的聚集、增加等[24-25]。

(三)动脉粥样硬化[26-29]

动脉粥样硬化(atherosclerosis,AS)的病理过程伴随ROS的过度产生,同时,氧化应激又加速了AS的过程。氧化应激能诱导蛋白激酶的表达,如黏附斑激酶和细胞间黏附分子,包括ICAM-1,促进单核细胞和T淋巴细胞黏附到血管壁上,启动AS的发生程序。

氧化应激促进LDL氧化为ox-LDL,后者刺激内皮细胞分泌多种炎性因子,诱导单核细胞黏附、迁移进入动脉内膜,转化成巨噬细胞。同时ox-LDL还能诱导巨噬细胞表达清道夫受体,促进其摄取脂蛋白形成泡沫细胞,最终导致粥样斑块的形成。

氧化应激能导致T细胞信号转导加强,使一些自身免疫成分参与到AS过程中。研究者从高胆固醇症兔子的主动脉弓中,分离到的T细胞表达热休克蛋白hsp65,与人类hsp60有超过50%的序列相同。氧化应激刺激hsp65/60表达,在其他自身免疫性疾病中也存在,例如类风湿关节炎。

(四)神经退行性疾病[30-34]

唐氏综合征(Down's syndrome,又称21-三体综合征)是最常见的基因导致的精神异常,通常与成年后阿尔茨海默病的发生有关。采用来源于唐氏综合征患儿的神经皮质细胞进行培养,结果发现,其细胞内ROS的水平是正常儿童神经皮质细胞内ROS水平的3~4倍。当用ROS清除剂或过氧化氢酶处理后,能预防培养的唐氏综合征神经皮质细胞的老化。由于Cu/Zn-SOD基因位于21q22.1处,其在唐氏综合征中的编译可能是导致唐氏综合征一些临床特征的原因。在患者的多种细胞中,Cu/Zn-SOD含量均增加,包括红细胞、血小板、成纤维细胞、淋巴细胞和脑部。这种增加能导致过氧化氢产生增多,破坏了ROS水平的稳定和平衡。

阿尔茨海默病(Alzheimer's disease,AD)的特异性病变为患者大脑内出现淀粉样老年斑(senile plaque,SP)和神经纤维缠结(neurofibrillary tangles,NFT)。在AD患者脑部,脂质过氧化反应显著增强,脑脊液中过氧化物增多,提示其体内ROS产生增加,并在AD病理过程中起着重要作用。

肌萎缩侧索硬化(amyotrophic lateral sclerosis,ALS)是一种神经退行性疾病,影响积水和脑部初级运动神经元的功能。10%的病例存在常染色体显性遗传。接近1/5家庭的ALS患者Cu/Zn-SOD基因携带变异,表明ROS参与其发病过程。在携带SOD基因变异的转基因小鼠中,出现了与家族性ALS患者相似的症状,Cu/Zn-SOD基因变异能激活凋亡基因Caspase-1和Caspase-3,从而引发神经元死亡。

三、核苷酸的抗氧化作用

正常人体内存在抗氧化防御系统,以清除自由基并应对氧化应激的损伤,维持机体的氧化与抗氧化的平衡。根据抗氧化剂的性质,分为酶类抗氧化系统和非酶类抗氧化系统[35]。酶类抗氧化系统由体内的抗氧化酶构成,包括SOD、CAT、GSH-Px等。非酶类抗氧化系统由抗炎活剂构成,主要包括抗氧化营养素,如维生素C、维生素E、硒等;某些植物化学物,如类胡萝卜素(番茄红素、虾青素等)、花色苷、原花青素及谷胱甘肽等。它们分别通过不同的抗氧化机制,发挥着抗氧化作用。核苷酸是非酶类抗氧化剂,阻止脂质过氧化反应的发生，保护机体组织细胞免受氧化应激的损伤。

1. 核苷酸长期干预对SD大鼠血清抗氧化相关指标的影响

北京大学李勇教授课题组对核苷酸的抗氧化作用开展了研究。采用500只健康初断乳SPF级SD大鼠（雌雄各半）随机分为对照组和饲料中添加0.01%、0.04%、0.16%和0.64%的NTs干预组。于干预的90 d、6个月、1年分别从各组抽取8只处死，剩余大鼠一直观察到其自然衰老死亡。在NTs对大鼠干预3、6、12、18和24个月时分别对大鼠血清抗氧化酶GSH-Px、SOD的活性及MDA的水平进行检测。结果提示外源性核苷酸具有提高SD大鼠在衰老过程中抗氧化能力的作用，在饲料中添加0.01%、0.04%、0.16%和0.64% NTs的长期干预可有效抑制抗氧化酶SOD和GSH-PX的活性下降及脂质过氧化物MDA水平的升高。

血清GSH-Px的活性水平在雌雄大鼠均可见到与衰老相关的降低性的改变。外源性核苷酸干预至6、12和24个月时，NTs干预组的大鼠血清GSH-Px的活性与对照组相比有明显的提高。其中雄性6月龄大鼠，0.04%和0.16%NTs干预组与对照组相比有显著性提高；雄性24月龄大鼠，0.64%NTs干预组与对照组相比有显著性提高。同时，雌性12月龄大鼠，0.16%NTs干预组的血清GSH-Px的活性显著高于对照组。总的来说，NTs对GSH-Px活性的影响表现出一定的剂量依赖性（表5-4-3）。

在SD大鼠自然衰老的过程中，SOD的酶活性水平出现与GSH-Px酶的活性变化类似的趋势，均表现出一定的下降趋势（表5-4-3）。6月龄雄性大鼠0.01%和0.04%NTs干预组与对照组相比有显著性提高；24月龄时0.01%、0.64%NTs干预组与对照组相比有显著性提高；而在雌性6月龄、24月龄大鼠未见显著性差异。雌性大鼠，12月龄时0.64%NTs干预组与对照组相比有显著性提高。

与抗氧化酶活性的变化趋势相反，脂质过氧化产物MDA的水平则出现与年龄增长正相关的趋势。如表5-4-3的结果所示，NTs的长期干预在一定程度上抑制MDA水平的升高。与对照组相比，雄性大鼠干预6个月、12个月与24个月时NTs干预组的MDA水平均显著降低。如，6月龄雄性大鼠0.01%、0.04%和0.16%，12月龄雄性大鼠0.01%、0.04%和0.64%，24月龄雄性大鼠0.01%、0.16%和0.64%NTs干预组，与对照组相比均有显著性降低；而在3月龄雄性大鼠0.01%MDA水平显著高于对照组。在雌性大鼠24月龄时，NTs各剂量组较对照组MDA水平均有显著降低。其中0.04%干预组的MDA水平降低更为显著。

表5-4-3　NTs长期干预对SD大鼠血清SOD、GSH-Px酶活性和MDA含量的影响

指标	性别，核苷酸添加量（%）	只数	3个月	只数	6个月	只数	12个月	只数	24个月
GSH-Px的活性（U/ml）	雄性								
	0	8	1545.05±151.10	8	1187.50±116.10	8	1110.94±92.30	6	1060.42±147.09
	0.01	8	1658.85±201.04	8	1265.18±177.58	8	1120.31±112.80	6	1165.97±229.25
	0.04	8	1686.31±132.76	8	1347.62±47.79*	8	1071.09±46.79	6	1338.33±171.84
	0.16	8	1572.02±213.02	8	1432.03±90.67**	8	1098.96±151.72	8	1122.40±55.00
	0.64	8	1516.67±159.29	8	1204.43±86.20	8	1116.37±127.87	6	1471.88±259.79**

续表

指标	性别，核苷酸添加量（%）	只数	3个月	只数	6个月	只数	12个月	只数	24个月
	雌性								
	0	8	1238.69±161.69	8	1190.10±185.11	8	973.44±271.45	6	1065.28±183.40
	0.01	8	1368.75±308.56	7	1163.39±73.16	8	996.73±165.70	6	1146.53±73.64
	0.04	8	1215.18±281.06	8	1149.70±155.44	8	916.15±122.36	7	1244.58±100.84
	0.16	8	1304.51±196.06	8	1186.72±48.26	8	1212.50±179.69*	5	1223.96±80.82
	0.64	8	1211.72±154.75	8	1220.31±86.82	7	959.03±121.26	7	1224.40±240.19
SOD的活性（U/ml）	雄性								
	0	8	117.80±7.35	8	93.86±10.98	8	95.97±8.90	6	98.36±0.86
	0.01	8	116.41±5.88	8	109.30±7.85*	8	88.19±17.36	6	115.40±9.51**
	0.04	8	117.36±6.47	8	114.98±5.52*	8	83.67±18.71	6	102.28±8.02
	0.16	8	113.43±8.64	8	101.08±8.48	8	92.32±10.51	8	101.93±7.03
	0.64	8	114.10±8.32	8	96.00±5.12	8	87.40±25.67	6	110.38±7.46*
	雌性								
	0	8	118.07±10.82	8	117.62±10.37	8	104.29±7.33	6	108.34±16.29
	0.01	8	121.90±3.52	7	113.06±13.22	8	104.38±10.66	6	106.98±1.11
	0.04	8	117.36±12.69	8	118.82±5.59	8	109.37±13.01	7	104.43±6.63
	0.16	8	124.07±6.28	8	124.95±4.50	8	105.43±17.28	5	111.0±3.39
	0.64	8	123.66±6.51	8	124.04±5.52	7	120.46±12.27*	7	104.25±3.38
MDA（nmol/ml）	雄性								
	0	8	7.03±1.16	8	18.35±2.81	8	25.34±2.77	6	33.95±4.05
	0.01	8	9.43±1.90*	8	11.37±1.73**	8	20.71±2.49**	6	26.98±5.17*
	0.04	8	5.20±2.57	8	10.94±1.54**	8	18.41±3.14**	6	45.31±5.29
	0.16	8	7.92±1.53	8	15.30±2.73*	8	22.61±1.44	8	30.58±5.21*
	0.64	7	7.52±2.13	8	15.96±3.71	8	19.54±2.64**	6	25.61±5.70**
	雌性								
	0	8	10.20±1.57	8	11.80±1.70	8	17.41±1.44	6	46.40±3.44
	0.01	8	9.17±1.37	7	13.06±2.17	8	15.82±2.55	6	41.09±2.09*
	0.04	8	11.14±1.91	8	14.95±2.52	8	15.86±1.19	7	38.79±2.31**
	0.16	8	10.93±1.83	8	13.61±2.31	8	15.24±1.62	5	40.87±3.00*
	0.64	8	11.60±1.63	8	13.76±2.16	7	16.94±2.02	7	40.83±2.45*

注：与对照组相比，*：$P<0.05$，**：$P<0.01$

2. 核苷酸长期干预对中年SD大鼠肝抗氧化相关指标的影响

通过对NTs干预24～26月龄SD雄性大鼠进行肝组织内SOD、SDH、LDH、ATP酶和MDA水平的测定，实验结果显示，与中年对照组相比，老年对照组肝匀浆中SOD活性显著下降，而MDA的水平则有明显升高。在NTs干预组中自然衰老肝MDA水平表现出明显上升趋势，其上升的程度与剂量呈现一定的依赖性，其中0.01%干预组与对照组的差异具有显著性。同样，NTs 的长期干预使自然衰老的肝的 SOD 酶的活性也有一定程度的提高，但差异不具有显著统计学意义。同时，通过对大鼠肝中 SDH 活性的检测，即对肝组织中线粒体损伤情况进行了检测。并对大鼠肝坏死情况进行了检测。实验结果显示，较中年对照组，老年对照组肝匀浆中 SDH 活性显著下降，而 LDH 的活性则有明显升高，差异有统计学意义。其中 0.01％NTs 干预组的肝 SDH 活性显著高于老龄对照组；0.64％组较老龄对照组也略有升高，但差异无统计学意义。通过对大鼠肝中 Na^+-K^+-ATP 酶和 Ca^{2+}-Mg^{2+}-ATP 酶水平的检测[36]，对肝组织能量代谢情况进行检测。实验结果显示，较中年对照组，老年对照组和 NTs 各剂量组的 Na^+-K^+-ATP 酶和 Ca^{2+}-Mg^{2+}-ATP 酶水平均有下降，其中老年对照组与之相比差异具有显著性。与老年对照组相比，NTs 各剂量组的 Na^+-K^+-ATP 酶和 Ca^{2+}-Mg^{2+}-ATP 酶水平均有显著升高，并且差异具有统计学意义。

NTs 长期干预可减少自然衰老大鼠肝细胞中线粒体的变性坏死，提高 SDH、ATP 酶活性，减少 LDH 生成，促进细胞能量代谢；抑制自然衰老大鼠肝中脂质过氧化产物 MDA 的生成，在一定程度上提高肝中抗氧化酶 SOD 的活性。

3. NTs 干预对乙醇所致肝损伤 SD 大鼠血清及肝抗氧化相关指标的影响

与等热量对照组相比，乙醇对照组大鼠肝组织中 MDA 和 GSSG 浓度明显升高，但是 GSH 浓度和 SOD 活性明显降低；与乙醇对照组相比，0.04％NTs 和 0.16％NTs 组大鼠肝组织中 SOD 活性和 GSH 活性明显升高，而 GSSG 浓度明显降低，此外，0.16％NTs 干预能够明显抑制乙醇引起的肝组织中 MDA 含量的升高。

此外，任蓓麟[37]等均通过实验证实核酸营养能够明显延长果蝇的平均寿命、半数致死天数和平均最高寿命，明显降低老龄鼠血中 MDA 的含量，提高血中 SOD 活力。Wang 等[38]研究发现，鲤鱼精巢 DNA 可明显提高自然衰老小鼠体内 SOD、CAT、GSH-Px 等抗氧化酶的活性，对小鼠脑和肝中 LPO 的产生具有明显的抑制作用，其心、肝和脑中 MDA 明显降低，对动物体内自身 DNA 的损伤具有明显保护作用。

主要参考书目和参考文献

1. Sies H. Oxidative stress：Introductory reemarks. Oxidative Stress. Ed. H. ebS. New York：Academic，1995：1-8.
2. Wendel A. Measurement of in vivo lipid peroxidation and toxicological significance. Free Radic Biol Med，1987，3：355-358.
3. Steinbeck MJ，Khan AU，Karnovsky MJ. Extracellular production of singlet oxygen by stimulated macrophages quantified using 9，10-diphenylanthracene and perylene in a polystyrene film. J Biol Chem，1993，268 (21)：15649-15654.
4. Palmer RM，Rees DD，Ashton DS，et al. L-arginine is the physiological precursor for the formation of nitric oxide in endothelium-dependent relaxation. Biochem Biophys Res Commun，1988，153 (3)：1251-1256.
5. Facundo HT，de Paula JG，Kowaltowski AJ. Mitochondrial ATP-sensitive K^+ channels are redox-sensitive pathways that control reactive oxygen species production. Free Radic Biol Med，2007，42 (7)：

1039-1048.

6. Rydstrom J. Mitochondrial NADPH, transhydrogenase and disease. Biochim Biophys Acta, 2006, 1757 (5-6): 721-726.
7. Kakhlon O, Manning H, Breuer W, et al. Cell functions impaired by frataxin deficiency are restored by drug-mediated iron relocation. Blood, 2008, 112 (13): 5219-5227.
8. Moncad S, Higgs A. The L-arginine-nitric oxide pathway. N Engl J Med, 1993, 329 (27): 2002-2012.
9. Cleeter MW, Cooper JM, Darley-Usmar VM, et al. Reversible inhibition of cytochrome c oxidase, the terminal enzyme of the mitochondrial respiratory chain, by nitric oxide. Implications for neurodegenerative diseases. FEBS Lett, 1994, 345 (1): 50-54.
10. Ferdinandy P, Schulz R. Nitric oxide, superoxide, and peroxynitrite in myocardial ischaemia-resperfusion injury and preconditioning. Br J Pharmacol, 2003, 138 (4): 532-543.
11. Gadelha FR, Thomson L, Fagian MM, et al. Ca^{2+}-independent permeabilization of the inner mitochondrial membrane by peroxynitrite is mediated by membrane protein thiol cross-linking and lipid peroxidation. Archives of Biochem Biophys, 1997, 345 (2): 243-250.
12. Medinas DB, Cerchiaro G, Trinadade DF, et al. The carbonate radical and related oxidants derived from bicarbonate buffer. IUBMB Life, 2007, 59 (4-5): 255-262.
13. Berneburg M, Grether-Beek S, Kurten V, et al. Singlet oxygen mediates the UVA-induced generation of the photoaging-associated mitochondrial common deletion. J Biol Chem, 1999, 274 (22): 15345-15349.
14. Kahn CR. Banting Lecture. Insulin action, diabetogenes, and the caurse of type Ⅱ diabetes. Diabetes, 1994, 43 (8): 1066-1084.
15. Drecher D, Junod AF. Role of oxygen free radicals in cancer development. Eur J Cancer, 1996, 32A (1): 30-38.
16. Ha HC, Thiagalingam A, Nelkin BD, et al. Reactive oxygen species are critical for the growth and differerntation of medullary thyroid carcinoma cells. Clin Cancer Res, 2000, 6 (9): 3783-3787.
17. Estensen RD, Levy M, Kloop SJ, et al. N-acetylcysteine suppression of the proliferative index in the colon of patients with previous adenomatous colonic polyps. Cancer Lett, 1999, 147 (1-2): 109-114.
18. Amstad P, Crawford D, Muehlematter D, et al. Oxidants stress induces the proto-oncogenes, C-fos and C-myc in mouse epidermal cells. Bull Cancer, 1990, 77 (5): 501-502.
19. Burdon RH. Superoxide and hydrogen peroxide in relation to mammalian cell proliferation. Free Radic Biol Med, 1995, 18 (4): 775-794.
20. Irani K, Xia Y, Zweier JL, et al. Mitogenic signaling mediated by oxidants in Ras-transformed fibroblasts. Science, 1997, 275 (5306): 1649-1652.
21. Haidara MA, Yassin HZ, Rateb M, et al. Role of oxidative stress in development of cardiovascular complications in diabetes mellitus. Curr Vasc Pharmacol, 2006, 4 (3): 215-227.
22. Baynes JW. Role of oxidative stress in development of complications in diabetes. Diabetes, 1991, 40 (4): 405-412.
23. Nishikawa T, Edelstein D, Du XL, et al. Normalizing mitochondrial superoxide production blocks three pathies of hyperglycaemic damage. Nature, 2000, 404 (6779): 787-790.
24. Wolff SP, Jiang ZY, Hunt JV. Protein glycation and oxidative stress in diabetes mellitus and aging. Free Radic Biol Med, 1991, 10 (5): 339-352.
25. Yan SD, Schmidt AM, Anderson GM, et al. Enhanced cellular oxidant stress by the interaction of advanced glycation end products with their receptors/binding proteins. J Biol Chem, 1994, 269 (13):

9889-9897.

26. Auch-Schelk W，Bossaller C，Claus M，et al. Local potentiation of bradykinin-induced vasodilation by converting-enzyme inhibition in isolated coronary arteries. J Cardiovasc Pharmacol，1992，20（Suppl 9）：S62-S67.
27. Chien S，Li S，Shyy YJ. Effects of mechanical forces on signal transduction and gene expression in endothelial cell. Hypertension，1998，31（1-2）：162-169.
28. Kinscherf R，Claus R，Wagner M，et al. Apoptosis caused by oxidized LDL is manganese superoxide dismutase and p53 dependent. Faseb J，1998，126（6）：461-467.
29. Sigal LH. Basic science for the clinican 44：Atherosclerosis：An immunologically mediated（autoimmune?）disease. J Clin Rheumatol，2007，13（3）：160-168.
30. Busciglio J，Yankner BA. Apoptosis and increased generation of reactive oxygen species in Down's syndrome neurons in vitro. Nature，1995，378（6559）：776-779.
31. Sinet PM，Couturier J，Dutrillaux B，et al. Trisomy 21 and superoxide dismutase -1（IPO -1）. Tentative localization of sub-band 21Q22. 1. Exp Cell Res，1976，97：47-55.
32. Behl C，Davis JB，Lesly R，et al. Hydrogen peroxide mediates amyloid beta protein toxicity. Cell，1994，77（6）：817-827.
33. Rosen DR. Mutations in Cu/Zn superoxide dismutase gene are associated with familial amyotrophic lateral sclerosis. Nature，1993，364（6435）：362.
34. Pasinelli P，Houseweart MK，Brown RH，et al. Caspase-1 and-3 are sequentially activated in motor neuros death in Cu/Zn superoxide dismutase-mediated familial amyotrophic lateral sclerosis. Proc Natl Acad Sci USA，2000，97（25）：13901-13906.
35. Darvin ME，Haag SF，Meinke MC，et al. Determinaiton of the influence of IR radiation on the antioxidative network of the human skin. J Biophotonics，2011，4（1-2）：21-29.
36. Korb V，Tep K，Escriou V，et al. Current data on ATP-containing liposomes and potential prospects to enhance cellular energy status for hepatic applications. Critical Reviews in Therapeutic Drug Carrier Systems，2008，25（4）：305-345.
37. 任蓓麟，胡明华，戴秋萍，等. 人体衰老与抗氧化营养素保健功能的研究. 中国食品卫生杂志，2004，4：3-6.
38. Wang LF，Gong X，Le GW，et al. Dietary nucleotides protect thymocyte DNA from damage induced by cyclophosphamide in mice. Journal of Animal Physiology Animal Nutrition，2008，92（2）：211-218.

第五节 核苷酸辅助降血脂的功能 Effects of nucleotide on blood lipids regulation activity

一、血脂和脂蛋白概述

血浆（清）中所含脂类统称为血脂，是血浆中的中性脂质（三酰甘油和胆固醇）和类脂（磷脂、糖脂、固醇、类固醇）的总称，广泛存在于人体中。它们是生命细胞的基础代谢必需物质。脂质不溶于水，与载脂蛋白及磷脂等组成亲水性大分子才可在血液中运输并进入组织细胞。脂质与蛋白质组成的脂蛋白颗粒其核心部分是非极性的胆固醇酯与三酰甘油，表面部分是亲水性的蛋白质与磷脂及少量游离胆固醇等极性基团。脂蛋白颗粒中的蛋白质称为载脂蛋白。血浆脂类含量只占全身脂类总量的极小一部分，但外源性和内源性脂类物质都需经血液运转于各组织之间。因此，血脂含量可以反映体内脂类代谢的情况[1-2]。

（一）脂质的组成、代谢及功能

血脂的主要成分一般是指胆固醇（cholesterol）和三酰甘油（triglyceride，TG），这两者水平的升高与动脉粥样硬化的发生紧密相关，其中胆固醇是体内最丰富的固醇类化合物，主要用于合成细胞膜、类固醇激素和胆汁酸；三酰甘油则主要参与人体内能量代谢，人体所摄入的能量中三酰甘油占20%左右，食入的糖大部分也转化为三酰甘油在体内储存。

1. 胆固醇

胆固醇是体内最丰富的固醇类化合物，广泛存在于全身各组织中。其中约四分之一分布在脑及神经组织中，占脑组织总重量的2%左右。肝、肾及肠等内脏以及皮肤、脂肪组织亦含较多的胆固醇，每100 g组织含200～500 mg，以肝为最多，而肌肉较少，肾上腺、卵巢等组织胆固醇含量可高达1%～5%，但总量很少。血清中的总胆固醇（total cholesterol，TC）包括30%的游离胆固醇（free cholesterol，FC）和70%的胆固醇酯（cholesterol ester，CE）。卵磷脂胆固醇酰基转移酶（lecithin cholesterol acyltransferase，LCAT）是循环中游离胆固醇酯化的主要酶，它转移卵磷脂sn-2位的脂肪酰基至胆固醇，生成胆固醇酯和溶血卵磷脂[1-3]。

人体内胆固醇来源于两条途径，一部分来源于食物，即肠道吸收，称外源性胆固醇，普通人群每天膳食中含胆固醇300～500 mg，主要来自动物内脏、蛋黄、奶油及肉类。植物性食物不含胆固醇，而含植物固醇如β-谷固醇、麦角固醇等，它们不易为人体吸收，摄入过多还可抑制肠道内胆固醇的吸收；另一部分是体内各组织细胞自行合成，占了80%，被称为内源性胆固醇，内源性合成过程复杂，约有30步酶促反应，受遗传和环境因素的共同影响。体内胆固醇合成的主要部位是肝，此外，肠道、皮肤和骨髓等组织也可合成少量的胆固醇。胆固醇的分解代谢在肝内进行，大部分可转变为胆汁酸，小部分经肠道内细菌作用转变为粪固醇随粪便排出体外。胆固醇的吸收与合成的平衡在维持机体胆固醇内环境的稳定性中起着非常重要的作用，二者相互影响与制约，外源性胆固醇（食物摄取）能阻碍细胞内胆固醇的合成，动物给予胆固醇的食物，肝内胆固醇合成减少，同时细胞内HMG-CoA还原酶活性减弱；胆固醇的排泄（以中性胆固醇-胆汁酸形式）增加，则促成胆固醇的合成增加[1,4]。

机体胆固醇代谢主要受基因、昼夜变化和体质量等因素的影响，还与多种心血管危险因素和调脂药物有关[5]。研究发现胆固醇代谢呈现高度个体化，这与基因多态性有一定关系[6-7]。一天中胆固醇合成效率在6点和22点最高，14～18点最低。超重或肥胖者胆固醇代谢表现为高合成、低吸收的特点，减轻体质量则可降低胆固醇合成率。心血管危险因素如绝经、代谢综合征和糖尿病等对胆固醇代谢的影响已证实，如绝经后妇女胆固醇代谢呈高吸收、低合成的特点，代谢综合征患者胆固醇代谢呈高合成、低吸收的特点，胆固醇吸收率明显升高的人群发生冠心病事件的风险也会增加[8-10]。

胆固醇的功能除作为生物膜及血浆脂蛋白的组分外，还是许多类固醇激素、胆汁酸、维生素 D_3 等的前体，是机体结构和代谢必不可少的重要成分。当胆固醇代谢失调引起血清胆固醇水平升高、动脉血管壁的粥样硬化斑块中堆积大量胆固醇时，可引起一系列疾病如严重危害人类健康的冠状动脉硬化性心血管疾病等[2]。

2. 三酰甘油

三酰甘油（triglyceride，TG）是甘油分子中的三个羟基被脂肪酸酯化而形成的，国际命名委员会建议使用名称为三酰甘油（triacylglycerol），但由于人们已习惯简洁通俗的名称，故仍保留沿用三酰甘油。形成三酰甘油的脂肪酸有多种，其中主要是油酸（占 40%～50%），其次是软脂酸（占 20%～30%）。一个三酰甘油分子中的脂肪酸可以是同种脂肪酸，也可以是 2～3 种不同的脂肪酸。因此三酰甘油是一组化合物，而不是分子组成和结构固定的单一化合物。血清中除三酰甘油外还存在少量二酰甘油、单酰甘油和游离甘油，正常情况下二酰甘油和单酰甘油不足三酰甘油的 3%[1-2]。

血清三酰甘油有两个主要来源：一是饮食脂肪的吸收；二是体内合成。饮食脂肪在消化道水解后被吸收，在肠黏膜重新生成三酰甘油并被组装成亲水性的乳糜微粒（chylomicron，CM）进入血液，运送至脂肪组织或肝。脂肪组织是合成三酰甘油的重要场所之一，脂肪组织可利用食物中脂肪酸合成三酰甘油。内源性三酰甘油在体内主要由肝、脂肪组织及小肠合成，以肝合成能力最强。但是，肝不能储存三酰甘油，肝合成三酰甘油后即分泌入血液。如果肝合成的三酰甘油不能完全地进入血液，则会在肝细胞内沉积，当超过一定量时，则形成脂肪肝。小肠黏膜则主要利用脂肪消化产物再合成三酰甘油，并以乳糜微粒形式经淋巴系统进入血液循环[1-2]。

三酰甘油具有下列生理作用：①供能和储能。人体所摄入的能量中，三酰甘油占 20%左右。食入的糖大部分也转变为三酰甘油而储存。在同等空间下储存 1 g 脂肪所产生的能量是 1 g 糖的 6 倍。在空腹或禁食时，人体内能量的主要来源是三酰甘油。②作为结构脂质的基本构件。三酰甘油的脂肪酸是磷脂和糖脂的组成成分，而磷脂和糖脂是构成生物膜的重要成分，磷脂中的不饱和脂肪酸有利于细胞膜的流动性，而饱和脂肪酸则有利于膜的坚韧性。③参与机体物质代谢。三酰甘油所含多不饱和脂肪酸中的花生四烯酸是许多激素或生物活性物质的原料。机体若缺乏亚油酸、亚麻酸、花生四烯酸可影响部分代谢过程．易发生皮炎，对疾病的防御能力下降，且可造成生长停滞[1]。

3. 磷脂

含有磷酸根的脂类称为磷脂，主要有两大类：由甘油构成的甘油磷脂和由神经鞘氨醇构成的鞘磷脂，它们都由极性部分和非极性部分组成。人体所有细胞中都含有磷脂，它是生物膜、神经髓鞘等的结构部分，参与细胞内脂质转运和代谢调节、细胞膜对蛋白质的识别、细胞能量和信息传递等，是体内各种物质代谢不可缺少的物质[2]。

4. 脂肪酸

脂肪酸可分为含双键的不饱和脂肪酸和不含双键的饱和脂肪酸。前者根据双键的数目分为单不饱和脂肪酸和多不饱和脂肪酸。食物脂肪中，单不饱和脂肪酸有油酸，多不饱和脂肪酸有亚油酸、亚麻酸、花生四烯酸等。根据双键的位置及功能又将多不饱和脂肪

酸分为 ω-6 系列和 ω-3 系列。亚油酸和花生四烯酸属 ω-6 系列，亚麻酸、二十二碳六烯酸（docosahexaenoic acid，DHA）、二十五碳五烯酸（eicosapentaenoic acid，EPA）属 ω-3 系列。脂肪酸是机体能量的主要来源。它还参与脂质代谢、维持细胞膜的完整，是前列腺素等重要化合物的前体。DHA 和 EPA 因有较强的心血管疾病防治作用而备受重视[2]。

（二）脂蛋白的组成、代谢及功能

在 20 世纪 20 年代法国巴斯德研究所（Pasteur Institute）Macheboeuf 首次从血浆中分离鉴定出血浆脂蛋白后，关于血脂水平的研究日益增多，由于近些年来超速离心和电泳等技术的发展，人们对脂蛋白的分类及其代谢过程和临床意义有了更全面的认识，现如今已成为研究的热点[11-12]。

脂蛋白是由脂质和蛋白质组成的，由于胆固醇和三酰甘油都是疏水性物质，不能直接在血液中被转运，同时也不能直接进入组织细胞中，它们必须与血液中的特殊蛋白质和极性类脂（如磷脂）一起组成一个亲水性的球状巨分子，才能在血液中运输，并进入组织细胞，这种球状巨分子复合物就称作脂蛋白。成熟的血浆脂蛋白大致为球形颗粒，由两大部分组成，即疏水性的核（含胆固醇酯、三酰甘油）和亲水性的外壳（合磷脂、游离胆固醇、载脂蛋白）[1]。

脂蛋白主要是由胆固醇、三酰甘油、磷脂和蛋白质组成，绝大多数是在肝和小肠组织中合成，并主要经过肝进行分解代谢。位于脂蛋白中的蛋白质称为载脂蛋白，现已发现有 20 余种载脂蛋白。载脂蛋白能介导脂蛋白与细胞膜上的脂蛋白受体结合并被摄入细胞内进行分解代谢。在脂蛋白的代谢过程中，有几种酶也起很重要的作用，主要包括脂蛋白脂酶和肝三酰甘油酶（或称肝脂酶）。所以，血脂代谢的实质就是血浆脂蛋白代谢，而参与这一代谢过程的主要因素有载脂蛋白、脂蛋白受体和脂酶等[1,13]。

1. 血浆脂蛋白的分类

血浆脂蛋白的组成、颗粒大小、相对分子质量大小、水合密度及带电荷强度是很不均一的，利用不同的方法可将血浆脂蛋白分成若干类。常用于血浆脂蛋白分类的方法有电泳法和超速离心法，目前以超速离心法更为常用。超速离心法是根据脂蛋白在一定密度的介质中进行超速离心时漂浮速度不同而进行分离的方法。由于蛋白质的比重较脂类大，因而脂蛋白中的蛋白质含量越高，脂类含量越低，其密度则越大；反之，则密度低[1,14]。

应用超速离心法，可将血浆脂蛋白分为 5 大类或 6 大类：乳糜微粒（chylomicron，CM）、极低密度脂蛋白（very low density lipoprotein，VLDL）、中间密度脂蛋白（intermediate density lipoprotein，IDL）、低密度脂蛋白（low density lipoprotein，LDL）和高密度脂蛋白（high density lipoprotein，HDL）。HDL 又可再进一步分为两个亚组分即 HDL_2 和 HDL_3。这 5 类脂蛋白的密度是依次增加，而颗粒则依次变小。此外，还有一种后来发现的脂蛋白，称为脂蛋白（a）[lipoprotein（a），Lp（a）]，它的化学结构与 LDL 很相似，仅多含一个载脂蛋白（a），密度和颗粒均比 LDL 大[1,15-16]。各类脂蛋白的物理特性、主要成分、来源和功能列于表 5-5-1。

表 5-5-1　血浆脂蛋白的特性及功能

分类	水合密度（g/ml）	颗粒大小（nm）	主要脂质	主要载脂蛋白	来源	功能
乳糜微粒（CM）	＜0.950	80～500	三酰甘油	B48、AⅠ、AⅡ	小肠合成	将食物中的 TG 和胆固醇从小肠转运至其他组织
极低密度脂蛋白（VLDL）	＜1.006	30～80	三酰甘油	B100、E、Cs	肝合成	转运 TG 至外周组织，经脂酶水解后释放游离脂肪酸
中间密度脂蛋白（IDL）	1.006～1.019	27～30	三酰甘油、胆固醇	B100、E	VLDL 中 TG 经脂酶水解后形成	属 LDL 前体，部分经肝摄取
低密度脂蛋白（LDL）	1.019～1.063	20～27	胆固醇	B100	VLDL 和 IDL 中 TG 经脂酶水解形成	胆固醇的主要载体，经 LDL 受体介导摄取而被外周组织利用，与冠心病直接相关
高密度脂蛋白（HDL）	1.063～1.210	8～10	磷脂、胆固醇	AⅠ、AⅡ、Cs	肝和小肠合成，CM 和 VLDL 脂解后表面物衍生	促进胆固醇从外周组织移去，转运胆固醇至肝或其他组织再分布，HDL-C 与冠心病呈负相关
脂蛋白（a）［Lp（a）］	1.050～1.120	26	胆固醇	B100、（a）	肝合成后与 LDL 形成复合物	与冠心病直接相关

2. 各类脂蛋白的临床意义

目前我国临床实验室检测的血脂指标有 TC、TG、HDL-C、LDL-C、apoAⅠ、apoB 和 Lp（a）。临床实验室常用酶法测定 TC、TG，用直接法测定 HDL-C、LDL-C，用免疫化学法测定 apoAⅠ、apoB 和 Lp（a）。脂蛋白代谢既包括了脂蛋白的合成，也包括了脂蛋白的降解和被利用，是一个相当复杂的生化过程，不仅涉及脂蛋白的分子本身，同时也涉及许多脂蛋白分子以外的因素，如参与脂蛋白代谢的酶类和脂蛋白受体等。因此不同脂蛋白的临床意义大不相同[2,11]。

（1）乳糜微粒

正常人空腹 12 h 后，血浆中 CM 已完全被清除，但Ⅰ型和Ⅴ型高脂蛋白血症病人，空腹血浆中出现高浓度 CM。由于 CM 颗粒大，不能进入动脉壁内，一般不致动脉粥样硬化，但易诱发胰腺炎。近年来的研究表明，餐后高脂血症（主要是 CM 浓度升高）亦是冠心病的危险因素。CM 的代谢残骸即 CM 残粒可被巨噬细胞表面受体所识别而摄取，因而可能与动脉粥样硬化有关[1]。

（2）极低密度脂蛋白

VLDL 与动脉硬化的关系一直没有定论。以往认为正常的 VLDL 不具有致动脉粥样硬化的作用，因为它们携带相对少量的胆固醇，另外 VLDL 颗粒相对大，不易透过动脉内膜。目前多数学者认为，血浆 VLDL 水平升高是冠心病的危险因子。其理论依据是：①当血浆

VLDL 浓度升高时，其结构也发生变化，颗粒变小，胆固醇的含量相对增加，因而具有致动脉粥样硬化作用。例如，β-VLDL 是唯一的不必经化学修饰就可在体外试验中引起细胞内胆固醇聚积的脂蛋白。②VLDL 浓度升高，可影响其他种类脂蛋白的浓度和结构。例如，高极低密度脂蛋白血症常伴有小颗粒 LDL 增加，而小颗粒 LDL 易被氧化，氧化后的 LDL（ox-LDL）具有很强的致动脉粥样硬化作用。③VLDL 浓度升高伴有血浆 HDL 水平降低，因而使体内抗动脉粥样硬化的因素减弱。④VLDL 增高常与其他的冠心病危险因素相伴随，如胰岛素抵抗、肥胖、糖尿病等。目前临床上较为关注的是 VLDL 残粒与冠心病危险性的关系[1]。

（3）中间密度脂蛋白

IDL 一直被认为具有致动脉粥样硬化作用。但由于 IDL 的分离技术相对复杂，有关血浆 IDL 水平与冠心病的系列临床研究报道不多。有研究表明，血浆 IDL 浓度升高常易伴发周围动脉粥样硬化[1]。

（4）低密度脂蛋白

LDL 是所有血浆脂蛋白中首要的致动脉粥样硬化性脂蛋白。已经证明粥样硬化斑块的胆固醇来自血液循环中的 LDL。LDL 的致动脉粥样硬化作用与其本身的一些特点有关，即 LDL 相对较小，能很快穿过动脉内膜层。近来的研究发现，经过氧化或其他化学修饰后的 LDL，具有更强的致动脉粥样硬化作用。由于小颗粒 LDL 易被氧化，所以较大颗粒 LDL 更具有致动脉粥样硬化作用[1,17]。

（5）高密度脂蛋白

HDL 被认为是一种抗动脉粥样硬化的血浆脂蛋白，是冠心病的保护因子。流行病学调查表明，人群中 HDL-C＜0.91 mmol/L（＜35 mg/dl）者，冠心病发病的危险性为 HDL-C＞1.68 mmol/L（＜60 mg/dl）者的 8 倍。HDL-C 水平每增加 0.026 mmol/L（1 mg/dl），患冠心病的危险性则下降 2%～3%。HDL 的抗动脉粥样硬化作用可能是由于它能将周围组织包括动脉壁内的胆固醇转运到肝进行代谢有关。最近有人发现，HDL 还具有抗 LDL 氧化的作用，并能促进损伤内皮细胞的修复，还能稳定前列环素的活性。曾认为在临床上测定 HDL_2 亚组分浓度对预测冠心病的价值较大，其敏感性约比总 HDL-C 高 1.5 倍。但新近的研究表明，测定 HDL_3 亚组分浓度对预测冠心病具有同样的价值，并可能大于 HDL_2 亚组分的测定[1,18]。

二、血脂异常

病理状态下各种脂蛋白的变化包括其增多或减少、组成改变及载脂蛋白的分子变异等，种类繁多，统称为“异常脂蛋白血症”（dyslipoproteinemia），临床上简称为血脂异常（dyslipidemia），也称脂代谢紊乱，是脂类或脂蛋白代谢研究的主要领域。

血脂异常有原发性和继发性两类。由载脂蛋白、脂蛋白代谢酶及有关受体的结构和功能缺陷所致的称为原发性血脂异常，原因不明的血脂异常多为原发性。由某些疾病引起的血脂异常称为继发性血脂异常，当原发的疾病缓解或治愈后，继发的血脂异常就会消失。这类疾病有糖尿病、甲状腺病、阻塞性胆道疾病、肾病综合征、严重肝病、癌症、急性感染、炎症、大手术等。此外，某些药物（如调脂药、降压药、利尿药、性激素、口服避孕药、糖皮质激素、免疫抑制剂等）可能引起血脂升高或降低[2,11]。

近年来随着生活方式和饮食结构的改变以及体力活动的减少，血脂异常及相关慢性代谢性疾病的发病率持续增长，已成为重大公共卫生问题。2008 年全球约有 39％的人群胆固醇水平偏高（男性 37％，女性 40％），且这一数字仍在增加。2002 年中国居民营养与健康状况调查显示，我国 18 岁以上人群总血脂异常患病率已达 18.6％，其中高三酰甘油（triglycerides，TG）血症患病率为 11.9％，高胆固醇（total cholesterol，TC）血症患病率为 2.9％，低高密度脂蛋白胆固醇（high-density lipoprotein cholesterol，HDL-C）血症患病率为 7.4％，另有 3.9％的人胆固醇边缘升高[19-20]。

血脂异常的危害不仅在于其高发病率，更重要的是它的存在会增加心血管疾病等其他慢性代谢性疾病的发病风险，在严重影响着患者生活质量的同时，还造成了极大的经济和社会负担。血脂异常是冠心病（coronary heart disease，CHD）的首要危险因素[21]。而 CHD 已成为我国和世界上其他国家的第一位死亡原因。中美前瞻性队列研究连续 20 年的跟踪结果显示，中国人群血脂异常对心血管病发病的独立作用已经显现，人群中约 10％的心脑血管病可归因于高 TC[19]。同时研究还显示，血清 TC 水平每下降 10％，未来 5 年发生心血管疾病的风险就会降低 20％～50％[22-23]。鉴于此，深入研究血脂异常的发病机制并寻求安全有效的防治措施，以减少和预防血脂异常和心血管疾病等相关疾病的发生，具有重要的科学价值和社会意义。血脂异常的病因病理尚未完全阐明，通常认为它是遗传基因缺陷与饮食、活动等环境因素相互作用的结果。通过有效地控制血脂将明显减少 CHD 的发生率，同时降脂治疗不仅对有心血管病的患者，对于没有心血管病的血脂异常者同样有重要意义。目前国内外通过对血脂异常进行多方面的流行病学研究，血脂异常的分布特点、治疗方法以及危险人群的控制情况清楚地展示出来，这对血脂异常的了解和治疗方法的选择，特别是对指南的修订有着重要的意义。

三、外源性核苷酸与血脂异常的研究进展

北京大学李勇教授课题组研究发现，将健康 SPF 级 SD 大鼠 60 只随机分为正常对照、高脂模型对照和 0.04、0.16、0.64 g/kg bw 外源性核苷酸组，正常对照组大鼠饲喂普通饲料，高脂模型和外源性核苷酸组大鼠饲喂高脂饲料。外源性核苷酸组大鼠以灌胃方式给予不同剂量的核苷酸（1 ml/100 g）45 d。

研究结果显示：摄入核苷酸 45 d 后，0.04、0.16、0.64 g/kg bw 外源性核苷酸组大鼠血清总胆固醇（TG）分别为 3.14±1.45、3.65±1.58、3.14±1.70 mmol/L，0.04 g/kg bw 核苷酸组及 0.64 g/kg bw 核苷酸组与高脂模型对照组 4.26±1.96 mmol/L 相比显著降低；三酰甘油（TG）含量分别为 0.93±0.53、0.93±0.44、0.72±0.38 mmol/L，0.64 g/kg bw 组与高脂模型对照组 1.29±0.49 mmol/L 相比显著降低；高密度脂蛋白胆固醇（HDL-C）分别为 1.19±0.31、1.22±0.31、1.26±0.36 mmol/L，与高脂模型对照组（1.09±0.16 mmol/L）相比未出现显著差异。说明外源性核苷酸可降低高脂模型大鼠血清总胆固醇和三酰甘油水平，对高密度脂蛋白胆固醇则无显著影响。口服外源性核苷酸具有一定的辅助降血脂功能。此外他们用富含外源性核苷酸的饲料喂养酒精性肝损伤大鼠，结果显示，摄入核苷酸 7 周后，0.04、0.16 g/kg bw 核苷酸组大鼠血清三酰甘油分别为 1.89±0.35、1.66±0.60 mmol/L，普通饲料喂养组则为 2.41±0.79 mmol/L，高剂量核苷酸组与普通饲料喂养

组相比差异显著；核苷酸组高密度脂蛋白水平分别为1.47±0.18、1.44±0.15 mmol/L，较普通饲料喂养组1.14±0.06 mmol/L相比显著升高[24-25]。

以上说明外源性核苷酸能够抑制乙醇引起的大鼠血清血脂水平升高，并升高高密度脂蛋白的水平，但具体机制还需进一步探讨。

主要参考书目和参考文献

1. 赵水平. 临床血脂学. 北京：人民卫生出版社，2006.
2. 迟家敏. 实用血脂学. 北京：人民卫生出版社，2010.
3. Turner HE，Toh V. Principles and Practice of Endocrinology and Metabolism：3rd edition on CD-ROM. Clinical Endocrinology，2003，59（5）：655-655.
4. 王立，徐颜美，程竹君，等. 胆固醇代谢紊乱的遗传学研究进展. 遗传，2014，9：857-863.
5. 段鹏，谢英. 胆固醇代谢失调与冠状动脉粥样硬化性心脏病的关系. 中国全科医学，2010，2：207-210.
6. Kajinami K，Brousseau ME，Ordovas JM，et al. Interactions between common genetic polymorphisms in ABCG5/G8，and CYP7A1，on LDL cholesterol-lowering response to atorvastatin. Atherosclerosis，2004，175（2）：287-293.
7. Cohen JC，Pertsemlidis A，Fahmi S，et al. Multiple rare variants in NPC1L1 associated with reduced sterol absorption and plasma low-density lipoprotein levels. Proceedings of the National Academy of Sciences，2006，103（6）：1810-1815.
8. Rajaratnam RA，Gylling H，Ta M. Independent association of serum squalene and noncholesterol sterols with coronary artery disease in postmenopausal women. Journal of the American College of Cardiology，2000，35（35）：1185-1191.
9. Gylling H，Hallikainen M，Kolehmainen M，et al. Cholesterol synthesis prevails over absorption in metabolic syndrome. Translational Research，2007，149（6）：310-316.
10. Goldstein MR，Mascitelli L，Pezzetta F. Point：Statins，plant sterol absorption，and increased coronary risk. Journal of Clinical Lipidology，2008，2（4）：304-305.
11. 叶平. 血脂异常诊断和治疗. 北京：人民军医出版社，2013.
12. Macheboeuf M，Rebeyrotte P. Study of lipoprotein acid precipitable fractions of horse serum by salting out，electrophoresis and ultracentrifugation. Bulletin De La Société De Chimie Biologique，1951，33（8）：998-1002.
13. Mahley RW，Ji ZS. Remnant lipoprotein metabolism：Key pathways involving cell-surface heparan sulfate proteoglycans and apolipoprotein E. Journal of Lipid Research，1999，40（1）：1-16.
14. Tribble DL，Rizzo M，Chait A，et al. Enhanced oxidative susceptibility and reduced antioxidant content of metabolic precursors of small，dense low-density lipoproteins. American Journal of Medicine，2001，110（2）：103-110.
15. Hirano K. Effect of Torcetrapib on the Progression of Coronary Atherosclerosis — NEJM. Physical Review C，2007，75（2）：0213011-0213015.
16. Duffy D，Rader DJ. Emerging therapies targeting high-density lipoprotein metabolism and reverse cholesterol transport. Circulation，2006，113（8）：1140-1150.
17. Krauss RM，Siri PW. Metabolic abnormalities：Triglyceride and low-density lipoprotein. Endocrinology

& Metabolism Clinics of North America，2004，33（2）：405-415.

18. Eckardstein AV，Nofer JR，Assmann G. High density lipoproteins and arteriosclerosis. Arteriosclerosis Thrombosis & Vascular Biology，2001，21（1）：13-27.

19. 中国成人血脂异常防治指南制订联合委员会. 中国成人血脂异常防治指南. 中华心血管病杂志，2007，35（5）：390-419.

20. 李立明，饶克勤，孔灵芝，等. 中国居民2002年营养与健康状况调查. 中华流行病学杂志，2005，26（7）：478-484.

21. Lozano R，Naghavi M，Foreman K，et al. Global and regional mortality from 235 causes of death for 20 age groups in 1990 and 2010：A systematic analysis for the Global Burden of Disease Study 2010. Lancet，2012，380（9859）：2095-2128.

22. Roger VL. Heart disease and stroke statistics—2011 update：A report from the American Heart Association. Circulation，2014，131（4）：29-32.

23. Catapano AL，Chapman J，Wiklund O，et al. ESC/EAS Guidelines for the management of dyslipidemias The Task Force for the management of dyslipidaemias of the European Society of Cardiology（ESC）and the European Atherosclerosis Society（EAS）. Atherosclerosis，2011，217（1）：3-46.

24. 赵明，刘志刚，张佳丽，等. 口服核苷酸降血脂作用的实验研究. 中国预防医学杂志，2009（12）：1124-1126.

25. 蔡夏夏，鲍雷，王楠，等. 膳食5′-核苷酸对酒精性肝损伤大鼠肠道菌群的影响. 食品科学，2015，36（15）：212-216.

第六节 核苷酸缓解体力疲劳的功能 Nucleotide alleviate physical fatigue function

一、体力疲劳概述

（一）疲劳的定义

随着现代生活节奏的加快、社会竞争的加剧、学习和工作压力逐渐增大，“疲劳”和“过劳”现象极为普遍并日益受到重视。疲劳（fatigue）是体力和脑力功效暂时的减弱，它取决于工作负荷的强度和持续时间，经适当休息可以恢复。根据中心器官或外周器官的功能发生变化，多数研究将疲劳分为中心性疲劳和外周性疲劳。还有一种所谓疲劳样状态，是由工作或环境变动太小所致个体的应激状态，包括警觉性降低和厌烦。工作后环境变化后，疲劳样状态可迅速消失。

慢性疲劳综合征（chronic fatigue syndrome，CFS）是一种持续性或复发性衰弱的精神和身体疲劳，可由轻微的活动加剧。慢性疲劳综合征患者可产生一系列其他症状，包括肌肉痛、关节痛、认知障碍、低热及睡眠障碍。

Chronic fatigue syndrome（CFS）is characterized by persistent or relapsing debilitating mental and physical fatigue that is exacerbated by minor exertion. Patients typically experience an array of other symptoms，including myalgia，arthralgia，cognitive disturbances, low-grade fever, and sleep disturbances[1].

疲劳是机体发生的复杂的生理生化变化过程，包括神经性疲劳、运动性疲劳和心理性疲劳。其中，一般人们又将运动性疲劳（exercise-induced fatigue）称为体力疲劳。1982 年在美国举行的第五届国际运动生化会议上将运动性疲劳的概念定义为："机体生理过程不能将其功能持续在一定水平或器官不能维持其预定的运动强度。"[2]运动性疲劳根据研究的需要有不同的分类形式。按发展阶段来分，运动性疲劳可分为急性疲劳、慢性疲劳和过度疲劳 3 个阶段。根据发生机制来分，运动性疲劳可分为中枢疲劳、内脏疲劳和外周疲劳。根据疲劳发生部位进行分类，运动性疲劳可分为全身性疲劳、区域性疲劳和局部性疲劳三类。运动性疲劳过程包括以下几个方面：①代谢基质疲劳产物的积累；②活动所需基质耗竭；③代谢基质的生理化学状态发生改变；④机体调节和协调功能失调。

1. 疲劳的产生机制

运动性疲劳是中枢的一种保护性抑制，其产生原因可能与运动时机体内糖和脂肪的消耗及乳酸堆积有关。多年来，人们对运动性疲劳的产生机制进行了大量研究，但由于认识角度和方法的不同，产生了多种研究结果和结论。目前公认的且具有代表性的机制有以下几种。

（1）能源衰竭学说

能源衰竭学说认为，疲劳的原因是体内能源物质大量消耗，并且得不到及时补充而导致能源物质短缺或耗竭，导致肌肉工作能力下降[3]。能源物质的消耗主要包括磷酸原储备的减少和糖原储备的减少。在短时间、激烈运动过程中，在前 30 s 内，肌肉中的三磷腺苷（ATP）和磷酸肌酸（CP）会被大量消耗来提供能量，其储存量明显下降，当激烈运动持续 2～3 min 至精疲力竭时，CP 的浓度会下降至接近于零，而且运动强度越大，CP 浓度下降得也越快。在中等强度、长时间运动过程中，供能的方式主要是葡萄糖进行的氧化过程。研究发现，机体进行长时间运动，在产生疲劳的同时经常会伴有血糖浓度降低，而在补充糖分以后，运动能力有一定程度的提高。人体血液中的葡萄糖含量比较少，因而必须通过糖原分解来提供葡萄糖以防止因低血糖导致疲劳。人体中糖原主要储存在肝和肌肉中，即肝糖原和肌糖原。肝糖原贮量比较低，约为 100 g，仅可提供约 20 min 运动所需能量，而肌糖原含量 300～400 g，可以提供较长时间运动所需的能量。当肌糖原被大量消耗时，运动能力下降，这是长时间运动产生疲劳的重要原因。大量实验研究证明，肌肉中的 ATP、CP、肌糖原含量及血糖浓度的降低是神经中枢及外周疲劳的重要原因。

（2）堵塞或窒息学说

堵塞或窒息学说认为疲劳的产生是由于体内代谢产物在肌肉组织中堆积过多而又不能及时消除引起肌肉工作能力下降造成的。目前认为乳酸是引起运动性疲劳的主要代谢产物。乳酸是在糖的无氧酵解过程中产生的，乳酸解离出的 H^+ 是造成运动性疲劳的直接物质[4]。乳酸在体内堆积后可通过以下途径引起机体运动能力下降：①乳酸解离后产生的 H^+ 可以使肌肉 pH 下降，从而抑制糖酵解过程中关键酶的活性，导致 ATP 生成减少，阻碍能量供应；②乳酸解离后产生的 H^+ 会与 Ca^{2+} 竞争肌钙蛋白结合点，置换出原来结合的 Ca^{2+}，阻碍肌肉的兴奋收缩脱偶联过程，从而阻碍肌肉收缩；③乳酸解离后产生 H^+ 使 pH 下降，因神经细胞对酸碱变化十分敏感，所以血液 pH 下降可造成神经系统工作能力下降，进而影响动作的完成，造成反应迟缓等[5]。

（3）内分泌系统失调学说

该学说认为，疲劳状态下人体处于应激反应状态，内分泌系统紊乱，激素分泌不足，从而影响运动的能量代谢过程，即疲劳是由于 pH 下降、离子代谢紊乱、渗透压改变和激素不足等因素引起的。其中离子代谢紊乱在运动性疲劳中的作用越来越受到人们的关注，运动时离子代谢发生紊乱可导致骨骼肌疲劳。如运动时肌质网可通过大量释放 Ca^{2+} 和 Ca^{2+} 回收减少使线粒体内 Ca^{2+} 浓度升高，造成细胞代谢发生紊乱，抑制线粒体的氧化代谢过程，ATP 合成减少，从而造成运动性疲劳[4]。另外，K^+ 参与形成细胞静息电位，对于维持细胞内外离子平衡起着重要作用。运动过程中细胞持续兴奋去极化，使细胞内 K^+ 过多流失，影响了正常细胞动作电位的形成，导致肌肉张力降低，使机体易于疲劳。

（4）保护性抑制学说

巴甫洛夫认为，运动性疲劳是由于大脑皮质产生的保护性抑制，即无论是体力疲劳还是脑力疲劳都是大脑皮质保护性抑制发展的结果。剧烈运动时，大量冲动刺激皮质相应细胞，神经细胞长期处于兴奋状态，导致“消耗”过多，而为了保护脑细胞和神经组织，防止其损耗过大，当消耗到一定程度时便会产生保护性抑制[6]，大脑皮质由兴奋状态转为抑制状态，主要表现出血糖降低，ATP、CP 减少，5-羟色胺、γ-氨基丁酸增加等，使机体运动能力下降，产生疲劳。

（5）自由基学说

自由基学说认为运动会导致人体处于缺氧状态，而在厌氧状态下会产生大量自由基，导致疲劳产生。自由基具有很强的氧化活性，能发生氧化反应，造成细胞功能和结构的损伤和破坏。正常情况下自由基的生成和清除保持动态平衡。但过量运动时，细胞内代谢增强，产生自由基增多，造成其大量堆积，从而对机体产生不良影响。自由基对细胞的损害主要表现为细胞膜通透性增强，细胞内外物质异常扩散，线粒体膜流动性降低，ATP 生成下降，细胞内 Ca^{2+} 堆积，溶酶体膜破坏，释放出大量水解酶，从而加重组织损伤，导致人体工作能力下降，产生疲劳。代毅等研究发现，运动诱导的内源自由基增多及由此引发的脂质过氧化反应与运动性疲劳密切相关[7]。

（6）突变学说

该学说认为疲劳是多种因素的加和产物，当引起疲劳的各种诱发因素综合效应达到临界值时会快速引发疲劳，表现为兴奋性骤然丧失，能量消耗、肌肉力量和兴奋性的三维空间关系突然发生改变。这一学说避免了用单一指标的变化研究机体疲劳的缺陷，而是把疲劳看成多种因素的综合表现。

2. 疲劳的评定[8]

疲劳可看作机体的正常生理反应，起着预防机体过劳的警告作用。疲劳时可出现从轻微的疲倦感到精疲力竭的感觉，但这种感觉和疲劳并不一定同时发生。有时虽已出现疲倦感，但实际上机体还未进入疲劳状态，这在对工作缺乏认识、动力或兴趣、积极性不高的人中常见。另外，也能见到虽无疲倦感而机体早已疲劳的情况，这在对工作具有高度责任感或有特殊爱好以及遇到紧急情况时可见到。疲劳的发生大致可分为三个阶段。第一阶段：有轻微疲倦感，作业能力不受影响或稍微下降。此时，浓厚兴趣、特殊刺激、意志等可使自我感觉精力充沛，能战胜疲劳，维持劳动效率，但可能导致过劳。第二阶段：作业能力下降趋势明显，但仅涉及生产的质量，对产量的影响不大。第三阶段：有强烈疲倦感，作业能力急剧下降或有起伏，作业能力的起伏表示劳动者试图努力完成工作要求，最终感到精疲力竭、操作发生紊乱而无法继续工作。

生理上测定疲劳仍然很困难，如用血糖水平下降、肝糖原耗竭测量，当出现阳性指标时，此时劳动强度已达非常高的水平，甚至令人衰竭，因为日常劳动 8 h 后往往会感到疲劳，但肝糖原和血糖水平却没有变化。其他指标如心率和体温升高及闪烁融合频率降低等，这些指标的变动并不一定是疲劳的缘故，也不一定能反映疲劳。

由于引起疲劳的因素不仅取决于运动时间、强度，还取决于不同运动动用的肌纤维类型、环境条件和训练程度等诸方面的因素，所以疲劳机制仍不是十分清楚。值得庆幸的是，人的疲劳与金属疲劳不一样，经过适当休息是可以恢复的。

体力疲劳的产生会影响人体最大功能的发挥，使机体处于非最佳状态。长期处于疲劳状态会逐渐损坏机体功能，甚者会引起一系列功能障碍或疾病。因此，必须保证足够的休息、营养补充及适当的运动来预防疲劳的产生，并在机体处于疲劳状态时能够尽快恢复过来。

体力疲劳的预防措施首先是要在平时进行适当的习惯性运动训练，提高机体的运动耐力及身体素质；其次是保证充足的睡眠，每天 7～9 h 的睡眠能够保证机体体力充沛，精力充足。

3. 消除疲劳的方法

疲劳有不同的消除途径，综合来说主要有以下两种[8]。

（1）物理手段

当机体经过大量运动后，最直接有效地消除疲劳的途径就是采用物理手段，如按摩、热水浴、针灸、理疗等。这些手段可以加速机体对乳酸等运动产物的排出，加速血液循环，为细胞及时地补充氧气和能量物质，帮助机体尽快从疲劳状态中恢复过来。

（2）化学手段

在大强度运动结束后 30～60 min 适当补充一些高糖、低脂肪的谷物主食及水果类食物能够快速为机体补充糖类物质，缓解机体由于糖原的大量缺失导致的神经性饥饿；部分中药类可以通过健脾益肾，提高机体糖类物质贮存等途径起到延缓疲劳产生的效果；摄入一些生物有效成分能够帮助消除体内多余的自由基，使机体细胞、组织和器官尽快从被自由基攻击的状态下解脱出来，恢复正常生理功能。

二、核苷酸与缓解体力疲劳的研究进展

抗疲劳的作用途径和机制包括提供能源物质、调解能量代谢、稳定内环境、改善氧的供应和利用、刺激肌肉蛋白质合成、中枢神经调节、促进疲劳恢复、抗应激和抗氧化等[9]。而核苷酸在细胞结构、代谢、能量和调节功能等方面起着重要作用，具有促进肠道功能的健全和脂肪代谢、维持肝的正常功能、增强学习记忆力及人体的生长发育、提高免疫功能、抗氧化等多种生物学功能[10]。北京大学李勇教授课题组对核苷酸缓解体力疲劳功能进行了研究。研究中将健康 SPF 级雌性 ICR 小鼠 160 只，随机分为空白对照组和 3 个 5′-核苷酸干预组，分别喂饲添加不同剂量 5′-核苷酸（0、0.04、0.16、0.64 g/kg bw）的饲料。30 d 后，测定各组小鼠负重游泳时间、血清尿素氮、肝糖原和血乳酸等指标。

负重游泳时间的长短可以反映动物运动疲劳的程度，是评价抗运动疲劳能力强有力的指

标[11]。北京大学李勇教授课题组研究结果表明，与空白对照组相比，5′-核苷酸各剂量组小鼠体重比较无明显差异；各剂量组小鼠负重游泳时间均明显延长（表 5-6-1），说明膳食添加 5′-核苷酸可提高小鼠的动力性力量，增强小鼠的运动耐力，起到了抗疲劳作用。

表 5-6-1 5′-核苷酸对小鼠负重游泳时间的影响（$\bar{x}\pm s$，$n=10$）

组别	剂量（g/kg bw）	负重游泳时间（min）
空白对照组	0.00	3.65±2.33
低剂量组	0.04	5.52±1.33
中剂量组	0.16	6.81±3.88*
高剂量组	0.64	6.25±1.53*

注：*：与空白对照组比较，差异有统计学意义（$P<0.05$）

Wang 等[12]研究发现力竭游泳实验导致小鼠体内血乳酸、血尿素氮和血红蛋白含量下降。机体剧烈运动时，蛋白质及氨基酸的分解代谢增强，氨基酸会代谢转化生成尿素进入血液，使血尿素含量增加，与血乳酸一样，血尿素氮也是疲劳时肌肉酸痛的主要原因，因此血尿素氮水平的高低是判断机体疲劳程度的重要指标，运动后血尿素氮清除越快，则疲劳消除得越快，抗疲劳的效果也越明显[11]。北京大学李勇教授课题组研究结果表明小鼠不负重游泳 90 min 后，虽然静息状态下肝糖原水平未见明显差异，但 5′-核苷酸剂量组血清尿素氮水平与空白对照组比较均明显下降（表 5-6-2）。这说明 5′-核苷酸可减少蛋白质和含氮化合物分解代谢，提高机体对运动负荷的适应能力，具有一定的抗疲劳作用。

表 5-6-2 5′-核苷酸对小鼠血清尿素氮和肝糖原的影响（$\bar{x}\pm s$，$n=10$）

组别	剂量（g/kg bw）	尿素氮（mmol/L）	肝糖原（mg/g 肝组织）
空白对照组	0.00	10.20±1.32	17.30±7.34
低剂量组	0.04	7.78±2.29*	18.06±7.32
中剂量组	0.16	8.00±1.20*	17.30±8.48
高剂量组	0.64	7.33±2.20*	24.66±14.55

注：*：与空白对照组比较，差异有统计学意义（$P<0.05$）

机体剧烈运动时细胞相对缺氧，糖酵解加快，产生大量乳酸使肌肉中 H^+ 浓度上升，pH 下降，从而引起疲劳。清除肌肉中过多的乳酸，可延缓和消除疲劳[11]。北京大学李勇教授课题组研究结果表明 5′-核苷酸中剂量组小鼠游泳后 0 min 及中、高剂量组小鼠游泳后 20 min 血乳酸水平显著低于空白对照组；中、高剂量组小鼠 3 个时间点血乳酸曲线下面积也均显著低于空白对照组（表 5-6-3）。以上结果说明 5′-核苷酸能够降低血乳酸水平，延长运动时间，延缓疲劳的产生。

5′-核苷酸能显著延长负重游泳时间，降低糖无氧酵解引起的乳酸积累，降低血清尿素氮水平，根据《保健食品检验与评价技术规范（2003）》中缓解体力疲劳功能的结果判定标准，可认为 5′-核苷酸具有缓解体力疲劳功能。这可能与 5′-核苷酸增强运动耐力，提高氧利用率，降低无氧酵解的程度，较少乳酸产生，减少蛋白质和含氮化合物分解代谢密切相关，但是具体机制还需要进一步研究证实。

表 5-6-3　5′-核苷酸对小血乳酸水平的影响（$\bar{x}\pm s$, $n=10$）

组别	核苷酸剂量 (g/kg bw)	游泳前 (mg/L)	游泳后 0 min (mg/L)	游泳后 20 min (mg/L)	曲线下面积 (mg/L)
对照组	0.00	190.66±95.05	455.05±95.05	341.03±146.16	11189.19±3626.28
低剂量组	0.04	198.52±97.02	370.02±120.77	255.53±96.43	9098.28±2780.19
中剂量组	0.16	177.40±95.12	334.64±109.50*	214.74±89.15*	8054.05±2510.92*
高剂量组	0.64	196.07±106.95	359.70±70.55	208.84±81.12*	846.37±1508.04*

注：*：与空白对照组比较，差异有统计学意义（$P<0.05$）

主要参考书目和参考文献

1. Gaab J, Hüster D, Peisen R, et al. Hypothalamic-pituitary-adrenal axis reactivity in chronic fatigue syndrome and health under psychological, physiological, and pharmacological stimulation. Psychosomatic Medicine, 2002, 64 (6): 951-962.
2. Wessely S, Chalder T, Hirsch S, et al. Psychological symptoms, somatic symptoms, and psychiatric disorder in chronic fatigue and chronic fatigue syndrome: A prospective study in the primary care setting. American Journal of Psychiatry, 1996, 153: 1050-1059.
3. 林文韬，林建棣，冯炜权. 运动能力的生物化学. 北京：人民体育出版社，1999.
4. Karlsson J, Funderburk CF, Essen B, et al. Constituents of human muscle in isometric fatigue. Journal of Applied Physiology, 1975, 38 (2): 208-211.
5. 冯炜权. 运动训练生物化学. 北京：北京体育大学出版社，1998.
6. Davis MJ. Possible mechanisms of central nervous system fatigue during exercise. Medicine and Science in Sports and Exercise, 1997, 24: 42-53.
7. 代毅，金文泉，高卫. 运动对自由基代谢的影响. 成都体育学院学报，1995，21（3）：65-68.
8. 孙贵范. 职业卫生与职业医学. 北京：人民卫生出版社，2012.
9. 李可基. 保健食品改善运动能力抗疲劳的机制和功效成分. 营养与保健食品研究及科学进展学术资料汇编，2002.
10. 刘洁生，李校，姚成灿. 外源性核酸对机体作用的研究进展. 生命科学，2002，14（4）：226-228.
11. 梁锐，张召峰，刘志刚，等. 5′-核苷酸抗疲劳作用研究. 现代预防医学，2010，3710：1853-1855.
12. Wang JJ, Shieh MJ, Kuo SL, et al. Effect of red mold rice on anti-fatigue and exercise-related changes in lipid peroxidation in endurance exercise. Applied Microbiology and Biotechnology, 2006, 70 (2): 247-253.

第七节　核苷酸对肝的辅助保护功能 The auxiliary protection functions of nucleotide on liver

核苷酸对维持肝正常功能有着重要作用，改变肝中核苷酸的浓度会影响肝的结构和功能。核苷酸在体内有两条合成途径：从头合成和补救合成途径。肝所需要的核苷酸可以由氨基酸从头合成供给，肝自身虽然具有很强的合成核苷酸的能力，但正常生理条件下，肝的功能活动还需要从膳食获得一定量的外源性核苷酸，通过日粮途径满足肝核苷酸需要具有节约能量的优势，足量的外源性核苷酸有助于肝正常功能和结构的维持。

一、核苷酸对肝结构和肝细胞增殖的影响

在正常生理条件下，膳食剥夺核苷酸会影响成年大鼠肝的超微结构和功能，使肝细胞核和核仁变小，同时粗面内质网、核糖体减少，肝 RNA 浓度减少、脂质聚集[1]。体外培养肝细胞也发现，核苷酸对肝细胞具有重要作用。Ohyanagi 等[2]通过体外培养肝细胞和肝癌细胞 AH130 发现，低浓度核苷酸和核酸混合物可以促进肝细胞的增殖，而高浓度则会对肝细胞以及肝癌细胞的生长产生抑制作用。

外源性核苷酸对肝细胞增殖、分化、代谢的调节通路可能有多条，尚未获得一直的解释。Saez-Lara 等[3]认为核苷酸可以诱导 c-myc 和 H-ras 基因的表达，提高 S 期细胞的比例，并增加 α-甲胎蛋白的表达，通过以上方式促进肝细胞增殖，并有助于保持胎鼠肝细胞的未分化状态。Fausther 等[4]认为细胞外的核苷酸和核酸可以诱导肝细胞可以表达出许多特定的膜转运受体从而转换生理信号，并能通过细胞表面酶调节胞外基质中介质水平。

二、核苷酸对肝功能的影响

肝是动物体内合成核苷酸的主要器官，其对日粮中核苷酸含量最敏感。López-Navarro 等[5]发现在日粮中补充核苷酸能够被肝部分利用，维持细胞核苷酸池的浓度，避免由于核苷酸缺乏而引起肝核苷酸和 DNA、RNA 浓度降低，此外由于核苷酸抑制了氨基酸的氧化，增强了肝的再生能力，肝能够维持正常的生理功能。

（一）核苷酸对肝细胞功能的影响

ALT 和 AST 的活性与肝氨基酸代谢有关，当肝细胞受损和肝细胞膜通透性升高时 ALT 与 AST 就进入血液，它们在血液中活性高低是反映肝损伤程度的一个标志[6]。如表 5-7-1，本课题组研究显示，大鼠日粮中添加不同剂量核苷酸（0.01％、0.04％、0.16％、0.64％和 1.28％ NTs）后，亲代（F0）和子一代（F1）大鼠高剂量组 AST 活性以及 F1 代大鼠高剂量组 ALT 活性明显低于对照组[7]。此外，本课题组的另一项长期喂养实验表明，0.04％、0.64％NTs 组 12 月龄雄性大鼠血清 AST 明显低于对照组[8]。以上结果可能提示，长期补充膳食核苷酸可以起到保护肝细胞功能的作用。

（二）核苷酸对肝合成功能的影响

血清总蛋白（total protein，TP）、白蛋白（albumin，ALB）和球蛋白（globulin，GLB）含量反映肝的合成功能。本课题组长期喂养实验显示，3 月龄（表 5-7-2）0.04％、0.16％和 0.64％核苷酸干预组雄性大鼠的总蛋白均高于对照组，0.16％组雄性大鼠的白蛋白显著高于对照组，雌性 0.64％组的总蛋白和白蛋白均显著高于对照组。12 月龄（表 5-7-3），0.16％、0.64％核苷酸组雄性大鼠总蛋白和白蛋白明显高于对照组；0.16％、0.64％核苷酸组雌性大鼠总蛋白明显高于对照组；0.16％、0.64％核苷酸组雌性大鼠白蛋白明显高于对照组。

表 5-7-1 F0、F1B 断乳 90 d ALT 及 AST 检测结果

组别	F0 雄性		F0 雌性		F1B 雄性		F1B 雌性	
	ALT (U/L)	AST (U/L)	ALT (U/L)	AST (U/L)	ALT (U/L)	AST (U/L)	ALT (U/L)	AST (U/L)
对照组	39.84±3.99	114.40±11.16	31.46±3.43	105.23±14.19	44.51±7.18	204.27±30.46	44.57±16.27	192.55±29.03
0.01% NTs	41.93±5.67	113.90±11.22	30.04±5.30	104.98±10.41	42.12±12.44	181.61±26.45	33.18±6.44	171.54±15.71
0.04% NTs	39.78±6.27	103.70±9.96*	28.11±4.28	98.14±12.62	35.62±10.21	166.22±45.89*	31.86±10.44*	171.80±15.04
0.16% NTs	38.08±3.91	103.57±7.03*	32.28±4.81	96.60±14.17	36.67±9.20	166.24±32.17*	29.31±11.00*	153.70±24.58**
0.64% NTs	42.89±6.05	103.87±8.93*	29.95±2.97	99.80±15.72	32.05±9.03*	151.41±32.22**	32.73±4.05*	134.56±25.61**
1.28% NTs	40.61±5.73	102.34±12.57**	28.28±4.83	90.77±16.18	31.27±4.73*	165.55±32.72*	29.74±16.72*	156.55±18.36**

注：与对照组相比，*：$P<0.05$，**：$P<0.01$

表 5-7-2 NTs 干预对 3 月龄 SD 大鼠血清生化指标的影响

组别	雄性				雌性			
	ALT (U/L)	AST (U/L)	TP (g/L)	ALB (g/L)	ALT (U/L)	AST (U/L)	TP (g/L)	ALB (g/L)
对照组	39.83±3.98	114.40±11.16	64.62±2.27	25.88±1.23	31.46±3.43	100.98±17.79	80.57±7.26	36.07±3.80
0.01% NTs	41.92±5.67	118.51±16.11	66.00±2.60	25.07±2.27	30.03±5.29	104.97±10.41	74.95±4.21	33.23±2.55
0.04% NTs	39.77±6.27	103.70±9.95	68.06±1.94*	26.62±1.26	28.11±4.27	98.13±12.62	76.37±3.97	33.91±2.63
0.16% NTs	34.07±3.90	121.55±7.20	69.48±2.13**	27.67±0.43*	32.27±4.80	100.15±16.51	75.55±4.16	32.96±1.75
0.64% NTs	42.88±6.04	117.51±16.18	67.98±1.92*	27.33±0.92	29.95±2.96	99.80±15.71	73.00±3.91*	32.16±2.30*

注：与对照组相比，*：$P<0.05$，**：$P<0.01$

表 5-7-3　NTs 干预对 12 月龄 SD 大鼠血清生化指标的影响

性别	组别	ALT（U/L）	AST（U/L）	TP（g/L）	ALB（g/L）	TC（mmol/L）	TG（mmol/L）
雄性	对照组	60.6±10.4	194.0±32.1	83.2±4.8	42.1±1.0	2.05±0.85	2.60±0.59
雄性	0.01% NTs	75.9±17.8*	209.4±29.3	82.9±2.5	42.0±0.9	2.07±0.65	2.45±0.34
雄性	0.04% NTs	57.0±16.6	142.6±17.6*	82.6±3.8	41.1±1.3	3.78±1.34*	2.63±0.73
雄性	0.16% NTs	57.4±9.7	189.0±26.8	92.9±6.9*	48.2±2.8*	2.88±1.60	1.93±0.40*
雄性	0.64% NTs	53.9±10.4	163.8±31.1*	87.9±3.1*	47.3±2.1*	1.11±0.60	1.95±0.46*
雌性	对照组	60.6±17.0	196.4±17.5	81.2±3.0	41.3±1.1	2.57±1.08	2.35±0.30
雌性	0.01% NTs	62.1±14.1	165.6±31.8	81.4±3.6	41.0±1.6	3.03±0.79	2.50±0.63
雌性	0.04% NTs	71.0±28.1	173.9±83.4	79.6±3.1	40.1±1.2	2.76±1.38	2.25±0.67
雌性	0.16% NTs	70.3±21.4	184.0±38.4	89.9±7.0*	46.8±3.6*	1.87±0.74	2.49±0.44
雌性	0.64% NTs	62.8±9.6	186.6±33.6	90.5±3.8*	47.3±1.3*	1.50±0.91	2.39±0.58

注：与对照组相比，*：$P<0.05$

（三）核苷酸对肝代谢功能的影响

肝是人体重要的代谢器官，直接参与多种物质的代谢。有研究发现，与饲料中添加核苷酸组的断乳小鼠相比，未添加核苷酸组小鼠肝的胆固醇、磷脂浓度升高而肝重量和糖原含量下降，因此认为外源性核苷酸的补充可能调节肝脂质代谢[9]。北京大学李勇课题组研究显示（表 5-7-3），膳食添加 0.16%和 0.64%核苷酸组大鼠较对照组大鼠血清总胆固醇明显降低。

有研究显示，将肝星状细胞 CFSC-2G 和原代肝细胞单独或混合置于含有外源性混合核苷的培养基中培养 24 h 后，单独培养的细胞中尿嘧啶核苷三磷酸（uridine triphosphate，UTP）、尿嘧啶核苷二磷酸（uridine diphosphate，UDP）-葡萄糖、胞苷二磷酸（cresyl diphenyl phosphate，CDP）-胆碱和 NAD^+ 浓度增加，与星状细胞混合培养的肝细胞腺苷酸电荷、白蛋白含量及琥珀酸脱氢酶的活性增加，提示外源性的核苷可以被星状细胞和肝细胞摄取，调节细胞内核苷酸的浓度，从而改善肝细胞的功能，恢复共培养导致的肝细胞腺苷酸电荷受损[10]。

综上，在正常生理条件下，外源性膳食核苷酸的添加有助于维持肝结构，提高肝代谢及合成功能，并能够促进肝的抗氧化能力。

参考文献

1. López-Navarro AT，Bueno JD，Gil A，et al. Morphological changes in hepatocytes of rats deprived of dietary nucleotides. Br J Nutr，1996，76（4）：579-589.

2. Ohyanagi H，Nishimatsu S，Kanbara Y，et al. Effects of nucleosides and a nucleotide on DNA and RNA syntheses by the salvage and de novo pathway in primary monolayer cultures of hepatocytes and hepatoma cells. J Parenter Enteral Nutr，1989，13（1）：51-58.

3. Saez-Lara MJ，Manzano M，Angulo AJ，et al. Exogenous nucleosides stimulate proliferation of fetal rat

hepatocytes. J Nutr，2004，134（6）：1309-1313.

4. Fausther M，Sevigny J. Extracellular nucleosides and nucleotides regulate liver functions via a complex system of membrane proteins. C R Biol，2011，334（2）：100-117.
5. López-Navarro AT，Gil A，et al. Deprivation of dietary nucleotides results in a transient decrease in acid-soluble nucleotides and RNA concentration in rat liver. J Nutr，1995，125（8）：2090-2095.
6. 朱立华. 实验诊断学. 北京：北京大学医学出版社，2002：279.
7. 马奕，徐琳琳，许雅君，等. 外源核苷酸多代发育安全性评价. 中国生育健康杂志，2009，20（3）：158-162.
8. Xu M，Ma Y，Xu L，et al. Developmental effects of dietary nucleotides in second-generation weaned rats. J Med Food，2013，16（12）：1146-52.
9. Novak DA，Carver JD，Barness LA. Dietary nucleotides affect hepatic growth and composition in the weanling mouse. J Parenter Enteral Nutr，1994，18（1）：62-66.
10. Arnaud A，Fontana L，Angulo AJ，et al. Exogenous nucleosides alter the intracellular nucleotide pool in hepatic cell cultures. Implications in cell proliferation and function. Clin Nutr，2003，22（4）：391-399.

第八节 核苷酸辅助改善记忆的功能 Nucleotide assist to improve memory function

一、概述

（一）记忆的定义及分类

学习记忆功能是重要的脑认知功能之一，涉及对外界信号的获得、储存、巩固、提取和再现等多个环节。动物或人对刺激产生感知之后，在撤除刺激后能将已经感知的内容追想起来的一种心理过程即所谓的记忆（memory）。动物能记忆过去所获得的经验并以此为基础，使之能在所处的环境中的行为转变为适应性活动的机能是学习（learning）。简单地说，记忆是对所获取信息的保存和读出的神经过程，而学习是获取新信息和新知识并可以应用的神经过程，这两个过程是相互联系的。在人的一生中，我们需要学习和记住许多不同的事情，不同类型的学习和记忆由不同的神经“硬件”来实施。

认知心理学家对记忆进行了广泛的研究，提出了一些对记忆进行分类的方案，其中一个分类方法就是把记忆分为陈述性记忆（declarative memory）和非陈述性记忆（non-declarative memory）。陈述性记忆和非陈述性记忆有着明显的区别。对事实、事件以及它们间相互关系的记忆被称为陈述性记忆。陈述性记忆储存在海马、内侧颞叶、间脑以及它们之间的神经网络中。非陈述性记忆又可进一步分为4种类型。第一类称为程序性记忆（procedural memory），即关于技巧或习惯的记忆。程序性记忆储存在纹状体、运动皮质、小脑以及它们之间形成的神经网络中。第二类称为启动效应或初始化效应（priming）。如果你在某一场合无意识地看见或听见过某一刺激，这一刺激以后再次出现时，你辨认出它的速度会显著地快。初始化效应储存在新皮质。第三类是联合型学习（经典条件反射和操作式条件反射）所形成的记忆，储存在小脑、杏仁核和海马。第四类是由非联合型学习（习惯化和敏感化）所形成的记忆，储存在反射回路（图 5-8-1）[1]。

因此，记忆不是单一系统，而是有着不同的类型；不同类型的记忆储存在脑的不同部位，脑的特定部位受损可能只影响特定类型的记忆，而其他类型的记忆则可能完整无损。

根据记忆保持时间长短，可以将记忆分为短时记忆（short-term memory）和长时记忆（long-term memory）。短时记忆为短暂的、容量有限的、可能还需要脑内不断复述的记忆，而长时记忆为更持久、容量更大、不需要复述的记忆。把感觉信息储存到长时记忆中的过程称为巩固（consolidation）。感觉信息可以通过短时记忆系统进入长时记忆系统，也可以不通过短时记忆系统而直接进入长时记忆系统。短时记忆是长时记忆形成过程中必经的阶段，不同脑区损伤对短、长时记忆的影响也不同。工作记忆（working memory）是短时记忆的一种特殊形式，是大脑对消逝后的刺激保持短时间记忆直到对此信息做出反应的能力。从神经科学的角度来看，工作记忆有别于通常意义上的短时记忆的一个关键特征是：临时性的信息储存可以在大脑的多个部位同时进行，工作记忆不是单一的短时记忆系统。这就意味着我们不能确切地知道脑的不同部位在同一时刻储存的所有工作记忆信息。

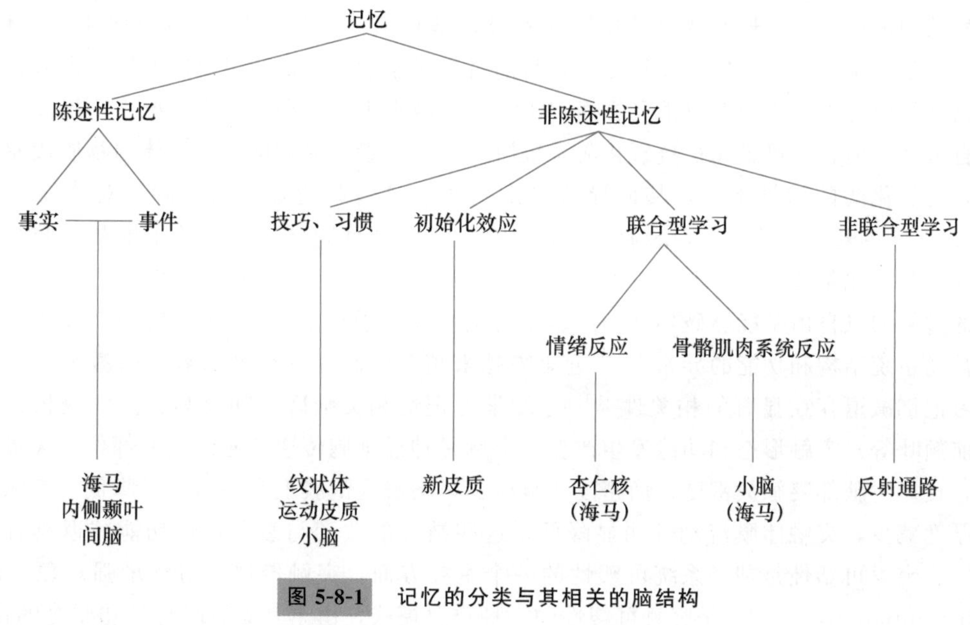

图 5-8-1 记忆的分类与其相关的脑结构

（二）学习记忆障碍及产生机制

人类学习记忆障碍是一个严重的世界性医学问题和心理学问题。这种现象在人类各个年龄段均有发生，包括儿童时期的小儿弱智和儿童多动症、青年时期的诵读困难为主的记忆障碍、及老年时期以记忆障碍为主要表现的各种类型痴呆症。据世界卫生组织（WHO）统计，世界上的任何国家、任何民族智力低下的人数均在 1%～3%。而且随着社会人口的老龄化加剧，老年性痴呆等智力衰退性认知功能障碍疾病的发病率在持续上升，其与心脑血管疾病、癌症已成为老年人致残、致死的三大疾病。

AD 是痴呆的最主要原因。潜在的神经退行性变性机制涉及多个相互作用的过程：膜变性、中枢氧化应激、蛋白异常加工（β-淀粉样蛋白或 tau 蛋白）和线粒体功能失调。这些会导致在 β-淀粉样蛋白斑块累积、神经元纤维缠结和突触丧失的特征性累积，最终导致脑萎缩和脑室扩大。持续的神经退行性变性，特别是突触丧失，会导致 AD 的典型性临床特征，如记忆缺陷、语言退化及执行和视觉空间功能障碍。

Alzheimer's disease （AD） is the leading cause of dementia. The underlying neurodegenerative mechanism involves several interacting processes—membrane degeneration, central oxidative stress, abnormal protein processing （beta-amyloid, tau）, and mitochondrial dysfunction[2]. These result in the characteristic accumulation of beta-amyloid plaques, neurofibrillary tangles, and synaptic loss, ultimately leading to cerebral atrophy and enlargement of ventricles. Ongoing neurodegeneration, particularly synaptic loss, leads to the classic clinical features of AD—memory impairment, language deterioration, and executive and visuospatial dysfunction[3-4].

学习记忆功能障碍的发病机制复杂，大多研究认为，记忆功能可能与脑组织中乙酰胆碱、兴奋性氨基酸、5-羟色胺、多巴胺、去甲肾上腺素等多种神经递质紊乱有关，表现为皮质下核团的退变性病理性改变以及皮质的神经化学缺损[5]。AD 型老年性痴呆由于发病率、死亡率高备受重视，发病机制比较复杂，目前对于老年学习记忆减退机制的研究尚未完全明确，已有的研究主要集中在以下几方面：①氧化应激水平的升高。正常情况下，机体会产生少量自由基，但它们可迅速被抗氧化酶系统所破坏。随着年龄的增长，机体内物质代谢发生变化，抗氧化酶的活性下降，从而导致自由基产生过多和清除能力下降，对功能造成损害[6-7]。大脑的耗氧量非常高，金属离子含量高，神经细胞膜含有丰富的不饱和脂肪酸，同时脑部的抗氧化系统比较薄弱，以上这些原因导致脑部极易出现氧化损伤[8-9]。衰老过程中产生的过量的氧自由基能够破坏神经细胞中的生物大分子包括蛋白、脂质和 DNA 等，进而造成神经系统结构和功能的异常[10]。近年来越来越多的研究发现脑部氧化应激水平与衰老性学习记忆减退存在显著的相关性[11-12]。②学习记忆相关脑区（如海马、内侧隔核、杏仁核、前额叶等）突触形态和功能发生改变。突触是神经细胞传递信号的重要部位，大量实验证明，衰老时脑部突触数密度、面密度明显减少，突触囊泡膜上突触素含量降低，突触后致密物厚度减少，突触体膜流动性明显降低，这些结构的改变与衰老记忆功能减退具有相关性[13-15]。突触可塑性是神经系统可塑性的一个主要方面，突触传递长时程增强现象（long-term potentiation，LTP）是突触可塑性的一种重要模式，由于其具有时程长和联合的性质，近年来被认为可能是学习和记忆的神经基础。LTP 随着年龄的增长效应逐渐降低，突触的该种功能的改变在衰老性记忆减退中起着重要的作用[16]。③中枢神经递质的改变。中枢神经递质的改变是引起衰老性记忆减退的重要机制之一。老年记忆减退时胆碱能神经递质合成和释放减少，AD 者前脑基底胆碱能神经元退化，胆碱酯酶抑制剂是目前广泛应用的治疗 AD 的药物[17]。同时，衰老时脑部去甲肾上腺素、5-羟色胺和氨基酸类等神经递质均受损害[18]。④Ca^{2+} 超载。Ca^{2+} 与学习记忆关系密切，在 LTP 的形成过程中，Ca^{2+} 参与突触前膜神经递质的释放和突触后膜 NMDA 受体的激活，促进 c-fos 基因表达，是神经可塑性的重要因素[19]。衰老可使 Ca^{2+} 内流时间延长，突触体内 Ca^{2+} 浓度明显升高 Ca^{2+} 超载使海马突触蛋白质合成减少，膜流动性显著降低，还可激活多种 Ca^{2+} 依赖的蛋白酶，造成神经元损伤而显著影响学习记忆过程[20]。此外，衰老时脑内部分区域还会出现铜离子、铁离子等重金属离子的积聚，反应性胶质细胞增生，炎性因子浸润，神经营养因子的表达下降等变化。除了上述学习记忆脑区增龄性变化，AD有其独特的神经病理学变化，包括老年斑和细胞内神经纤维缠结的形成。老年斑主要由β-淀粉样蛋白多肽（Aβ）异常积聚形成，神经纤维缠结主要成分是聚集成双螺旋细丝的过度磷酸化Tau蛋白[21]。Aβ的神经毒性及其在神经系统中的积聚沉积对AD的发生、发展起着关键作用，也是AD病人出现学习记忆障碍的主要原因。Aβ在大脑中的过量生成和聚集可引起神经元钙稳态失调，自由基大量产生，激活炎性因子，导致突触减少，神经元缺损，神经网络破坏，继而出现中枢整合功能异常，故针对Aβ的产生和神经毒性治疗成为近年来AD研究的热点之一[22-23]。

（三）老年记忆减退治疗效果的有限性及预防重要性

由于老年记忆减退的机制尚未完全阐明，在临床上对于衰老以及衰老过程中发生的一系列神经退行性疾病导致的记忆减退或障碍还缺乏有效的治疗手段。药物治疗目前集中在对AD的治疗上，在临床上被广泛使用的治疗AD的药物包括乙酰胆碱酯酶抑制剂如多奈哌齐等和NMDA受体抑制剂美金刚[24]。这些药物对于暂时缓解记忆减退是有效的，但是并不能阻止疾病的发展或者逆转神经功能的衰退，而且多存在副作用[25-26]。近年来研究者正不断探索新的药物作用靶点，以期开发新的药物应用于临床。基因治疗近几年刚刚起步，虽然有一定进展，但基因治疗的安全性和有效性一直存在争议，且到现在还没有研究开发出根本改善老年人记忆的产品。由此可见，由于尚无有效的治疗措施，老年记忆减退的预防就显得尤为重要。在早期通过一系列的干预手段，如开发辅助改善老年记忆的功能食品，提前对老年人群进行干预，预防或者延缓老年记忆减退的发生，对促进老年人的记忆，降低神经退行性疾病的发生，提高生活质量，以及实现健康老龄化均具有重大的科学意义、经济和社会效益。

二、核苷酸与辅助改善记忆的研究进展

人群及动物实验均已证实孕期饮酒可以导致一系列的人类出生缺陷，包括酒精相关神经发育障碍、酒精相关出生缺陷、胎儿酒精谱系障碍、胎儿酒精综合征等[27-29]，其中又以胎儿酒精综合征（fetal alcohol syndrome，FAS）最为严重。FAS的临床表现主要有：面部畸形、生长迟滞以及中枢神经系统功能障碍[30]。近些年随着女性社交活动的增加，妇女的饮酒率一直居高不下，已成为许多国家一个迫切的公共卫生问题[31-33]。与此同时，FAS的发生率也不容乐观——据估计，美国儿童FAS的患病率为0.5‰～2‰[34]，在南非有的地区甚至高达65.2%～74.2%[35]。因此，尽早探讨乙醇发育毒性的干预措施显得尤为重要。北京大学李勇教授课题组通过乙醇体内致畸动物模型对膳食补充外源性核苷酸对FAS小鼠学习记忆能力的影响开展研究，为人类FAS的干预措施提供科学依据。

北京大学李勇教授课题组的研究中，将50只健康成年的C57BL/6J雌鼠随机分为空白对照组、乙醇对照组和低（0.01%）、中（0.04%）、高（0.16%）3个外源性核苷酸干预组。孕期2个对照组动物喂饲普通小鼠饲料，干预组动物喂饲含有相应质量分数的核苷酸强化饲料。孕6～15 d，乙醇对照组和各干预组孕鼠用5 g/kg bw乙醇灌胃，空白对照组则灌以相同剂量的双蒸水。动物自然分娩后，观察记录母鼠和仔鼠的体重、进食量、食物利用率

的变化以及子代小鼠生长发育、神经发育指标的达标情况。子代小鼠断乳后，依次进行旷场、水迷宫、跳台和穿梭箱 4 个行为学实验；全部实验结束后，处死动物，留取血液标本，分离血清，检测血清总超氧化物歧化酶活性、谷胱甘肽过氧化物酶活性和丙二醛含量。并分离海马组织，称重、计算脑体比、检测海马组织中乙酰胆碱酯酶的活力，磷酸化环单磷酸腺苷反应要素结合蛋白质和脑源性神经营养因子的变化。

（一）核苷酸对生理发育和神经反射的影响

李勇教授课题组在生理发育和神经反射指标达标时间方面的研究结果表明，与空白对照组相比，乙醇对照组门齿萌出、睁眼、阴道开放和睾丸下降的达标时间显著较迟，平面翻正、悬崖回避和空中翻正的达标时间均显著延迟，各核苷酸组阴道开放和睾丸下降的达标时间也显著延迟；与乙醇对照组相比，各核苷酸组门齿萌出、睁眼、平面翻正、悬崖回避和空中翻正的达标时间均有显著的提前和改善。

（二）核苷酸对自主活动能力及情绪反应的影响

旷场实验主要反映动物自主活动能力和对新环境的探索、习惯以及伴随的情绪变化。在旷场实验中，穿格数和直立次数可以反映小鼠的自主活动能力，中央格停留时间、修饰次数和修饰时间可反映小鼠的情绪反应。北京大学李勇教授课题组的研究结果显示，乙醇对照组雌性和雄性小鼠在中央格停留的时间均显著长于空白对照组，而 0.16％核苷酸组雌性和雄性小鼠在中央格的停留时间均较短、穿格数均多于乙醇对照组（表 5-8-1）。

表 5-8-1　外源性核苷酸干预对 FAS 子代小鼠旷场实验结果的影响（$n=20$）

组别	中央格停留时间（s）	穿格数	直立次数	修饰次数	修饰时间（s）
空白对照组	17.55±6.73	75.35±22.47	21.60±8.27	1.75±1.07	18.75±14.73
乙醇对照组	25.90±14.78	64.70±28.90	19.20±9.46	1.80±1.44	14.30±14.32
0.01％核苷酸组	17.65±9.53	76.09±19.84	24.85±11.43	1.60±0.99	14.55±11.78
0.04％核苷酸组	15.50±4.84*	80.25±24.2*	23.18±7.40	2.00±0.86	17.40±10.95
0.16％核苷酸组	14.80±4.54*	81.20±21.73*	21.90±9.98	1.40±0.68	14.27±7.78

注：*：与乙醇对照组比较，差异具有统计学意义（$P<0.05$）

（三）核苷酸对空间学习记忆和空间位置记忆能力的影响

Morris 水迷宫（Morris water maze test）是一种评价动物学习记忆，尤其是空间学习记忆功能较为客观而准确的方法。在 Morris 水迷宫定位航行实验中，动物需要通过反复学习、认识迷宫周围物体的空间位置，寻找记忆里接近迷宫中平台的最佳路线，用最短时间找到并爬上平台。若动物的空间学习记忆能力下降，其逃避潜伏期和游泳距离将延长；而空间探索实验用于测量动物学会寻找平台后，对平台空间位置记忆的能力。北京大学李勇教授课题组的研究结果显示，与空白对照组相比，乙醇对照组雌性动物第 4 天、第 5 天的逃避潜伏期显著延长，第 7 天的穿台次数也显著减少；与乙醇对照组相比，0.04％核苷酸组雌性动物第 4 天、第 5 天的潜伏期则显著缩短（表 5-8-2），但是各组雄性小鼠逃避潜伏期和穿台次数的差异无统计学意义（彩图 5-8-2 和图 5-8-3）。这说明，外源性核苷酸干预在改善空间学习记忆能力方面具有较好的效果，但在平台空间位置记忆能力方面未显示出显著效果。

表 5-8-2 外源性核苷酸干预对 FAS 子代小鼠水迷宫定位航行实验结果的影响（$n=20$）

组别	第 1 天	第 2 天	第 3 天	第 4 天	第 5 天	第 6 天
空白对照组	57.90±36.87	46.98±40.77	34.05±32.60	30.55±40.52	24.18±28.99	18.59±12.36
乙醇对照组	65.89±46.76	46.95±43.12	39.35±38.89	33.63±37.72	33.63±37.72	30.99±35.33[a]
0.01％核苷酸组	41.75±35.78	38.04±27.41	35.52±33.75	32.37±26.99	32.37±26.99	21.91±13.08
0.04％核苷酸组	41.75±33.06[b]	36.63±23.38	29.03±26.09	26.03±29.77	26.03±29.77	14.08±9.67[c]
0.16％核苷酸组	51.38±37.08	37.25±39.98	36.42±29.32	29.15±33.11	29.15±33.11	9.80±4.13[c]

注：a：与空白对照组相比，$P<0.05$；b：与乙醇对照组相比，$P<0.05$；c：与乙醇对照组相比，<0.01

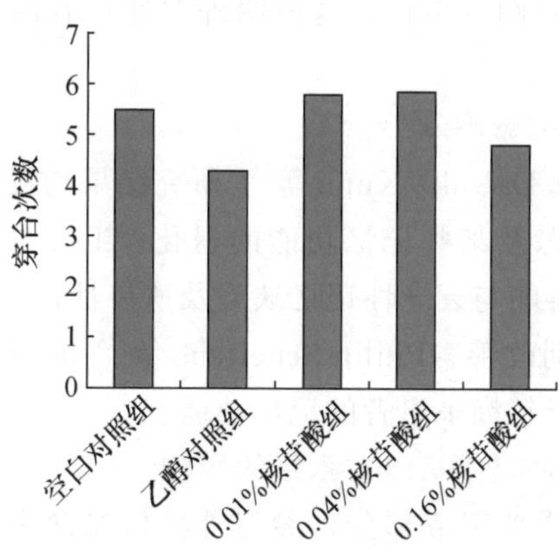

图 5-8-3 外源性核苷酸干预对 FAS 小鼠水迷宫空间探索实验穿台次数的影响

（四）核苷酸对被动回避反应能力的影响

跳台实验（step down test）是用于检测动物被动回避反应能力的一种常用实验方法。其原理是动物受到电击后会跳上反应箱内绝缘的平台以避免伤害性刺激，多数动物可能再次或多次跳至铜栅上，受到电击又迅速跳回平台，训练 5 min。24 h 后重做测验，记录动物跳下平台的潜伏期和动物受到电击的次数，此即记忆保持测验。北京大学李勇教授课题组的研究结果显示，第 1 天训练时，乙醇对照组雌性和雄性仔鼠的跳台潜伏期显著短于空白对照组和 0.01％核苷酸组、0.04％核苷酸组，其错误次数也显著多于这 3 个组（表 5-8-3）。这说明外源性核苷酸干预具有显著改善动物被动回避反应能力的效果。

表 5-8-3 外源性核苷酸干预对 FAS 小鼠跳台实验潜伏期的影响

组别	训练成绩	24 h 后成绩	1 周后成绩
空白对照组	155.90±124.82	180.00±0.00	180.00±0.00
乙醇对照组	79.40±117.62[a]	177.00±9.38	180.00±0.00
0.01％核苷酸	179.90±125.04[b]	180.00±0.00	178.40±7.16
0.04％核苷酸	145.95±104.76[b]	180.00±0.00	178.75±5.59
0.16％核苷酸	175.25±120.83[b]	180.00±0.00	178.80±4.92

注：a：与空白对照组相比，$P<0.05$；b：与乙醇对照组相比，$P<0.05$

（五）核苷酸对非陈述性记忆的影响

穿梭箱主动回避测试（shuttle-box test）被认为是检测非陈述性记忆的标准实验方法，其原理是根据条件反射原理，训练动物逃避电击的能力。动物在遭受电击后即逃避，跑到对侧，挡住光电管后便可中断电击，在每次电击前给予声音作为刺激条件，反复训练，使动物在接受条件刺激后即跳向对侧而逃避电击，此为主动回避反应，此实验可以检测动物逃避电击的学习和记忆能力。北京大学李勇教授课题组的研究结果显示，第5天测试时，与空白对照组相比，乙醇对照组雄性动物的主动回避时间显著较短、电击次数显著增多，0.01%核苷酸、0.04%核苷酸组的电击次数也显著增多；雌性动物第5天测试时各指标差异无统计学意义（彩图5-8-4）。这说明外源性核苷酸干预对雄性非陈述性记忆的影响效果更明显。

（六）核苷酸对老年记忆的影响

Tzu-Hsiu Chen 等[36-37]及 Daisuke Kunii 等[38]研究结果均显示增加外源性核苷酸的摄入可减轻年龄所导致的大脑形态及某些记忆功能的退化。Tzu-Hsiu Chen 等[36-37]的研究还发现，外源性核苷酸摄入不足可能与衰老性记忆缺陷及遗传性记忆缺陷有关，且该类记忆缺陷可通过补充外源性核苷酸得到改善。Philip Scheltens 等[39]的研究结果显示，摄入含有核苷酸的功能性食品可改善轻度老年痴呆患者的记忆功能。

（七）核苷酸对脑体比及海马中 AChE 水平的影响

海马是大脑边缘系统的重要组成部分，参与外界信息向中枢传导的整合，在学习、记忆以及情欲活动的调节中起着重要作用。海马区的功能是主管人类近期主要记忆，有点像是计算机的内存，将几周内或几个月内的记忆鲜明暂留，以便快速存取，一直以来都是研究学习记忆的重要脑区。北京大学李勇教授课题组同时对小鼠的脑体比及海马中AChE水平进行了测定，结果表明，乙醇对照组雌性和雄性仔鼠的脑体比显著低于空白对照组，0.04%核苷酸组的雌性和雄性仔鼠的脑体比显著高于乙醇对照组。而乙醇对照组雌性和雄性仔鼠海马中 AChE 的水平显著高于空白对照组，而各干预组动物海马中 AChE 的水平则显著低于乙醇对照组。这说明外源性核苷酸干预有显著改善乙醇引起的学习能力下降的问题。

（八）核苷酸对海马中 p-CREB 和 BDNF 表达的影响

转录因子 CREB Ser133 位点的磷酸化是长期记忆形成过程中的转录和翻译的关键步骤。PKA 是 CREB 磷酸化过程中的主要上游蛋白激酶，能够激活 CREB Ser133 位点的磷酸化。BDNF 和 Bcl-2 均为转录因子 CREB 的靶基因。BDNF 能够促进神经突触的形成、突触可塑性和学习记忆的形成；Bcl-2 为抗凋亡基因，对神经细胞的存活具有重要作用。北京大学李勇教授课题组对改善学习记忆的机制进行了进一步研究发现，与空白对照组相比，乙醇对照组 p-CREB 与 CREB 的灰度比显著降低；与乙醇对照组相比，0.04%核苷酸组 p-CREB 与 CREB 的灰度比显著增加。与空白对照组相比，乙醇对照组 BDNF 的表达水平显著降低；与乙醇对照组相比，0.16%核苷酸组 BDNF 的表达水平显著增加。其中涉及的机制可能是，核苷酸通过抗氧化或者直接调节细胞内蛋白激酶通路，增加衰老小鼠海马内 CREB 的活性，增加 BDNF 和 Bcl-2 等具有神经保护作用的靶基因的表达，反过来这些靶基因又能够促进 CREB 的活化，当这种良性循环长期存在，可能会使核苷酸干预小鼠的海马神经突触结构发生变化，突触传递效能增加，进而促进学习记忆。

主要参考书目和参考文献

1. 寿天德. 神经生物学. 2版. 北京：高等教育出版社，2001.
2. Scheltens P，Kamphuis PJ，Verhey FR，et al. Efficacy of a medical food in mild Alzheimer's disease：A randomized，controlled trial. Alzheimers & Dementia the Journal of the Alzheimers Association，2010，6 (1)：1-10.
3. Selkoe DJ. Alzheimer's disease is a synaptic failure. Science，2002，298：789-791.
4. Terry RD. Alzheimer's disease and the aging brain. Journal of Geriatric Psychiatry&Neurology，2006，19：125-128.
5. 张翼. 海藻抑制乙酰胆碱酯酶活性及红藻海头红化学成分的研究. 青岛：中国科学院海洋研究所，2004.
6. Muller FL，Lustgarten MS，Jang Y，Richardson A，Van Remmen H. Trends in oxidative aging theories. Free Radical Biology&Medicine，2007，43 (4)：477-503.
7. Harman D. Free-radical theory of aging. Increasing the functional life span. Annals of the New York Academy of Sciences，1994，717：1-15.
8. Raut A，Ratka A. Oxidative damage and sensitivity to nociceptive stimulus and opioids in aging rats. Neurobiol Aging，2009，30 (6)：910-919.
9. Balu M，Sangeetha P，Murali G，et al. Age-related oxidative protein damages in central nervous system of rats：Modulatory role of grape seed extract. International Journal of Developmental Neuroscience，2005，23 (6)：501-507.
10. Lu J，Wu DM，Zheng YL，et al. Purple sweet potato color alleviates D-galactose-induced brain aging in old Mice by promoting survival of neurons via PI3K pathway and inhibiting cytochrome C-mediated apoptosis. Brain Pathol，2010，20 (3)：598-612.
11. Martin I，Grotewiel MS. Oxidative damage and age-related functional declines. Mechanisms of Ageing&Development，2006，127 (5)：411-423.
12. Senthil Kumaran V，Arulmathi K，Srividhya R，et al. Repletion of antioxidant status by EGCG and retardation of oxidative damage induced macromolecular anomalies in aged rats. Experimental gerontology，2008，43 (3)：176-183.
13. Burke SN，Barnes CA. Neural plasticity in the ageing brain. Nature Reviews，2006，7 (1)：30-40.
14. Masliah E，Crews L，Hansen L. Synaptic remodeling during aging and in Alzheimer's disease. Journal of Alzheimers Disease，2006，9 (3 Suppl)：S91-S99.
15. Nyffeler M，Zhang WN，Feldon J，et al. Differential expression of PSD proteins in age-related spatial learning impairments. Neurobiol Aging，2007，28 (1)：143-155.
16. Lynch G，Rex CS，Gall CM. Synaptic plasticity in early aging. Ageing Research Reviews，2006，5 (3)：255-280.
17. Fibiger HC. Cholinergic mechanisms in learning，memory and dementia：A review of recent evidence. Trends Neurosci，1991，14 (6)：220-223.
18. Collier TJ，Gash DM，Sladek JR. Transplantation of norepinephrine neurons into aged rats improves performance of a learned task. Brain Research，1988，448 (1)：77-87.

19. Hardingham GE, Arnold FJ, Bading H. Nuclear calcium signaling controls CREB-mediated gene expression triggered by synaptic activity. Nature Neuroscience, 2001, 4 (3): 261-267.
20. Thibault O, Gant JC, Landfield PW. Expansion of the calcium hypothesis of brain aging and Alzheimer's disease: Minding the store. Aging Cell, 2007, 6 (3): 307-317.
21. Hardy J. A hundred years of Alzheimer's disease research. Neuron, 2006, 52 (1): 3-13.
22. Khan AA, Mao XO, Banwait S, et al. Neuroglobin attenuates beta-amyloid neurotoxicity in vitro and transgenic Alzheimer phenotype in vivo. Proceedings of the National Academy of Sciences of the United States of America, 2007, 104 (48): 19114-19119.
23. Wirths O, Multhaup G, Bayer TA. A modified beta-amyloid hypothesis: Intraneuronal accumulation of the beta-amyloid peptide—the first step of a fata cascade. Journal of Neurochemistry, 2004, 91 (3): 513-520.
24. 李琼. 绿茶多酚预防老年记忆减退及机制的实验研究. 北京：北京大学医学出版社，2010.
25. Silvestrelli G, Lanari A, Parnetti L, et al. Alzheimer's disease: From pharmacology to a better understanding of disease pathophysiology. Mechanisms of Ageing and Development, 2006, 127 (2): 148-157.
26. Salloway S, Mintzer J, Weiner MF, et al. Disease-modifying therapies in Alzheimer's disease. Alzheimers Dement, 2008, 4 (2): 65-79.
27. Ouellette EM, Rosett HL, Rosman NP, et al. Adverse effects on offspring of maternal alcohol abuse during pregnancy. New England Journal of Medicine, 1977, 297 (10): 528-530.
28. Detering N, Reed WD, Ozand PT, et al. The effects of maternal ethanol consumption in the rat on the development of their offspring. The Journal of Nutrition, 1979, 109 (6): 999-1009.
29. Welch-Carre E. The neurodevelopmental consequences of prenatal alcohol exposure. Advances in Neonatal Care, 2005, 5 (4): 217-229.
30. Valborg LK, Leonardson GR, Neff-Smith M, et al. Characteristics of children who have full or incomplete fetal alcohol syndrome. Journal of Pediatrics, 2004, 145 (5): 635-640.
31. 季成叶. 我国大学生过量饮酒行为流行现状. 中国学校卫生，2010，31 (10)：1157-1160.
32. Centers for Disease Control and Prevention (CDC). Alcohol use among pregnant and nonpregnant women of childbearing age-United States, 1991—2005. Morb Mortal Wkly Rep, 2009, 58 (19): 529-532.
33. Walker MJ, Al-Sahab B, Islam F, et al. The epidemiology of alcohol utilization during pregnancy: An analysis of the Canadian Maternity Experiences Survey (MES). BMC Pregnancy Childbirth, 2011, 11: 52.
34. May PA, Gossage JP. Estimating the prevalence of fetal alcohol syndrome. A summary. Alcohol Research & Health, 2001, 25 (3): 159-167.
35. Viljoen DL, Gossage JP, Brooke L, et al. Fetal alcohol syndromeepidemiology in a South African community: A second study of a very high prevalence area. Journal of Studies on Alcohol, 2005, 66 (5): 593-604.
36. Chen TH, Wang MF, Liang YF, et al. A nucleoside-nucleotide mixture may reduce memory deterioration in old senescence-accelerated mice. Journal of Nutrition, 2000, 130 (12): 3085-3089.
37. Chen TH, Huang HP, Matsumoto Y, et al. Effects of dietary nucleoside-nucleotide mixture on memory in aged and young memory deficient mice. Life Science, 1996, 59 (21): L325-L330.
38. Kunii D, Wang M, Chan Y, et al. Ameliorative effects of nucleosides on senescence acceleration and memory deterioration in senescence-accelerated mice. International Congress Series, 2004, 1260:

143-149.
39. Scheltens P，Kamphuis PJ，Verhey FR，et al. Efficacy of a medical food in mild Alzheimer's disease：A randomized，controlled trial. Alzheimers & Dementtia，2010，6（1）：1-10.

小　结

在正常生理条件下，外源性核苷酸有助于维持肝结构及代谢、合成功能，可促进婴幼儿的生长发育，改善个体的生存状况、免疫器官及学习记忆能力，调节机体免疫功能、血脂代谢及肠道菌群，具有缓解体力疲劳、抗氧化功能等多种生理功能。

Under normal conditions，exogenous nucleotides are beneficial for maintaining liver structure，metabolic and synthetic functions with various functions of enhancing development of infants and young children，improving individuals' living conditions，immune organs，and learning and memory capacity，regulating immune function，lipids metabolism and intestinal flora，alleviating physical fatigue，protecting our body from oxidative stress damage and so on.

第六章 核苷酸与营养相关疾病

Nucleotide and nutrition-related diseases

随着社会经济水平的提高和人们生活方式的改变，营养相关疾病，如酒精性肝损伤、肾损伤、各种因素诱发的肠道功能紊乱、肿瘤和高脂血症等的发病率逐年升高，带来了严重的疾病负担和社会经济负担，如WHO报告显示乙醇消耗导致了全球大约3 300 000人死亡，伤残调整寿命年高达139 000 000人年，而且2006年在美国，乙醇的社会成本消耗高达233 500 000 000美元。《中国肿瘤登记年报》报道，2012年全国新诊断肿瘤病例约307万，死亡病例220万，占全球肿瘤死亡人数的26.9%，相当于每分钟有6个肿瘤患者就诊、有4个肿瘤患者死亡。因此，控制和治疗营养相关疾病的发生及发展显得尤为重要。

膳食因素与营养相关疾病有着密切的关系，良好的膳食营养不仅具有潜在的预防作用，某些营养素还有抗炎、抗氧化、调节肠道菌群、增强机体免疫力、抑制肿瘤等功能，在一定程度上也起到了积极的治疗作用。相较于药物治疗，通过膳食干预的手段安全性高、副作用少，例如肝肾毒性和胃肠道反应等，具有药物等治疗手段不可比拟的优势。核苷酸作为人体最重要的营养素之一，广泛存在于自然界，并可通过人工方法合成，近几十年的研究发现，当机体处在免疫抑制、损伤后的恢复、感染、特定疾病状态、营养素摄入不足及快速生长的情况时，通过膳食增加核苷酸的供应可能对维持这些组织核苷酸池稳态具有重要作用，且能够节省机体从头或补救合成的能量消耗，完善并优化组织功能，因此在营养相关疾病的防治中具有重要的价值。

北京大学李勇教授课题组长期从事外源性核苷酸与营养相关疾病的研究，通过分子生物学、微生态学、代谢组学和基因组学等方法深入探讨了营养相关疾病的发病机制以及外源性核苷酸的干预效果，取得了重要进展。本章就北京大学李勇教授课题组的研究结果结合国内外相关研究，从流行病学、病理生理学、临床诊断和治疗等方面探讨外源性核苷酸对营养相关疾病的干预效果。

第一节 核苷酸与肝损伤 Nucleotide and liver injury

一、肝及其功能

肝（liver）位于右上腹，重1200～1500 g，是人体最大的实质器官，血液循环丰富，结构功能复杂。肝由4个相关的生理解剖单位构成，包括循环系统、胆汁通道、网状内皮系统和肝细胞组成。具有以下重要的功能。

(一) 代谢功能

肝负责合成各种蛋白、糖原、磷脂和胆固醇；还有糖原储存、糖原分解以及将半乳糖转化为葡萄糖的功能；肝是合成、脂化和分泌胆固醇的主要器官。

(二) 分泌胆汁

肝每日持续不断的分泌胆汁600～1000 ml，由胆管排入肠道，胆汁能够帮助脂肪消化及脂溶性维生素A、D、E、K吸收的功能。

(三) 凝血功能

肝是合成和产生许多止血物质的场所，如纤维蛋白质、凝血酶原及凝血因子Ⅴ、Ⅶ、Ⅷ、Ⅸ、Ⅹ、Ⅺ、Ⅻ。

(四) 其他功能

肝还可以通过分解、氧化和结合等方式将体内产生的或外来的毒物降解，起到解毒作用。Kuffer细胞也可以吞噬细菌、毒素和其他碎屑等，将它们从血液中清除[1]。

二、肝损伤的概念及分类

肝损伤（liver injury，liver damage）是各种肝疾病的统称。依据不同的标准，分类不同。按病程长短，分为急性肝损伤和慢性肝损伤。急性肝损伤是指短时间内外源性或内源性因素对肝造成的伤害，如急性病毒感染、短时间内大量饮酒或服用过量的药物等，对肝功能造成损伤。慢性肝损伤病程相对较长，外源性或内源性有害因素的作用剂量相对较小，表现出一定的蓄积作用，机制各不相同，且可多见组织病理学的改变如肝细胞脂肪变性、空泡变性、凋亡及坏死等，以及微循环障碍和间质纤维增生。

按照病原学可将肝损伤分为化学性肝损伤、病理性肝损伤和暴力性肝损伤三类。

化学性肝损伤是指由化学性肝毒性物质所造成的肝损伤或肝功能异常。这些化学性肝毒性物质包括乙醇、环境中的化学有毒物质及某些药物等，其中以药物性和酒精性肝损伤最常见。

病毒性肝损伤是指由甲、乙、丙、丁、戊等病毒性肝炎引起的肝损伤。可引起急性或慢性的肝损伤，如肝纤维化、肝硬化、肝细胞坏死等都会造成肝功能异常。其中以重型肝炎引起的肝损伤最为典型，常出现大块或亚大块肝组织坏死，出血、肝肾综合征是其主要死因。

按致伤原因可将暴力性肝损伤分为开放性肝损伤和闭合性肝损伤。开放性肝损伤多为尖锐器物刺伤或穿透伤，一般有刀刺伤、火器伤等。闭合性肝损伤以钝性损伤多见，主要因为撞击、挤压所致，常见于公路交通事故、建筑物塌方，偶见于高处跌落、体育运动伤或殴打伤。由于腹部闭合性损伤除肝创伤外常合并其他脏器损伤，而腹部表面无受伤征象，诊断相对有一些难度，导致治疗延迟，因此钝性伤较危险，病死率往往高于开放性损伤[1-2]。

三、肝损伤的流行病学

非酒精性脂肪肝（non-alcoholic fatty liver disease，NAFLD）是慢性肝疾病的主要原因之一，由于其诊断较困难，目前并没有非酒精性脂肪肝的确切发病率。普通成人NAFLD患病率为20%～33%，其中非酒精性脂肪性肝炎和肝硬化分别占10%～20%和2%～3%。肥胖症患者NAFLD患病率为60%～90%、非酒精性脂肪性肝炎为20%～25%、肝硬化为2%～8%，2型糖尿病和高脂血症患者NAFLD患病率分别为28%～55%和27%～92%[3]。Meta分析显示我国NAFLD的发病率为20.09%，男性（24.81%）高于女性（13.16%），北方（21.87%）高于南方（18.21%）[4]。

世界卫生组织（world health organization，WHO）数据显示，2010年全球15岁以上人群每人每年平均消耗6.2 L纯乙醇，相当于每人每天摄入纯乙醇13.5 g；在中国，2003—2005年15岁以上的人群每人每年平均消耗4.7 L的纯乙醇，2008—2010年这一数字已经增长至6.7 L[5]。《中国居民营养与慢性病状况报告（2015年）》显示全国18岁及以上成年人人均年乙醇摄入量为3.0 L，饮酒者中有害饮酒率为9.3%，其中男性为11.1%[6]。伴随着乙醇的消耗和饮酒人数的增加，酒精性肝病已经越来越严重，同时带来了严重的疾病负担，在2012年，WHO报告显示乙醇消耗导致了全球大约3 300 000人死亡，伤残调整寿命年高达139 000 000人年[5]。我国尚缺乏酒精性肝病的全国性大规模流行病学调查资料，但地区性流行病学调查显示，我国饮酒人群数量和酒精性肝病的患病率有上升趋势。我国对全国酒精性肝病发病情况、临床特征等进行的多中心回顾研究显示，2000—2004年酒精性肝病（alcoholic liver disease，ALD）患者占同期肝病患者比例逐年升高，轻症酒精性肝病、酒精性脂肪肝、酒精性肝炎、酒精性肝硬化分别占11.2%、22.6%、28.8%、37.4%，ALD发病率也呈逐年上升趋势[7]。

我国人口基数庞大，临床药物种类繁多，人群不规范用药较为普遍，医务人员和公众对药物安全性问题和药物性肝损伤（drug-induced liver injury，DILI）的认知尚不够，因此DILI发病率有逐年升高趋势。我国DILI数据多来自医疗相关机构的门诊及住院患者，其中急性DILI约占急性肝损伤住院比例的20%；由于目前尚无面向普通人群的大规模DILI流行病学调查数据，所以尚不清楚DILI在我国的确切发病率[8]。最新的流行病学资料显示，美国每年每100 000人中，DILI新发病例数为20人[9]。

四、肝损伤的诊断及治疗原则

（一）非酒精性脂肪肝的诊断及治疗

明确NAFLD的诊断需符合以下3项条件。

1. 无饮酒史或饮酒折合乙醇量每周小于140 g（女性每周＜70 g）；

2. 除外病毒性肝炎、药物性肝病、全胃肠外营养、肝豆状核变性、自身免疫性肝病等可导致脂肪肝的特定疾病；

3. 肝活检组织学改变符合脂肪性肝病的病理学诊断标准。

由于肝组织学诊断难以获得，NAFLD工作定义为：①肝影像学表现符合弥漫性脂肪肝的诊断标准且无其他原因可供解释；和（或）②有代谢综合征相关组分的患者出现不明原因的血清ALT和（或）AST、谷氨酰转肽酶（glutamyl transpeptidase，GGT）持续增高半年以上。减肥和改善胰岛素抵抗后，异常酶谱和影像学脂肪肝改善甚至恢复正常者可明确NAFLD的诊断。详细的病理学、影像学及代谢综合征的诊断参见《非酒精性脂肪性肝病诊疗指南（2010 年修订版）》。

鉴于 NAFLD 为代谢综合征的重要组分并且大多数患者肝组织学改变处于非酒精性脂肪肝阶段，治疗 NAFLD 的首要目标为改善胰岛素抵抗，防治代谢综合征及其相关终末期器官病变，从而改善患者生活质量和延长存活时间；次要目标为减少肝脂肪沉积并避免因“二次打击”而导致非酒精脂肪性肝炎和肝功能失代偿；非酒精脂肪性肝炎患者则需阻止肝病进展，减少或防止肝硬化、肝癌及其并发症的发生。治疗原则为以下 6 点：健康宣传教育，改变生活方式；控制体质量，减少腰围；改善胰岛素抵抗，纠正代谢紊乱；减少附加打击以免加重肝损害；保肝抗炎药物防治肝炎和纤维化；积极处理肝硬化的并发症[3]。

（二）酒精性肝病的诊断及治疗

酒精性肝病的诊断标准如下：

1. 有长期饮酒史，一般超过 5 年，折合乙醇量男性≥40 g/d，女性≥20 g/d，或 2 周内有大量饮酒史，折合乙醇量>80 g/d。但应注意性别、遗传易感性等因素的影响。乙醇量（g）=饮酒量（ml）×乙醇含量（%）×0.8。

2. 临床症状为非特异性，可无症状，或有右上腹胀痛、食欲缺乏、乏力、体重减轻、黄疸等；随着病情加重，可有神经精神症状和蜘蛛痣、肝掌等表现。

3. 血清 AST、ALT、GGT、总胆红素（total bilirubin，TBIL）、凝血酶原时间（prothrombin time，PT）、平均红细胞容积（mean corpuscular volume，MCV）和缺糖转铁蛋白（carbohydrate deficient transferring，CDT）等指标升高。其中 AST/ALT>2、GGT 升高、MCV 升高为酒精性肝病的特点，而 CDT 测定虽然较特异但临床未常规开展。禁酒后这些指标可明显下降，通常 4 周内基本恢复正常（但 GGT 恢复较慢），有助于诊断。

4. 肝超声检查或 CT 检查有典型表现（见酒精性肝病诊疗指南）。

5. 排除嗜肝病毒现症感染以及药物、中毒性肝损伤和自身免疫性肝病等。

符合第 1～3 项和第 5 项或第 1、2、4 项和第 5 项可诊断酒精性肝病；仅符合第 1、2 项和第 5 项可疑诊酒精性肝病。符合第 1 项，同时有病毒性肝炎现症感染证据者，可诊断为酒精性肝病伴病毒性肝炎。

酒精性肝病的治疗原则是戒酒和营养支持，减轻酒精性肝病的严重程度；改善已存在的继发性营养不良和对症治疗酒精性肝硬化及其并发症[10]。

（三）药物性肝损伤的诊断及治疗

DILI 的诊断目前仍属排他性诊断。首先要确认存在肝损伤，其次排除其他肝病，再通过因果关系评估来确定肝损伤与可疑药物的相关程度。

国际严重不良反应协会于 2011 年将 DILI 的生化学诊断标准建议调整为出现以下任一情况：①ALT≥5×正常值上限（upper limit of normal，ULN）；②ALP≥2×ULN，特别是伴有 5′-核苷酸酶或 GGT 升高且排除骨病引起的碱性磷酸酶（alkaline phosphatase，ALP）升高；③ALT≥3×ULN 且 TBIL≥2×ULN 需要指出，此非临床诊断标准，主要是对治疗决策更具参考意义。

DILI 的基本治疗原则是：①及时停用可疑肝损伤药物，尽量避免再次使用可疑或同类药物；②应充分权衡停药引起原发病进展和继续用药导致肝损伤加重的风险；③根据 DILI 的临床类型选用适当的药物治疗；④急性肝衰竭或亚急性肝衰竭等重症患者必要时可考虑紧急肝移植。目前无证据显示 2 种或以上抗炎保肝药物对 DILI 有更好的疗效，因此尚不推荐 2 种或以上抗炎保肝药物联用。在抗结核治疗等 DILI 发生风险相对高的治疗中，目前也无确切证据表明预防性应用抗炎保肝药物可减少 DILI 的发生，但应在用药期间，特别是用药的前 3 个月加强生化检测，及时发现肝损伤并给予合理的治疗[11]。

五、核苷酸对肝损伤的保护作用及研究进展

核苷酸对于正常肝的保护功能已经在人群及动物研究中证实，其在肝损伤领域的研究也越来越受重视，但是仍处在动物实验阶段，主要涉及核苷酸、核酸等对化学性肝损伤，如乙醇、硫代乙酰胺和四氯化碳诱导的急慢性肝损伤和肝硬化的影响，并未在临床上应用。目前北京大学李勇教授课题组已经对核苷酸对酒精性肝损伤的保护作用及其机制进行了广泛的探索与研究。同时国内外学者也对核苷酸保肝作用进行了相关研究，将一一在此阐述。

北京大学李勇教授课题组首次研究了外源性核苷酸对于酒精性肝损伤大鼠的保护作用，研究包括 5′-核苷酸对急性和慢性酒精性肝损伤的保护作用研究，研究动物涉及 SD 大鼠和 Wistar 大鼠，对核苷酸应用于肝损伤的营养治疗提供了实验依据。

（一）急性酒精性肝损伤[12]

1. 研究方法

急性实验所采用的方法是，将 24 只雄性 SPF 级 SD 大鼠随机分为 4 组：对照组、低剂量干预组（0.2 g/kg bw）、中剂量干预组（0.8 g/kg bw）和高剂量干预组（3.2 g/kg bw），每组 6 只。乙醇染毒前 30 min，各组分别用生理盐水、低中高剂量核苷酸灌胃，乙醇染毒剂量为 3 g/kg bw，染毒后 1 h，取尾血，肝素钠抗凝，采用顶空气相色谱法测定全血中乙醇浓度。

2. 结果与讨论

由表 6-1-1 可见，乙醇灌胃 1 h 后大鼠血液中乙醇浓度随着 5′-核苷酸干预浓度的增加而降低，并且高剂量组与对照组差异具有显著性。

表 6-1-1　5′-核苷酸对大鼠血液乙醇浓度的影响（$\bar{x}\pm s$）

组别	只数（n）	乙醇（mg/ml）
高剂量组	6	0.56±0.18*
中剂量组	6	0.93±0.14
低剂量组	6	1.04±0.35
对照组	6	1.11±0.44

注：与对照组相比：*：$P<0.05$

由以上结果可以推测，在急性实验中，5′-核苷酸作为食物影响乙醇在胃排空速度和胃肠蠕动速度，并且浓度越高，这种作用越明显，从而造成了各组大鼠血液乙醇浓度的差异。

（二）慢性酒精性肝损伤[13-14]

1. 研究方法

雄性 SPF 级 Wistar 大鼠 50 只，适应性喂养 2 周，随机分为正常对照组（normal

control group)、乙醇对照组（alcohol control group）、等热量对照组（dextrose control group)、0.04%和0.16%核苷酸（NTs）干预组，每组10只，除正常对照组和等热量对照组外，其余30只大鼠使用50%乙醇（v/v）灌胃，乙醇初始灌胃量为每天2 g/kg bw，后逐渐增加剂量，2周后达到8 g/kg bw，此为维持剂量，每天1～2次灌胃（每次2～3 ml)，继续干预4周，乙醇初始灌胃记为第1周，初始灌胃第一天记为第1天，干预周期为6周。正常对照组每天灌胃等体积的蒸馏水，等热量对照组每天灌胃与乙醇对照组热量相等的右旋糖溶液。正常对照组、乙醇对照组和等热量对照组大鼠给予AIN-93G饲料喂养，0.04%和0.16%核苷酸干预组是在美国营养学会（American Institute of Nutrition，AIN-93G）纯化饲料基础上每千克分别添加0.4 g和1.6 g核苷酸所制成。每周测量大鼠体重；末次乙醇灌胃后12 h，使用乙醚麻醉大鼠，股动脉采血，分别使用促凝管及肝素钠抗凝管收集血液样本，4 ℃，3500 r/min离心10 min吸取上清，分别为血清及血浆用于血生化指标和炎症因子检测；收集肝组织检测氧化应激相关指标含量；使用超高效液相色谱串联四级杆飞行时间质谱（ultra-performance liquid chromatography quadrupole time-of-flight mass spectrometry，UPLC-Q-TOF-MS）法检测肝和血浆代谢谱，并利用多变量统计分析方法鉴定各组差异代谢物；通过苏木精-伊红染色观察大鼠肝病理学改变。

2. 结果与讨论

（1）外源性核苷酸对各组大鼠体重的影响

如彩图6-1-1所示，与正常对照组相比，乙醇对照组大鼠从干预第14天起体重明显降低（$P<0.05$)；从干预第7天开始，与乙醇对照组相比，0.16% NTs组能够轻度增加大鼠体重，但没有统计学差异。

（2）外源性核苷酸对各组大鼠肝病理学改变的影响

如彩图6-1-2所示，与正常对照组和等热量对照组相比，乙醇灌胃导致大鼠肝肝索消失，肝细胞排列不规则，并可以观察到肝细胞脂肪变性；核苷酸干预组大鼠肝脂肪变性的肝细胞较乙醇对照组减少，肝索规则，肝细胞界限清楚，排列规则。

（3）外源性核苷酸对各组大鼠血清转氨酶、蛋白质、脂质、胆红素和乳酸脱氢酶水平的影响

如表6-1-2所示，与等热量对照组相比，乙醇对照组大鼠血清ALT、AST、总胆固醇（total cholesterol，TC）、TG和乳酸脱氢酶（lactate dehydrogenase，LDH）水平明显升高；TP和GLB水平明显降低；与乙醇对照组相比，0.04%核苷酸组和0.16%核苷酸组能够明显降低ALT、AST、TC和LDH水平，0.16%核苷酸干预能够明显增加血清TP、GLB水平，并能够明显降低血清TG和TBIL水平。此外，乙醇对照组大鼠血清白球比明显高于等热量对照组，与乙醇对照组相比，0.16%核苷酸组白球比明显降低。

综合以上研究结果，乙醇对照组大鼠出现了体重减轻、多饮、少尿的症状，实验结束时，与等热量对照组相比，乙醇对照组大鼠血清转氨酶、总胆固醇和三酰甘油明显升高，总蛋白和球蛋白明显降低，而升高的血清转氨酶水平被认为是酒精性肝损伤的标志之一[15]。这些结果均表明本实验乙醇灌胃大鼠出现了肝脂肪变性，并引起了肝损伤。此外，本研究进一步阐明了外源性核苷酸添加对酒精性肝损伤大鼠的改善作用，即与乙醇对照组相比，外源性核苷酸喂养的大鼠体重增长相对较稳定，多饮、少尿症状减轻，血清转氨酶、总胆红素、

表 6-1-2 外源性核苷酸对各组大鼠血清转氨酶、蛋白质、脂质和胆红素水平的影响（$n=10$）

	正常对照组		乙醇对照组		等热量对照组		0.04%核苷酸组		0.16%核苷酸组	
	均数	标准差	均数	标准差	均数	标准差	均数	标准差	均数	标准差
ALT (U/L)	32.89	9.98	47.44*	25.53	32.89	7.99	31.44#	9.54	33.00#	7.33
AST (U/L)	62.58	13.61	85.81**	26.46	58.49	15.92	54.11##	14.46	52.91##	12.59
TP (g/L)	73.56	3.55	66.78**	3.40	73.33	4.43	69.20	5.55	71.81#	6.19
ALB (g/L)	38.22	1.37	36.86	1.93	38.16	1.25	37.19	2.15	37.54	2.12
GLB (g/L)	35.44	2.55	29.92**	1.63	35.18	3.54	32.01	3.84	34.27##	4.23
A/G	1.08	0.07	1.23**	0.04	1.09	0.09	1.17	0.10	1.11##	0.10
TBIL (μmol/L)	2.01	0.40	2.46	0.50	2.09	0.27	2.24	0.46	2.03#	0.42
TC (mmol/L)	2.07	0.38	2.80*	0.61	2.22	0.34	2.34#	0.26	2.29#	0.32
TG (mmol/L)	1.30	0.29	1.89*	0.73	1.32	0.28	1.66	0.55	1.31#	0.49
LDH (U/L)	1495.31	403.74	1852.68*	338.94	1309.11	417.19	1304.4#	511.3	1224.2##	455.92

注：与等热量对照组相比，*：$P<0.05$，**：$P<0.01$；与乙醇对照组相比，#：$P<0.05$，##：$P<0.01$

总胆固醇、三酰甘油和乳酸脱氢酶水平明显降低，总蛋白和球蛋白合成增多，肝脂肪变性、肝细胞损伤等病理改变明显减轻。

（4）外源性核苷酸对各组大鼠血浆炎症因子和脂多糖水平的影响

如图 6-1-3 所示，与等热量对照组相比，乙醇对照组大鼠血浆脂多糖（lipopolysaccharide，LPS）、肿瘤坏死因子-α（tumor necrosis factor-α，TNF-α）、白细胞介素（interleukin，IL）-6 和 IL-12 浓度明显升高；外源性核苷酸干预后，大鼠血浆 LPS、TNF-α、IL-6 和 IL-12 浓度较乙醇对照组明显降低。炎症反应是酒精性肝炎的主要特征之一。TNF-α、IL-6 和 IL-12 是 ALD 发生发展过程中重要的促炎因子。本研究结果也证明了炎症反应参与了酒精性肝损伤的过程中。此外，乙醇对照组大鼠血浆 LPS 浓度明显升高。有研究显示高浓度的 LPS 能够诱导炎性因子，如 TNF-α 和 IL-6 的激活[16]，而腺苷酸类似物能够抑制 LPS 诱导的巨噬细胞 TNF-α 和 IL-6 的上调[17]，本研究中，与乙醇对照组相比，外源性核苷酸混合物能够明显降低血浆中 LPS、TNF-α、IL-6 和 IL-12 的浓度，因此可以推断核苷酸可在一定程度上改善乙醇引起的血清炎症反应。

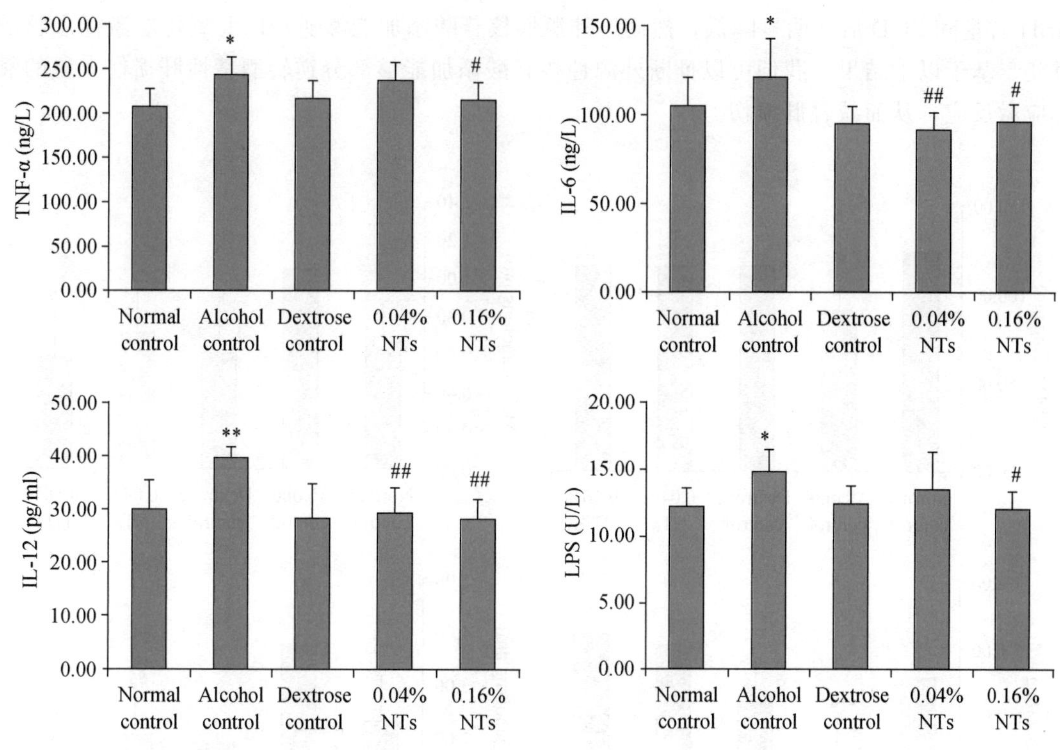

图 6-1-3 外源性核苷酸对大鼠血浆炎症因子和脂多糖水平的影响（$n=10$）

注：与等热量对照组相比，*：$P<0.05$，**：$P<0.01$；与乙醇对照组相比，#：$P<0.05$，##：$P<0.01$；Normal control group：正常对照组；Alcohol control group：酒精对照组；Dextrose control group：等热量对照组；0.04% NTs：0.04%核苷酸组；0.16% NTs：0.16%核苷酸组

（5）外源性核苷酸对各组大鼠肝氧化应激相关指标的影响

如图 6-1-4 所示，与等热量对照组相比，乙醇对照组大鼠肝组织中丙二醛（malondialdehyde，MDA）和氧化型谷胱甘肽（oxidized glutathione，GSSG）浓度明显升高，但是还原型谷胱甘肽（reduced glutathione，GSH）浓度和超氧化物歧化酶（superoxide dismutase，SOD）活性明显降低；与乙醇对照组相比，0.04% NTs 和 0.16% NTs 组大鼠肝组织中 SOD 活性和 GSH 浓度明显升高，而 GSSG 浓度明显降低，此外，0.16% NTs 干预能够明显抑制乙醇引起的肝组织中 MDA 含量的升高。急性或慢性的乙醇干预能够诱导活性氧自由基（reactive oxygen species，ROS）的产生，使细胞的抗氧化功能耗竭，引起多种组织器官的氧化应激，尤其是肝[18]。乙醇干预的动物中能够观察到异常表达的氧化应激标志物，如 MDA、SOD 和 GSH 等。MDA 是脂质过氧化反应中最多的产物。有研究表明乙醇干预的大鼠血清 MDA 水平明显升高[19]；SOD 是一种重要的 ROS 清除剂，能够催化超氧阴离子基团（O_2^-）生成过氧化氢（H_2O_2），乙醇干预能够抑制其活性[20]；GSH 是肝中存在的另一种 ROS 清除剂，研究表明乙醇干预的大鼠肝谷胱甘肽水平明显降低[21-22]。目前并没有其他研究报道外源性核苷酸添加对酒精性肝损伤氧化应激标志物的影

响，本研究显示与等热量对照组相比，乙醇对照组大鼠肝 MDA 和 GSSG 含量明显升高，GSH 含量和 SOD 活性明显降低，然而，外源性核苷酸添加能够逆转以上氧化应激标志物的改变。基于以上结果，我们可以推断外源性核苷酸添加能够部分逆转酒精性肝损伤大鼠的氧化应激反应，从而减轻肝损伤。

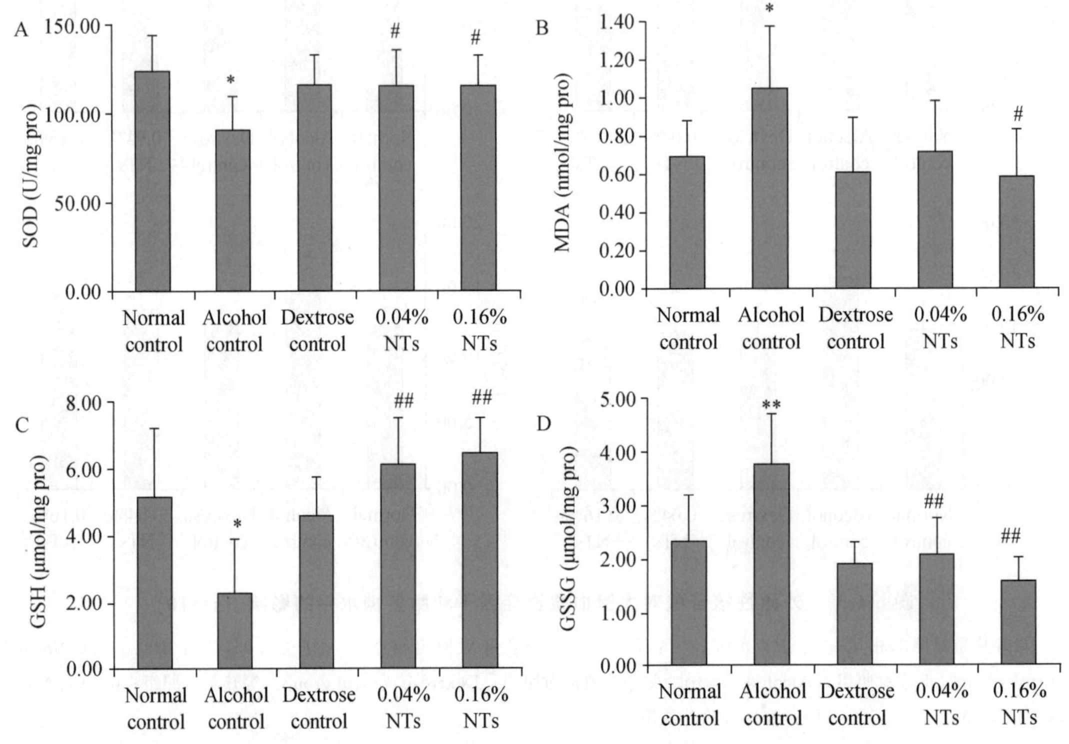

图 6-1-4　外源性核苷酸对大鼠肝氧化应激的影响（$n=10$）

注：与等热量对照组相比，*：$P<0.05$，**：$P<0.01$；与乙醇对照组相比，#：$P<0.05$，##：$P<0.01$；Normal control group：正常对照组；Alcohol control group：酒精对照组；Dextrose control group：等热量对照组；0.04% NTs：0.04%核苷酸组；0.16% NTs：0.16%核苷酸组

（6）外源性核苷酸对各组大鼠肝 TLR4 和 CD14 表达的影响

如图 6-1-5 所示，与等热量对照组相比，乙醇对照组大鼠肝 Toll 样受体 4（toll-like receptor 4，TLR4）和 LPS 受体分化抗原簇（cluster of differentiation 14，CD14）识别显著增高；NTs 的干预明显缓和了酒精引起的 TLR4 和 CD14 的升高，与乙醇对照组相比，0.04% NTs 和 0.16% NTs 干预显著下调了肝 TLR4 的表达水平，亦明显降低了肝 CD14 的表达。

（7）外源性核苷酸对各组大鼠肝 NF-κB p65 和 IκBα 活性的影响

正常情况下在细胞质内，核因子 κB（nuclear factor-κB，NF-κB）与核因子 κB 抑制因子 α（inhibitor κBα，IκBα）相结合处于未激活状态，当外界刺激激活 IκBα，使其磷酸化后，NF-κB p65 随即解离并磷酸化转移至细胞核中。如图 6-1-6 所示，与等热量对照组相比，对

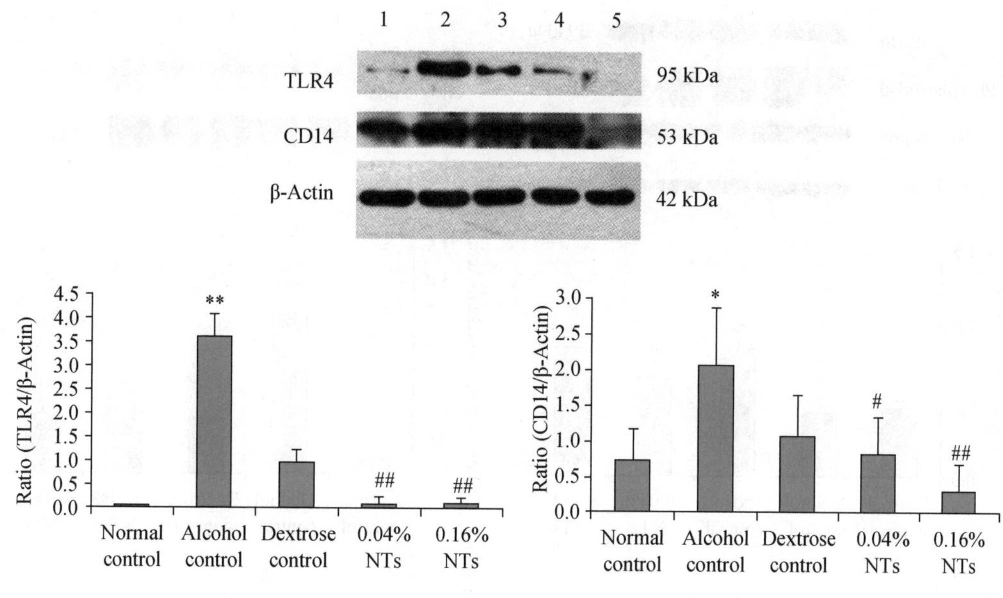

图 6-1-5　外源性核苷酸对大鼠肝 TLR4 和 CD14 的影响

注：与等热量对照组相比，*：$P<0.05$，**：$P<0.01$；与乙醇对照组相比，#：$P<0.05$，##：$P<0.01$；Normal control group：正常对照组；Alcohol control group：酒精对照组；Dextrose control group：等热量对照组；0.04% NTs：0.04%核苷酸组；0.16% NTs：0.16%核苷酸组

照组大鼠肝总磷酸化的 NF-κB p65（phosphorylated-NF-κB p65，Phospho-NF-κB p65）和细胞核 Phospho-NF-κB p65 都处于高表达状态，差异具有统计学意义；同时，乙醇对照组大鼠肝总 NF-κB p65 表达水平较等热量对照组明显升高，而总 IκBα 表达水平较等热量对照组明显降低；与乙醇对照组相比，NTs 的干预明显上调了 IκBα 表达水平，明显下调了 NF-κB p65、磷酸化的 IκBα（phosphorylated-IκBα，Phospho-IκBα）和细胞核 Phospho-NF-κB p65 表达水平，且具有浓度依赖关系。

肠道起源的 LPS 在 ALD 中扮演着重要的角色，它通过 TLR4 介导的炎症反应在很多研究中已经证实[23]。LPS/TLR4 通路在乙醇引起的肝损伤中具有重要作用。但是，对于其下游通路的研究仍然存在争议，目前并不清楚 MyD88 依赖和 TRIF 依赖的通路在 ALD 发生发展过程中的确切地位[24]，但这两条通路均能够激活 NF-κB[25]。乙醇干预的大鼠与正常对照大鼠相比，肝磷酸化的 NF-κB p65 和 IκB 表达明显增多。核苷酸或核酸具有抗炎的潜能，有研究表明，腺苷酸能够通过抑制 NF-κB 的激活来发挥其抗炎活性。本研究也发现与等热量对照组相比，乙醇对照组大鼠肝 TLR4、CD14 以及磷酸化的 IκBα、NF-κB p65 表达明显增多，而外源性核苷酸添加组的大鼠以上蛋白表达则明显降低，这也为外源性核苷酸对于酒精性肝损伤的防治提供了可能的新靶点。

（8）外源性核苷酸对酒精性肝损伤大鼠肝代谢组学的影响

表 6-1-3 显示了各组间前 15 位差异代谢物，说明这些差异代谢物与各组间代谢差异相关性较大。差异代谢物名称、质荷比（mass to charge ratio，m/z）、保留时间（retention

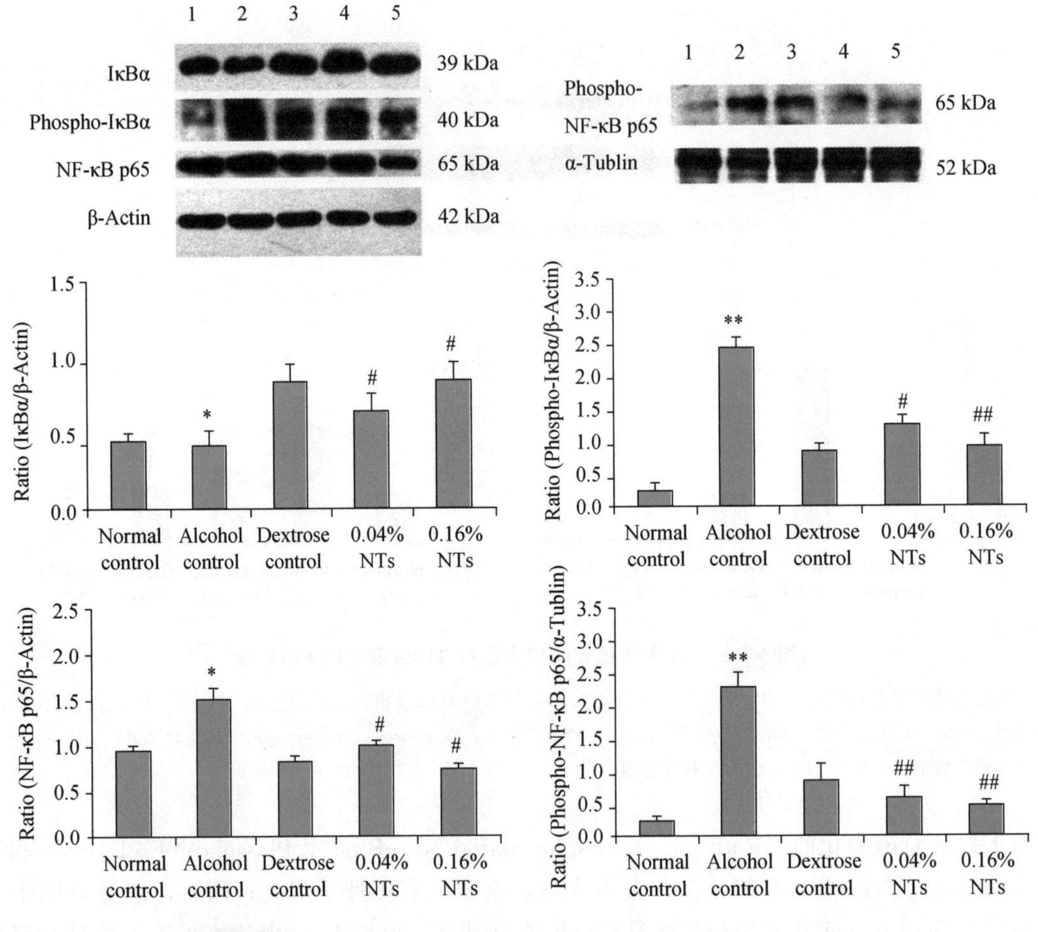

图 6-1-6 外源性核苷酸对大鼠肝 NF-κB p65 和 IκBα 活性的影响

注：与等热量对照组相比，*：$P<0.05$，**：$P<0.01$；与乙醇对照组相比，#：$P<0.05$，##：$P<0.01$；Normal control group：正常对照组；Alcohol control group：酒精对照组；Dextrose control group：等热量对照组；0.04% NTs：0.04%核苷酸组；0.16% NTs：0.16%核苷酸组

time，RT）、VIP（variable importance in partial least squares project）值、组间（乙醇对照组/等热量对照组、0.04%核苷酸组/乙醇对照组和 0.16%核苷酸组/乙醇对照组）峰面积强度的倍数变化以及可能涉及的通路如表 6-1-3 所示，15 种差异代谢物主要涉及胆汁酸代谢、脂肪酸代谢、氨基酸代谢、甘油磷脂代谢等通路。

与等热量对照组相比，甘氨胆酸（glycocholic acid）、鹅脱氧甘氨胆酸（chenodeoxyglycocholic acid，CDGCA）和牛黄脱氧胆酸（taurodeoxycholic acid，TDCA）等 3 种胆汁酸，硬脂酸（stearic acid）、棕榈酸（palmitic acid）和油酸（oleic acid）等 3 种脂肪酸，磷脂酰胆碱（phosphatidylcholine，PC，36：4）以及 LysoPE（16：0）和 LysoPE（18：0）等 2 种溶血性磷脂酰乙醇胺（lysophosphatidylethanolamine，LysoPE）的含量在乙醇对照组中明显升高；而缬氨酰-亮氨酸（valyl-leucine）、L-亮氨酸（L-leucine）和丙氨酰-亮氨酸（alanyl-leucine）3 种氨基酸在乙醇对照组明显降低。但是，与乙醇对照组相比，0.04% NTs 和

0.16% NTs组肝鹅脱氧甘氨胆酸、硬脂酸、棕榈酸、油酸、PC（36：4）、LysoPE（16：0）和LysoPE（18：0）含量明显降低，0.04%NTs组肝缬氨酰-亮氨酸、L-亮氨酸、丙氨酰-亮氨酸和L-苯基丙氨酸（L-phenylalanine）含量明显升高，牛黄脱氧胆酸含量明显降低；此外，乙醇对照组肝谷胱甘肽（glutathione）含量与等热量对照组相比明显降低，NTs组肝谷胱甘肽较乙醇对照组轻度升高，但是没有统计学差异。

表6-1-3 等热量对照组、酒精性肝损伤组和核苷酸干预组大鼠的肝组织差异代谢物列表（$n=6$）

化合物名称	RT	m/z	VIP	倍数变化[1]			通路[2]
				乙醇对照组/等热量对照组	0.04%核苷酸组/乙醇对照组	0.16%核苷酸组/乙醇对照组	
Glycocholic acid	7.7237	464.3005	5.59	3.736**	0.837	1.011	
Chenodeoxyglycocholic acid	7.4877	448.3058	2.20	35.572**	0.338**	0.507**	初级胆汁酸生物合成；次级胆汁酸生物合成；胆汁分泌
Taurodeoxycholic acid	7.057	462.2851	3.57	21.612**	0.543**	0.881	初级胆汁酸生物合成；次级胆汁酸生物合成；胆汁分泌
Stearic acid	9.0998	283.2622	3.18	7.411**	0.282**	0.215**	脂肪酸生物合成，不饱和脂肪酸生物合成
Palmitic acid	8.8195	255.2323	3.04	2.697**	0.565*	0.364**	脂肪酸代谢；脂肪酸延长；不饱和脂肪酸生物合成
Oleic acid	8.9027	281.248	2.87	2.889**	0.486*	0.198**	脂肪酸生物合成；不饱和脂肪酸生物合成
PC（36：4）	10.5958	782.5688	3.02	4.149*	0.296*	0.250*	甘油磷脂代谢；亚油酸代谢；花生四烯酸代谢；α-亚油酸代谢；次级代谢产物的合成
LysoPE（16：0）	8.8334	452.2774	2.87	9.104**	0.263**	0.138**	NUM
LysoPE（18：0）	9.0983	480.3084	2.31	34.060**	0.110**	0.076**	NUM
L-Leucine	2.4894	132.1022	3.98	0.602*	1.559*	1.371	缬氨酸、亮氨酸，异亮氨酸的生物合成和降解，次级代谢产物的生物合成，蛋白质的消化和吸收，三磷酸腺苷结合盒转运蛋白
Valyl-Leucine	4.02	231.1707	4.23	0.690*	1.455*	0.979	NUM

续表

化合物名称	RT	m/z	VIP	倍数变化[1]			通路[2]
				乙醇对照组/等热量对照组	0.04%核苷酸组/乙醇对照组	0.16%核苷酸组/乙醇对照组	
Alanyl-Leucine	3.4595	203.1393	3.12	0.654*	1.664*	1.194	NUM
L-Phenylalanine	3.3547	166.0865	3.20	0.814	1.311*	1.018	苯基丙氨酸代谢，苯基丙氨酸、酪氨酸和色氨酸生物合成，次级代谢产物的生物合成，三磷酸腺苷结合盒转运蛋白，蛋白质的消化和吸收
L-Phenylalanine (Fragment)	3.3594	120.081	3.81	0.856	1.377*	1.142	
Glutathione	1.6432	308.0917	8.02	0.432*	1.165	1.464	半胱氨酸和蛋氨酸的代谢，谷胱甘肽的代谢，代谢途径，三磷酸腺苷结合盒转运蛋白，胆汁分泌

注：[1]：组间倍数变化（W1/W2）＝W1组峰面积强度均数/W2组峰面积强度均数；

[2]：应用 HMDB（Human Metabolome and Database，http://www.hmdb.ca/）和 KEEG（Kyoto Encyclopedia of Genes and Genomes，http://www.kegg.jp/kegg/）数据库对代谢物进行鉴定及通路查询

RT：保留时间；m/z：质荷比；

*：$P<0.05$，**：$P<0.01$

(9) 外源性核苷酸对酒精性肝损伤大鼠血浆代谢组学的影响

表 6-1-4 显示了各组间血浆前 17 位差异代谢物，差异代谢物名称、m/z、RT、VIP 值、组间（乙醇对照组/等热量对照组、0.04%核苷酸组/乙醇对照组和 0.16%核苷酸组/乙醇对照组）峰面积强度的倍数变化以及可能涉及的通路如表 6-1-4 所示，17 种差异代谢物主要涉及胆汁酸代谢、脂肪酸代谢、氨基酸代谢、脂质代谢等通路。

表 6-1-4 等热量对照组、酒精性肝损伤组和核苷酸干预组大鼠的血浆差异代谢物列表（$n=6$）

化合物名称	RT	m/z	VIP	倍数变化[1]			通路[2]
				乙醇对照组/等热量对照组	0.04%核苷酸组/乙醇对照组	0.16%核苷酸组/乙醇对照组	
Cholic acid	8.0938	407.2793	2.95	2.233*	0.892	0.686	初级胆汁酸生物合成；次级胆汁酸生物合成；胆汁分泌
Chenodeoxycholic acid	8.0031	391.2844	3.03	3.217**	0.651*	0.603*	初级胆汁酸生物合成；次级胆汁酸生物合成；胆汁分泌

续表

化合物名称	RT	m/z	VIP	倍数变化[1] 乙醇对照组/等热量对照组	0.04%核苷酸组/乙醇对照组	0.16%核苷酸组/乙醇对照组	通路[2]
Chenodeoxyglycocholic acid	7.4877	448.3058	2.67	36.530**	0.278**	0.199**	初级胆汁酸生物合成；次级胆汁酸生物合成；胆汁分泌
Sulfolithocholylglycine	7.0447	512.2674	2.68	3.373**	0.191**	0.272**	次级胆汁酸生物合成；胆汁分泌
Stearic acid	9.0998	283.2622	3.35	1.126	0.941	0.722*	脂肪酸的生物合成；不饱和脂肪酸的生物合成
Arachidonic acid	9.1488	303.2324	4.40	0.754*	0.906	0.763	花生四烯酸的代谢；亚油酸的代谢；不饱和脂肪酸的生物合成；脂肪细胞中脂解作用的调节
Linolenelaidic acid	9.0223	277.2167	2.58	0.587*	0.899	0.814	NUM
Palmitelaidic acid	9.0816	253.2169	2.94	0.400*	1.360	1.000	NUM
LysoPC (14：0)	8.4539	468.3103	2.89	0.652**	1.063	0.974	NUM
LysoPC (16：0) [M+H]+	8.8244	496.3418	6.10	0.795*	0.905	1.034	NUM
LysoPC (16：1)	8.5839	494.3259	4.04	0.635**	1.072	1.047	NUM
LysoPC (18：1) [M+H]+	8.9069	522.3575	5.45	0.800**	0.960	0.934	NUM
LysoPC (18：1) [2M+H]+	8.9039	1043.7083	3.93	0.685**	1.060	0.972	NUM
LysoPC (20：1)	9.1521	572.3704	3.14	0.688**	0.933	0.855	NUM
LysoPC (20：3)	9.0885	546.3549	3.07	0.600**	0.935	1.492*	NUM
LysoPC (20：4)	8.7023	544.342	5.93	0.633**	0.964	1.133	NUM

续表

化合物名称	RT	m/z	VIP	倍数变化[1]			通路[2]
				乙醇对照组/等热量对照组	0.04%核苷酸组/乙醇对照组	0.16%核苷酸组/乙醇对照组	
L-Tryptophan	3.8764	188.0706	2.92	0.781**	0.800	0.879	甘氨酸、丝氨酸和苏氨酸的代谢；色氨酸代谢；苯基丙氨酸、酪氨酸和色氨酸的生物合成；次级代谢产物的生物合成；氨基酸的生物合成；蛋白质的消化和吸收；矿物质的吸收

注：[1]：组间倍数变化（W1/W2）＝W1 组峰面积强度均数/W2 组峰面积强度均数；

[2]：应用 HMDB（Human Metabolome and Database，http://www.hmdb.ca/）和 KEEG（Kyoto Encyclopedia of Genes and Genomes，http://www.kegg.jp/kegg/）数据库对代谢物进行鉴定及通路查询；

RT：保留时间；m/z：质荷比；

*：$P<0.05$；**：$P<0.01$. 以上代谢组学研究结果显示，外源性核苷酸添加能够改善乙醇诱导的大鼠肝及血浆代谢谱，从而缓解肝损伤。乙醇对照组大鼠肝和血浆中有关胆汁酸代谢、脂质代谢和氨基酸代谢的代谢物与等热量对照组相比发生明显改变，而外源性核苷酸添加则能部分逆转这些改变

与等热量对照组相比，胆酸（cholic acid，CA）、鹅脱氧胆酸（chenodeoxycholic acid，CDCA）、CDGCA、磺酰基石胆甘氨酸（sulfolithocholylglycine）4 种胆汁酸在乙醇对照组明显升高；而花生四烯酸（arachidonic acid）、棕榈反油酸（palmitelaidic acid）和 linolenelaidic acid 3 种脂肪酸，LysoPC（14：0）、LysoPC（16：0）［M＋H］$^+$、LysoPC（16：1）、LysoPC（18：1）［M＋H］$^+$、LysoPC（18：1）［2M＋H］$^+$、LysoPC（20：1）、LysoPC（20：3）、LysoPC（20：4）8 种溶血性磷脂酰胆碱（lysophosphatidylcholines，LysoPC）及 L-色氨酸（L-tryptophan）在乙醇对照组明显降低。但是，与乙醇对照组相比，0.04% NTs 和 0.16% NTs 组血浆鹅脱氧胆酸、鹅脱氧甘氨胆酸、磺酰基石胆甘氨酸含量明显降低，只有 0.16% NTs 组血浆 LysoPC（20：3）含量明显升高。与乙醇对照组相比，NTs 组其余的 LysoPC 轻度升高，但是没有统计学差异。

肝是胆汁酸代谢的主要器官之一，肝细胞以胆固醇为原料合成初级胆汁酸，经过肠肝循环后，盲肠和结肠中的胆汁酸在肠道细菌的作用下移除其 C-7 位点的核羟基，经过氧化或差向异构化最终形成次级胆汁酸，他们能够部分被吸收入血，经门静脉返回肝，在肝生成结合型胆汁酸[26]。胆汁酸对于多种生化途径，如脂质、胆固醇、葡萄糖代谢以及维生素吸收等，具有重要作用，但是过量的胆汁酸会导致肝损伤。过量乙醇的摄入能够增加肝胆汁酸的合成，改变胆汁酸代谢相关基因的表达，促进肝损伤的发生和发展[27]，而且由于胆汁酸合成的终末产物缺乏有效的反馈机制，导致其合成的中间产物继续增多，最终可能会导致肝细胞坏死或凋亡[26]。Aranha 等[28]的研究显示酒精性脂肪性肝炎患者与对照组相比，肝细胞中总胆酸、鹅脱氧胆酸和脱氧胆酸水平明显升高；而且乙醇能够诱导肝细胞经典的胆汁酸合成通路上调[29]。本研究结果显示，与等热量对照组相比，乙醇对照组大鼠肝和血浆中初级胆汁

酸胆酸、甘氨胆酸、鹅脱氧甘氨胆酸和鹅脱氧胆酸含量明显升高，次级胆汁酸牛磺脱氧胆酸和磺酰基石胆甘氨酸含量亦明显升高；之前研究证实乙醇对照组血清胆固醇含量明显升高，因此，我们推测，乙醇干预的大鼠胆汁酸水平的升高可能是由于肝脂质和胆固醇聚集，肝排泄功能障碍所致，升高的胆汁酸水平又能够加速肝损伤，导致恶性循环。外源性核苷酸的添加能够抑制肝和血浆中胆汁酸含量的升高，表明核苷酸在降低胆汁酸水平方面具有较大潜力。

此研究中，代谢组学结果亦显示乙醇过量摄入引起机体脂肪酸、磷脂合成和代谢紊乱，添加核苷酸能够明显降低肝饱和脂肪酸和不饱和脂肪酸的含量，这可能是由于过量的乙醇摄入抑制了脂肪酸的氧化，导致了脂肪酸的聚集[30]。有研究表明部分肝切除术后动物饱和脂肪酸含量升高，发生肝脂肪变性，最终会促进肝损伤的发展[31]；体外研究证实油酸和棕榈酸等游离脂肪酸亦能够加剧乙醇干预的 VL-17A 细胞的氧化损伤[32]。Fontana 等[33]的研究表明富含核苷酸的膳食能够纠正硫代乙酰胺诱导的血浆棕榈酸、油酸、亚油酸和花生四烯酸的升高，这与我们的研究结果基本一致。

磷脂酰胆碱、溶血性磷脂酰胆碱和溶血性磷脂酰乙醇胺是甘油磷脂的代谢产物，他们是细胞脂质双分子层的主要成分，参与许多代谢通路。研究表明乙醇干预的小鼠或大鼠血液及组织中很多种类的 LysoPEs 明显升高[34]，而血清或肝中 PCs 和 LysoPCs 的改变目前并没有确切定论，根据其种类不同，乙醇干预后其含量或升高或降低[34-36]。此研究结果显示，与等热量对照组相比，肝 PC（36：4）、LysoPE（16：0）和 LysoPE（18：0）含量明显升高，这可能是由于过量乙醇摄入导致肝分泌的卵磷脂胆固醇酰基转移酶（lecithin cholesterol acyltransferase，LCAT）的活性明显降低，在血浆中 LCAT 能够催化 PC 的 sn-2 位点的脂肪酸转移至游离胆固醇中，从而形成胆固醇酯和 LysoPCs，当过量乙醇摄入导致 LCAT 活性降低时，即引起 PCs 的过量聚集，而血浆中胆固醇增多，LysoPCs 形成减少[37]。此外，本研究的血浆代谢组学结果显示 LysoPCs 含量明显降低，但是并未观察到血浆 PCs 含量的增多，因此相关机制还需要进一步验证。外源性核苷酸添加被证明能够增加早产儿血清中高密度脂蛋白胆固醇含量[38]，降低低密度脂蛋白胆固醇含量，而且核苷酸能够增加早产儿血浆 LCAT 的活性[39]。本研究结果显示，与乙醇对照组相比，核苷酸添加组肝 PC（36：4）、LysoPE（16：0）和 LysoPE（18：0）含量明显降低，且 0.16％NTs 组血浆 LysoPC（20：3）含量明显升高，结合之前的结果，核苷酸添加能够明显降低血清总胆固醇和三酰甘油水平，我们推测，外源性核苷酸能够部分恢复乙醇引起的脂质代谢的异常。

此研究结果发现，外源性核苷酸添加能够影响乙醇干预大鼠的氨基酸合成和代谢，核苷酸能够明显增加肝亮氨酸和苯基丙氨酸的含量。亮氨酸是一种支链氨基酸（branched-chain amino acids，BCAAs），并且只能从食物中获取。BCAAs 也是 ALD 及其并发症的营养治疗推荐方法之一[40]，有研究表明 BCAAs 能够降低氧化应激[41]。苯基丙氨酸是一种芳香族氨基酸，在本研究中乙醇对照组大鼠肝中苯基丙氨酸含量明显低于等热量对照组。但是，不同研究显示酒精性肝硬化或者酒精性肝病患者以及酗酒者和对照人群血清中芳香族氨基酸含量各不相同。这可能是由于干预方式、时间、样本以及检测方法不同所致。因此还需要相关研究进一步确认乙醇干预后引起的体内芳香族氨基酸含量的改变。过量乙醇摄入后引起的肝氨基酸含量的减少，其机制可能是乙醇能够导致肠道通透性的改变，损伤肠黏膜，进而引起小肠对于一些营养素，如氨基酸等的吸收障碍[42]。众所周知，核苷酸的从头合成是一个耗能过程，早期的研究表明外源性的核苷酸能够通过补救合成节省能量和中间代谢物，因此补救合成对于蛋白质的合成和流通、细胞的分化和增殖以及小肠功能的恢复具有重要作用[43-44]。已有研究表明核苷酸能够增加蛋白质的合成，提高总蛋白和白蛋白的浓度[33,45-46]。因此，氨基酸代谢可能是核苷酸作用于酒精性肝损伤的又一潜在靶点。

综上所述，以上研究从50％乙醇灌胃诱导的酒精性肝损伤动物模型出发，初步阐明了炎症反应和氧化应激参与了酒精性肝损伤的发生和发展，同时，本研究还检测到酒精性肝损伤中 LPS-TLR4-NF-κB 通路的激活、胆汁酸代谢、脂质代谢和氨基酸代谢紊乱。而外源性核苷酸能够缓解肝氧化应激、抑制炎症反应，并能够部分逆转过量乙醇摄入引起的宿主代谢紊乱，改变一些潜在的与胆汁酸代谢、脂质代谢和氨基酸代谢相关的生物标志物的含量，从而减轻乙醇诱导的代谢紊乱和肝损伤，部分抑制 LPS-TLR4-NF-κB 通路相关蛋白的表达可能是其中机制之一。

（三）其他化学性肝损伤

研究表明，外源性核苷酸能够缓解硫代乙酰胺或四氯化碳诱导的肝纤维化，其机制涉及：增加细胞外基质的降解；纠正微粒体脂肪酸的升高；增加细胞内核苷酸的生物利用率，恢复线粒体的功能；提供磷脂合成的原料 CDP-胆碱；维持组织的抗氧化功能；促进总蛋白、白蛋白的合成；增加有丝分裂指数；促进细胞增殖等[47-48]。

（四）核苷酸对局部缺血性肝损伤和部分切除后恢复的影响

当肝受损或部分切除后，新生组织合成所需 RNA 和 DNA 增加，对核苷酸的需求增加。由于肝是核苷酸合成的主要器官，肝受损后内源核苷酸供给减少，对外源性核苷酸的需求增加，补充核苷酸有助于肝功能的恢复。Palombo[49]证实外源腺嘌呤的添加有助于防止冷局部缺血应激后肝 ATP 的耗竭并促使缺血损伤的肝功能的恢复。部分肝切除的小鼠饲喂 NF 日粮，增加了 dUMP/dTTP 比率，降低了有丝分裂指数，增加了增殖细胞指数比率，说明肝细胞的增殖更多地停留在细胞周期的 S 期[50]。

总之，动物研究证明外源性核苷酸能够部分缓解各种外源性因素，如乙醇、四氯化碳、硫代乙酰胺、局部缺血及肝部分切除等引起的肝损伤，但保护作用机制还需要进一步在体外实验中验证，另外也需要人群研究进一步证明其保护肝损伤的作用；此外，虽然有关酒精性肝损伤的代谢组学研究越来越多，但不同组织和体液中代谢谱的研究结果并不一致，因此还需要更多的动物和人群研究来验证潜在的生物标志物；还需要更多的研究探讨适宜肝损伤营养治疗的合适的核苷酸剂量。

主要参考书目和参考文献

1. 郭应禄，祝学光. 外科学. 北京：北京大学医学出版社，2003.

2. 李勇. 肽临床营养学. 北京：北京大学医学出版社，2012.

3. 中华医学会肝病学分会脂肪肝和酒精性肝病学组. 非酒精性脂肪性肝病诊疗指南（2010 年修订版）. 胃肠病学和肝病学杂志，2010，19（6）：483-487.

4. Li Z，Xue J，Chen P，et al. Prevalence of nonalcoholic fatty liver disease in mainland of China：A meta-analysis of published studies. J Gastroenterol Hepatol，2014，29（1）：42-51.

5. World Health Organization. Global status report on alcohol and health-2014 ed. Available from：URL：http://www.who.int/substance_abuse/publications/global_alcohol_report/en.

6. 中华人民共和国国家卫生和计划生育委员会. 图解：中国居民营养与慢性病状况报告（2015 年）. URL：http://www.nhfpc.gov.cn/jkj/s5879/201506/4505528e65f 3460fb886850 81f f1 58a2. shtml.

7. 全国酒精性肝病调查协作组. 全国酒精性肝病的多中心调查分析. 中华消化杂志，2007，27（4）：231-234.

8. Li L，Jiang W，Wang J. Clinical analysis of 275 cases of acute drug-induced liver disease. Front Med China，2007，1（1）：58-61.

9. Leise MD，Poterucha JJ，Talwalkar JA. Drug-induced liver injury. Mayo Clin Proc，2014，89（1）：95-106.

10. 中华医学会肝病学分会脂肪肝和酒精性肝病学组. 酒精性肝病诊疗指南（2010 年 1 月修订）. 中华内科杂志，2010，49（4）：357-360.

11. 中华医学会肝病学分会药物性肝病学组. 药物性肝损伤诊治指南. 临床肝胆病杂志，2015，31（11）：1752-1769.

12. 江清浩，蔡夏夏，井路路，等. 外源性 5′-核苷酸对大鼠急性乙醇中毒的影响. 北京大学学报（医学版），2011，43（3）：338-341.

13. Cai X，Bao L，Wang N，et al. Dietary nucleotides supplementation and liver injury in alcohol-treated rats：A metabolomics investigation. Molecules，2016，21（4），pii：E435.

14. Cai X，Bao L，Wang N，et al. Dietary nucleotides protect against alcoholic liver injury by attenuating inflammation and regulating gut microbiota in rats. Food Funct，2016，7（6）：2898-2908.

15. Kirpich IA，Solovieva NV，Leikhter SN，et al. Probiotics restore bowel flora and improve liver enzymes in human alcohol-induced liver injury：A pilot study. Alcohol，2008，42（8）：675-682.

16. Fleming S，Toratani S，Shea-Donohue T，et al. Pro-and anti-inflammatory gene expression in the murine small intestine and liver after chronic exposure to alcohol. Alcohol Clin Exp Res，2001，25（4）：579-589.

17. Chang FM，Reyna SM，Granados JC，et al. Inhibition of neddylation represses lipopolysaccharide-induced proinflammatory cytokine production in macrophage cells. J Biol Chem，2012，287（42）：35756-35767.

18. Cederbaum AI，Lu Y，Wu D. Role of oxidative stress in alcohol-induced liver injury. Arch Toxicol，2009，83（6）：519-548.

19. Lin B，Zhang F，Yu Y，et al. Marine collagen peptides protect against early alcoholic liver injury in rats. Br J Nutr，2012，107（8）：1160-1166.

20. Jurczuk M，Brzóska MM，Moniuszko-Jakoniuk J，et al. Antioxidant enzymes activity and lipid peroxidation in liver and kidney of rats exposed to cadmium and ethanol. Food Chem Toxicol，2004，42（3）：429-438.

21. Cheng D，Kong H. The effect of Lycium barbarum polysaccharide on alcohol-induced oxidative stress in rats. Molecules，2011，16（3）：2542-2550.

22. Jung YS，Kim SJ，Kwon do Y，et al. Alleviation of alcoholic liver injury by betaine involves an

enhancement of antioxidant defense via regulation of sulfur amino acid metabolism. Food Chem Toxicol, 2013, 62: 292-298.

23. Leclercq S, Matamoros S, Cani PD, et al. Intestinal permeability, gut-bacterial dysbiosis, and behavioral markers of alcohol-dependence severity. Proc Natl Acad Sci USA, 2014, 111 (42): E4485-E4493.

24. Hritz I, Mandrekar P, Velayudham A, et al. The critical role of toll-like receptor (TLR) 4 in alcoholic liver disease is independent of the common TLR adapter MyD88. Hepatology, 2008, 48 (4): 1224-1231.

25. Ceccarelli S, Nobili V, Alisi A. Toll-like receptor-mediated signaling cascade as a regulator of the inflammation network during alcoholic liver disease. World J Gastroenterol, 2014, 20 (44): 16443-16451.

26. Hofmann AF, Hagey LR. Bile Acids: Chemistry, pathochemistry, biology, pathobiology, and therapeutics. Cell Mol Life Sci, 2008, 65 (16): 2461-2483.

27. Manley S, Ding W. Role of farnesoid X receptor and bile acids in alcoholic liver disease. Acta Pharm Sin B, 2015, 5 (2): 158-167.

28. Aranha MM, Cortez-Pinto H, Costa A, et al. Bile acid levels are increased in the liver of patients with steatohepatitis. Eur J Gastroenterol Hepatol, 2008, 20 (6): 519-525.

29. Nilsson LM, Sjövall J, Strom S, et al. Ethanol stimulates bile acid formation in primary human hepatocytes. Biochem Biophys Res Commun, 2007, 364 (4): 743-747.

30. Li HH, Tyburski JB, Wang YW, et al. Modulation of fatty acid and bile acid metabolism by peroxisome proliferator-activated receptor α protects against alcoholic liver disease. Alcohol Clin Exp Res, 2014, 38 (6): 1520-1531.

31. Wang D, Wei Y, Pagliassotti MJ. Saturated fatty acids promote endoplasmic reticulum stress and liver injury in rats with hepatic steatosis. Endocrinology, 2006, 147 (2): 943-951.

32. Hernández I, Domínguez-Pérez M, Bucio L, et al. Free fatty acids enhance the oxidative damage induced by ethanol metabolism in an in vitro model. Food Chem Toxicol, 2015, 76: 109-115.

33. Fontana L, Moreira E, Torres MI, et al. Dietary nucleotides correct plasma and liver microsomal fatty acid alterations in rats with liver cirrhosis induced by oral intake of thioacetamide. J Hepatol, 1998, 28 (4): 662-669.

34. Fernando H, Kondraganti S, Bhopale KK, et al. 1H and 31P NMR lipidome of ethanol-induced fatty liver. Alcohol Clin Exp Res, 2010, 34 (11): 1937-1947.

35. Li S, Liu H, Jin Y, et al. Metabolomics study of alcohol-induced liver injury and hepatocellular carcinoma xenografts in mice. J Chromatogr B Analyt Technol Biomed Life Sci, 2011, 879 (24): 2369-2375.

36. Fernando H, Bhopale KK, Kondraganti S, et al. Lipidomic changes in rat liver after long-term exposure to ethanol. Toxicol Appl Pharmacol, 2011, 255 (2): 127-137.

37. Chirkin AA, Konevalova NY, Grebennikov IN, et al. Effect of polyunsaturated phosphatidyl-choline on lipid transport system in alcoholic liver injury. Addict Biol, 1998, 3 (1): 65-70.

38. Siahanidou T, Mandyla H, Papassotiriou I, et al. Serum lipids in preterm infants fed a formula supplemented with nucleotides. J Pediatr Gastroenterol Nutr, 2004, 38 (1): 56-60.

39. Sánchez-Pozo A, Ramírez M, Gil A, et al. Dietary nucleotides enhance plasma lecithin cholesterol acyl transferase activity and apolipoprotein A-IV concentration in preterm newborn infants. Pediatr Res, 1995,

37 (3): 328-333.
40. Charlton M. Branched-chain amino acid enriched supplements as therapy for liver disease. J Nutr, 2006, 136 (1 Suppl): 295S-298S.
41. Iwasa M, Kobayashi Y, Mifuji-Moroka R, et al. Branched-chain amino acid supplementation reduces oxidative stress and prolongs survival in rats with advanced liver cirrhosis. PLoS One, 2013, 8 (7): E70309.
42. Bode C, Bode JC. Effect of alcohol consumption on the gut. Best Pract Res Clin Gastroenterol, 2003, 17 (4): 575-592.
43. Ortega MA, Nunez MC, Gil A, et al. Dietary nucleotides accelerate intestinal recovery after food deprivation in old rats. J Nutr, 1995, 125 (6): 1413-1418.
44. María Vieites J, Torre Rde L, Ramírez Mdel C, et al. Exogenous nucleosides accelerate differentiation of rat intestinal epithelial cells. Br J Nutr, 2008, 99 (4): 732-738.
45. Pérez MJ, Sánchez-Medina F, Torres M, et al. Dietary nucleotides enhance the liver redox state and protein synthesis in cirrhotic rats. J Nutr, 2004, 134 (10): 2504-2508.
46. Arnaud A1, Fontana L, Angulo AJ, et al. Exogenous nucleosides alter the intracellular nucleotide pool in hepatic cell cultures. Implications in cell proliferation and function. Clin Nutr, 2003, 22 (4): 391-399.
47. Fontana L, Moreira E, Torres MI, et al. Dietary nucleotides correct plasma and liver microsomal fatty acid alterations in rats with liver cirrhosis induced by oral intake of thioacetamide. J Hepatol, 1998, 28 (4): 662-669.
48. Pérez MJ, Suárez A, Gómez-Capilla JA, et al. Dietary nucleotide supplementation reduces thioacetamide-induced liver fibrosis in rats. J Nutr, 2002, 132 (4): 652-657.
49. Palombo J, Bowers JL, Clouse ME, et al. Hepatic utilization of exogenous nucleotide precursors for restoration of ATP after cold ischemia in rats. Am J Clin Nutr, 1993, 57 (3): 420-427.
50. Jackson CD, Weis C, Miller BJ, et al. Dietary nucleotides: effects on cell proliferation following partial hepatectomy in rats fed NIH-31, AIN-76A, or folate/methyl-deficient diets. J Nutr, 1997, 127 (5): 834-837.

第二节　核苷酸与肾损伤 Nucleotide and kidney injury

一、肾及其功能

肾（kidney）属于腹膜外实质性器官，位于腹膜后间隙内脊柱的两侧，左右各一，形似蚕豆（图 6-2-1）。因受肝的影响，右肾较左肾低 1～2 cm。肾实质分为肾皮质（renal cortex）和肾髓质（renal medulla）两部分。肾皮质位于表层，表面覆盖着平滑肌纤维和结缔组织构成的肌织膜（muscular tunica），除肌织膜外，通常将肾的被膜分为三层，由内向外依次为纤维囊、脂肪囊和肾筋膜。肾皮质位于表层，富含血管，并可见红色点状细小颗粒，由肾小体（renal corpuscles）和肾小管（renal tubulus）组成。肾髓质位于深部，由肾锥体（renal pyramid）构成，血管较少[1-3]。

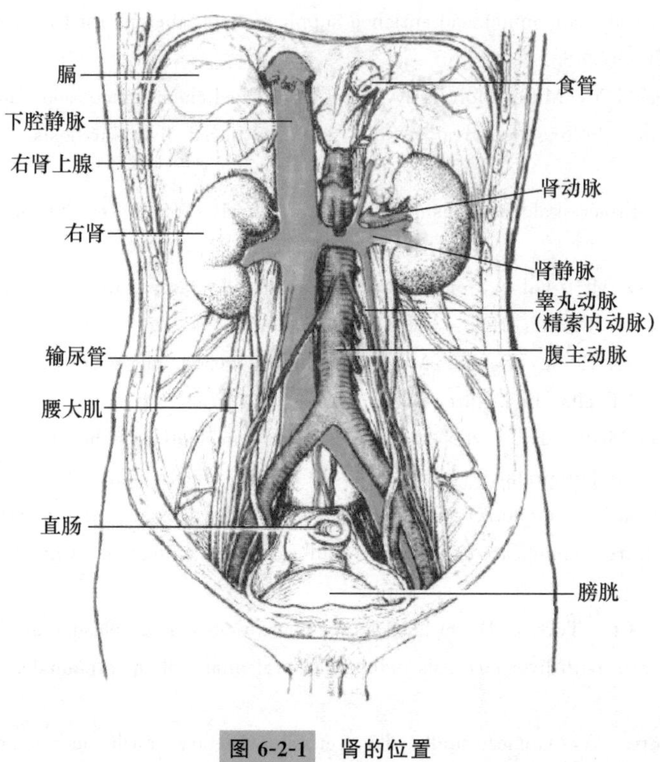

图 6-2-1 肾的位置

机体每天都进行着复杂的生物代谢，摄入外来物质，进行分解、合成代谢供机体所需。同时又必须将机体在新陈代谢中产生的各种代谢产物排出体外，而这些代谢产物和独立性物质的排泄主要由肾完成。肾的生理结构主要包括 3 个方面（图 6-2-2）。

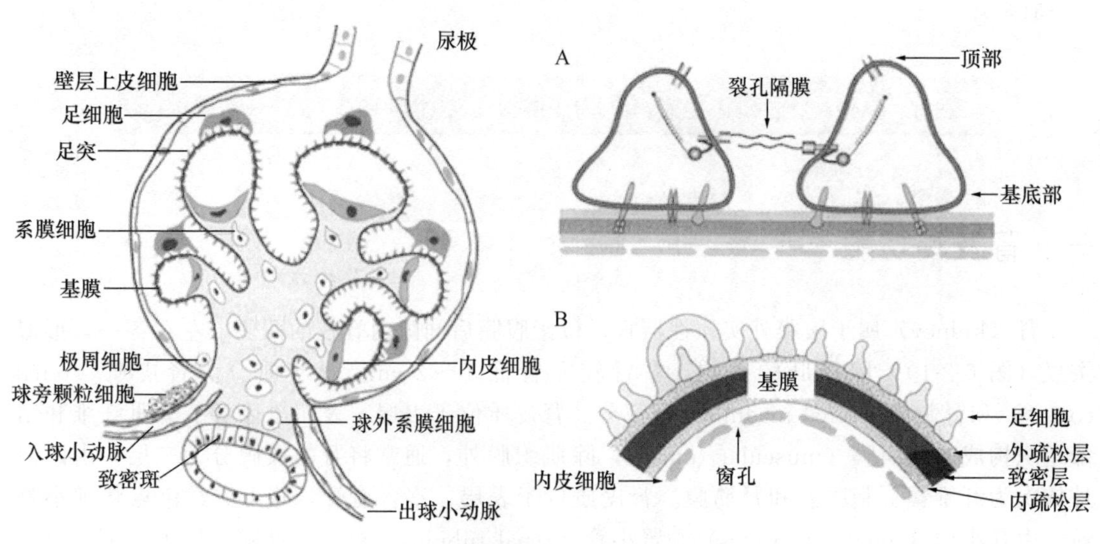

图 6-2-2 肾的生理

（一）尿液的生成

正常人两侧肾的血流量占全身血流量的1/5～1/4，血浆在肾小球毛细血管处的滤过形成超滤液，即原尿，总量达到150～180 L；99%的原尿流经肾小管和集合管的过程中被选择性重吸收，因此排出体外的原尿仅有1500 ml左右；此外还有肾小管和集合管的分泌，最后形成终尿。

（二）调节电解质及酸碱平衡

人体在食物消化过程中及体内三大营养物质代谢过程中所产生的大量酸性物质和少量碱性物质首先释放入血液，然后排出体外。其中以酸性物质为主要排除物质。肾小球滤液中含有多种电解质，当进入肾小管后，大部分钠、钾、钙、镁、碳酸氢、氯及磷酸根离子等被重吸收。按人体的需要，由神经内分泌及体液因素调节其吸收量[4-9]。肾调节酸碱平衡反应缓慢，但能充分调节血浆pH的变化。

（三）内分泌功能

肾也是重要的内分泌器官，可合成和释放肾素，参与动脉血压的调节；合成和释放促红细胞生成素，调节骨髓红细胞的生成；肾中的1α-羟化酶可促使25-羟维生素D_3转化为1，25-二羟维生素D_3，参与调节钙的吸收和血钙水平；肾还能生成激肽、前列腺素，参与局部或全身血管活动的调节[10-11]。此外肾还是糖异生的场所之一。

二、肾损伤的概念及其分类

肾损伤（kidney injury）系指肾的结构或功能出现异常，表现为：①肾病理形态学异常；②具备肾损害的指标，包括血、尿成分异常或肾影像学检查异常。根据病程可将肾损伤分为两类，即急性肾损伤（acute kidney injury，AKI）和慢性肾疾病（chronic kidney disease，CKD）。

（一）急性肾损伤

AKI概念的提出，取代了过去几十年中急性肾衰竭（acute renal failure，ARF）的概念。AKI是指不超过3个月的肾功能或结构方面的异常，包括血、尿、组织检测或影像学方面的肾损伤标志物的异常。其诊断标准为肾功能突然的减退（在48 h内），目前定义为血肌酐升高绝对值＞25 mmol/L（0.3 mg/dl）；或血肌酐较前升高＞50%；或尿量减少［尿量＜0.5 ml/(kg·h)，时间超过6 h］[12]。

（二）慢性肾疾病

CKD的定义是指：①肾损害≥3个月，有或无肾小球滤过率（glomerular filtration rate，GFR）降低；②GFR＜60 ml/(min·1.73 m^2）大于等于3个月，有或无肾损害表现[13]。

三、肾损伤的流行病学

（一）急性肾损伤的流行病学概况

总体来说，急性肾衰竭的发病率呈逐年上升的趋势。据美国USER资料库分析，自

1992 年至 2001 年急性肾衰竭的发病率为每 1000 名住院患者中有 23.8 人发生；由 1992 年的 14.5 人增长至 2001 年的 34.6 人，平均每年增加 11%[14]。据美国住院者资料库（CIS），急性肾衰竭的发病率由 1988 年的 0.61‰增长至 2002 年的 2.88‰[15]。英国 2003 年一项报告指出，曼彻斯特地区成人中严重的急性肾衰竭的发病率为 0.505‰[16]苏格兰三个区域回顾性人群调查发现，需要进行肾替代治疗的急性肾衰竭发病率为 0.203‰，为该地区终末期肾病（end stage renal disease，ESRD）发病率的 2 倍[17]。西班牙马德里地区社区的多中心、前瞻性调查结果显示急性肾衰竭发病率为 0.209‰[18]。我国目前尚缺乏全国性的调查资料，据以上数据粗略估计，我国每年急性肾衰竭的发病数应为 20 万～50 万人。据北京市血透质控中心统计，2002、2003、2004 年中因急性肾衰竭进行透析者分别占总透析人数的 4.4%、7.0%、9.7%[19]。

过去半个世纪以来，急性肾衰竭的病死率并没有随着医疗水平的提高而下降。据各组报告总死亡率为 28%～82%，包括轻症患者在内的总死亡率为 20%，而 Scr≥3 mg/dl 者死亡率为 40%～50%。一组国际性前瞻研究（BEST Kidney）报道，在 ICE 急性肾衰竭的住院病死率超过 60%，而存活者中 13%出院时不能脱离透析[20]。一组前瞻性病例对照研究表明，住院患者一旦出现急性肾衰竭，其死亡率将上升 6.2 倍，同时住院时间将由 13 d 延长至 23 d[21]。

（二）慢性肾病的流行病学概况

2012 年中国 CKD 流行病学调查完成，该研究首次对我国慢性肾病的流行情况进行了代表性报道[22]。研究以 eGFR 小于 60 ml/(min・1.73 m^2）或出现蛋白尿作为慢性肾病的定义。调查对象填写了生活方式和既往病史的问卷，并测量血压、采集血液和尿液样本。测定血清肌酐来估计肾小球滤过率；检测尿白蛋白及肌酐来评估蛋白尿。计算肾功能损害的原始及校正后的患病率，使用 logistic 回归分析慢性肾病相关因素。本研究共邀请 50 550 人参加，最终 47 204 人同意。校正后 eGFR 小于 60 ml/(min・1.73 m^2）的比率为 1.7%（95% CI，1.5%～1.9%），出现蛋白尿的比率为 9.4%（8.9%～10.0%）。慢性肾病的总患病率为 10.8%（10.2%～11.3%）。因此，中国慢性肾病的患者人数估计约为 1.195 亿（1.129 亿～1.250 亿）。在农村地区，经济发展情况是蛋白尿的独立相关因素。相比其他地区，北部和西南地区的慢性肾病患病率较高，分别为 16.9%（15.1%～18.7%）和 18.3%（16.4%～20.4%）。肾损害的其他独立相关因素包括年龄、性别、高血压、糖尿病、心血管疾病史、高尿酸血症、居住面积和经济地位。

四、肾损伤的诊断及治疗原则

（一）急性肾损伤的诊断及治疗

临床上通常用血清肌酐（Scr）水平作为判定、分层及追踪急性肾衰竭的指标。关于急性肾损伤的分级及诊断标准主要有两种。其中一种是 2004 年急性透析质量建议（ADQI）第二次共识会议提出的根据危害性及病变程度的急性肾衰竭分层诊断（RIFLE）标准（表 6-2-1）。

2005 年，AKIN 会议提出了以 AKI 取代原有的 ARF 的定义，并对 AKI 的诊断标准的更新必要性进行了论证，认为基于目前对于 AKI 的早期诊断、及时干预重视不够，一定数量的患者在早期诊断未得到及时处置，因此制定了以提高早期诊断率为目标的新的 AKI 分级方法（表 6-2-2）。

表 6-2-1　急性肾衰竭分层诊断 RIFLE 标准

分层	肾小球功能指标	尿量
高危阶段（risk）	Scr↑×1.5 或 GFR↓>25%	<0.5 ml/(kg·h) 持续 6 h
损伤阶段（injury）	Scr↑×2 或 GFR↓>50%	<0.5 ml/(kg·h) 持续 12 h
衰竭阶段（failure）	Scr↑×3 或>4 mg/dl 或 GFR↓>75%	<0.3 ml/(kg·h) 或无尿持续 12 h
丢失阶段（loss）	肾功能丧失持续 4 周以上	
终末期肾病（ESRD）	肾功能丧失持续 3 个月以上	

表 6-2-2　AKI 的分级

	血清肌酐	尿量
Ⅰ	↑≥0.3 mg/dl 或增至≥150%～200%	<0.5 ml/(kg·h)×6 h
Ⅱ	增至>200%～300%	<0.5 ml/(kg·h)×12 h
Ⅲ	增至>300%或≥0.4 mg/dl	<0.3 ml/(kg·h)×24 h 或无尿 12 h

AKI 的总体治疗原则是：尽早识别并纠正可逆性病因，及时采取干预措施避免肾受到进一步损伤，维持水、电解质和酸碱平衡，适当营养支持，积极防治并发症，适时进行个体化肾替代疗法（renal replacement therapy，RRT）。

1. 及时纠正可逆性病因

在 AKI 起始期及时干预能最大限度减轻肾损伤，促进肾功能恢复。尤其强调尽快纠正可逆性病因。

（1）肾前性因素的治疗

容量复苏：无论何种原因引起的 AKI，都必须尽快纠正肾前性因素，包括静脉补充生理盐水、改善低蛋白血症、降低后负荷以改善心输出量、停用影响肾灌注药物（包括血管紧张素转化酶抑制药、血管紧张素受体阻滞药、非甾体消炎药和钙调磷酸酶抑制剂等）、调节外周血管阻力至正常范围等，钠排泄分数<1%时提示肾前性因素的干预容易奏效。

2012 年严重脓毒症及脓毒性休克防治指南建议，脓毒性休克时液体复苏的靶目标是平均动脉压（mean arterial pressure，MAP）≥65 mmHg，且需根据年龄、基础血压及其他合并症情况等进行调整，应在复苏 6 h 内达标。老年人 MAP 至少在 75～80 mmHg，肾才可能保证有效灌注。但大量补液可能引起容量过负荷，使死亡率升高。因此，既往有充血性心力衰竭史者，容量复苏时更需小心，注意补液速度，以免诱发心力衰竭。

襻利尿药：目前研究证实襻利尿药对预防 AKI 无显著益处，对 AKI 严重程度亦无减轻作用，对 AKI 患者住院死亡率、透析风险、透析时间等均无改善，且大剂量襻利尿药（>1 g/d）易引起耳聋等并发症，预防性应用襻利尿药甚至可增加 AKI 患病率，因此，除非是针对容量过负荷状态，不应使用利尿药来预防或治疗 AKI。

（2）肾性 AKI 的治疗

肾性 AKI 病情较复杂，治疗困难。肾性 AKI 患者需及时停用影响肾血流灌注或肾毒性的药物，积极治疗原发疾病，急性间质性肾炎患者需立即停用可疑药物，并酌情给予糖皮质激素等治疗。肾小球肾炎或小血管血管炎所致 AKI，常需使用糖皮质激素、免疫抑制剂，甚至血浆置换和免疫吸附等治疗。

（3）肾后性 AKI 的治疗

存在尿路梗阻时，则需请泌尿外科医师会诊，及时采取措施解除梗阻。前列腺肥大引起的肾后性 AKI 应及时通过膀胱留置导尿予以纠正。

2. 营养支持治疗

所有 AKI 患者均应卧床休息，加强支持对症治疗。维持机体营养状况和正常代谢，有助于损伤细胞的修复和再生，提高 AKI 患者存活率。可首先通过胃肠道提供营养。酌情限制水、钠和钾的摄入。

AKI 任何阶段总能量摄入为 20～30 kcal/(kg・d)，能量供给包括糖 3～5 g/(kg・d) [最高 7 g/(kg・d)]、脂肪 0.8～1.0 g/(kg・d)。无须仅为了避免或延迟开始 RRT 而限制蛋白质摄入，非高分解代谢、无须 RRT 的 AKI 患者蛋白质或氨基酸摄入量 0.8～1.0 g/(kg・d)，接受 RRT 者 1.0～1.5 g/(kg・d)，接受连续性 RRT 及高分解代谢患者最高可达 1.7 g/(kg・d)。

氨基酸的补充应包括必需和非必需氨基酸。静脉补充脂肪乳剂以中、长链混合液为宜。无高分解代谢状态患者，治疗数日后常见血钾、血磷降低，应适当补充。长时间肠外营养支持者需适时使用含谷氨酰胺的肠内营养剂。

营养支持总量与成分要根据临床情况增减，以争取最佳治疗效果。需使用胰岛素治疗的危重病患者的胰岛素治疗靶目标为血浆葡萄糖 6.1～8.3 mmol/L（110～149 mg/dl）。

3. 并发症治疗

AKI 严重阶段可出现容量过负荷、急性左心衰竭、代谢性酸中毒、高钾血症、感染等并发症，需及时纠治。少尿患者在病程早期且合并容量过负荷时，可以试用利尿药，以连续静脉滴注或缓慢推注为宜，利尿无反应且有透析指征时应早期透析。

此外，虽然透析纠正高钾血症和代谢性酸中毒最为有效，但透析之前药物治疗仍极为重要。AKI 并发心力衰竭时对利尿药和洋地黄制剂反应差，通过透析等技术清除过多的水分，对控制容量过负荷所致心力衰竭最为有效，药物治疗则以扩血管减轻心脏后负荷为主。

感染是 AKI 常见并发症及少尿期的主要死因，多为肺部、尿路、胆道等部位感染和败血症，应尽早根据细菌培养和药物敏感试验合理选用对肾无毒性作用的抗生素治疗，并注意调整药物剂量。

4. 肾替代疗法

RRT 是危重 AKI 的重要治疗手段，重症 AKI 患者应适时开始足量的个体化 RRT。

（二）慢性肾病的诊断及治疗

慢性肾病的分期标准主要基于实验检查对肾疾病严重程度的评价、肾功能水平和并发症的关系、肾功能丧失和发生心血管疾病的危险因素等级。同时 CKD 的分期对临床工作的开展具有指导意义（表 6-2-3）。

表 6-2-3 慢性肾病的分期和治疗计划

分期	描述	GFR（ml/min・1.73 m^2）	治疗计划
1	肾损伤，GFR 正常或↑	≥90	CKD 病因的诊断和治疗 治疗合并疾病 延缓疾病进展
2	肾损伤，GFR 轻度↓	60～89	估计疾病是否进展和进展速度
3	GFR 中度↓	30～59	评价和治疗并发症
4	GFR 严重↓	15～29	准备肾替代治疗
5	肾衰竭	<15 或透析	肾替代治疗

引自：王海燕．肾病学．北京：人民卫生出版社，2008：1816．

为了明确 CKD 不同阶段的防治目标，提出三级预防概念很有必要。所谓一级预防，又称初级预防，是指对已有的肾疾患或可能引起肾损害的疾患（如糖尿病、高血压病等）进行及时有效的治疗，防治慢性肾衰竭（chronic renal failure，CRF）的发生。二级预防，是指对已有轻、中度 CRF 的病人及时进行治疗，延缓、停止或逆转慢性肾衰竭的进展，防治尿毒症的发生。第三级预防，是指针对尿毒症病人及早采取治疗措施，防止尿毒症的某些严重并发症的发生，提高病人生存率和生活质量。

慢性肾功能不全进展的最终结果是终末期肾衰竭（ESRF），患者将不得不依赖肾替代治疗维持生命。尽管目前透析治疗有了长足的进步，但 ESRF 患者的死亡率仍然较高，生存质量较低。因此，对 CKD 患者的治疗包括延缓慢性肾功能不全进展的治疗和针对各种合并症的治疗。

五、核苷酸对肾功能的保护作用及研究进展

核苷酸对于肾损伤的研究目前尚鲜见。目前北京大学李勇教授课题组已经对核苷酸对酒精性肾损伤的保护作用及其机制进行了初步的探索与研究。

北京大学李勇教授课题组首次研究了外源性核苷酸对于酒精性肾损伤大鼠的保护作用，研究动物设计 Wistar 大鼠，对核苷酸应用于肾损伤的营养治疗提供了实验依据。

（一）研究方法

雄性 SPF 级 Wistar 大鼠 50 只，适应性喂养 2 周，随机分为正常对照组（normal control group）、乙醇对照组（alcohol control group）、等热量对照组（dextrose control group）、0.04%和 0.16%核苷酸（NTs）干预组，每组 10 只，除正常对照组和等热量对照组外，其余 30 只大鼠使用 50%乙醇（v/v）灌胃，乙醇初始灌胃量为每天 2 g/kg bw，后逐

渐增加剂量，2 周后达到 8 g/kg bw，此为维持剂量，每天 1～2 次灌胃（每次 2～3 ml），继续干预 4 周，乙醇初始灌胃记为第 1 周，初始灌胃第一天记为第 1 天，干预周期为 6 周。正常对照组每天灌胃等体积的蒸馏水，等热量对照组每天灌胃与乙醇对照组热量相等的右旋糖溶液。正常对照组、乙醇对照组和等热量对照组大鼠给予 AIN-93G 饲料喂养，0.04%和 0.16%核苷酸干预组是在 AIN-93G 饲料基础上每千克分别添加 0.4 g 和 1.6 g 核苷酸所制成。试验期间每周测量大鼠体重，进食量；实验结束前用代谢笼准确收集各组大鼠 24 h 尿液，记录尿量、饮水量、进食量，检测尿蛋白及尿肌酐；末次乙醇灌胃后 12 h，使用乙醚麻醉大鼠，股动脉采血，分别使用促凝管及肝素钠抗凝管收集血液样本，4 ℃，3500 r/min 离心 10 min 吸取上清液，分别为血清及血浆用于血生化指标和炎症因子检测；通过苏木精-伊红和免疫组化染色观察大鼠肾病理学改变；采用蛋白印迹法检测肾组织蛋白表达情况。

（二）结果与讨论

1. 外源性核苷酸对各组大鼠饮水量、进食量和尿量的影响

表 6-2-4 所示为第 6 周末代谢试验中各组大鼠 24 h 饮水量、尿量及进食量的结果。研究发现，乙醇对照组大鼠的饮水量明显多于正常对照组，且尿量明显低于正常对照组，差异均有统计学意义。NTs 干预组大鼠尿量较乙醇对照组明显增加且饮水量减少，差异有统计学意义。各组大鼠每日进食量差异无统计学意义。

表 6-2-4　核苷酸对各组大鼠尿量、饮水量、进食量的影响（$n=10$）

组别	饮水量（ml）	尿量（ml）	进食量（g）
正常对照组	67.9±13.2	40.7±13.7	14.0±3.7
乙醇对照组	132.2±28.1*	9.8±6.2*	14.0±6.4
等热量对照组	132.0±20.6*	25.3±11.9	12.0±1.2
0.04%核苷酸组	69.0±17.3#	35.3±17.1#	17.0±6.9
0.16%核苷酸组	2.0±7.5#	33.6±14.8#	13.2±5.2

注：与正常对照组相比，*：$P<0.05$；与酒精组相比，#：$P<0.05$

2. 各组大鼠肾功能指标的变化

由表 6-2-5 所示，实验结束时，乙醇对照组肾重指数显著低于正常对照组，而与等热量对照组相比差异无统计学意义。乙醇对照组大鼠 24 h 尿蛋白、血尿素氮（blood urea nitrogen，BUN）、Scr 及尿肌酐（Urine creatinine，Ucr）水平较正常对照组明显升高，其中 24 h 尿蛋白和 Ucr 较等热量对照组差异有统计学意义，同时其 Ccr 水平低于正常对照组及等热量对照组（$P<0.05$）。核苷酸干预组大鼠 24 h 尿蛋白、Ucr 水平低于乙醇对照组，0.16%核苷酸干预组大鼠的 BUN 低于乙醇对照组，且内生肌酐清除率（creatinine clearance，Ccr）水平有明显的提高，差异具有统计学意义。

表 6-2-5 膳食 5′-核苷酸对酒精性肾损伤大鼠肾功能指标的影响

组别	肾/体比	尿蛋白 (mg/ml)	Ucr (μmol/L)	Scr (μmol/L)	BUN (mmol/L)	Ccr (ml/min)
正常对照组	0.33±0.02#	5.07±2.95#	491.23±101.56#	13.07±2.91#	4.61±1.26#	2.33±0.29#
乙醇对照组	0.30±0.01*	10.52±5.89+	752.91±81.03*+	16.07±0.70	5.38±1.11	0.82±0.09+
等热量对照组	0.29±0.11	5.06±1.85#	544.90±107.47#	16.15±1.83	4.70±0.86	2.18±0.20#
0.04%核苷酸组	0.32±0.05#	6.01±1.68#	506.68±90.03#	16.32±0.98	5.52±1.04	1.63±0.20#
0.16%核苷酸组	0.33±0.02#	5.88±2.67#	502.94±58.14#	15.67±2.38	3.81±0.60#	1.91±0.25#

注：与正常对照组相比，*：$P<0.05$；与乙醇对照组相比：#：$P<0.05$；与等热量对照组相比，+：$P<0.05$

实验结束时，乙醇对照组大鼠 24 h 尿蛋白、血肌酐、尿肌酐及血尿素氮水平均高于正常对照组，同时内生肌酐清除率呈现减低的变化。蛋白尿是慢性肾疾病的典型症状，与肾小球屏障功能有密不可分的联系，临床上常用 24 h 尿蛋白定量试验来判定肾疾病的有无，同时还能检验肾功能的受损程度。本研究中乙醇对照组大鼠 24 h 尿蛋白较正常对照组和等热量对照组明显升高，说明肾小球屏障功能受损。同时蛋白尿还可作为一个独立因素参与肾病变过程，进一步损害肾。研究发现，大量蛋白在肾小球系膜中蓄积，可引起系膜细胞损伤、系膜基质合成增加，从而产生肾小球硬化；同时蛋白质还能直接调理肾小管细胞功能，改变其生长特性及其细胞因子和基质蛋白的表达，导致小管基底释放纤连蛋白（fibronectin，FN）、单核细胞趋化蛋白-1（monocyte chemotactic protein 1，MCP-1）等，诱导纤维化过程[23]。在饲料中添加外源性核苷酸后，大鼠血清总蛋白得到恢复，24 h 尿蛋白含量显著下降，表明外源性核苷酸可能通过改善肾小球屏障功能，从而减轻蛋白尿，缓解或预防肾小球硬化及肾小管-间质纤维化。

血尿素氮是最早地评价肾功能的指标之一。尿素氮是人体蛋白质代谢的主要终末产物，尿素主要通过肾进行排泄。在肾功能损害早期，血尿素氮可在正常范围内波动，只有当肾小球滤过率下降到正常的 40%以下时，血尿素氮的浓度才会出现缓慢升高[24]。有研究表明，慢性乙醇摄入可以导致血肌酐和血尿素氮的明显升高[25-26]。此研究结果亦表明，长期乙醇摄入可以引起尿素氮升高，提示肾出现了明显病理损伤。内生肌酐是肌肉血磷酸肌酸经水解的小分子产物，正常情况下肌酐分子可绝大部分经肾小球滤过而不被肾小管重吸收，且因为肾小管不分泌肌酐，因此内生肌酐清除率基本能反映肾小球滤过率。当内生肌酐清除率降低时，提示肾小球滤过功能障碍。本研究中乙醇对照组出现内生肌酐清除率下降，表明肾小球滤过功能受损，可能与肾小球足细胞损伤有关。同时，本研究进一步阐释了外源性核苷酸对肾保护作用的机制可能与修复肾小球损伤、提高肾小球滤过率有关，即与乙醇对照组相比，核苷酸干预可明显降低血尿素氮浓度，同时内生肌酐清除率出现显著的提高，肾损伤程度明显减轻。

此实验中虽未对核苷酸对尿酸水平的影响进行检测，但本课题组既往研究未发现0.04%、0.16%外源性核苷酸干预剂量会导致实验动物血尿酸水平升高[27]，其原因可能与大鼠体内存在尿酸酶，当外源摄入核苷酸后可能激活尿酸酶进而促进体内尿酸分解排出；另外也可能与补充外源性核苷酸反馈性减少肝对于核苷酸的从头合成有关。同时也未观察到此剂量外源性核苷酸摄入会导致肾组织细胞出现病理学异常。因此认为本实验中添加的外源性核苷酸不会对肾结构与功能造成进一步损伤。

3. 外源性核苷酸对大鼠肾病理变化的影响

（1）外源性核苷酸对大鼠肾结构的影响

肉眼观察各组肾形态发现：正常对照组与等热量对照组肾大体色泽红润，质地结实而柔软；乙醇对照组肾体积较小，但无明显差别。

彩图 6-2-3 展示了实验结束时大鼠肾 HE 染色切片中肾小球的病理学改变。正常对照组及等热量对照组大鼠 HE 染色标本可见正常的肾小球，未见系膜增生；乙醇对照组大鼠肾小球出现轻度系膜增生，系膜区分界不清；核苷酸干预组系膜分界较清楚，肾小球未见明显系膜增生。彩图 6-2-4 所示为肾小管-间质病理学改变，正常对照组及等热量对照组大鼠 HE 染色标本可见正常肾小管-间质结构，未见变性及炎性细胞浸润；乙醇对照组大鼠的肾小管上皮细胞出现空泡变性，可见大量泡沫细胞，同时肾间质有炎细胞浸润；0.04%NTs 组大鼠肾间质也有少量泡沫细胞，但炎细胞浸润情况较乙醇对照组有改善；0.16%NTs 组大鼠肾间质未见泡沫样细胞及炎细胞浸润。

（2）外源性核苷酸对大鼠肾蛋白表达的影响

①NTs 对大鼠肾 PCX-1、Nephrin 表达的影响

如图 6-2-5、6-2-6 所示，与正常对照组相比，乙醇对照组大鼠肾足细胞表面标志蛋白-1（podocalyxin-1，PCX-1）和足细胞裂孔膜蛋白（Nephrin）显著降低；外源性核苷酸干预明显提高了乙醇引起的 PCX-1 和 Nephrin 表达降低，差异具有统计学意义。

②外源性核苷酸对大鼠肾 PCX-1、TGF-β 和 FN 表达的影响

图 6-2-7～6-2-9 为免疫组化染色观察到的肾 PCX-1、TGF-β 和 FN 的表达情况，可见与正常对照组和等热量对照组相比，等热量对照组肾小球 PCX-1 的表达明显减少，而肾小管-间质处 TGF-β 与 FN 的表达有所增加，同时可观察到外源性核苷酸干预可明显改善上述酒精性肾损伤的表现。

乙醇过量摄入可能导致肾病理结构改变，其中肾小球通常仅表现为轻度的系膜细胞增殖，而肾小管-间质的改变通常较显著。实验发现，乙醇可使肾小管变性、肿胀、管腔闭塞，且能观察到大量炎性细胞在肾间质组织的聚集[28]。本研究中，光镜下可观察到乙醇对照组大鼠肾组织出现了上述病理改变，同时还可见肾间质大量泡沫细胞。泡沫细胞的形成与蛋白尿的发生有重要关系，研究发现，肾间质出现泡沫细胞的患者其尿蛋白水平明显高于无泡沫细胞者。肾小球滤过功能和肾小管重吸收功能损伤是引起蛋白尿的主要原因，乙醇对照组大鼠肾出现大量泡沫细胞，提示乙醇同时可引起肾小球和肾小管的损伤。本次实验结果与郑海兰[29]、陶小红[30]等的研究相符。核苷酸干预后，肾炎性浸润情况明显缓解，同时泡沫样细胞大量减少，提示外源性核苷酸可能通过减轻肾炎性反应，提高肾小球滤过功能，减轻蛋白尿症状，进而缓解酒精性肾损伤。

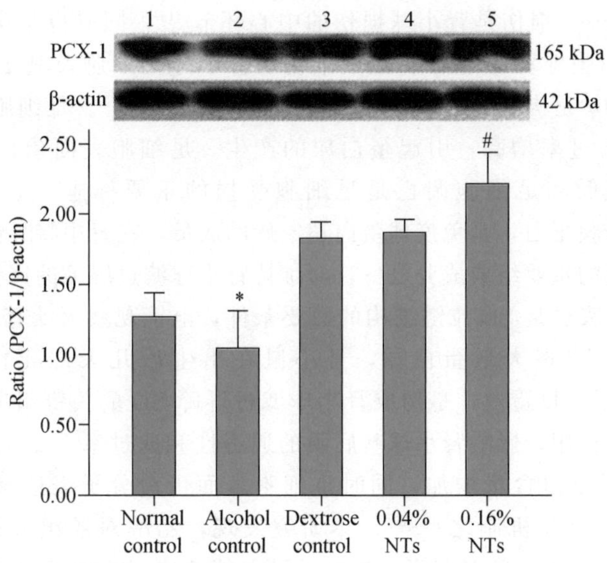

图 6-2-5　外源性核苷酸对大鼠肾 PCX-1 表达的影响

注：与正常对照组相比，*：$P<0.05$；与乙醇对照组相比，#：$P<0.05$

Normal control group：正常对照组；Alcohol control group：酒精对照组；Dextrose control group：等热量对照组；0.04% NTs：0.04%核苷酸组；0.16% NTs：0.16%核苷酸组

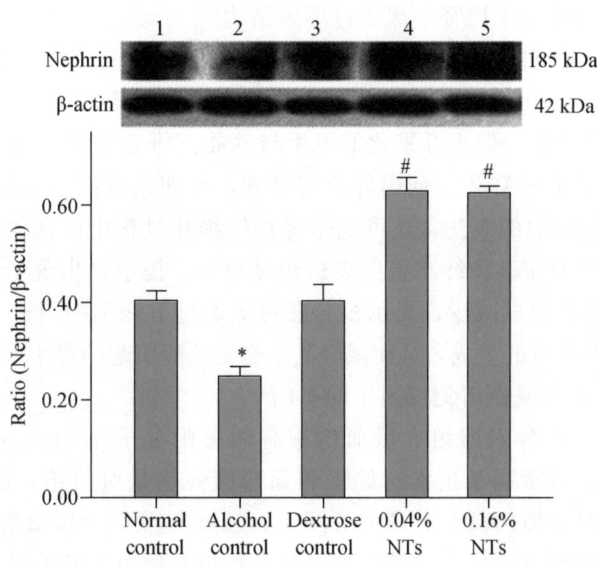

图 6-2-6　外源性核苷酸对大鼠肾 Nephrin 蛋白表达的影响

注：与正常对照组相比，*：$P<0.05$；与乙醇对照组相比，#：$P<0.05$

Normal control group：正常对照组；Alcohol control group：酒精对照组；Dextrose control group：等热量对照组；0.04% NTs：0.04%核苷酸组；0.16% NTs：0.16%核苷酸组

足细胞（podocyte）损伤是肾小球损伤的中心环节[31]，同时也是病理性蛋白尿产生的重要机制之一。足细胞即肾小囊脏层上皮细胞，肾小球足细胞及其足突间的细胞裂隙膜（slit diaphragm，SD）是构成肾小球滤过膜的最后一道屏障[32]。足细胞受损可能导致肾小球滤过屏障受损，滤过率增高，引起蛋白尿的产生。足细胞表面蛋白分子（如 Nephrin、Podocin 等）表达降低和足细胞凋亡是足细胞受损的重要标志[33]。足细胞裂孔膜蛋白（Nephrin）是一种跨膜蛋白，是免疫球蛋白超家族的成员，在肾中特异性表达于肾小球，是肾小球细胞裂孔隔膜的重要组成成分之一，对维持肾小球滤过屏障的完整起关键作用。研究证实 Nephrin 的正常表达是 SD 拉链结构的必要条件，电镜观察灭活其编码 NPHSI 的小鼠可发现其 SD 缺失，出现大量蛋白尿，且小鼠在出生后几天即死亡[34]。Podocin 是继 Nephrin 后最先发现的 SD 蛋白，是构成肾小球滤过屏障 SD 的关键组成部分，共同介导上皮细胞基质间的相互作用，影响肾小球基底膜的通透性和滤过率[35]。研究表明，在肾组织氧化应激条件下，尿蛋白含量增加，同时足细胞表面蛋白分子表达减少，提示氧化损伤是引起足细胞损伤的重要机制之一[36]。本研究发现，乙醇对照组大鼠肾组织中 Nephrin 和 PCX-1 的表达明显低于正常对照组，提示乙醇可能造成肾小球滤过屏障受损。其机制可能是乙醇作为一种还原剂，其在肾组织中代谢引起了肾小球氧化损伤，导致肾小球足细胞表面蛋白表达下降，进而引起损伤肾小球滤过屏障从而引起了蛋白尿的发生。本研究发现，外源性核苷酸干预后肾组织 PCX-1 和 Nephrin 的表达明显升高，说明核苷酸可有效减轻乙醇导致的肾小球足细胞损伤，同时其表达略高于正常对照组与等热量对照组，提示核苷酸干预可以代偿性增加蛋白合成以维持肾小球滤过屏障结构。

肾间质纤维化是乙醇引起的另一重要的肾改变，TGF-β 是这一变化中最重要的细胞因子。研究表明，TGF-β 活化可以促进 EMC 合成增加，增加纤连蛋白（FN）表达，同时抑制多种 EMC 降解酶的生成，促进纤维化的发生与发展。研究发现 TGF-β 阳性表达情况随着酒精性肾损伤的发生呈正相关[29]。而国外研究发现，长期乙醇摄入在引起肾纤维化的同时，还能够提高金属蛋白基质酶的表达，这可能是肾在纤维化过程中的代偿表现[37-38]。本研究发现，乙醇对照组大鼠肾 TGF-β 和纤连蛋白表达明显增加，提示肾出现了纤维化趋势，而其在核苷酸干预组大鼠肾表达明显减少，提示核苷酸可能通过下调细胞因子 TGF-β 的表达，进而减少纤连蛋白等细胞外基质的生成，从而减轻甚至修复乙醇引起的肾小管间质纤维化改变。

4. 外源性核苷酸对大鼠血清免疫因子的影响

如图 6-2-10 所示，乙醇对照组大鼠血清细胞间黏附分子-1（intercellular cell adhesion molecule-1，ICAM-1）含量高于正常对照组和葡萄糖等热量对照组，而各剂量外源性核苷酸喂养组低于乙醇对照组但仍高于等热量对照组。乙醇对照组大鼠血清 MCP-1 含量高于等热量对照组及核苷酸干预组，核苷酸各剂量组与等热量对照组之间差异无统计学意义。

研究发现肾组织单核细胞浸润是炎症发生的中心环节[39]，外周血单核细胞向组织内的迁移有多重细胞因子参与，其中 ICAM-1 和 MCP-1 具有重要作用[40-41]。ICAM-1 广泛存在于多种细胞如血管内皮细胞、白细胞等，可以促进白细胞与血管内皮细胞的黏附及渗出，参与细胞内信号转导，扩大炎症反应，参与肾病、炎症性肠病、关节炎等多种疾病的发病过程[42-43]。在生理情况下，ICAM-1 呈低水平表达，受各种刺激因素影响后表达可上调，与其受体结合后介导单核细胞、淋巴细胞、中性粒细胞在肾小管、肾间质黏附聚集，导致肾小管

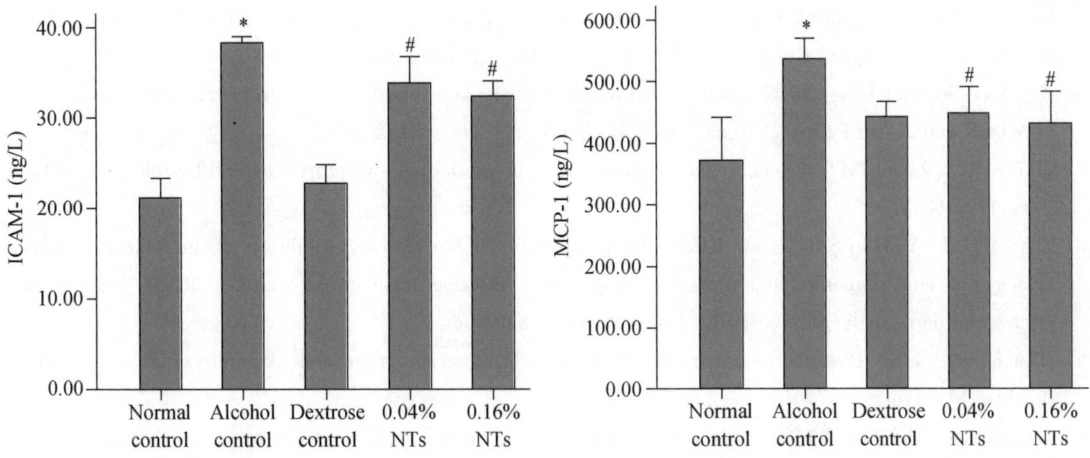

图 6-2-10 外源性核苷酸对血清 ICAM-1 和 MCP-1 的影响（$n=10$）

注：与正常对照组相比，*：$P<0.05$；与乙醇对照组相比，#：$P<0.05$

Normal control group：正常对照组；Alcohol control group：酒精对照组；Dextrose control group：等热量对照组；0.04% NTs：0.04%核苷酸组；0.16% NTs：0.16%核苷酸组

损伤，并加重对肾小球内皮细胞和系膜细胞的损伤[44]。同时炎性细胞浸润又可促进多种促纤维化因子释放，使胶原蛋白合成增加和细胞外基质聚积，导致肾纤维化。研究发现，病理情况下，ICAM-1 可在病变的肾小管上皮细胞强烈表达，为肾炎症活动的主要标志[45-46]。MCP-1 属于趋化因子 CC 亚家族，其主要功能是趋化和激活单核细胞至炎症部位。研究发现 MCP-1 是肾疾病中表达最强最广泛的趋化因子[47]，与肾疾病关系密切，能够发动炎症反应，促进肾小球系膜增生、促进增殖细胞核抗原（proliferating cell nuclear antigen，PNCA）表达增加和细胞外基质沉积，加速肾小球硬化，造成肾小管-间质细胞泡沫样变性。此外 MCP-1 还诱导单核细胞表达超氧化阴离子、细胞因子和黏附分子。

此研究显示灌胃 6 周后，乙醇对照组大鼠血清 ICAM-1 和 MCP-1 含量升高，提示乙醇可能参与刺激和诱导大鼠炎症因子的高表达，进而造成肾病理形态学异常。核苷酸干预后大鼠血清中炎症因子 ICAM-1 和 MCP-1 均减少，表明外源性核苷酸可能通过减轻乙醇引起的炎症因子高表达，抑制炎症因子分泌，减轻肾炎性浸润情况，从而减轻乙醇对肾造成的损害。外源性核苷酸对炎症因子的调节作用可能与其可以参与各种生物应答和炎症反应，影响参与炎症反应的转录因子的表达及活性有关。

主要参考书目和参考文献

1. Standring S. Gray's anatomy. Elsevier，2008：2788-2817.
2. 王海燕. 肾病学. 北京：人民卫生出版社，2008：20-22.
3. 柏树令. 系统解剖学. 北京：人民卫生出版社，2001：161-165.
4. Zhou Y，Greka A. Calcium-permeable ion channels in the kidney. Am J Physiol Renal Physiol，2016，310（11）：F1157-1167.

5. Kelly O, Lin C, Ramkumar M, et al. Characterization of an amiloride binding region in the alpha-subunit of ENaC, Am J Physiol Renal Physiol, 2003, 285 (6): F1279-1290.
6. Kip SN, Strehler EE. Characterization of PMCA isoforms and their contribution to transcellular Ca^{2+} flux in MDCK cells. Am J Physiol Renal Physiol, 2003, 284 (1): F122-132.
7. Harris RC, Zhang MZ. Cyclooxygenase metabolites in the kidney. Comprehensive Physiology, 2011, 1 (4): 1729-1758.
8. Zhao HJ, Li Y, Liu SM, et al. Effect of calcium channels blockers and inhibitors of the renin-angiotensin system on renal outcomes and mortality in patients suffering from chronic kidney disease: Systematic review and meta-analysis. Ren Fail, 2016, 38 (6): 849-856.
9. Tenenhouse HS. Phosphate transport: Molecular basis, regulation and pathophysiology. J Steroid Biochem Mol Biol, 2007, 103 (3-5): 572-577.
10. Nguyen G, Delarue F, Burckle C, et al. Pivotal role of the renin/prorenin receptor in angiotensin Ⅱ production and cellular responses to renin. Journal of Clinical Investigation, 2002, 109 (11): 1417-1427.
11. Negri AL. Proximal tubule endocytic apparatus as the specific renal uptake mechanism for vitamin D-binding protein/25-(OH) D_3 complex. Nephrology (Carlton), 2006, 11 (6): 510-515.
12. Molitoris BA, Levin A, Warnock DG, et al. Improving outcomes from acute kidney injury. Journal of the American Society of Nephrology, 2007, 18 (7): 1992-4.
13. Lamb EJ, Levey AS, Stevens PE. The Kidney Disease Improving Global Outcomes (KDIGO) guideline update for chronic kidney disease: Evolution not revolution. Clinical Chemistry, 2013, 59 (3): 462-465.
14. Xue JL, Daniels F, Star RA, et al. Incidence and mortality of acute renal failure in medicare beneficiaries, 1992 to 2001, Journal of the American Society of Nephrology, 2006, 17 (4): 1135-1142.
15. Waikar SS, Curhan GC, Wald R, et al. Declining mortality in patients with acute renal failure, 1988 to 2002. Journal of the American Society of Nephrology, 2006, 17 (4): 1143-1150.
16. Hegarty J, Middleton RJ, Krebs M, et al. Severe acute renal failure in adults: Place of care, incidence and outcomes. QJM, 2005, 98 (9): 661-666.
17. Metcalfe W, Simpson M, Khan IH, et al. Acute renal failure requiring renal replacement therapy: Incidence and outcome. QJM, 2002, 95 (9): 579-583.
18. Ronco C, Bellomo R. Critical care nephrology: the time has come. Nephrol Dial Transplant, 1998, 13 (2): 264-267.
19. 周福德，王梅. 北京市血液透析的发展与质量改进. 中国血液净化，2006，(3): 117-118.
20. Clark WR, Letteri JJ, Uchino S, et al. Recent clinical advances in the management of critically ill patients with acute renal failure. Blood Purif, 2006, 24 (5-6): 487-498.
21. Shusterman N, Strom BL, Murray TG, et al. Risk factors and outcome of hospital-acquired acute renal failure. Clinical epidemiologic study. American Journal of Medicine, 1987, 83 (1): 65-71.
22. Zhang L, Wang F, Wang L, et al. Prevalence of chronic kidney disease in China: A cross-sectional survey. Lancet, 2012, 379 (9818): 815-822.
23. McCarthy HJ, Saleem MA. Genetics in clinical practice: Nephrotic and proteinuric syndromes, Nephron Experimental Nephrology, 2011, 118 (1): E1-8.
24. 白福艳，王译晨，高影，等. 血清胱抑素C测定对糖尿病肾病早期诊断的临床意义. 中国实验诊断学，2013 (11): 2019-2022.
25. Latchoumycandane C, Nagy LE, McIntyre TM. Chronic ethanol ingestion induces oxidative kidney injury

through taurine-inhibitable inflammation. Free Radic Biol Med，2014，69：403-416.

26. Das SK，Varadhan S，Dhanya L，et al. Effects of chronic ethanol exposure on renal function tests and oxidative stress in kidney. Indian J Clin Biochem，2008，23（4）：341-344.
27. 马奕，徐琳琳，许雅君，等. 外源核苷酸对多代大鼠血清尿酸水平及肾损伤的影响. 中国生育健康杂志，2009，(4)：219-222.
28. 曹艳雪，王炳元，傅宝玉. 酒精性肝肾损害及肾层黏蛋白、Ⅲ型胶原的表达. 世界华人消化杂志，2001，(10)：1134-1138.
29. 郑海兰，陈瑛. 贝那普利在大鼠酒精性肾损伤中作用的探讨. 中国现代医学杂志，2009（13）：1934-1937.
30. 陶小红，吕晓云，邱皓，等. 中药利湿活血方对酒精性肾损害大鼠尿单核细胞趋化蛋白-1及β_2-微球蛋白的影响. 中医研究，2011，(2)：14-16.
31. Lemley KV. Glomerular pathology and the progression of chronic kidney disease. Am J Physiol Renal Physiol，2016，310（11）：F1385-1388.
32. Tryggvason K，Wartiovaara J. How does the kidney filter plasma? Physiology（Bethesda），2005，20：96-101.
33. 朱颖. 肾小球足细胞分子表达与氧化应激反应的关系. 合肥：安徽医科大学，2009：58.
34. Tryggvason K，Patrakka J，Wartiovaara J. Hereditary proteinuria syndromes and mechanisms of proteinuria. N Engl J Med，2006，354（13）：1387-1401.
35. Fukuda A，Wickman LT，Venkatareddy MP，et al. Urine podocin：Nephrin mRNA ratio（PNR）as a podocyte stress biomarker. Nephrol Dial Transplant，2012，27（11）：4079-4087.
36. 牛霞，鹿玲，陈珂，等. 肾小球足细胞裂隙膜蛋白 Podocin 的变化与氧化应激反应. 安徽医科大学学报，2007（03）：286-289.
37. Tirapelli LF，Martins-Oliveira A，Batalhao ME，et al. Ethanol consumption increases the expression of endothelial nitric oxide synthase，inducible nitric oxide synthase and metalloproteinases in the rat kidney. Journal of Pharmacy and Pharmacology，2012，64（1）：68-76.
38. Das SK，Mukherjee S，Vasudevan DM. Effects of long term ethanol consumption mediated oxidative stress on neovessel generation in liver. Toxicol Mech Methods，2012，22（5）：375-382.
39. Williams MD，Nadler JL. Inflammatory mechanisms of diabetic complications. Curr Diab Rep，2007，7（3）：242-248.
40. 张丽娜，谢席胜，左川，等. 人参皂苷 Rg1 对糖尿病肾病大鼠 TNF-α、MCP-1 表达的影响. 四川大学学报（医学版），2009（03）：466-471.
41. 张苏皖，李素梅，翟斐，等. 螺内酯对 DM2 大鼠肾保护及 ICAM-1 表达的影响. 放射免疫学杂志，2011（06）：616-619.
42. Lawson C，Ainsworth M，Yacoub M，et al. Ligation of ICAM-1 on endothelial cells leads to expression of VCAM-1 via a nuclear factor-kappa B-independent mechanism. Journal of Immunology，1999，162（5）：2990-2996.
43. Chow FY，Nikolic-Paterson DJ，Ozols E，et al. Intercellular adhesion molecule-1 deficiency is protective against nephropathy in type 2 diabetic db/db mice. Journal of the American Society of Nephrology，2005，16（6）：1711-1722.
44. Utsumi K，Kawabe M，Hirama A，et al. Effects of selective LDL apheresis on plasma concentrations of ICAM-1，VCAM-1 and P-selectin in diabetic patients with arteriosclerosis obliterans and receiving maintenance hemodialysis. Clinica Chimica Acta，2007，377（1-2）：198-200.

45. 朱彩凤，朱斌，魏升，等. 雷公藤甲素对 TNF-α 诱导的肾系膜细胞 MCP-1 和 ICAM-1 表达干预及其机制的研究. 中国中西医结合肾病杂志，2011，(6)：488-492.

46. 王东，王亿平，刘玲，等. 血浆 P-选择素及细胞间黏附分子-1 在慢性肾病患者中表达的临床意义. 辽宁中医药大学学报，2010，(7)：82-84.

47. Wada T，Furuichi K，Sakai N，et al. Gene therapy via blockade of monocyte chemoattractant protein-1 for renal fibrosis. Journal of the American Society of Nephrology，2004，15 (4)：940-948.

第三节　核苷酸与肿瘤 Nucleotide and tumor

肿瘤（tumor）的病因极其复杂，其发生是环境（外因）和遗传（内因）等多种因素共同作用的结果。膳食因素与肿瘤有着密切的关系，良好的膳食营养不仅具有潜在的预防肿瘤的作用，某些营养素还有抗氧化、增强机体免疫力、抑制肿瘤细胞的增生和刺激人体产生干扰素等功能，在一定程度上也起到了积极的治疗作用[1]。核苷酸作为人体的必需营养素，广泛存在于自然界，并可通过人工方法合成，在肿瘤的预防与治疗上有重要的价值。

一、肿瘤概述

肿瘤是指机体中成熟的或正在发展中的正常细胞，在有关因素的作用下，呈现过度增生或异常分化而形成的新生物。肿瘤是一种常见疾病，严重威胁人类健康和生命。2015 年 2 月 3 日，世界卫生组织发布《全球肿瘤报告 2014》：2012 年全球肿瘤患者及死亡病例分别为 1400 万和 820 万，增长速度惊人，新增肿瘤病例近一半出现在亚洲，其中大部分在中国，新中国新增肿瘤病例高居全球第一位；在肝、食管、胃和肺 4 种肿瘤中，中国新增病例和死亡人数均居世界首位；预计未来 20 年，全球新发肿瘤病例会增加 70%。《中国肿瘤登记年报》报道，2012 年全国新诊断肿瘤病例约 307 万，死亡病例 220 万，占全球肿瘤死亡人数的 26.9%，相当于每分钟有 6 个肿瘤患者就诊、有 4 个肿瘤患者死亡。肿瘤已经成为我国居民的第一死亡原因。控制癌症已成为全球性的卫生战略重点之一。

肿瘤的病因极其复杂，其发生是环境（外因）和遗传（内因）等多种因素共同作用的结果。肿瘤的发生和发展与机体免疫系统密切相关。肿瘤细胞只有在逃避了免疫系统监视的条件下才能在机体内生存与发展。当机体对肿瘤细胞的识别与清除功能增强时，肿瘤细胞的生长就会受到限制或被消灭。因此，调节机体免疫功能很可能成为从根本上治疗肿瘤的关键[2]。

年龄老化可能增加肿瘤的易感性。致癌因素作用于人体后，并非马上就致人发病，而是要经过十余年甚至更长时间的“致癌潜伏期”才形成肿瘤，以至于 60% 以上的恶性肿瘤患者为老年人。导致这种现象的主要因素有：①组织细胞衰老。随着年龄增长，人体进入老年后，组织细胞衰老，协调功能衰退和失调，增加了人体对致癌因素的易感性。在对衰老和肿瘤的研究中，发现二者似乎存在此消彼长的现象。早在 20 世纪 60 年代初已有研究发现，细胞除了可以通过凋亡或自杀式抑制肿瘤形成外，还可通过衰老阻止细胞分裂，进而抑制肿瘤形成。随着年龄增长，衰老细胞积累，尽管衰老细胞不能像正常细胞一样分裂、增殖，但仍然保持代谢活性。衰老细胞产生的胞外基质重构酶、炎性细胞因子及上皮生长因子等能破坏局部组织的微环境、刺激邻近细胞增殖和恶性进展。故到老年期，细胞衰老可促使肿瘤形成。②接触致癌物的机会更多。约 80%的致癌因素来自外界。人在存在致癌因素的环境中生活和工作，或多或少地有所接触。随年龄增长，与环境中的致癌物质接触、与机体相互作用的机会就越多，癌症的发病率也就上升。③免疫监视功能下降。随年龄增长，体内与细胞免疫功能相关的胸腺和 T 淋巴细胞功能减退，循环系统中的胸腺素和 T 淋巴细胞绝对数量明显减少，“免疫监视”功能也逐渐降低；其特征是对外源性抗原的免疫应答降低，对体内的一些突变细胞的识别、防御和清除能力下降，而致后者易向癌细胞转化[3]。

膳食因素与肿瘤的关系。癌症的发生发展主要为三个时期，启动期、促癌期和恶变进展期。前两个时期为肿瘤生长的良性阶段，处在这个时期的病变是可逆的，而膳食营养不当，对肿瘤影响主要是这两个时期，因此良好的膳食即可避免向第三阶段的发展。良好的膳食营养不仅具有潜在的预防肿瘤的作用，某些营养素还有抗氧化、增强机体免疫力、抑制肿瘤细胞的增生、刺激人体产生干扰素等功能，因此在一定程度上也起到了积极的治疗作用。外源性核苷酸作为机体必需营养素，是机体的重要的物质基础；同时也具有多种生物学功效。在肿瘤预防和积极治疗中，起着重要的生物学作用[1]。

二、核苷酸对肿瘤的保护作用及研究进展

（一）核苷酸对肿瘤保护作用的研究

北京大学李勇教授课题组通过给予 SD 大鼠全生命周期外源性核苷酸干预，对肿瘤相关指标进行观察，主要结果如下：

1. 核苷酸长期干预对大鼠自发肿瘤性病变的影响

图 6-3-1、表 6-3-1 和表 6-3-2 所示为各组雌雄 SD 大鼠自发肿瘤的情况。随着年龄的增长雄性和雌性对照组自发肿瘤发生率分别为 80.1%和 69.2%。在核苷酸干预下，雌雄大鼠自发肿瘤率有一定程度的下降。与对照组相比，雄性核苷酸干预组的肿瘤发生率显著下降，

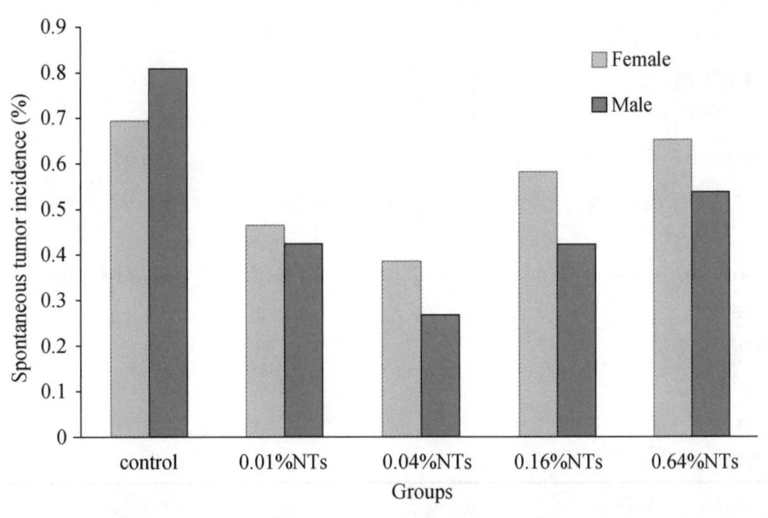

图 6-3-1 核苷酸长期干预对 SD 大鼠自发肿瘤发生率的影响

表 6-3-1 核苷酸长期干预对各组雄性 SD 大鼠肿瘤性病变的影响（$\bar{x} \pm s$）

发生部位	肿瘤发生情况	NTs（%）				
		0（*n*=26）	0.01（*n*=26）	0.04（*n*=26）	0.16（*n*=26）	0.64（*n*=26）
皮肤/皮下肿瘤	腺瘤（B）	2	3	3	0	3
	纤维瘤（B）	4	2	3	2	2
	脂肪瘤（B）	2	1	2	2	2
	总肿瘤大小/只（cm^3）	77.82±33.62	72.25±33.93	89.86±61.04	86.27±48.23	72.98±25.04
	出现时间（d）	530.5±52.4	614.8±63.6	578.8±40.3	634.8±28.2	642.7±43.9
	生长时间（d）	239.9±40.5	205.5±39.0	271.5±66.0	234.0±68.8	228.9±56.9
垂体	垂体瘤（B）	9（7）	4（3）	4（3）	4	4（3）
	肿瘤大小/只（cm^3）	0.40±0.14	0.31±0.05	0.30±0.17	0.39±0.10	0.43±0.10
肝	腺瘤（B）	1	1	1	0	1
	肿瘤大小/只（cm^3）	1.21	1.05	1.39	—	0.87
肺	肺转移（M）	1	0	0	0	0
	肿瘤大小/只（cm^3）	0.12	—	—	—	—
胰腺	胰腺癌（M）	0	0	0	1	2
	肿瘤大小/只（cm^3）				10.62	13.04±1.12
肾上腺	肾上腺皮质腺瘤（B）	0	1	0	0	0
	肿瘤大小/只（cm^3）		0.18	—	—	—
	成嗜铬细胞腺瘤（M）	0	0	0	1	0
	肿瘤大小/只（cm^3）	—	—	—	0.08	—
前列腺	腺瘤（B）	1	1	1	2	1
	肿瘤大小/只（cm^3）	2.67	2.38	1.76	2.81±0.91	2.00
膀胱	细胞癌（M）	1	0	1	0	0
	肿瘤大小/只（cm^3）	0.02	—	0.04	—	—
腹腔内	血管瘤（M）	1	0	0	0	1

续表

发生部位	肿瘤发生情况	NTs (%)				
		0 ($n=26$)	0.01 ($n=26$)	0.04 ($n=26$)	0.16 ($n=26$)	0.64 ($n=26$)
	肿瘤大小/只 (cm^3)	156.7	—	—	—	134.1
全身性	淋巴瘤 (M)	2	0	0	0	0
良性肿瘤数		19	13	13	10	13
荷瘤老鼠数(良性)		16	11	6	9	11
恶性肿瘤数		5	0	1	2	3
荷瘤老鼠数(恶性)		5	0	1	2	2
总肿瘤数		24	13	14	12	16
荷瘤老鼠总数		21	11	7	11	14
平均每只荷瘤老鼠载肿瘤数		1.1	1.2	2	1.1	1.1

注：B：良性肿瘤；M：恶性肿瘤

表 6-3-2 核苷酸长期干预各组雌性 SD 大鼠肿瘤性病变的影响 ($\bar{x}\pm s$)

发生部位	肿瘤发生情况	NTs (%)				
		0 ($n=26$)	0.01 ($n=26$)	0.04 ($n=26$)	0.16 ($n=26$)	0.64 ($n=26$)
乳腺	腺瘤 (B)	6 (10)	5	4	6 (7)	7 (9)
	纤维瘤 (B)	3 (4)	2	2	4 (5)	3
	良性肿瘤大小/只 (cm^3)	194.8±138.60	143.63±28.82	143.23±32.33	180.69±28.53	208.21±21.74
	腺癌 (M)	2	0	0	0	1
	恶性肿瘤大小/只 (cm^3)	230.25±52.86	—	—	—	203.11
	肿瘤大小/只 (cm^3)	202.77±41.12	143.63±28.82*	143.23±32.33*	180.69±28.53	207.81±20.86
	出现时间 (d)	532.8±64.1	615.9±114.1*	580.2±38.2	587.5±127.2	572.3±75.2
	生长时间 (d)	212.4±81.1	241.0±56.2	183.8±73.9	193.9±45.8	212.7±50.0

续表

发生部位	肿瘤发生情况	NTs（%）				
		0（n=26）	0.01（n=26）	0.04（n=26）	0.16（n=26）	0.64（n=26）
皮肤/皮下肿瘤	腺瘤（B）	1	0	0	0	0
	纤维瘤（B）	2	1	1	0	1
	脂肪瘤（B）	0	0	0	0	1
	总肿瘤大小/只（cm^3）	78.51±38.91	67.19	81.23	—	74.47±86.56
	出现时间（d）	579.1±51.6	657	662	—	634.9±88.7
	生长时间（d）	131.8±80.5	113	163	—	122.7±90.4
垂体	垂体瘤（B）	17（14）	8（7）	10（8）	11（9）	12（10）
	肿瘤大小/只（cm^3）	0.39±0.11	0.35±0.13	0.37±0.13	0.34±0.09	0.38±0.11
肝	腺瘤（B）	0	2	0	0	0
	肿瘤大小/只（cm^3）	—	3.62±0.50	—	—	—
肺	肺转移（M）	1	0	0	0	1
	肿瘤大小/只（cm^3）	—	—	—	—	0.21
胰腺	胰腺癌（M）	1	0	0	1	1
	肿瘤大小/只（cm^3）	9.1	—	—	8.63	8.47
卵巢、子宫	黄体瘤（B）	0	1	0	1	0
	肿瘤大小/只（cm^3）	—	0.41	—	0.36	—
	恶性畸胎瘤（M）	0	0	0	0	1
	肿瘤大小/只（cm^3）	—	—	—	—	0.67
腹腔	血管瘤（M）	1	1	0	1	0
	肿瘤大小/只（cm^3）	179.2	187.3	—	191.7	—
良性肿瘤数		34	16	17	23	26
荷瘤老鼠数（良性）		13	11	10	14	14
恶性肿瘤数		5	1	0	2	4
荷瘤老鼠数（恶性）		5	1	0	2	3
总肿瘤数		39	17	17	25	30

续表

发生部位	肿瘤发生情况	NTs (%)				
		0 (n=26)	0.01 (n=26)	0.04 (n=26)	0.16 (n=26)	0.64 (n=26)
	荷瘤老鼠总数	18	12	10	15	17
	平均每只荷瘤老鼠载肿瘤数	2.1	1.4	1.7	1.7	1.8

注：B：良性肿瘤；M：恶性肿瘤

良性及恶性肿瘤的发生率与对照组相比也体现出明显的下降趋势。将两种性别进行合并分析的情况下，对照组恶性肿瘤的发生率分别为0.01%、0.04%、0.16%和0.64%为核苷酸干预组的10、10、2.5和2倍。在肿瘤的多发性方面，将每只荷瘤动物的肿瘤数进行比较，在雄性大鼠中发现核苷酸干预组的荷瘤动物的肿瘤数有低于对照组的趋势，但是在雌性大鼠中这种趋势并不明显。

乳腺肿瘤是SD雌性大鼠最常见的自发肿瘤之一，雌性对照组乳腺肿瘤发生率为31%。0.01%、0.04%、0.16%和0.64%核苷酸干预组乳腺肿瘤发生率分别为30%、23%、35%和31%，未呈现显著性差异。在乳腺肿瘤发生时间方面，0.01%核苷酸干预组与对照组相比有显著性差异，并且0.01%和0.04%核苷酸干预组中的乳腺肿瘤大鼠在终末处置时乳腺肿瘤的体积显著低于对照组。0.01%核苷酸干预组的乳腺肿瘤平均产生时间与对照组相比有所延长。与乳腺肿瘤的结果类似，核苷酸干预组与对照组相比皮肤及皮下肿瘤具有较晚的发生时间。垂体肿瘤在对照组雌雄SD大鼠均有较高的自发肿瘤率。结果显示垂体瘤的发生率在雄雌对照组中为分别为31.3%和63.3%。与对照组大鼠相比，雄雌核苷酸干预大鼠的垂体瘤的发生率均呈降低趋势，但差异无统计学意义。同时，与对照组相比，雄雌核苷酸干预组垂体瘤的体积没有明显差异。

核苷酸对全部肿瘤发生率和恶性肿瘤率的抑制使核苷酸组肿瘤引起的死因比例下降[4]。在无核苷酸饲料的基础上添加核苷酸干预^{252}Cf辐照后小鼠可预防非瘤性病变（如，淀粉样变性），同时不会加速肿瘤的生长[5]。

同时，研究也发现，核苷酸组荷瘤大鼠的平均生存时间长于对照组提示肿瘤的生长时间是长于对照组的。

2. 核苷酸长期干预对荷瘤大鼠生存时间的影响

对于荷瘤动物而言，雄性动物平均生存时间为746±16.3 d，雌性为702±17.3 d。非荷瘤动物的生存时间要短于荷瘤动物，其中雄性为694±17.5 d（P=0.029），雌性为627±16.5 d（P=0.003）。如荷瘤动物的生存曲线所示（图6-3-2），核苷酸对雌雄荷瘤动物的生存时间均有影响。核苷酸干预组荷瘤动物的平均生存时间的延长程度与核苷酸的剂量有一定的相关性（log-rank检验，雄性：0.01% NTs组与对照组比较，χ^2=4.740，P=0.029；0.04% NTs组与对照组比较，χ^2=3.865，P=0.049；0.16% NTs组与对照组比较，χ^2=3.363，P=0.067；0.64% NT组与对照组比较，χ^2=5.260，P=0.022；雌性：0.01% NTs组与对照组比较，χ^2=5.290，P=0.021；0.04% NTs组与对照组比较，χ^2=4.045，

P＝0.044；0.16％ NTs组与对照组比较，χ^2＝0.923，P＝0.337；0.64％ NTs组与对照组比较，χ^2＝5.038，P＝0.025）。

（二）核苷酸对肿瘤保护作用的可能机制

1. 核苷酸对机体抗氧化能力的提高

MDA可引起DNA损伤和突变，是大鼠的致癌因素之一。抗氧化酶SOD和谷胱甘肽过氧化物酶（glutathione peroxidase，GSH-Px）的活性则在衰老过程中呈下降的趋势。抗氧化系统的削弱和过氧化产物水平的增加可引起肿瘤在内的衰老相关疾病的发生率的增加[6]。而SOD活性的长期下降也可导致DNA损伤概率的增加与肿瘤发生率的增加[7]。抗氧化物质或自由基捕获物质可通过对减少细胞过氧化损伤而抑制肿瘤的发生和发展[8]。

Ames和Pérez均已研究证实核苷酸及其代谢产物具有抗氧化作用，可作为内源性自由基清除剂和抗氧化剂[9]。Korb证实补充核苷酸可以预防DNA损伤[10]。外源性核苷酸是合成多不饱和脂肪酸（PUFA）的重要调节物质，PUFA可增加机体对抗自由基的能力，对保护脂质过氧化引起的各种DNA损伤和加重有意义[11]。陈文华等研究核苷酸对铅染毒大鼠DNA损伤的干预效应，证明核酸能够显著地提高淋巴细胞和肝DNA损伤修复能力，减轻铅对细胞DNA的氧化损伤[12]。潘洪志等试验结果表明，核酸有抑制脂质过氧化和清除自由基的作用，可以提高老龄大鼠体内SOD和GSH-Px活力，降低MDA的含量，增强机体的抗氧化能力[13]。戴秋萍等采用随机双盲法人体试食核酸试验显示试食组血清SOD活力高于对照组，试食组的食欲、精神、气力三项主观指标比对照组有显著改善。核酸可以提高人体SOD活性，并对人体食欲、精神和气力有促进作用[14]。

北京大学李勇教授课题组对大鼠衰老过程中血清抗氧化相关指标进行了动态观察。首先长期干预的结果显示，血清MDA的水平在衰老的过程中呈升高的趋势，核苷酸的长期干预可明显抑制衰老过程中MDA水平的升高和抗氧化酶活力的下降[4]。其次，给予0.01％、0.04％、0.16％和0.64％核苷酸干预3个月，结果显示核苷酸能显著提高C57BL/6J小鼠血清SOD和GSH-PX活性[15]。因此，核苷酸可能具有提高抗氧化酶的活性，抑制衰老过程中脂质过氧化物的产生的作用。

基于此，我们认为核苷酸对自发肿瘤的抑制作用与核苷酸对过氧化状态的抑制作用有关。但核苷酸对于抗氧化酶作用的机制，尚需进一步研究。

2. 与免疫调节机制有关

许多抗肿瘤物质通过增强机体的特异性和非特异性免疫功能而发挥作用。通过增强机体的免疫力，在动物体内起着重要免疫调节作用，而且还能刺激机体淋巴细胞的增殖，增强免疫器官的免疫应答能力及巨噬细胞的吞噬能力，提高机体对外界病原物质的抵抗能力，降低肿瘤的发生率。转移因子能将特异性细胞性免疫能力转移给受者的T细胞，以提高免疫缺陷病人的皮肤迟发性超敏反应，增强其免疫力和抗肿瘤能力[2-3]。

许多研究者认为食物核酸成分是维持机体正常免疫的必需营养要素，并将核苷酸等物质定义为免疫营养素[4,16]。北京大学李勇教授课题组的研究中发现在无核苷酸基础上核苷酸对Balb/C小鼠进行4周的干预后，与对照组相比，小鼠体内和细胞免疫能力均有显著性提高，有效调整和改善了机体免疫功能的紊乱状态，提高细胞免疫功能而防止肿瘤的发生[17]。对全生命周期的干预结果也显示，核苷酸减低由于免疫系统的衰老性功能失调可引起对感染性疾病的抵抗力下降而使肿瘤和自身免疫性疾病的发生率增加的危险。Field 研究表明食物核苷酸有益于全身免疫系统，它可以促进淋巴细胞的增生，活化自然杀伤细胞，增加巨噬细胞的活力，促进生成一系列其他的免疫调节因子[18]。Naughton 等调查核苷酸补充对短期高强度锻炼的人的免疫和代谢反应的影响，结果补充核酸饮食组 sIgA 较对照组明显升高[19]。

李蓉等还系统研究了鲑鱼 DNA 对老龄小鼠胸腺的影响，发现添加 DNA 组胸腺平均厚度显著增加，皮、髓质细胞数显著增多；显著增高 $CD3^+$、$CD3^+CD4^+$、$CD3^+CD8^+$ 细胞比例，而 $CD3^+CD4^+$ ：$CD3^+CD8^+$ 比例无差异，说明有效细胞数增加；IL-7mRNA 含量、CD127 细胞数量显著增加；促进增殖基因的表达，抑制凋亡基因的表达，并因此延缓胸腺的退化萎缩[20]。

因此，补充外源性核苷酸，不仅可以增强机体的免疫功能，有助于维持细胞和体液免疫应答，还能部分解除免疫抑制，提高人体的细胞免疫功能而防止肿瘤的发生。

主要参考书目和参考文献

1. 李勇. 营养与食品卫生学. 北京：北京大学医学出版社，2005.
2. 中国抗癌协会肿瘤营养与支持治疗委员会. 中国肿瘤营养治疗指南. 北京：人民卫生出版社，2015.
3. 吴蔚然，韦军民. 老年临床营养学. 北京：人民卫生出版社，2011.
4. Meihong Xu，Rui Liang，Qianying Guo，et al. Dietary nucleotides extend the life span in Sprague-Dawley rats. The Journal of Nutrition，Health & Aging，2013，17 (3)，223-229.
5. Yokoyama H，Fujiwara H，Watanabe H. Dietary nucleosides and nucleotides do not affect tumor incidence but reduce amyloidosis incidence in B6C3F1 mice irradiated with californium-252. Nutrition，2004，20 (4)：383-389.
6. Ames B，Shigenaga M，Hagen T. Oxidants，antioxidants，and the degenerative diseases of aging. Proceedings of the National Academy of Sciences，1993，90 (17)：7915-7922.
7. Van Remmen H，Ikeno Y，Hamilton M，et al. Life-long reduction in MnSOD activity results in increased DNA damage and higher incidence of cancer but does not accelerate aging. Physiological Genomics，2003，16 (1)：29.
8. Soerensen M，Christensen K，Stevnsner T，et al. The Mn-superoxide dismutase single nucleotide polymorphism rs4880 and the glutathione peroxidase 1 single nucleotide polymorphism rs1050450 are associated with aging and longevity in the oldest old. Mechanisms of Aging and Development，2009，130 (5)：308-314.
9. Pérez MJ，Suárez A，Gómez-Capilla JA，et al. Dietary nucleotide supplementation reduces thioacetamide-induced liver fibrosis in rats. J Nutr，2002，132 (4)：652-627.
10. Korb V，Tep K，Escriou V，et al. Current data on ATP-containing liposomes and potential prospects to enhance cellular energy status for hepatic applications. Crit Rev Ther Drug Carrier Syst，2008，25 (4)：305-345.
11. 赵鑫，李蓉. 核酸及其对衰老的影响. 中华老年医学杂志，2000，19 (1)：72-73.
12. 张艳春，陈文华，潘洪志，等. 核酸营养对铅染毒大鼠淋巴细胞 DNA 损伤的影响. 黑龙江医学，2006，30 (2)：108-109.
13. 张艳春，潘洪志. 核酸营养对铅染毒大鼠肝肾组织的保护作用. 黑龙江医学，2006，30 (3)：188-189.

14. 任蓓麟，胡明华，戴秋萍，等. 人体衰老与抗氧化营养素保健功能的研究. 中国食品卫生杂志，2004，4：3-6.
15. 赵明，杨睿悦，张召锋，等. 5′-核苷酸对小鼠获得性免疫调节作用研究. 科技导报，2010，28（6）：46-49.
16. Singh R，Gopalan S，Sibal A. Immunonutrition. Indian J Pediatr，2002，69（5）：417-419.
17. Meihong Xu，Ming Zhao，Ruiyue Yang，et al. Effect of dietary nucleotides on immune function in Balb/C mice. Int Immunopharmacol，2013，17（1）：50-56.
18. Field CJ. The immunological components of human milk and their effect on immune development in infants. J Nutr，2005，135（1）：1-4.
19. Mc Naughton L，Bentley D，Koeppel P. The effects of a nucleotide supplement on the immune and metabolic response to short term，high intensity exercise performance in trained male subjects. J Sports Med Phys Fitness，2007，47（1）：112-118.
20. 李蓉，佟晓冬. 饮食核酸对不同龄小鼠免疫功能的影响. 营养学报，1999，22（2）：36-39.

第四节　核苷酸与肠道功能紊乱 Nucleotide and intestinal function disorder

一、肠道及其功能

肠道（gut，intestinal canal）盘曲于腹腔内，上端连幽门与胃相通，下端止于肛门。按照其结构与功能的不同，分为小肠和大肠。小肠可分为十二指肠、空肠和回肠，长约 5 m。大肠分为盲肠、结肠和直肠，长约 1.5 m。肠道是是机体接触外界抗原物质最广泛的部位，也是人体中最大、最复杂的微生物储存库，人体最大的消化器官和免疫器官，具有重要的生理功能。

（一）消化功能

小肠是食物消化的主要场所。肝分泌的胆汁经导管流入小肠，能将脂肪乳化成脂肪微粒，增加脂肪与消化酶的接触面积，有利于脂肪的消化。和胰腺分泌的胰液经导管流入小肠，它和肠液中都含有消化糖类、蛋白质和脂肪的酶，能将食物中复杂的有机物分解成简单的营养成分。

（二）吸收功能

小肠能吸收葡萄糖、氨基酸、甘油和脂肪酸，以及大部分的水分、无机盐和维生素。各种营养物质在小肠内的吸收位置不同，一般糖类、蛋白质及脂肪的消化产物大部分在十二指肠和空肠内吸收，到达回肠时基本上吸收完毕，只有胆盐和维生素 B_{12} 在回肠部分吸收。大肠则可以进一步吸收粪便中的水分、电解质和其他物质（如氨、胆汁酸等），最终形成和排泄粪便。

（三）分泌功能

小肠不仅具有吸收功能，而且还能够分泌小肠液。小肠的分泌功能主要是由小肠壁黏膜内的腺体（十二指肠腺和肠腺）完成的。正常人每天分泌1～3 L小肠液。小肠液的成分比较复杂，主要含有多种消化酶、脱落的肠上皮细胞以及微生物等。小肠液的作用主要是进一步分解糖、脂肪、蛋白质，使它们成为可吸收的物质。大量的小肠液，还可以稀释消化产物，使其渗透压下降，从而有利于吸收的进行。

此外，大肠也具有一定的分泌功能，大肠黏膜的上皮和大肠腺均含有许多分泌黏液的杯状细胞。杯状细胞分泌黏液中的黏液蛋白，能保护黏膜和润滑粪便，使粪便易于下行，保护肠壁防止机械损伤，免遭细菌侵蚀。

（四）运动功能

小肠和大肠均具有其独特的运动方式，如小肠的紧张性收缩、分节运动和蠕动，大肠的袋状往返运动、蠕动和集团运动等。这些运动可以使小肠保持一定的形状和位置，并使肠腔内保持一定压力，使食糜与消化液充分混合，增加食糜与肠黏膜的接触，促进肠壁血液淋巴回流，有利于食物的消化和吸收。

（五）屏障功能

肠道屏障功能是指肠道上皮具有防止致病性抗原侵入的功能。正常情况下，肠道具有屏障作用，可有效地阻挡肠道内500多种、浓度高达10^{12}个/克粪便的肠道内寄生菌及其毒素向肠腔外组织、器官移位，防止机体受内源性微生物及其毒素的侵害。正常肠道屏障功能包括黏液屏障、生物屏障及机械屏障。位于上皮细胞顶端的肠道黏膜分泌的厚厚的胶状黏液层构成了肠道的黏液屏障；而肠黏膜上皮则构成了肠道的机械屏障，完整的肠黏膜上皮由上皮细胞间顶端的紧密连接复合体组成，主要包括紧密连接、黏附连接和桥粒等结构，正常情况下，这些屏障结构处于一个动态平衡的状态，控制着管腔内有毒有害物质的出入[1]。

此外，除了肠道黏膜机械屏障外，肠相关淋巴样组织（gut-associated lymphoid tissue，GALT）即肠道免疫屏障，其主要由肠道免疫系统的细胞群组成，能够通过细胞免疫和体液免疫以防止致病性抗原对机体的伤害。

肠道作为人体最大的细菌库，寄居着10^{13}～10^{14}个细菌。肠道内微生物对肠屏障功能扮演着双重角色，一方面，其作为抗原对肠黏膜屏障存在潜在危险；另一方面，肠道内寄生菌可为肠黏膜细胞提供某些营养成分，维持肠道微生态系统平衡，激活肠道免疫系统，构成肠道屏障功能组成部分[2]。

二、常见的肠道功能紊乱相关疾病概述

（一）肠易激综合征

肠易激综合征（irritable bowel syndrome，IBS）是一种临床最常见的功能性胃肠道疾病，有腹痛或腹部不适伴随排便或排便习惯的改变，具有排便异常的特征[3]。但缺少可以解释症状的形态学改变和生化异常，是一种慢性或反复发作的胃肠功能紊乱性疾病。经常累及的器官有食管、胃、胆道、大小肠和肛门直肠，但主要的靶器官是肠道。常认为，肠易激综合征是一种生物—心理—社会病症，是由多种病理生理机制所引起的，包括动力异常、内脏感觉高敏、脑—肠功能异常、遗传和环境因素、感染以及社会心理障碍。临床表现为排便表现改变（腹泻/便秘）、粪便性状异常（稀便、黏液便/硬结便）、腹痛及腹胀等症候群[4-5]。

1. 流行病学

IBS是一种常见病，从全球各地研究的报道数据来看，IBS是一种世界范围内的多发病，全世界范围内的患病率差别比较大，总体患病率为10%～15%[6]，西方国家人群的患病率为5%～24%，大洋洲国家为11%～17%，非洲国家患病率为10%左右，亚洲国家为5%～10%[7]。在美国IBS的患病率为10%～20%[8]。近几年，随着经济的增长，陆续的一些研究表明，亚非地区IBS的患病率较以往增高。我国的一项多中心研究显示，2007—2009年纳入研究的三所三级医院的18岁以上门诊病人中，9.3%的病人符合IBS罗马Ⅲ诊断标准[3]。2004年熊理守等对广东地区居民的一项调查显示，按罗马标准IBS的患病率为5.67%，就诊率为22.4%[9]，2009年冯新伟等[10]采用整体分层和随机的方法对香港地区老年人群中做的一项调查显示，患病率为13.1%，2014年刘春斌等[11]对应用罗马诊断标准对广西南宁市社区居民所做的一项调查显示IBS的患病率为6.53%。

2. 诊断及治疗原则

IBS是基于症状来诊断的，除外了器质性疾病或代谢异常。目前最新采用的是IBS罗马Ⅲ诊断标准。

反复发作的腹痛或腹部不适一，最近3个月内每月发作至少3日，伴有以下3项或2项以上：

（1）排便后症状改善。

（2）发作时伴有排便频率的改变。

（3）发作时伴有粪便性状（外观）的改变。

诊断前症状出现至少6个月，近3个月符合以上诊断标准。腹部不适是指难以用疼痛来形容的不适感。

根据主要的粪便性状对IBS进行分型，有以下4型。

（1）便秘型IBS（IBS-C）：至少25%的排便为硬粪或干球粪，松散（糊状）粪或水样粪<25%。

（2）腹泻型IBS（IBS-D）：至少25%的排便为松散（糊状）粪或水样粪，硬粪或干球粪<25%。

（3）混合型IBS（IBS-M）：至少25%的排便为硬粪或干球粪。至少25%的排便为松散（糊状）粪或水样粪。

（4）不定型IBS：粪便的性状异常不符合上述IBS-C、D或M标准。

在未用止泻剂或轻泻剂的情况下：A. Bristol粪便性状量表中的1～2型［分散的干球粪，如坚果（很难排出）或腊肠状，但很硬］；B. Bristol粪便性状量表中的6～7型（松散的碎片、边缘毛糙、糊状粪或水样粪，不呈固形，完全为液状）。

3. 鉴别诊断

需进行鉴别诊断的疾病包括结肠癌、炎症性肠病、甲状腺疾病、腹腔疾病、贾第虫病类癌、显微镜下结肠炎、细菌过度生长、嗜酸性胃肠炎，它们均可有与IBS类似的伪症状，但是疼痛、排便习惯及粪便性状具有相关性是IBS突出的特点。在首诊中，通过病史采集就可拟诊IBS的诊断，仔细采集病史是最重要的诊断步骤，如体格检查缺乏阳性体征更支持IBS的诊断。患者自述的腹泻或便秘可能存在误导：排便次数多但是粪便为干粪（假性腹泻）。

反之，主诉排便费力也可以是糊状或稀水便，在诊断和分型上需格外注意。一些“警报”征象，如发热、出血、体重下降、贫血等可提示器质性疾病的存在，但是这些征象的存在不能除外 IBS 与其他胃肠疾病同时存在的可能性。IBS 患者可有其他的胃肠道症状和躯体心理症状，包括胃灼热和其他上胃肠道症状、纤维性肌痛、头痛、背痛、泌尿生殖症状以及心理功能障碍，这些症状的数目随 IBS 严重性的增加而增多，但并不是诊断必需的。IBS 与妇科疾病的胃肠道症状和妇科疾病可有重叠，女性患者常以“慢性盆腔痛”就诊，但疼痛与排便有关及肠道功能紊乱提示症状起源于肠道，需仔细询问病史。IBS 患者没有具有鉴别意义的体征。

当怀疑 IBS 时，可能需要做辅助检查，包括血常规、便常规，寄生虫和隐血、结肠镜或钡餐肠造影。内镜检查能除外炎症、肿瘤及结肠黑变病，不必常规进行直肠黏膜活检，IBS 患者血常规、血细胞沉降率（erythrocyte sedimentation rate，ESR）和 C 反应蛋白（C-reactive protein，CRP）的检查很少有异常。一般不需要进行乳糖吸收试验，常规的腹部超声对诊断没有太大帮助。

4. 治疗措施

IBS 目前尚不能完全治愈。也没有一种治疗方法或药物能对所有的 IBS 患者均有效。医生对患者常使用的建议是“它是不可治愈的”或“你必须学会与它共同生活”。治疗手段包括健康教育、饮食治疗、药物治疗、心理和行为治疗以及替代治疗等。如果措施得当，许多患者的症状能够得到不同程度的缓解。其中益生菌初步治疗的结果令人鼓舞，特别是婴儿双歧杆菌可使各类型排便习惯紊乱的 IBS 患者的症状减少，并使其外周血单核细胞的抗炎/前炎症细胞因子的比率正常化。但需进一步的研究。抗生素治疗在有证实的小肠细菌过度生长的 IBS 患者中可能有短期疗效，但由此带来的慢性功能性症状、难辨梭状芽胞杆菌感染、过敏反应以及耐药问题值得关注。大约有 30%的 IBS 患者，其症状在 1 年内缓解，这也归功于安慰剂效应。尽管 IBS 的症状缓解了，但是部分患者仍有其他功能性胃肠疾病的症状，因此不好评估胃肠道症状完全缓解的程度[5,12]。

（二）功能性腹胀

功能性腹胀包括一组以感觉腹胀或胀气为主要症状的功能性肠紊乱病变，且不符合其他功能性胃肠动力紊乱的诊断标准。临床上以女性多见。

1. 诊断标准

过去 1 年中至少 12 周（不必连续）出现下列症状：感觉腹部饱满、胀气或可观察到腹部膨胀；和诊断功能性消化不良、IBS 或其他功能性疾病的依据不足。

2. 临床评价

本病通常晨起消失，至晚上逐渐加重，呈阵发性发作。可能与摄入某些特定食物有关。患者可表现为过度打嗝、肛门排气，但这些与腹胀气无必然联系。如伴有腹泻、体重减轻或营养不良则需警惕其他可能的病变。

3. 治疗

由于目前对本病的病因还不了解，所以没有确实有效的治疗措施。对此只能予以健康教育和安慰方法。通常的经验还有限制进食一些产气食物，但有些乳糖酶缺乏症患者服用 250 ml 牛奶后仍然无或仅有极轻微胀气。

（三）功能性便秘

功能性便秘是一组以持续性或间断性排便困难为临床表现的功能性肠病。人群中便秘发生率可高达20%。女性中较为常见，并随年龄增长而有增多趋势。

1. 诊断标准

过去1年中至少12周（不必连续）出现下列症状：1/4时间排便费力；1/4时间粪便为羊粪样或质硬；1/4时间排便未尽感；1/4时间排便有肛门直肠阻塞感；1/4时间排便要用手指挖出粪便；排便每周少于3次。

2. 临床评价

临床医生应能辨别患者对便秘的不同表述。对患者一般情况、精神心理状态；所服的治便秘药物、食物纤维的摄入和本身存在的疾病（如甲状腺功能减退症）进行了解评价非常重要。必要时进行全结肠转运时间和肛门直肠功能测定。

3. 治疗

食物性纤维可增加排便量；另外可予一些容积性导泻剂，如车前草、甲基纤维素等。症状严重患者可能对聚乙烯乙二醇溶液有一定反应。对轻泻剂无效或疗效不佳者可试予刺激性泻药，如番泻叶苷、比沙可啶等[5,12]。

（四）功能性腹泻

功能性腹泻是一种表现持续性或复发性解软便或水样便而不伴有腹痛的病变。

1. 诊断标准

过去1年中至少12周（不必连续）出现下列症状：稀（软）或水样便；超过3/4时间出现腹泻；无腹痛。

2. 临床评价

本病必须与假性腹泻（即排便频繁急迫而粪便干结）相鉴别。许多疾病也能导致不伴腹痛的慢性腹泻，但是根据病史不能区分时，则需进行诊断性检查。基本检查包括血常规、粪便检查和乙状结肠镜检及活检。如果遇到一些不典型症状（如排便量大、直肠出血、营养不良和体重减轻）的患者，则要对肠道结构和功能进行全面检查，如放射影像学检查、十二指肠活检和血清激素测定。

3. 治疗

对患者分析可能存在的精神社会因素，进行必要的解释和心理安慰对治疗非常重要。限制可能导致腹泻的食物也有一定帮助。经验性止泻治疗（如洛哌丁胺、复方地芬诺酯）通常有效，尤其在餐前服用作为预防性应用。个别患者对考来烯胺有反应。幸运的是本病常有自发性缓解倾向[5,12]。

三、核苷酸对肠道功能紊乱的保护作用及研究进展

膳食中所有的营养素都需要经过肠黏膜吸收入血，因此肠道结构和功能的完整性对于营养素的有效吸收和利用至关重要。快速生长的动物肠道细胞周转较快，对核苷酸需求较多，但是体内和体外试验发现，^{14}C标记的甘氨酸不能整合进小鼠小肠细胞的核苷酸池，表明小肠细胞缺乏利用氨基酸从头合成核苷酸的能力[13]，并且肠道缺乏嘌呤从头合成所需要的一

种关键酶——谷氨酸核糖转移酶，但在小肠中的嘌呤补救合成途径的酶含量较肝和盲肠多。Witte 等[14]的一项研究表明，初生小鼠胃肠道前端 5′-核苷酸酶、碱性磷酸酶、腺嘌呤降解酶、嘌呤核苷磷酸化酶等的表达强和产量高，这表明在进化过程中，肠道核苷酸补救合成途径较从头合成途径具优势，所以应补充外源性核苷酸。

目前核苷酸对于正常肠道及肠道功能紊乱的保护作用的研究越来越多，包括人群及动物研究，涉及核苷酸对正常肠道功能、腹泻、肠易激综合征等的影响。但目前核苷酸并未在临床上应用。北京大学营养与食品卫生学系利用课题组对核苷酸对过量乙醇诱导的肠道功能紊乱的保护作用及其机制进行了广泛的探索与研究，取得了良好的结果，将逐一阐述。

（一）对肠道的生长发育和成熟的影响

大量研究结果表明，外源性核苷酸能够加速肠细胞的分化、生长与成熟，提高动物肠黏膜 DNA、蛋白含量以及麦芽糖酶、乳糖酶及蔗糖酶的活性。He 等[15]用体外培养小鼠小肠上皮细胞（intestinal epithelial cell，IEC）-6 的方式来观察外源性核苷酸对肠细胞分裂及分化的影响。发现在体外正常培养条件下添加核苷酸，能促进正常小鼠小肠上皮细胞的增殖、分化，且当谷氨酰胺和必需氨基酸缺乏时，添加核苷酸能促进小肠上皮细胞的增殖，提高细胞内 ATP 水平。Holen 等[16]考察核苷酸对小肠上皮细胞株的增殖发育的影响，结果表明，RNA 和脱氧核苷酸 dAMP、dGMP、dCMP 有促进肠细胞增殖的功能，并且可以弥补因谷氨酰胺不足和肠局部缺血带来的影响。

当饲喂动物无核苷酸的日粮时，即使饲料中蛋白质充足，其体内 RNA 的含量也很低。动物机体虽缺乏蛋白质，但只要饲料中有充足的核苷酸存在，都可维持小肠滤泡细胞的生长。Uauy 等[17]用纯化的无核苷酸饲料和添加了 0.18%核苷酸的饲料分别喂养刚断奶的大鼠两周，两组热量摄入相等，结果发现，增补组大鼠的黏膜蛋白和近端肠的 DNA 含量与无核苷酸的纯化饲料组（对照组）相比，分别提高了 50%和 77%；肠绒毛高度提高了 25%。小肠中的麦芽糖酶活性也显著增高，提高幅度最大的是小肠近端，提高了 87%；但乳糖酶和蔗糖酶活性所受影响甚微。

郇小兵等[18]研究表明，纯合日粮能显著消耗雏鸡肠黏膜中的 RNA，纯合日粮中添加 0.2%核苷酸使雏鸡肠道黏膜核苷酸及蛋白含量比对照组显著增加，并能促进肠绒毛的生长。在肉鸡日粮中补充酵母 RNA，提高了鸡肠绒毛高度、空回肠黏膜湿重，空回肠绝对重量和相对重量、胰腺重量、肝、肠道黏膜蛋白质合成率，添加核苷酸促进肉鸡（早期）消化器官的发育[19]。

王兰芳等[20]研究表明，日粮核苷酸能够促进断奶小鼠小肠的生长发育，小鼠空肠前段绒毛高度及腺窝深度随着时间的延长显著升高。Tsujinaka 等[21]研究发现，与全胃肠外营养组（PN 组）相比，添加核苷酸-核苷混合物组（OG 组）的小鼠空肠黏膜重量、蛋白质和 DNA 浓度都有明显提高，OG 组的肠绒毛高度和二元胺氧化酶活性也都显著高于 PN 组，说明补充核苷酸能促进肠细胞的增殖功能。

日粮核苷酸能提高幼鼠的小肠黏膜的麦芽糖酶、乳糖及蔗糖酶活性，对十二指肠及空肠前端的酶活性影响较大。肠道酶活性的变化与 mRNA 含量变化相一致，许多试验发现，当日粮中缺少核苷酸时，肠碱性磷酸酶、亮氨酰氨基肽酶、麦芽糖酶、蔗糖酶和乳糖酶活性降低，补充核苷酸或核苷混合物后，提高了这几种酶的活性[22]，而这些酶是肠细胞成熟的标志。

(二) 核苷酸对婴幼儿肠道功能的影响

在母乳喂养的婴儿肠道内，双歧杆菌占主导地位，而食用配方奶粉的婴儿肠道内占主导地位的是革兰氏阴性菌。把五种单磷酸核苷分别加入到基本培养基中，可以看到它们能缓慢地但很明显地促进生长。同时加入5种核苷酸则会更大程度地促进生长[23]。Barness等[24]用添加核苷酸的配方乳喂养婴儿，其粪便中双歧杆菌占优势，和母乳喂养婴儿的粪便相似；而用未加核苷酸的配方乳喂养婴儿，粪便菌群则以肠道杆菌为主。Singhal A[25]等研究发现在核苷酸补充组，婴幼儿双歧杆菌中的类杆菌属-卟啉单胞菌属-普氏菌属群比例显著低于对照组，也说明了外源性核苷酸补充剂可以改善肠道微生物的组成。Tanaka和Mutai[26]的体外试验也表明，添加了核苷酸的培养基可以促进双歧杆菌的生长。这些结果表明，在婴幼儿饮食中添加核苷酸有助于改善肠道微生物菌群，使粪中双歧杆菌数量占优势[27]。而双歧杆菌对婴儿有许多潜在的益处，它们能将糖水解为乳酸，降低结肠的pH，从而抑制肠道病原微生物的增殖，减少婴儿腹泻的发生。Brunser等[28]用小于6月龄的婴儿做实验，一组婴儿用牛奶配方食品喂养，另一组在同样的食品中加入与母乳相同浓度核苷酸水平的食品，结果表明：两组婴儿中各有31.1%及45.0%的婴儿没发生任何腹泻，而且核苷酸组婴儿发生腹泻的天数也更少。

(三) 核苷酸对其他因素引起的肠道功能紊乱的保护作用

核苷酸对肠道具有保护作用，能够改善肠的屏障作用，维持肠壁的完整性，减少细胞的死亡率以及细菌、脂多糖引起的细菌易位，减少腹泻的发生，加速饥饿应激和感染后损伤的肠道恢复。

Nuñez等[29]对刚断奶的大鼠用乳糖致其腹泻，并用乳糖持续饲喂2周后随机分为两组，对照组饲喂无核苷酸饲料，试验组饲喂补充0.15%核苷酸的同样饲料，4周后试验组大鼠血清的乳糖酶、蔗糖酶和麦芽糖酶活性都高于对照组，而且肠组织学和超微结构的分析表明：试验组的绒毛高度和隐窝深度均比对照组增高，线粒体基质密度和嵴也接近正常大鼠，说明外源性核苷酸改善了大鼠腹泻病的状况。Carver JD[30]发现外源性核苷酸可以增加婴幼儿餐后90 min的肠系膜上动脉血流速度。Arnaud[31]指出外源性核苷酸可以促进慢性腹泻之后的回肠线粒体功能的早期恢复。此外，国外学者采用核苷酸干预37例肠易激综合征的患者，结果表明，与安慰剂组相比，核苷酸干预能够改善肠易激综合征的一些症状，尤其是腹痛、排便紧迫感等[32]。

外源性核苷酸可促进小肠受伤后的恢复。Iijima等[33]研究表明，在切除80%肠道的小鼠中，在其全胃肠外营养（total parenteral nutrition，TPN）物中添加OGVI（一种核苷酸标准混合物），术后7 d，残余空肠总重和黏膜重量以及小肠蛋白质、DNA、RNA含量明显高于没添加OGVI组，补充OGVI增进了残余小肠从黏膜萎缩中的恢复，说明外源嘧啶核苷酸和嘌呤核苷酸有助于肠道切除术后早期阶段维持肠黏膜的完整性，减轻黏膜的萎缩和增加小肠细胞的周转。Evans等[34]给切除80%空肠和回肠的大鼠饲喂含1%尿嘧啶的日粮，结果发现，饲喂尿嘧啶的大鼠与对照组相比，其剩余空肠黏膜绒毛高度提高14%，隐窝深度提高18%。

核苷酸对缓解肠道炎症也能够起到积极的作用。Belo等[35]研究发现核苷酸能够在损伤修复中发挥生物学活性，在预防和治疗损伤时可以相当于非甾体类抗炎药。Brunse等[36]用小肠的局部缺血及灌注试验证实核苷酸有保护小肠细胞免受自由基的攻击，降低小肠炎症发生的作用。

但有些研究得出不同的结果。Sukumar 等[37]报道，在用葡聚糖-硫酸钠介导的前端结肠炎小鼠中，添加 NT 反而导致炎症加重，并促进 IL-1（白细胞介素-1）的分泌。Adjei 等[38]研究发现，注射三硝基苯磺酸的大鼠，饲喂含 0.5%的混合核苷酸后，其结肠重量及肉眼和显微镜观察的结肠损害程度与对照组相比都显著增强。由于肠道溃疡造成的多形核白细胞、巨噬细胞、淋巴细胞和成纤维细胞的渗透，试验显著高于对照组。这表明，添加核苷酸可能加剧大鼠结肠炎的发生。因此可以推测，日粮核苷酸对小肠炎症恢复的作用可能与炎症的性质有关。

（四）核苷酸对过量乙醇诱导的肠道功能紊乱的保护作用[39-40]

1. 研究方法

雄性 SPF 级 Wistar 大鼠 50 只，适应性喂养 2 周，随机分为正常对照组（normal control group）、乙醇对照组（alcohol control group）、等热量对照组（dextrose control group）、0.04%和 0.16%核苷酸（NTs）干预组，每组 10 只，除正常对照组和等热量对照组外，其余 30 只大鼠使用 50%乙醇（v/v）灌胃，乙醇初始灌胃量为每天 2 g/kg bw，后逐渐增加剂量，2 周后达到 8 g/kg bw，此为维持剂量，每天 1～2 次灌胃（每次 2～3 ml），继续干预 4 周。正常对照组每天灌胃等体积的蒸馏水，等热量对照组每天灌胃与乙醇对照组热量相等的右旋糖溶液。正常对照组、乙醇对照组和等热量对照组大鼠给予 AIN-93G 饲料喂养，0.04%和 0.16%核苷酸干预组是在 AIN-93G 饲料基础上每千克分别添加 0.4 g 和 1.6 g 核苷酸所制成。于干预第 6 周末和处死大鼠后，分别取大鼠新鲜粪便和盲肠内容物进行细菌培养及菌群测序；取结肠样本检测肠道屏障功能相关蛋白的表达；并将特定肠道菌群数目与第六章第一节中酒精性肝损伤血浆差异代谢物的含量进行 Spearman 秩相关分析。

2. 结果及讨论

（1）外源性核苷酸对各组大鼠结肠病理学改变的影响

正常对照组和等热量对照组大鼠肠道结构完整，黏膜层、固有层、黏膜下层和肌层清晰可见，黏膜层和固有层杯状细胞丰富、肠腺发达、排列规则；乙醇对照组大鼠结肠黏膜不完整，杯状细胞减少，可见潘氏细胞，黏膜下层可见炎性细胞浸润，肌层不完整；与乙醇对照组相比，核苷酸干预组大鼠结肠黏膜完整，炎性细胞减少，肌层较完整（彩图 6-4-1）。

（2）外源性核苷酸对各组大鼠结肠屏障功能相关蛋白的影响

Claudin 和 Occludin 是细胞间转运过程中紧密连接的结构和功能性成分，在肠道屏障功能发挥中扮演着重要角色。如图 6-4-2 所示，与等热量对照组相比，乙醇对照组大鼠结肠 Claudin 和 Occludin 均显著低表达，差异具有统计学意义；然而，与乙醇对照组相比，NTs 干预能够明显上调结肠 Occludin 的表达水平，且具有剂量依赖关系，此外，NTs 干预亦能明显上调结肠 Claudin 的表达水平。

通过以上结果，发现 8 g/kg bw 乙醇灌胃后乙醇对照组大鼠结肠黏膜结构不完整，腺体排列紊乱，肌层变薄，免疫印迹分析结果显示，结肠紧密连接蛋白表达较等热量对照组明显降低，表明乙醇灌胃后，大鼠肠道通透性增加。在本研究中，与乙醇对照组相比，外源性核苷酸添加组大鼠肠道黏膜结构更完整，结肠紧密连接蛋白表达明显升高，表明外源性核苷酸添加能够抑制乙醇引起的肠道机械屏障功能的降低。

（3）外源性核苷酸对各组大鼠粪便特定菌群的影响

如图 6-4-3，与等热量对照组相比，乙醇灌胃后，大鼠粪便乳酸杆菌（Lactobacilli）数量

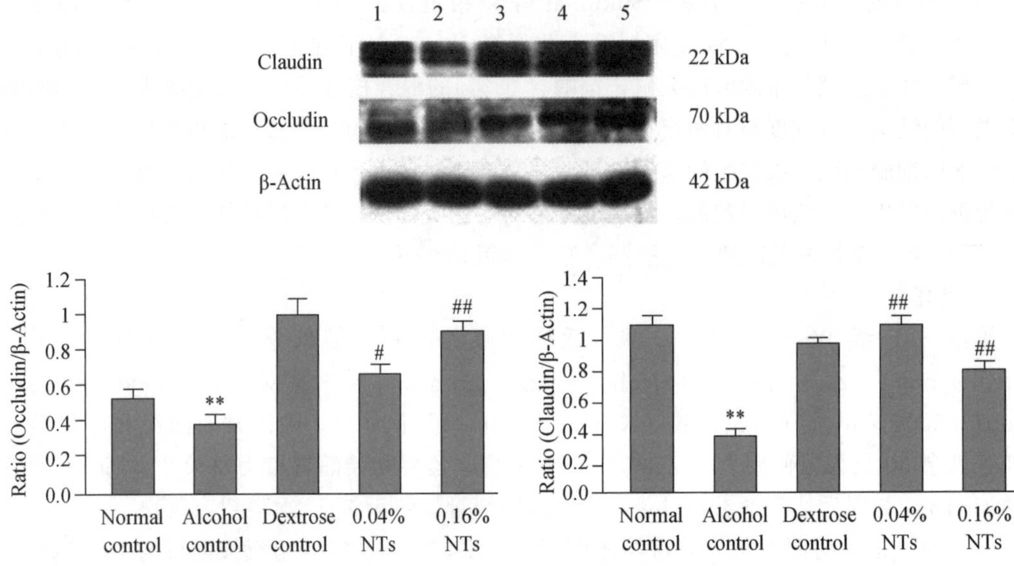

图 6-4-2 外源性核苷酸对大鼠结肠屏障功能相关蛋白表达的影响

注：与等热量对照组相比，**：$P<0.01$；与乙醇对照组相比，#：$P<0.05$，##：$P<0.01$；Normal control group：正常对照组；Alcohol control group：酒精对照组；Dextrose control group：等热量对照组；0.04% NTs：0.04%核苷酸组；0.16% NTs：0.16%核苷酸组。

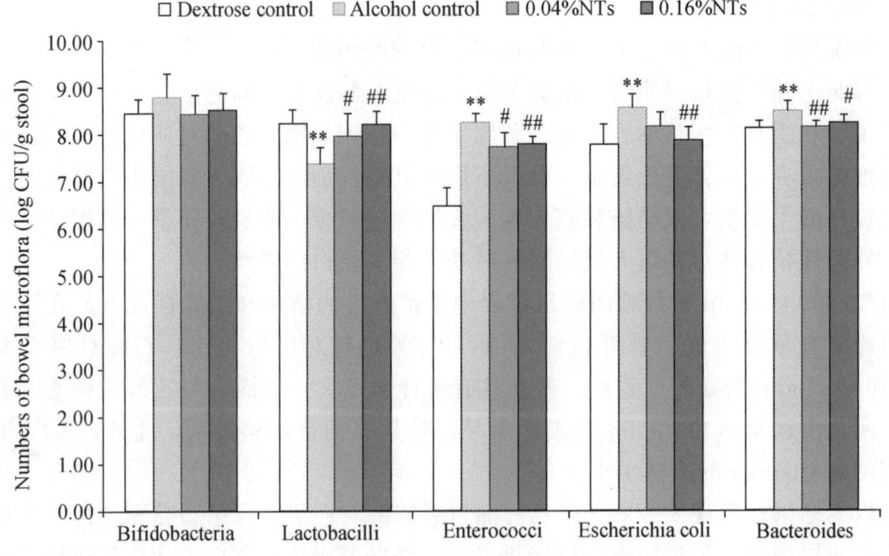

图 6-4-3 外源性核苷酸对大鼠粪便特定肠道菌群数量的影响（$n=6$）

注：与等热量对照组相比，**：$P<0.01$；与乙醇对照组相比，#：$P<0.05$，##：$P<0.01$；Normal control group：正常对照组；Alcohol control group：酒精对照组；Dextrose control group：等热量对照组；0.04% NTs：0.04%核苷酸组；0.16% NTs：0.16%核苷酸组。

明显减少，肠球菌（Enterococci）、大肠埃希氏菌（Escherichia coli）和拟杆菌（Bacteroides）数量明显增多；添加不同剂量核苷酸后，大鼠粪便乳酸杆菌数量较乙醇对照组明显增多，同时两个 NTs 干预组肠球菌数量较乙醇对照组明显减少，0.16% NTs 组肠杆菌数量较乙醇对照组亦明显减少；双歧杆菌数量在各组间没有统计学差异。

(4) 外源性核苷酸对各组大鼠盲肠内容物中肠道菌群的影响

1）外源性核苷酸对各组大鼠肠道菌群整体结构的影响

主坐标分析（principal coordinate analysis，PCoA）是分析菌群结构差异的方法之一，旨在通过数据的降维来寻找引起菌群结构差异的可能的主成分。如彩图 6-4-4 所示，PCoA 分析结果显示乙醇对照组与其他三组明显分离。韦恩图（Venn diagram）显示乙醇对照组中的操作分类单位（operational taxonomic unit，OTU）有 8.26%在其他组中没有出现，而等热量对照组、0.04% NTs 组和 0.16% NTs 组中这一数值分别是 1.40%、2.43%和 3.17%，可见不同组间大鼠肠道菌群种类多样性不同。

2）外源性核苷酸在不同水平上对各组大鼠肠道菌群组成的影响

表 6-4-1 显示了在门（Phylum）、目（Order）和属（Genus）分类水平上各组大鼠盲肠内容物肠道菌群的组成。

在门水平上，各组主要菌门是拟杆菌门（Bacteroidetes）、厚壁菌门（Firmicutes）、变形菌门（Proteobacteria）和蓝藻门（Cyanobacteria）。与等热量对照组相比，乙醇对照组大鼠盲肠内容物中拟杆菌门细菌相对丰度百分比明显升高，而厚壁菌门细菌明显减少，外源性核苷酸的干预能够降低拟杆菌门细菌的数量，增加厚壁菌门细菌的数量，且具有剂量依赖关系；而且，核苷酸干预组厚壁菌门与拟杆菌门数量的比值明显高于乙醇对照组。

在目水平，各组主要菌目是拟杆菌目（Bacteroidales）、梭菌目（Clostridiales）、乳杆菌目（Lactobacillales）、丹毒丝菌目（Erysipelotrichales）、脱硫弧菌目（Desulfovibrionales）和弯曲菌目（Campylobacterales），其中，拟杆菌目、脱硫弧菌目和弯曲菌目为革兰氏阴性菌，梭菌目、乳杆菌目和丹毒丝菌目为革兰氏阳性菌。与等热量对照组相比，乙醇对照组大鼠盲肠内容物中拟杆菌目细菌相对丰度百分比明显升高，而梭菌目、乳杆菌目和丹毒丝菌目相对丰度百分比明显降低；与乙醇对照组相比，0.04% NTs 和 0.16% NTs 的干预能够明显降低拟杆菌目的相对丰度，升高梭菌目的相对丰度，而且与乙醇对照组大鼠相比，0.16% NTs 组大鼠盲肠内容物中乳杆菌目的相对丰度明显升高。

在属水平，各组主要菌属是拟杆菌门的拟杆菌属（Bacteroides）、变形菌门的 Helicobacteraceae norank，以及 Blautia、Lachnospiraceae incertae sedis、Lachnospiraceae unclassified、Lachnospiraceae uncultured、乳杆菌属（Lactobacillus）、Oscillibacter、Ruminococ- caceae incertae sedis、Ruminococcaceae unclassified、Ruminococcaceae uncultured 和 S24-7norank，它们均属于厚壁菌门。与等热量对照组相比，乙醇对照组大鼠盲肠内容物中 Blautia 菌属细菌相对丰度明显升高，乳杆菌属细菌相对丰度明显降低，而 Ruminococcaceae unclassified 菌属细菌相对丰度明显降低；核苷酸干预后，与乙醇对照组相比，0.04% NTs 组大鼠盲肠内容物中 Blautia 菌属细菌相对丰度明显降低，而 Lachnospiraceae incertae sedis、Lachnospiraceae unclassified 和 Ruminococcaceae unclassified 三个菌属细菌相对丰度明显升高，0.16% NTs 组大鼠盲肠内容物中拟杆菌属和 Helicobacteraceae norank 菌属细菌

表 6-4-1　外源性核苷酸对大鼠盲肠内容物肠道菌群组成的影响

分类水平	细菌名称	等热量对照组		乙醇对照组		0.04%核苷酸组		0.16%核苷酸组	
		均数	标准差	均数	标准差	均数	标准差	均数	标准差
门	Bacteroidetes	42.4%	7.9%	50.6%*	5.5%	37.0%##	3.0%	36.7%##	7.0%
	Firmicutes	53.6%	9.2%	44.8%*	4.6%	57.5%##	3.7%	59.6%##	8.6%
	Proteobacteria	3.7%	2.0%	4.0%	1.9%	5.2%	3.5%	3.2%	1.8%
	Cyanobacteria	0.2%	0.3%	0.3%	0.2%	0.3%	0.1%	0.2%	0.1%
目	Bacteroidales	42.3%	8.0%	50.0%*	4.8%	36.9%##	3.0%	36.7%##	7.0%
	Clostridiales	47.7%	11.6%	44.2%*	4.3%	56.9%##	3.7%	56.3%##	10.9%
	Lactobacillales	3.5%	4.3%	0.1%**	0.1%	0.2%	0.1%	0.3%##	0.1%
	Erysipelotrichales	2.9%	3.8%	0.9%*	1.0%	0.4%	0.4%	3.0%†	3.7%
	Desulfovibrionales	1.0%	1.2%	0.5%	0.3%	0.4%	0.2%	1.0%†	0.6%
	Campylobacterales	2.3%	1.4%	3.1%	1.6%	4.6%	3.5%	2.0%	0.5%
属	Bacteroides	10.8%	5.4%	11.6%	5.4%	7.5%	3.2%	2.0%##†	1.4%
	Blautia	9.3%	6.7%	17.6%*	3.8%	7.0%##	6.6%	12.0%	6.8%
	Helicobacteraceae norank	2.3%	1.4%	3.1%	1.6%	4.6%	3.5%	0.2%##††	0.4%
	Lachnospiraceae incertae sedis	6.0%	13.7%	0.4%	0.1%	6.7%##	4.3%	0.5%	0.2%
	Lachnospiraceae unclassified	3.2%	3.4%	2.5%	1.4%	8.8%##	5.8%	6.0%#	4.1%
	Lachnospiraceae uncultured	1.6%	1.7%	1.5%	0.8%	1.5%	0.8%	1.7%	0.6%
	Lactobacillus	2.9%	4.1%	0.1%**	0.1%	0.1%	0.1%	0.3%	0.2%
	Oscillibacter	4.6%	3.9%	5.8%	2.4%	9.1%	1.2%	4.8%	2.3%
	Ruminococcaceae incertae sedis	1.6%	0.9%	1.6%	0.5%	1.4%	0.4%	3.3%	2.2%
	Ruminococcaceae unclassified	5.3%	3.1%	3.1%*	0.8%	5.3%#	1.9%	4.7%	1.6%
	Ruminococcaceae uncultured	9.3%	4.0%	5.2%	2.7%	9.6%	2.6%	9.5%	5.3%
	S24-7 norank	29.9%	6.4%	35.5%	7.0%	28.4%	2.9%	29.9%	9.1%

注：与等热量对照组相比，*：P<0.05，**：P<0.01；与乙醇对照组相比，#：P<0.05，##：P<0.01；与0.04% NTs核苷酸组相比，†：P<0.05，††：P<0.01

数量明显降低，Lachnospiraceae unclassified 菌属细菌数量明显升高，此外，0.16% NTs 的干预与乙醇对照组相比能够轻度增加盲肠内容物中乳杆菌属的细菌数量，但没有统计学差异。

（5）粪便特定肠道菌群与血浆差异代谢物的相关性分析（表 6-4-2）

将各组大鼠粪便平板培养得出的差异肠道菌群与血浆差异代谢物进行相关性分析后，可以看出粪便乳酸杆菌菌落数与血浆鹅脱氧胆酸、鹅脱氧甘氨胆酸、磺酰基石胆甘氨酸呈显著负相关；拟杆菌菌落数与以上 3 种代谢物呈显著正相关；粪便肠球菌菌落数亦与血浆鹅脱氧胆酸、鹅脱氧甘氨胆酸呈显著正相关，而与血浆 LysoPC（20：3）呈显著负相关；粪便肠杆菌菌落数与鹅脱氧甘氨胆酸呈显著正相关，而与血浆 LysoPC（20：3）呈显著负相关。

表 6-4-2 粪便特定肠道菌群与血浆差异代谢物的相关性分析

	乳酸杆菌 (log CFU/g)		拟杆菌 (log CFU/g)		肠球菌 (log CFU/g)		大肠埃希氏菌 (log CFU/g)	
	r	P	r	P	r	P	r	P
Chenodeoxycholic acid（mv×min）	−0.476	0.022	0.508	0.011	0.715	<0.001	0.329	0.116
Chenodeoxyglycocholic acid（mv×min）	−0.707	<0.001	0.565	0.004	0.796	<0.001	0.487	0.016
Sulfolithocholylglycine（mv×min）	−0.435	0.033	0.444	0.030	0.370	0.075	0.337	0.107
LysoPC（20：3）（mv×min）	0.391	0.059	−0.117	0.585	−0.486	0.016	−0.536	0.007

慢性乙醇摄入能够诱导肠道菌群的过度繁殖，尤其是革兰氏阴性细菌，导致肠道生物屏障功能的损伤，从而导致内毒素的产生增多[41]。在酒精性中毒性精神病患者体内，升高的转氨酶活性和降低的双歧杆菌、乳酸杆菌、肠球菌能够同时监测到，而且益生菌治疗能够降低转氨酶的水平[42]，这说明肠道菌群紊乱与肝损伤密切相关；另一项研究中，Leclercq 等[43]通过对 V1～V2 区 16S rRNA 基因测序发现酒精依赖症患者粪便中瘤胃球菌属相对丰度明显降低，而 Blautia 属相对丰度明显增加；Yan 等[44]也证实乙醇干预的小鼠厚壁菌门明显降低，拟杆菌门明显增高，本研究主成分分析结果表明乙醇对照组和对照组的样本明显分离，结果与上述研究类似，而且，乙醇对照组有更多的 OTU 在其他三组中没有出现，这也说明乙醇及核苷酸干预后大鼠肠道菌群的种类和数量均发生了改变。与等热量对照组相比，乙醇对照组厚壁菌门丰度明显降低，拟杆菌门丰度明显升高，即革兰氏阴性细菌丰度明显升高，革兰氏阳性细菌丰度明显降低，在属水平上的分析结果显示，乙醇干预明显降低了瘤胃球菌属、乳杆菌属细菌的相对丰度，增加了 Blautia 属相对丰度，以上结果表明过量乙醇摄入导致肠道微生物组学明显改变，引起了微生态紊乱。外源性核苷酸添加已被证明对配方食品喂养的婴幼儿的肠道菌群具有益生菌效应，它们能够作为双歧杆菌生长的辅助因子。本研究对大鼠盲肠内容物 16 s rRNA 的 V1～V2 区测序结果也证实外源性核苷酸干预能够部分逆转过量乙醇摄入引起的上述肠道菌群的改变。同时，对粪便特定肠道细菌平板培养结果进一

步证实，外源性核苷酸的干预能够降低肠球菌、肠杆菌和拟杆菌数目，增加乳酸杆菌数目，具有益生菌的效应。值得注意的是，我们的研究与他人研究结果也存在一定的差异，这可能是动物种类不同，干预手段、啮齿类动物饲料、样本种类以及分析方法有别所导致的。

值得注意的是，研究结果发现外源性核苷酸能够调节乙醇诱导的肠道菌群紊乱，同时，相关性分析结果表明特定肠道菌群的数目与血浆差异代谢物具有显著的相关性，尤其是胆汁酸代谢物，因此，外源性核苷酸对于肠道功能紊乱的调节可能会进一步缓解乙醇诱导的机体代谢紊乱，二者可能互相影响，进而改善机体健康状况。

主要参考书目和参考文献

1. Wang Y，Kirpich I，Liu Y，et al. Lactobacillus rhamnosus GG treatment potentiates intestinal hypoxia-inducible factor，promotes intestinal integrity and ameliorates alcohol-induced liver injury. Am J Pathol，2011，179 (6)：2866-2875.
2. 吴国豪. 肠道屏障功能. 肠外与肠内营养，2004，11 (1)：44-47.
3. Yao X，Yang YS，Cui LH，et al. The overlap of upper functional gastrointestinal disorders with irritable bowel syndrome in Chinese out patients：A multi-center study. J Gastroenterol Hepatol. 2016，doi：10. 1111/jgh. 13317. [Epub ahead of print]
4. 王兴鹏. 现代胃肠病学高级进修课程. 上海：上海科学技术文献出版社，2000.
5. 林三仁. 消化内科学高级教程. 北京：人民军医出版社，2009.
6. Drossman DA，Camilleri M，Mayer EA. AGA technical review on irritable bowel syndrome. Gastroenterology，2002，123 (6)：2108-2131.
7. Vandvik PO，Lvdersen S，Farup PG. Prevalence，comorbidity and impact of irritable bowel syndrome in Norway. Scand J Gastroenterol，2006，41 (6)：650-656.
8. 寇会玲，宗立永，孙元熙. 肠易激综合征流行病学与发病机制研究新进展. 医学理论与实践，2015，28 (18)：2448-2449.
9. 熊理守，陈旻湖，陈惠新，等. 广东省社区人群肠易激综合征的流行病学研究. 中华医学杂志，2004，84 (4)：278-281.
10. 冯新伟，徐珊. 香港特区老年人肠易激综合征流行病学调查分析. 承德医学院学报，2009，26 (1)：43-45.
11. 刘春斌，梁谷，郑琴芳，等. 广西南宁市社区居民肠易激综合征流行病学现状. 世界华人消化杂志，2014，22 (34)：5365-5370.
12. 孙自勤，刘晓峰. 肠道病学. 山东：山东科学技术出版社，2005.
13. Savaiano DA，Clifford AJ. Adcninc. The procursor of nucicic acids in intestinal cells unable to synthesize purines de novo. J Nutrion，1981，111 (10)：1816-1822.
14. Witte DP，Wiginton DA，Hutton JJ，et al. Coordinate development regulation of purine catabolic enzyme expression in gastrointestinal and post-implantation reproductive tracts. Cell Biology，1991，115 (1)：179-190.
15. He Y，Chu SW，Walker WA. Nucleotide supplements alter proliferation and differentiation of cultured human (Caco-2) and Rat (IEC-6) intestinal epithelial cells. J Nutr，1993，123：1017-1027.
16. Holen E，Jonsson R. Dietary nucleotides and intestinal cell lines：I. modulation of growth. Nutrition Research，2004，24 (3)：197-207.

17. Uauy R, Stringel G, Thomas R, et al. Effect of dietary nucleotides on growth and maturation of the developing gut in the rat. J Pediatr Gastroenterol Nutr, 1990, 10 (4): 497-503.
18. 邬小兵，乐国伟，施用晖. 肉仔鸡日粮外源核苷酸营养作用初探. 中国畜牧杂志，2001，37 (5): 15-17.
19. 王友明，许梓荣. 酵母核苷酸对肉鸡生长、消化和肉质及其机理探讨. 浙江大学，2001.
20. 王兰芳，乐国伟，施用晖，等. 日粮核苷酸对早期断奶小鼠生长发育的影响. 无锡轻工大学学报，2003，22 (4): 18-22.
21. Tsujinaka T, Kishibuchi M, Iijima S, et al. Nucleotides and intestine. J Parenter Enteral Nutr, 1999, 23 (5): 74-77.
22. López-Navarro AT, Ortega MA, Peragón J, et al. Deprivation of dietary nucleotides decreases protein synthesis in the liver and small intestine in rats. Gastroenterology, 1996, 110 (6): 1760-1769.
23. Uauy R. Textbook of gastroenterology and nutrition in infancy. 2nd ed. New York: Raven Press Ltd, 1989.
24. Barness LA. Dietary sources of nucleotides from breast milk to weaning. J Nutr, 1994, 124 (1): 128-130.
25. Singhal A, Macfarlane G, Macfarlane S, et al. Dietary nucleotides and fecal microbiota in formula-fed infants: A randomized controlling trial. Am J Clin Nutr, 2008, 87 (6): 1785-1792.
26. Tanaka R, Mutai M. Improved medium for selective isolation and enumeration of bifidobacterium. Appl Environ Microbiology, 1980, 40 (5): 866-886.
27. Vandenplas Y. Prebiotic supplementation of formula milk increases stool counts of bifidobacteria and lactobacilli compared with unsupplemented formula milk in full-term neonates. Evid Based Nurs, 2010, 13 (1): 12-13.
28. Brunser O, Espinoza J, Araya M, et al. Effect of dietary nucleotide supplementation on diarrhoeal disease in infants. Acta Paediatr, 1994, 83 (2): 188-191.
29. Nuñez MC, Ayudarte MV, Morales D, et al. Effect of dietary nucleotides on intestinal repair in rats with experimental chronic diarrhea. J Parenter Enteral Nutr, 1990, 14 (6): 598-604.
30. Carver JD, Sosa R, Saste M, et al. Dietary nucleotides and intestinal blood flow velocity in term infants. J Pediatr Gastroenterol Nutr, 2004, 39 (1): 38-42.
31. Arnaud A, López-Pedrosa JM, Torres MI, et al. Dietary nucleotides modulate mitochondrial function of intestinal mucosa in weanling rats with chronic diarrhea. J Peditr Gastroenterol Nutr, 2003, 37 (2): 124-132.
32. Dancey CP, Attree EA, Brown KF. Nucleotide supplementation: a randomized double-blind placebo controlled trial of intest AidIB in people with irritable bowel syndrome [ISRCTN67764449]. Nutr J, 2006, 5: 16.
33. Iijima S, Tsujinaka T, Kishibuchi M, et al. A total parenteral nutrition solution supplemented with a nucleoside and nucleotide mixture sustains intestinal integrity, but does not stimulate intestinal function after massive bowel resection in rats. J Nutr, 1996, 126 (3): 589-595.
34. Evans ME, Tian J, Gu LH, et al. Dietary supplementation with orotate and uracil increases adaptive growth of Jejunal mucosa after massive small bowel resection in rats. J Parenter Enteral Nutr, 2005, 29 (5): 315-321.
35. Belo A, Marchbank T, Fitzgerald A, et al. Gastroprotective effects of oral nucleotide administration. Gut, 2006, 55 (2): 165-171.
36. Brunser O, Espinoza J, Araya M, et al. Effect of dietary nucleotide supplementation on diarrhoeal

disease in infants. Acta pediatry, 1994, 83 (2): 188-191.

37. Sukumar P, Loo A, Adolphe R, et al. Dietary nucleotides augment dextran sulfate sodium-induced distal colitis in rats. J Nutr, 1999, 129 (7): 1377-1381.

38. Adjei AA, Morioka T, Ameho CK, et al. Nucleoside-nucleotide free diet protects rat colonic mucosa from damage induced by trini-trobenzene sulphonic acid. Gut, 1996, 39 (3): 428-433.

39. Cai X, Bao L, Wang N, et al. Dietary nucleotides protect against alcoholic liver injury by attenuating inflammation and regulating gut microbiota in rats. Food Funct, 2016, 7 (6): 2898-2908.

40. 蔡夏夏，鲍雷，王楠，等. 膳食5′-核苷酸对酒精性肝损伤大鼠肠道菌群的影响. 食品科学，2015，36 (15)：212-216.

41. Purohit V, Bode JC, Bode C, et al. Alcohol, intestinal bacterial growth, intestinal permeability to endotoxin, and medical consequences: Summary of a symposium. Alcohol, 2008, 42 (5): 349-361.

42. Son G, Kremer M, Hines IN. Contribution of gut bacteria to liver pathobiology. Gastroenterol Res Pract, 2010.

43. Leclercq S, Matamoros S, Cani PD, et al. Intestinal permeability, gut-bacterial dysbiosis, and behavioral markers of alcohol-dependence severity. Proc Natl Acad Sci USA, 2014, 111 (42): E4485-4493.

44. Yan AW, Fouts DE, Brandl J, et al. Enteric dysbiosis associated with a mouse model of alcoholic liver disease. Hepatology, 2011, 53 (1): 96-105.

第五节 核苷酸与高脂血症 Nucleotide and hyperlipidemia

一、高脂血症

高脂血症（hyperlipidemia）是习惯使用的一个概念，指因人体脂质代谢障碍导致血浆中的总胆固醇（total cholesterol，TC）和（或）TG水平升高。由于血浆中的TC和TG是疏水分子，不能直接在血液中被转运，必须与血液中的蛋白质和其他脂类如磷脂一起组合成亲水性的球状巨分子复合物即脂蛋白（lipoprotein），所以，高脂血症实际上是血浆中某一类或某几类脂蛋白水平升高的表现，又被称为高脂蛋白血症（hyperlipoproteinemia）。近年来已逐渐将高密度脂蛋白胆固醇、低密度脂蛋白胆固醇等的异常包括在了高脂血症中，因而，现目前多使用“血脂异常”这一概念，并认为这一名称能更为全面准确地反映血脂代谢紊乱状态。但是，由于高脂血症使用时间长，且简明通俗，所以仍然广泛使用。高脂血症是一类较常见的疾病，除少数是由于全身性疾病所致外（继发性高脂血症），绝大多数是因遗传基因缺陷（或与环境因素相互作用）引发（原发性高脂血症）。高脂血症主要危害患者的心血管系统，与动脉粥样硬化性疾病的发生密切相关。因此，高脂血症的防治已引起广泛的重视[1-2]。

（一）高脂血症的分类

高脂血症是一个非常复杂的问题，血脂的主要成分——胆固醇、三酰甘油、游离脂肪酸及磷脂在血液中与载脂蛋白结合后形成各种颗粒大小及密度不同的脂蛋白，在生理与病理条件下各种脂蛋白又有各自不同的代谢途径。因此，高脂血症分类较为繁杂，归纳起来主要有以下几种分类方法[3-5]。

1. 继发性或原发性高脂血症

血脂异常最初根据是否继发于全身系统性疾病可分为原发性和继发性高脂血症两大类。继发性高脂血症是指由于某种明确的全身系统性疾病或使用某些药物所引起的血脂异常，当引起血脂异常的一些基础疾病被治愈或控制，或某些有关药物停用后，血脂异常可被纠正。可引起血脂异常的系统性疾病主要有糖尿病、肾病综合征和甲状腺功能减退症，其他疾病有肾衰竭、肝疾病、系统性红斑狼疮、糖原累积症、骨髓瘤、脂肪萎缩症、急性卟啉病和多囊卵巢综合征等。此外，某些药物如利尿药、糖皮质激素、β受体阻滞剂等也可能引起继发性血脂升高。当排除了继发性高脂血症后，即可被诊断为原发性高脂血症。已知部分原发性高脂血症是由于先天性基因缺陷所致，例如 LDL 受体基因缺陷引起家族性高胆固醇血症等，而另一部分原发性高脂血症的病因目前还不清楚[3,6]。

2. 高脂蛋白血症的表型分型法

（1）高脂蛋白血症 WHO 分型

1967 年 Fredrickson 等首先提出高脂蛋白血症的分型法，他们基于各种血浆脂蛋白升高的程度不同而进行分型，将高脂蛋白血症分为五型（Ⅰ、Ⅱ、Ⅲ、Ⅳ和Ⅴ型）。这种高脂蛋白血症分型法不但促进了人们对高脂血症的了解，并且有利于临床上诊断和治疗，所以逐渐被广泛采用。1970 年 WHO 对 Fredrickson 等提出的高脂蛋白血症分型法进行了部分修改，将其中的Ⅱ型分为两个亚型Ⅱa 型和Ⅱb 型。目前国际上通用的是以 Fredrickson 工作为基础经 WHO 修订的高脂蛋白血症分型法（表 6-5-1），主要是基于各种血浆脂蛋白升高的不同程度而进行分型的。由于该分类方法不包括病因学，故称为表型分型法。这种分型方法要求除测定血脂指标外，还需测定空腹血清脂蛋白电泳图谱，将试管内血清放置在 4 ℃冰箱过夜后，根据观察血清的浑浊程度等情况来初步确定分型。表 6-5-1 将对各型高脂血症的临床特点作简要介绍[3-4]。

表 6-5-1　高脂蛋白血症 WHO 分型法

类型	疾病	脂蛋白变化				血脂变化		备注
		CM	LDL	VLDL	HDL	TC	TG	
Ⅰ	家族性高乳糜微粒血症（家族性高三酰甘油血症）	升高	降低	正常或降低	降低	升高	升高	易发胰腺炎
Ⅱ	家族性高胆固醇血症（家族性高 β-脂蛋白血症）							易发冠心病
	Ⅱa	无	升高	正常或降低	正常	升高	正常	易发冠心病
	Ⅱb	无	升高	升高	正常	升高	升高	易发冠心病
Ⅲ	家族性异常 β-脂蛋白血症	少量		升高		升高	升高	易发冠心病
Ⅳ	高前 β-脂蛋白血症	无	正常或降低	升高	正常或降低	正常	升高	易发冠心病
Ⅴ	混合型高三酰甘油血症（混合型高脂血症）	升高	降低	升高	降低	升高	升高	易发胰腺炎

(2) 血脂异常简易分型

尽管WHO的分型方法对指导临床上诊断和治疗高脂血症有很大的帮助，但这种分类方法也存在某些局限，最明显的缺点是过于繁杂。另外由于这种分型并不是病因学诊断，它常因为膳食、药物或其他环境因素的变化而改变，且也未包括HDL-C，未能将更严重的单基因脂质异常和更为常见的多基因脂质异常区分。并且在临床上除少数难治的顽固性血脂异常患者需要复杂的基因技术检测外，均为一般性治疗，无需进行烦琐的分类。从实用角度出发，血脂异常可进行简单的临床分型（表6-5-2），主要目的在于指导临床医师有针对性地选用各种调脂药物[3,5]。

表6-5-2 血脂异常的临床简易分型

分型	TC	TG	HDL-C	相当于WHO表型
高胆固醇血症	增高			Ⅱa
高三酰甘油血症		增高		Ⅳ、Ⅰ
混合型高脂血症	增高	增高		Ⅱb、Ⅱ、Ⅳ、Ⅴ
低高密度脂蛋白血症			降低	

(3) 高脂血症的基因分型法

表型分型法具有临床应用价值，但未能明确导致这种血脂异常的分子或遗传基因缺陷机制，因而具有局限性，如某具有特殊基因缺陷的患者可能同时符合两者或更多的表型分类；而且当疾病进展或经过治疗后，患者的分类也发生转变。近年来，随着分子生物学的迅速发展，人们对高脂血症的认识已逐步深入到基因水平，已发现有相当一部分高脂血症患者存在单一或多个遗传基因缺陷。由于基因缺陷所致的高脂血症多具有家族聚集性，有明显的遗传倾向，故临床上通常称之为家族性高脂血症。常见的家族性高脂血症有家族性高胆固醇血症、家族性apo B100缺陷症、家族性混合型高脂血症、家族性高三酰甘油血症等。但随着对分子和基因缺陷发现的增多，这种分类体系也势必变得越来越复杂，可能对临床实际应用造成一定困难，具体分型也待进一步完善[3,7]。

(二) 高脂血症的病因

高脂血症是一类较常见的疾病，除少数是由于全身性疾病所致外（继发性高脂血症），绝大多数是因为遗传基因缺陷（或与环境因素相互作用）引发（原发性高脂血症）。临床上，一般将血脂代谢异常分为以下四类：①高胆固醇血症：血清TC水平增高；②高三酰甘油血症：血清TG水平增高；③混合型高脂血症：血清TG和TC水平均增高；④低高密度脂蛋白血症：血清HDL-C水平减低。下面将分别介绍这四类的病因，为了便于理解，高胆固醇血症的病因和高三酰甘油血症的病因分别进行介绍。而实际上，有些病因既可引起血浆胆固醇水平升高，又可同时产生高三酰甘油血症[8-9]。

1. 高胆固醇血症的病因

高胆固醇血症根据病情轻重分为：①临界高胆固醇血症，血清TC值为5.18～6.19 mmol/L（200～239 mg/dl）；②轻度高胆固醇血症，血清TC值为6.22～7.49 mmol/L（240～289 mg/dl）；③重度高胆固醇血症，血清TC＞7.51 mmol/L（290 mg/dl）[5,8]。

(1) 临界高胆固醇血症

临界高胆固醇血症与人类基础血清低密度脂蛋白胆固醇（low-density lipoprotein cholesterol，LDL-C）水平高、饮食胆固醇和饱和脂肪酸高、体重增加、年龄增加、雌激素降低（绝经后妇女）、个体胆固醇的吸收合成率等有关。

与各种属的动物相比，人类的基础血清 LDL-C 水平较高，血清 LDL-C 水平为 2.33 mmol/L (90 mg/dl)。基础血清 LDL-C 较高可能与人体内胆固醇转化为胆汁酸延缓，肝内胆固醇含量升高，继而抑制 LDL 受体活性有关。影响血清 TC 的主要营养成分是饱和脂肪酸及膳食胆固醇，其机制可能与肝胆固醇含量增加，LDL 受体合成减少有关。而体重增加、年龄增加、绝经等均有可能使 LDL 生成增加、LDL 受体活性减少，从而引起机体 TC 水平增高[8-9]。

(2) 轻度高胆固醇血症

大多数轻度高胆固醇血症的患者可能是由于上述临界高胆固醇血症的原因所致，同时合并有遗传基因的异常。主要有 LDL 清除率低下、LDL 输出增加、LDL 富含胆固醇酯这三方面[9]。

有研究人员对中年男性轻度高胆固醇血症患者进行 LDL 体内更新代谢研究发现，轻度高胆固醇血症与临界高胆固醇血症的不同主要在于 LDL 分解代谢率低下。家族性 apo B100 缺陷症（familial defective apolipoprotein B100，FDB）是目前已知引起 LDL 在体内分解代谢缓慢的原因之一。而 LDL 输出增加可能与 LDL 受体活性下降、肝产生过多含 apoB 的脂蛋白和极低密度脂蛋白（very low-density lipoprotein，VLDL）颗粒缺陷有关，VLDL 颗粒缺陷将导致 VLDL 颗粒经肝的清除直接减少。引起 LDL 颗粒富含胆固醇的机制尚不清楚，可能与影响 LDL 胆固醇代谢的诸因素有关，以往对于 LDL 颗粒符合胆固醇酯所致的轻度高胆固醇血症尚未引起重视，但这种情况在美国轻度高胆固醇血症中又是较常见的原因[8,11]。

(3) 重度高胆固醇血症

在绝大多数情况下，重度高胆固醇血症是下列多种因素共同作用所致：LDL 分解代谢率减低、LDL 产生增加、LDL-apoB 代谢缺陷、LDL 颗粒富含胆固醇酯。除此之外还有上述引起临界高胆固醇血症的原因。大多数重度高胆固醇血症很可能是多基因缺陷与环境因素相互作用所致[8]。

家族性高胆固醇血症（familial hyper-cholesterolemia，FH）是由 LDL 受体基因缺陷所致，为常染色体显性遗传性疾病。患者的临床表现取决于其 LDL 受体缺陷的严重程度。FDB 也是常染色体显性遗传性疾病，临床表现与前者相似，但程度较轻，其遗传机制为 apoB100 基因突变。家族性植物固醇血症（familial phytosterolemia，FP）是罕见的常染色体隐性遗传病，患者血液中积聚富含植物固醇和胆固醇的 LDL，全身疹状或肌腱结节状黄色瘤等临床表现十分类似于纯合子型 FH，最近采用分子克隆技术确定 FP 的遗传缺陷为 2 种三磷腺苷结合盒（ABC）转运子 ABCG5 和 ABCG8 的基因突变。常染色体隐性高胆固醇血症（autosomal recessive hypercholesterolemia，ARH）临床表现酷似 FH，不同的是 ARH 患者的杂合子父母的血清 LDL-C 水平正常，而 FH 患者杂合子父母的血清 LDL-C 可明显升高至正常人的 2.5 倍[8,12-13]。

2. 高三酰甘油血症的病因

血浆中乳糜微粒（chylomicron，CM）的 TG 含量达 90%～95%，VLDL 中 TG 含量达 60%～65%，因而这两类脂类统称为富含 TG 的脂蛋白。也就是说，血清 TG 浓度升高实际上反映了 CM 和（或）VLDL 浓度的升高。凡是引起 CM 和（或）VLDL 升高的原因均可导致高三酰甘油血症。从病因学角度看，可将高三酰甘油血症分为继发性高三酰甘油血症和原发性高三酰甘油血症[8,14]。

（1）继发性高三酰甘油血症

临床最常见的高三酰甘油血症不是原发性的，而是继发于其他疾患，如许多代谢性疾病、某些疾病状态、激素和药物等都可引起高三酰甘油血症。因此，若饮食控制与药物治疗效果不佳时，需综合考虑是否继发于其他系统疾病，如糖尿病、肥胖、高尿酸血症、糖原累积症Ⅰ型、营养因素、药物、不良生活方式（如静坐、吸烟饮酒等）等[14]。

（2）家族性高三酰甘油血症

家族性高三酰甘油血症（familial hypertriglyceridemia，FHTG）是常见的以高 TG 水平为特征的遗传代谢性疾病。患者发生冠状动脉粥样硬化性心脏病的危险性增高。患者从出生时就可以表现为高水平的 TG、腹部绞痛、生长减缓以及其他一些乳糜血症的表现，如肝脾大、皮肤黄瘤、精神疾病等。FHTG 受遗传因素和环境因素的影响，其中遗传因素包括脂蛋白脂酶（lipoprotein lipase，LPL）基因异常和 apoE、CⅡ、CⅢ等基因异常[8,15]。

3. 混合型高脂血症的病因

（1）家族性异常 β-脂蛋白血症

家族性异常 β-脂蛋白血症（familial dysbetalipoproteinemia，FD）又名Ⅲ型高脂蛋白血症，是一种相对少见的血脂异常，发生率为 1/5000～5/5000。通常患者的血清 TC 水平＞7.76 mmol/L（300 mg/dl），TG＞3.39 mmol/L（300 mg/dl），LDL-C 水平正常，而 HDL-C 水平降低。血清 VLDL-C 水平可高于正常的 10～20 倍，VLDL 颗粒中胆固醇与三酰甘油含量比值＞0.30（Fredrickson 的诊断标准）[8,15]。

（2）家族性混合型高脂血症

家族性混合型高脂血症（familial combined hyperlipidemia，FCH）是于 1973 年首次被认识的一个独立的病症。在 60 岁以下患有冠心病的患者中，这种类型的血脂异常最为常见，约占 11.3%。在一般人群在 FCH 的发生率为 1%～2%。另有研究表明，在 40 岁以上原因不明的缺血性脑卒中患者中，FCH 为最多见的血脂异常类型。不同人群的研究显示 FCH 存在多个遗传连锁位点，因此 FCH 为多基因遗传性疾病。有关 FCH 的发病机制尚不十分清楚，研究认为可能与 apoB 产生过多、LPL 活性异常、载脂蛋白 AⅠ-CⅢ-AⅣ基因异常、脂肪细胞中脂溶障碍有关，还待进一步研究与完善[8,16]。

4. 低高密度脂蛋白血症-胆固醇血症的病因

流行病学研究已充分显示血清 HDL-C 水平与动脉粥样硬化性疾病呈显著的负相关。HDL 的代谢与 TG 代谢密切相关，低 HDL-C 血症常与高 TG 血症和小而密的 LDL 并存，称为致动脉粥样硬化性脂蛋白谱，后者结合胰岛素抵抗及腹型肥胖形成代谢综合征。也可以将低 HDL 血症的病因分为原发性和继发性两类[8,17]。

(1) 原发性低 HDL 血症

由基因缺陷造成的严重的低 HDL-C 血症虽不多见，但有其相应的临床特征以助鉴别。影响 HDL-C 水平的蛋白和酶类包括：卵磷脂胆固醇酰基转移酶（lecithin cholesterolacyltransferase，LCAT）、apoA Ⅰ、胆固醇酯转运蛋白（cholesteryl ester transfer protein，CETP）、LPL 和 ATP 结合盒转运子 A1（ABCA1）。常见的疾病有鱼眼病、无 α-脂蛋白血症（tangier disease，TD）、apoA Ⅰ 异常症（也称低 α-脂蛋白血症）、CETP 缺乏症[8,18]。

(2) 继发性低 HDL 血症

造成继发性低 HDL 血症常见的原因有肥胖、吸烟和饮酒等。肥胖常伴有 HDL-C 水平降低，研究认为，肥胖者 CETP 活性增高，加上胰岛素依赖性 LPL 活性下降，可能是引起血清 HDL-C 水平低下的原因。最新研究显示，吸烟能快速抑制 LCAT 活性，并使 HDL 负电荷性增强，因而干扰体内逆向胆固醇转运。长期饮酒可损害肝功能，引起 HDL-C 水平下降[8,17]。

（三）高脂血症的诊断和临床表现

1. 高脂血症的诊断

高脂血症的诊断主要是依靠实验室检查，最主要的是测定血浆（清）总胆固醇（TC）和三酰甘油（TG）的浓度。近年来，也已逐渐认识到测定血浆 HDL-C 水平的重要性。目前国际和国内尚无统一的高脂血症诊断标准，国内多数学者认为血浆总胆固醇水平小于 5.2 mmol/L（200 mg/dl）为合适水平；大于 6.2 mmol/L（240 mg/dl）可定位高胆固醇血症，血浆 TG 大于 2.3 mmol/L（200 mg/dl）为高三酰甘油血症，TG 大于 5.6 mmol/L（500 mg/dl）则视为严重高三酰甘油血症。此外 HDL-C 水平小于 1.0 mmol/L（40 mg/dl）可定位低 HDL-C 血症。由于各地所测人群不同及所采用测试方法差异等因素，所制定的高脂血症诊断标准不一。当首次检查发现血脂异常，应在 2～3 周内复查，若仍属异常，则可确立诊断[1,5]。

2. 高脂血症的临床表现

高胆固醇血症的临床表现主要包括两大方面：①脂质在真皮内沉积所引起的黄色瘤；②脂质在血管内皮沉积所引起的动脉粥样硬化，产生冠心病和周围血管病等。除各种黄色瘤外，还有两个体征有助于高脂血症的诊断，即角膜弓（又称老年环）和高脂血症眼底改变。由于高脂血症引起的黄色瘤的发生率并不十分高，动脉粥样硬化的发生和发展则需要相当长的时间，所以多数高胆固醇血症患者并无任何症状和异常体征发现。严重高三酰甘油血症患者可诱发急性胰腺炎。绝大多数高脂血症常是在进行血液生化检验（测定血胆固醇和三酰甘油）时被诊断[1]。

（四）高脂血症的治疗

高脂血症的治疗包括降低胆固醇及低密度脂蛋白-胆固醇（LDL-C），降低三酰甘油，升高 HDL-C。治疗措施有药物学和非药物性。非药物性的降脂治疗措施有生活方式改善、外科手术、血液净化和基因治疗等[1,5]。

生活方式改善是治疗高脂血症最根本的措施，也是药物治疗或其他治疗措施的基础，且是一种最经济、最安全的治疗措施。对于高脂血症患者来说，任何时候都不应该忘记生活方式的改善。原用于血脂异常治疗的外科手术方法如部分回肠切除术、门-腔静脉分流术、肝移植术等，现都不再采用。血液净化虽然能有效地降低血脂，但费用十分昂贵，且每次血液净化后的降脂疗效只能维持1周左右，患者需要反复进行血液净化治疗，才能维持疗效，因此该疗法仅适用于极严重的高胆固醇血症且能承受高昂的医疗费用的患者。针对家族性高胆固醇血症患者进行基因治疗，虽然已经有了成功的个案报道，但仍存在许多问题，目前尚不能在临床上广泛应用。因此，对于血脂异常的治疗，目前临床上仍是以药物为主，临床应用的降脂西药主要有他汀类、烟酸类、贝特类、胆酸螯合剂类、多烯类等。但是上述药物具有明显的不良反应如横纹肌溶解、体内代谢障碍、胃肠道反应等，严重的甚至导致肝肾功能的损伤，不宜长期服用，近年来的大量研究已经证实天然食物成分在降血脂方面是安全有效的[1,19-20]。

二、外源性核苷酸对高脂血症的保护作用及研究进展

核苷酸是生物体细胞中决定生物特性及蛋白质结构与功能的物质，控制着生物体的生长、发育、繁殖和遗传，它是体内多种营养物质的代谢调节因子，是各种营养因子的总协调者和指挥者。体内存在核苷酸的从头合成与补救合成途径。哺乳动物的许多生长代谢旺盛的组织和细胞合成核苷酸的能力缺乏或有限，并且当动物处在免疫缺陷、肝损伤、应激、饥饿及快速生长的情况下，内源途径合成的核苷酸并不能满足需要。因此，核苷酸又被认为是一种重要的营养素[21-22,24]。

20世纪90年代以来，对外源性核苷酸营养及其对动物机体的生理调控的研究逐步成为热点。外源性核苷酸的添加对动物机体的营养作用的研究主要集中在以下方面：促进胃肠道的生长发育和损伤后修复；免疫调节作用；促进生长发育；具有抗氧化作用，抗衰老、抗应激作用；对维持肝正常功能有着重要作用；多不饱和脂肪酸合成的重要调节物。外源性核苷酸是对生长、修复和胃肠道的分化有重要作用的非蛋白含氮化合物。它能够加速老年大鼠因食物剥夺后肠道的修复速率。外源嘧啶核苷酸和嘌呤核苷酸有助于肠道切除术后早期阶段维持肠黏膜的完整性，减轻黏膜的萎缩和增加小肠细胞的周转，增加空肠黏膜高度和隐窝深度。更重要的是，外源性核苷酸能够改善配方食品组婴幼儿肠道菌群的组成，促进双歧杆菌的生长，直接抑制拟杆菌属-卟啉单胞菌属-普氏菌属的生长，核苷酸补充具有直接的益生菌效应[21-22,25]。

北京大学李勇教授课题组[24]研究发现，将健康SPF级SD大鼠60只随机分为成正常对照、高脂模型对照和0.04、0.16、0.64 g/kg bw 5′-核苷酸组，正常对照组大鼠饲喂普通饲料，高脂模型和外源性核苷酸组大鼠饲喂高脂饲料。外源性核苷酸组大鼠以灌胃方式给予不同剂量的外源性核苷酸（1 ml/100 g）45 d。实验结果显示（表6-5-3）：摄入外源性核苷酸45 d后，0.04、0.16、0.64 g/kg bw外源性核苷酸组大鼠血清总胆固醇（TG）分别为3.14±1.45、3.65±1.58、3.14±1.70 mmol/L，0.04 g/kg bw外源性核苷酸组及0.64 g/kg bw外源性核苷酸组与高脂模型对照组4.26±1.96 mmol/L相比显著降低；三酰甘油（TG）含量分别为0.93±0.53、0.93±0.44、0.72±0.38 mmol/L，0.64 g/kg bw组与高脂模型对照组1.29±0.49 mmol/L相比显著降低；高密度脂蛋白胆固醇（HDL-C）分别为1.19±0.31、1.22±

0.31、1.26±0.36 mmol/L，与高脂模型对照组 1.09±0.16 mmol/L 相比未出现显著差异。说明外源性核苷酸可降低高脂模型大鼠血清总胆固醇和三酰甘油水平，对高密度脂蛋白胆固醇则无显著影响。口服外源性核苷酸具有一定的辅助降血脂功能。

表 6-5-3　外源性核苷酸对大鼠血清 TC、TG、HDL-C 水平的影响（mmol/L，$\bar{x}\pm s$）

组别	动物数（只）	TC	TG	HDL-C
基础饲料对照组	12	1.54±0.36*	0.06±0.26*	1.16±0.25
高脂饲料对照组	12	4.26±1.96	1.29±0.49	1.09±0.16
0.04 g/kg bw	12	3.14±1.45*	0.93±0.53	1.19±0.31
0.016 g/kg bw	12	3.65±1.58	0.93±0.44	1.22±0.31
0.64 g/kg bw	12	3.14±1.70*	0.72±0.38*	1.26±0.36

注：与高脂饲料对照组相比：*：$P<0.05$

北京大学李勇教授课题组[25]还用外源性核苷酸的饲料喂养酒精性肝损伤大鼠，结果显示，摄入外源性核苷酸 7 周后，0.04、0.16 g/kg bw 核苷酸组大鼠血清三酰甘油分别为 1.89±0.35、1.66±0.60 mmol/L，普通饲料喂养组则为 2.41±0.79 mmol/L，高剂量外源性核苷酸组与普通饲料喂养组相比差异显著；外源性核苷酸组高密度脂蛋白水平分别为 1.47±0.18、1.44±0.15 mmol/L，较普通饲料喂养组 1.14±0.06 mmol/L 相比显著升高。说明外源性核苷酸能够抑制乙醇引起的大鼠血清血脂水平升高，并升高高密度脂蛋白的水平。

刘永峰等[26]以哈白兔为实验对象，腹部皮下注射外源性环磷酸腺苷（cyclic adenosine monophosphate，cAMP）0.64 mg/ml，环磷酸鸟苷（cyclic guanosine monophosphate，cGMP）0.64 mg/ml 及其等量混合物（0.32 mg/ml cGMP＋0.32 mg/ml cAMP），对照组则腹部皮下注射 9 mg/L 的生理盐水溶液，选取不同时间点对兔血液中血脂含量进行测定，结果发现：对照组血脂含量为 10.72 mg/ml，cGMP、cAMP 和混合组的平均血脂含量分别为 12.61 mg/ml、9.79 mg/ml 和 10.59 mg/ml，其中 cGMP 单独处理后，血脂含量大幅度增加，平均增加了 17.63%，其中 65 h 增加量达到了最高为 54.71%，说明 cGMP 的注射使动物体内的血脂含量明显增加，cAMP 组中注射 cAMP，血脂含量比对照组平均减少了 8.68%，21 h 较少量达到了最高为 32.26%，说明 cAMP 的注射使动物体内的血脂含量明显降低；此外，cGMP 对促进脂肪的合成代谢有明显作用，通过注射 cGMP 在 10 h 内对血脂没有影响，10～21 h 对血脂的合成有显著促进作用，21 h 后血脂才保持一定的增加幅度；而 cAMP 对降解有较小作用，通过注射 cAMP 在 45 h 以内对血脂有降解作用，而 45～65 h 又转为合成作用，65 h 以后作用消失；混合组中注射 cGMP＋cAMP，血脂含量较对照组平均减少 1.21%，在注射后 1、3、10、15 h 时血脂减少量达到了显著水平，而在 65、75、85、95 h 时血脂增加量达到了显著水平，说明 cGMP 和 cAMP 的混合注射使动物体内血脂含量有减有增，发挥了 cAMP 和 cGMP 的共同作用。以上结果显示单独注射 cGMP 和 cAMP 对内源性血脂含量有明显的促进和抑制效果，混合注射的前期主要发挥 cAMP 的作用，而后期主要发挥 cGMP 的作用。另外在注射 CNT 后 21 h 前，3 个处理组都处于剧烈变化状态，过了 75 h 基本上趋于平稳状态，说明注射外源性核苷酸会明显打乱正常状态下血液中脂肪含量的变化规律。

Boza 等[27]认为外源性核苷酸在生命早期扮演了重要的角色，他们研究了外源性核苷酸对刚断奶大鼠（21 天龄）血脂水平的影响。他们将刚断奶的大鼠（21 天龄）随机分为三组，第一组被处死，其他两组分别以标准的半纯化的饮食和在此基础上每 100 g 标准饲料添加 CMP、UMP、AMP 和 GMP 各 250 mg，持续喂养 4 周。研究结果显示，在断乳后随着年龄的增加，总血浆脂肪酸含量也随之增加，其中饱和脂肪酸和 n-6 系列的多不饱和脂肪酸的增加尤为明显，而 n-3 系列的多不饱和脂肪酸则相应减少；血浆磷脂的脂肪酸谱（PL）则表现出较小的变化，虽然显示有饱和 n-3 系列多不饱和脂肪酸水平降低，n-6 系列多不饱和脂肪酸水平增加的倾向；胆甾醇酯显示出和 PL 有相似的变化，但花生四烯酸的增加（20∶4，n-6）更为显著；且亚油酸（18∶2，n-6）和单不饱和脂肪酸水平增加，饱和度降低。相比对照组，外源性核苷酸喂养组大鼠的单不饱和脂肪酸、多不饱和脂肪酸、PL 及胆甾醇酯的相对的脂肪酸组合物几乎没有受到影响。以上结果说明膳食核苷酸是多不饱和脂肪酸合成的重要调节剂，其极大可能参与了影响生命早期脂质代谢的生物化学机制。

主要参考书目和参考文献

1. 赵水平. 临床血脂学. 北京：人民卫生出版社，2006.
2. 张沛然，郭改会. 高脂血症的发病机制及分类. 中国临床医生，2012，3：18-20.
3. 叶平. 血脂异常诊断和治疗. 北京：人民军医出版社，2013.
4. Fredrickson DS. An international classification of hyperlipidemias and hyperlipoproteinemias. Annals of Internal Medicine，1971，75（3）：471-472.
5. 中国成人血脂异常防治指南制订联合委员会. 中国成人血脂异常防治指南. 北京：人民卫生出版社，2007.
6. Heart AHAN. Diagnosis and management of the metabolic syndrome：An American Heart Association/National Heart，Lung，and Blood Institute Scientific Statement. Current Opinion in Cardiology，2005，112（1）：2735-2752.
7. 赵水平. 高脂血症的临床表现及分型. 中国临床医生，2003，31（12）：23-24.
8. 迟家敏. 实用血脂学. 北京：人民卫生出版社，2010.
9. 赵水平. 高脂血症的病因. 中国临床医生，2003，31（11）：15-17.
10. Parini P，Bo A，Rudling M. Cholesterol and lipoprotein metabolism in aging. Arterioscler Thromb Vasc Biol，1999，19：832-839.
11. Nohara A，Mabuchi H. Familial defective apolipoprotein B100：FDB. Nippon Rinsho Japanese Journal of Clinical Medicine，2007，65（Suppl 7）：S301-S308.
12. Villeger L，Abifadel M，Allard D，et al. Detection and mapping of HCHOLA4，the fourth gene involved in familial hyper-cholesterolemia. American Journal of Human Genetics，2002：207-207.
13. Soutar AK，Naoumova RP. Autosomal recessive hypercholesterolemia. Seminars in vascular medicine. Semin Vasc Med，2004，4（3）：241-248.
14. Brahm A，Hegele RA. Hypertriglyceridemia. Nutrients，2013，5（3）：981-1001.
15. Tullu MS，Advirkar AV，Ghildiyal RG，et al. Familial hypertriglyceridemia. Nippon Rinsho Japanese

Journal of Clinical Medicine，2008，75（59 Suppl 3）：S505-S507.
16. Veerkamp M，Graaf JD，Hendriks J. Nomogram to diagnose familial combined hyperlipidemia on the basis of results of a 5-year follow-up study. Circulation，2004，109（24）：2980-2985.
17. Navab M，Anantharamaiah GM，Reddy ST，et al. HDL as a biomarker，potential therapeutic target，and therapy. Diabetes，2009，58（12）：2711-2717.
18. Soutar AK，Naoumova RP. Mechanisms of disease：Genetic causes of familial hypercholesterolemie. Nature Clinical Practice Cardiovascular Medicine，2007，4（4）：214-225.
19. Grundy SM，Cleeman JI，Merz CN，et al. Implications of recent clinical trials for the National Cholesterol Education Program Adult Treatment Panel Ⅲ Guidelines. Arteriosclerosis Thrombosis & Vascular Biology，2004，110（2）：67-71.
20. Expert Panel on Detection，Evaluation，and Treatment of High Blood Cholesterol in Adults. Executive summary of The Third Report of The National Cholesterol Education Program（NCEP）Expert Panel on detection，evaluation，and treatment of high blood cholesterol in adults（adult treatment panel Ⅲ）. the Journal of the American Medical Association，2001，285（19）：2486-2497.
21. He Y，Chu SH，Walker WA. Nucleotide supplements alter proliferation and differentiation of cultured human（Caco-2）and rat（IEC-6）intestinal epithelial cells. Journal of Nutrition，1993，123（6）：1017-27.
22. Huu HD，Tabrett S，Hoffmann K，et al. Dietary nucleotides are semi-essential nutrients for optimal growth of black tiger shrimp（Penaeus monodon）. Aquaculture，2012，S 366-367（2）：S115-S121.
23. Gil A. Modulation of the immune response mediated by dietary nucleotides. European Journal of Clinical Nutrition，2002，56（S3）：1-4.
24. 赵明，刘志刚，张佳丽，等. 口服核苷酸降血脂作用的实验研究. 中国预防医学杂志，2009（12）：1124-1126.
25. 蔡夏夏，鲍雷，王楠，等. 膳食5′-核苷酸对酒精性肝损伤大鼠肠道菌群的影响. 食品科学，2015，36（15）：212-216.
26. 刘永峰，昝林森，田万强. 外源性环核苷酸调控哈白兔血脂、血糖及血蛋白的动态变化研究. 中国农学通报，2012（14）：84-88.
27. Boza J，Jimenez J，Faus MJ，et al. Influences of postnatal age and dietary nucleotides on plasma fatty acids in the weanling rat. J Parenter Enteral Nutr，1992，16（4）：322-326.

小 结

膳食添加核苷酸能够促进肠道生长发育、调节肠道菌群、减轻肝肾损伤，并能够抑制肿瘤，对高脂血症有显著的改善作用。但目前研究多的为动物实验，还需进一步进行人群实验等深入研究。北京大学李勇教授课题组主要从动物实验阐述了核苷酸对于各种疾病的治疗作用，适当补充核苷酸可以减轻这些疾病的发生和发展，这些相关研究为外源性核苷酸的开发和利用提供了理论依据。

总之，从人们的营养需求和外源性核苷酸的发展前景看，外源性核苷酸不仅具有良好的营养特性，而且具有多种生物学功能，无论是作为食物还是保健品，其在营养相关疾病领域具有光明的发展前景。

Nucleotides can promote intestinal growth and development，regulate gut microbiota， reduce liver and kidney damage, and also inhibit tumor, it shows siginificant effect on hyperlipidemia. The current researches mainly involved animal models of nutrition-related diseases. Li Y's group is also studying positively exogenous nucleotides's protective effect on various nutrition-related diseases, and planning to further study, such as population study. This research will provide a theoretical basis for development and utilization of nucleotides.

All in all, consider the nutritional needs of people and development prospect of exogenous nucleotides, exogenous nucleotides not only have good nutrition characteristic, but also have a variety of biological functions. Either as foods or health products, exogenous nucleotides have a bright prospect in the field of nutrition-related diseases.

第七章 核苷酸与特殊人群营养

Nucleotide and special life cycle

特殊人群是指不同生理或病理状况的人群，以及在特殊环境中从事特种作业的人群。因其特殊的生理、病理条件，特殊的职业、工作环境等，他们的健康与营养关系十分密切。

生命的发生、发展到衰老是一个连续的过程，它分为婴儿、幼儿、学龄前、学龄期、青少年、成年及老年阶段。合理的孕产妇及婴幼儿营养有助于婴幼儿体格和智力发育，为成人时期乃至一生的健康奠定良好的基础；合理的老年人营养，能够预防疾病，减少社会和经济负担。核苷酸是生物体细胞中决定生物特性和蛋白质结构与功能的低分子量的生物分子，它是体内多种生物过程的调节因子，对生物体的生长发育、代谢、繁殖和遗传具有重要作用，并贯穿生命的整个过程。以下我们将从孕产妇、婴幼儿和老年阶段的生理特点、营养需求以及核苷酸在其中的生物功能进行详细阐述。

第一节 核苷酸与孕产妇营养 Nucleotide and maternal nutrition

妊娠期和哺乳期妇女的营养，不仅要提供满足胎儿生长发育和乳汁分泌所必需的各种营养素，而且要满足自身的营养素需要，从而达到预防可能出现的母体和胎儿营养缺乏及某些并发症的目的。因此，保证妊娠期和哺乳期的合理营养对母体健康和下一代的正常身心发育有重大的意义。

一、生理特点

妊娠期间，为适应和满足胎体在宫内生长发育的需求，母体自身会发生一系列的生理性变化，主要表现在以下几个方面。

（一）内分泌

妊娠期内分泌的主要改变是妊娠相关激素水平的变化。

人绒毛膜促性腺激素（human chorionic gonadotropin，HCG）：受精卵着床后 HCG 水平开始升高，在妊娠第 8～9 周分泌达到顶峰，第 10 周后开始下降。其主要生理作用：一是刺激母体黄体黄体酮分泌；二是通过降低淋巴细胞的活力，防止母体对胎体的排斥反应。

人绒毛膜生长激素（human chorionic somatomammotropin，HCS）：HCS 是胎盘产生的一种糖蛋白，它的主要生理作用包括降低母体对葡萄糖的利用并将葡萄糖转给胎儿；促进脂肪分解，使血中游离脂肪酸增多；促进蛋白质和 DNA 的合成。

雌激素（estrogen）：胎盘分泌的雌激素包括雌酮、雌二醇和雌三醇。雌二醇刺激母体垂体生长激素细胞转化为催乳素细胞，为分泌乳汁做准备；此外，它还调节糖和脂类代谢，增加母体骨骼更新。雌三醇的主要生理作用是通过促进前列腺素的产生而增加子宫和胎盘之间的血流量，并可促进母体乳房发育。

孕酮（progesterone）：孕酮能松弛胃肠道平滑肌细胞，导致妊娠期胃肠改变；还使子宫的平滑肌细胞松弛，以便于胚胎在于宫内着床。此外孕酮还促进乳腺发育并抑制妊娠期乳汁分泌。

（二）血液

血容量：妊娠第 6～8 周时，妊娠期妇女血容量开始增加，妊娠第 32～34 周时达顶峰，血容量比妊娠前增加 35％～40％，并一直维持至分娩。血容量的增加包括血浆容积和红细胞数量的增加，其中血浆容积的增加大于红细胞数量的增加。与非妊娠妇女相比，血浆容积增加为 45％～50％，红细胞数量增加为 15％～20％，使血液相对稀释，容易导致生理性贫血。

血浆总蛋白：由于血液稀释，妊娠早期血浆总蛋白就开始下降，至妊娠晚期血浆总蛋白水平由 70 g/L 降至 60 g/L，主要是因为白蛋白水平从 40 g/L 降至 25 g/L 所致。

（三）肾

妊娠期间，由于不断排出母体和胎儿代谢所产生的含氮或其他废物，使肾负担加重。肾小球滤过率增加约 50％。肾血浆流量增加约 75％。尿中的蛋白质代谢产物尿素、尿酸、肌酸、肌酐等排泄增多。由于肾小球滤过率的增加，而肾小管的吸收能力又不能相应增高，可导致部分妊娠期妇女尿中的葡萄糖、氨基酸、水溶性维生素的排出量增加。例如尿中叶酸排出量增加 1 倍，葡萄糖排出量可增加 10 倍以上，所以在餐后 15 min 可出现尿糖。故尿中葡萄糖排出量的增加与血糖浓度无关。

（四）消化

妊娠期妇女受高水平雌激素的影响，牙龈肥厚，易患牙龈炎和牙龈出血。孕酮分泌增加可引起胃肠平滑肌张力下降、贲门括约肌松弛、消化液分泌量减少、胃排空时间延长、肠蠕动减弱等，易出现恶心、呕吐、反酸、消化不良、便秘等妊娠反应。此外，由于胆囊排空时间延长，胆道平滑肌松弛，胆汁变黏稠、淤积，易诱发胆结石。另一方面，消化系统功能的上述改变，延长了食物在肠道内的停留时间，使一些营养素如钙、铁、叶酸、维生素 B_{12} 等的吸收都有所增加。

（五）体重

妊娠期母体的体重发生明显变化，平均增重约 12 kg。妊娠期体重增加包括两方面：一是妊娠的产物，如胎儿、羊水和胎盘；二是母体组织的增长，如血液和细胞外液的增加，子宫和乳腺的增大以及为泌乳而储备的脂肪和其他营养物质。

体重增加是反映妊娠期妇女健康与营养状况的一项综合指标。若以 BMI 作为指标，妊娠期适宜增加的体重应有所不同[1]。孕前体重不同 BMI 的妇女妊娠期适宜增重范围见表 7-1-1。

表 7-1-1 孕前体重不同 BMI 的妇女妊娠期适宜增重范围

	BMI	推荐体重增长范围（kg）
低	＜19.8	12.5～18.0
正常	19.8～26	11.5～16.0
超重	＞26.0～29.0	7.0～11.5
肥胖	＞29.0	6.0～6.8

二、营养需求[2]

（一）能量

适宜的能量对孕妇机体及正在发育的胎儿都很重要。孕妇除了维持自身所需能量外，还要负担胎儿的生长发育以及胎盘和母体组织增长所需要的能量。孕早期孕妇的基础代谢并无明显变化，孕中期开始逐渐升高，至孕晚期增加 15%～20%。中国营养学会建议妊娠早期轻、中、重体力活动妇女每日膳食能量分别为 7.53 MJ、8.79 MJ 和 10.04 MJ；妊娠中期轻、中、重体力活动妇女每日膳食能量分别为 8.79 MJ、10.05 MJ 和 11.30 MJ；妊娠晚期轻、中、重体力活动妇女每日膳食能量分别为 9.41 MJ、10.67 MJ 和 11.92 MJ；乳母轻、中、重体力活动妇女每日膳食能量分别为 9.62 MJ、10.88 MJ 和 12.83 MJ。

（二）蛋白质

孕妇必须摄入足够数量的蛋白质以满足自身及胎儿生长发育的需要。足月胎儿体内含蛋白质 400～800 g，加上胎盘及孕妇自身有关组织增长的需要，共需蛋白质约 900 g，这些蛋白质均需孕妇在妊娠期间不断从食物中获得。中国营养学会建议妊娠早、中、晚期妇女蛋白质 RNI 分别为 55 g/d、75 g/d、85 g/d；乳母蛋白质 RNI 分别为 80 g/d；膳食中优质蛋白质至少占蛋白质总量的 1/3 以上。

（三）脂类

妊娠期妇女平均需储存 2～4 kg 脂肪，胎儿储存的脂肪占体重的 5%～15%。脂类是胎儿神经系统的重要组成成分，脑细胞在增殖、生长过程中需要一定量的必需脂肪酸。孕妇膳食中应有适量脂肪，包括饱和脂肪酸、n-3 和 n-6 多不饱和脂肪酸以保证胎儿和自身的需要。但孕妇血脂水平较平时升高，脂肪摄入总量不宜过多。中国营养学会推荐妊娠期妇女膳食脂肪提供的能量占总能量的 20%～30%。

（四）矿物质

1. 钙

妊娠期妇女对钙的需要量显著增加，胎儿从母体摄取大量的钙以供生长发育的需要。当妊娠妇女钙摄入量轻度或短暂性不足时，母体血清钙浓度降低，继而甲状旁腺激素的合成和分泌增加．加速母体骨骼和牙齿中钙盐的溶出，以维持正常的血钙浓度，满足胎儿对钙的需要量，当缺钙严重或长期缺钙时，血钙浓度下降，母亲可发生小腿抽筋或手足抽搐，严重时导致骨质软化症，胎儿也可发生先天性佝偻病。胎儿体内约需贮留 30 g 钙，以满足骨骼和牙齿生长发育的需要。孕早期胎儿贮钙较少，平均每日仅为 7 mg；孕中期开始增加至每日 110 mg；孕晚期钙储留量大大增加，平均每日可贮留 350 mg。除胎儿需要外，母体尚需贮存部分钙以备泌乳需要。因此，孕妇应增加含钙丰富的食物，膳食中摄入不足时亦可适当补充一些钙制剂。中国营养学会建议妊娠期妇女膳食钙每日推荐摄入量（recommended nutrient intakes，RNI）为：孕早期 800 mg/d，孕中期 1000 mg/d，孕晚期 1000 mg/d；乳母 1000 mg/d。

2. 铁

妊娠期妇女对铁的需要量显著增加，主要是由于：①妊娠期母体生理性贫血，需额外补充铁，母体还要储备相当数量的铁，以补偿分娩时由于失血造成的铁损失；②胎儿肝内也需要储存一部分铁，以供出生后 6 个月之内婴儿对铁的需要。因此，妊娠期膳食铁摄入量不足，除易导致孕妇缺铁性贫血外，还可减少胎儿铁的储备，使婴儿较早出现缺铁。孕早期缺铁还与早产及低出生体重有关。妊娠期妇女应注意摄入一定量动物肝、血、瘦肉等食物，必要时可在医生指导下加服铁剂。中国营养学会建议妊娠期妇女膳食铁的 RNI 为：孕早期 20 mg/d，孕中期 24 mg/d，孕晚期 29 mg/d，乳母 24 mg/d。

3．锌

妊娠期妇女摄入充足量的锌有利于胎儿发育和预防先天性缺陷。胎儿对锌的需要在妊娠末期最高，此时胎盘主动转运锌量每日为 0.6～0.8 mg。血浆锌水平一般在妊娠早期就开始下降，直至妊娠结束，比非妊娠妇女低约 35%，故在妊娠期应增加锌的摄入量。近年来的流行病学调查表明，胎儿畸形发生率的增加与妊娠期锌营养不良及血清锌浓度降低有关。中国营养学会建议妊娠期妇女膳食锌 RNI 为 9.5 mg/d，乳母 RNI 为 12.0 mg/d。

4．碘

妊娠期妇女碘缺乏可能导致胎儿甲状腺功能低下，从而引起以生长发育迟缓、认知能力降低为特征的呆小症，通过纠正孕早期母亲碘缺乏可以预防。由于妊娠中期妇女基础代谢率开始增高，导致甲状腺素分泌增加和碘的需要量增加。中国营养学会建议妊娠期妇女膳食碘的 RNI 为 230 μg/d，乳母 RNI 为 240 μg/d。

（五）维生素

1．维生素 A

妊娠期妇女缺乏维生素 A 与胎儿宫内发育迟缓、低出生体重及早产有关。但妊娠早期增加维生素 A 摄入应注意不要过量。因为大剂量维生素 A 可能导致自发性流产和胎儿先天畸形。故中国营养学会及 WHO 均建议孕妇通过摄取富含类胡萝卜的食物来补充维生素 A。中国营养学会建议妊娠早期和妊娠中晚期妇女维生素 A 的 RNI 分别为：700 μg RAE/d 和 770 μg RAE/d，乳母 RNI 为 1300 μg RAE/d，可耐受最高摄入量（tolerable upper intake levels，UL）值为 3000 μg RAE/d。

2．维生素 D

维生素 D 可促进钙的吸收和钙在骨骼中的沉积，故妊娠期对维生素 D 的需要量增加，这一时期缺乏维生素 D 与孕妇骨质软化及新生儿低钙血症和手足抽搐有关；但过量维生素 D 也可导致婴儿发生高钙血症甚至引起维生素 D 中毒。中国营养学会建议妊娠期妇女和乳母 RNI 为 10 μg/d，UL 值为 50 μg/d。

3．B 族维生素

妊娠期缺乏或亚临床缺乏维生素时孕妇可能不出现明显的脚气病症状，而新生儿却有明显脚气病表现。维生素 B_1 缺乏还可影响胃肠道功能，尤其妊娠早期妇女由于早孕反应使食物摄入减少，更易引起维生素 B_1 缺乏，从而导致胃肠功能下降，进一步加重早孕反应。中国营养学会建议妊娠期妇女维生素 B_1 的 RNI 为 1.2 mg/d，乳母的 RNI 为 1.5 mg/d。妊娠期维生素 B_2 缺乏与胎儿生长发育迟缓、缺铁性贫血有关。中国营养学会建议妊娠期妇女维生素 B_2 的 RNI 为 1.2 mg/d，乳母的 RNI 为 1.5 mg/d。临床上常用维生素 B_6 辅助治疗早孕反应，维生素 B_6 还与叶酸、维生素 B_{12} 联用预防妊娠高血压。中国营养学会建议妊娠期妇女维生素 B_6 的 RNI 为 2.2 mg/d，乳母的 RNI 为 1.7 mg/d，维生素 B_{12} 的 RNI 为 2.9 mg/d，乳母的 RNI 为 3.2 mg/d。

4. 叶酸

叶酸不足与新生儿神经管畸形（无脑儿、脊柱裂等）的发生有关。妇女在孕前 1 个月和孕早期每天补充叶酸 400 μg 可有效地预防大多数神经管畸形的发生。中国营养学会建议妊娠期妇女叶酸的 RNI 为 600 μg DFE/d，乳母的 RNI 为 550 μg DFE/d，UL 为 1000 μg DFE/d。

三、胎儿致畸的危险因素

先天畸形可造成胎、婴儿的死亡，导致大量的儿童患病和长期残疾。在发达国家，出生缺陷是婴儿死亡的主要原因。

在胚胎发育过程中，遗传物质的改变或者环境因素的影响，都会引起胚胎发育畸形，导致流产或畸形。1972 年 Wilson 分析了人类出生缺陷的原因，遗传因素占 20%，环境因素占 10%，两种原因相互作用或原因不明占 70%[3]。

（一）遗传因素

胎儿出生缺陷遗传因素根据损伤类型分为基因缺陷型和染色体数目异常型。基因缺陷型一般为单基因缺陷，是指由于染色体上携带有等位基因，可以由父母遗传至下一代，分为常染色体的显性/隐性遗传和性染色体显性/隐性遗传。常见的疾病包括血友病、蚕豆病、马方综合征、地中海贫血、软骨发育不全、囊性纤维化、溶血性贫血和葡萄糖-6-磷酸脱氢酶缺乏症等。染色体数目异常即多基因遗传是由多种基因突变导致的胎儿发育异常，往往机制非常复杂，分为常染色体异常和性染色体异常两种。有报道显示，高龄孕妇胎儿染色体异常的机会比正常人多。一般认为染色体数目异常是由于细胞在有丝分裂过程中本身或者外来损害因素的影响而发生的，这种损害可发生在有丝分裂期及前两次减数分裂的分裂期。一般有非整倍体（引起的先天性疾病如唐氏综合征、Patau 综合征和 Edwards 综合征）、多倍体（原因一般为双雄受精、核内复制或染色体不分离等）与嵌合体（一般为性染色体嵌合体）。

（二）环境因素

母体在生活环境和职业环境中所接触的某些因素可以穿过胎盘屏障直接侵犯胚胎，或者通过作用于母体引起母体生理代谢发生紊乱来影响胚胎的正常发育，导致各器官发育过程中发生障碍，从而引起胚胎畸形，这些环境因素称为出生缺陷环境危险因素。先天性畸形与环境因素的关系早在很多年前就得到证实，并越来越受到人们的重视。国内外很多研究表明妊娠期病毒感染、接触放射物质、化学物质、营养水平及内分泌代谢障碍等均与先天畸形有关。引起出生缺陷环境因素主要包括物理、化学及生物因素，额外还有其他因素，如贫穷、缺乏卫生保健、滥用药物、营养不良及社会心理因素。

1. 年龄

父母亲年龄偏大（＞35 岁）或偏小（＜20 岁）。

2. 职业暴露

母亲孕期接触农药或杀虫剂、乙二醇醚等农业毒物，母亲从事印刷职业；父亲接触工业化学毒物，如铅、二硫化碳、苯、甲苯、二甲苯，常暴露于焊接时的紫外线等。

3. 病毒感染

例如风疹病毒、巨细胞病毒、单纯疱疹病毒、梅毒和弓形体原虫的宫内感染均可能导致先天性脑积水。

4. 生活方式

父母酗酒、吸烟和吸毒是胎儿致畸的危险因素。

5. 月经史与婚育史

母亲月经周期长、妊娠3次或以上、多产史、多胎妊娠、既往生育缺陷史等均可能导致胎儿畸形的发生。

6. 母亲的既往病史

1型或2型糖尿病、癫痫遗传性血液异常疾病、代谢紊乱（同型半胱氨酸和S-腺苷同型半胱氨酸高水平，蛋氨酸低水平）等病史亦是胎儿致畸的危险因素之一。

7. 孕早期患病及服药情况

孕早期风疹和感冒，病毒感染（如人微小病毒B19、巨细胞病毒、柯萨奇病毒、风疹病毒、单纯疱疹病毒、梅毒和弓形体原虫），服用解热镇痛药、阿司匹林、复方新诺明（compound sulfamethoxazole，SMZco）、四环素类药物、抗生素、避孕药、米索前列醇等。

8. 孕期营养状况

孕前期和孕期能量、宏量营养素及微量营养素摄入不足或过量均可能导致妊娠期营养不良，进而可能引起胎儿畸形。

9. 孕妇精神因素亦是胎儿致畸的危险因素之一。

四、妊娠期营养不良对母体的影响

（一）营养性贫血

包括缺铁性贫血和缺乏叶酸、维生素B_{12}引起的巨幼细胞性贫血。妊娠期贫血以缺铁性贫血为主，在妊娠末期患病率最高。主要原因是膳食铁摄入不足；来源于植物性食物的膳食铁吸收利用率差；母体和胎儿对铁的需要量增加，某些其他因素引起的失血等。2002年我国居民营养与健康状况调查报告指出，孕妇贫血患病率为22.5%，其中城市为18.4%，农村为24.5%。重度贫血时，可因心肌缺氧导致贫血性心脏病，如胎盘缺氧易发生妊娠高血压综合征及妊娠高血压综合征性心脏病，贫血还可降低孕产妇抵抗力，易并发产褥感染，甚至危及生命。

（二）骨质软化症

维生素D的缺乏可影响钙的吸收，导致血钙浓度下降。为了满足胎儿生长发育所需要的钙，必须动用母体骨骼中的钙，结果使母体骨钙不足，引起脊柱、骨盆骨质软化，骨盆变形，重者甚至造成难产。此外，妇女生育年龄多集中在25～32岁，该时期正值骨密度峰值形成期，妊娠期若钙摄入量低，可能对母体骨密度造成影响，而且这种影响是永久性的。

（三）营养不良性水肿

妊娠期蛋白质严重摄入不足可致营养不良性水肿。蛋白质缺乏轻者仅出现下肢水肿，严重者可出现全身水肿。此外，维生素严重缺乏者亦可引起水肿。

（四）妊娠合并症

妊娠期营养不良与妊娠并发症有关。孕妇营养不良低蛋白血症、缺钙以及BMI＞24均是妊娠高血压综合征的危险因素。

五、妊娠期营养不良对胎儿和婴儿健康的影响

(一) 胎儿生长发育迟缓

妊娠期尤其是中、晚期能量、蛋白质和其他营养素摄入不足，易使胎儿生长发育迟缓，导致低出生体重儿。而胎儿生长发育迟缓与成年期的许多疾病或代谢异常有关，如心血管疾病、血脂代谢异常和糖代谢异常等。

(二) 先天性畸形 (congenital malformation)

妊娠早期妇女因某些微量元素、维生素摄入不足或摄入过量，常可导致各种各样的先天性畸形儿。例如：叶酸缺乏可导致神经管畸形，主要表现为无脑儿和脊柱裂；维生素 A 缺乏或过多可导致无眼、小头等先天畸形。

(三) 脑发育受损

胎儿脑细胞数的快速增殖期是指从妊娠第 30 周至出生后 1 年左右，随后脑细胞数量不再增加而只是细胞体积增大。因此，妊娠期的营养状况，尤其是妊娠后期母体蛋白质和能量的摄入量是否充足，直接关系到胎儿的脑发育，还可影响以后的智力发育。

(四) 低出生体重 (low birth weight, LBW)

LBW 是指新生儿出生体重小于 2500 g。LBW 婴儿围生期死亡率为正常婴儿的 4～6 倍，不仅影响婴幼儿期的生长发育，还可影响儿童期和青春期的体能与智力发育。低出生体重还与成年后慢性病（如心血管疾病、糖尿病等）的发生率增加有关。

(五) 巨大儿

巨大儿是指新生儿出生体重＞4000 g。我国一些大中城市巨大儿发生率呈逐渐上升趋势，有些地区已达 8%左右。有研究表明妊娠后期血糖升高可引起巨大儿。孕妇盲目进食或进补，可能造成能量与某些营养素摄入过多，妊娠期增重过多，导致胎儿生长过度。巨大儿不仅在分娩中易造成产伤，给分娩带来困难，还与成年后慢性病（如肥胖、高血压和糖尿病）的发生密切相关[1,4-5]。

六、核苷酸与孕产妇营养的研究进展

有关核苷酸与孕产妇营养的相关研究目前很少，且主要是动物实验。目前北京大学李勇教授课题组已经观察到外源性核苷酸对正常孕鼠及子代小鼠孕期、分娩和哺乳期情况的影响，并进行了外源性核苷酸拮抗乙醇致发育毒性的研究。将在以下详细介绍。

(一) 外源性核苷酸对正常孕鼠及子代小鼠孕期、分娩和哺乳期情况的影响

1. 剂量及分组

核肽胶囊（含核苷酸 58.02%）推荐服用量 0.35 g×6/d，相当于每日摄入核苷酸 0.020 37 g/kg bw。以此剂量的 0.5、2、8、32、64 倍设 5 个剂量组，剂量为 0.01、0.04、0.16、0.64、1.28 g/kg bw，按照每日 10 g/100 g bw 的进食量将不同剂量的核酸添加到大鼠基础饲料中给药，各组饲料中核苷酸含量分别为：0.01%、0.04%、0.16%、0.64%、1.28%。另设正常对照组，给予不添加核酸的基础饲料。每组 100 只，雌雄各 50 只。实验期间动物自由进食、饮水。

2. 试验方法

F0断乳大鼠以含不同剂量核苷酸的饲料喂养90 d后进行雌、雄1∶1交配，所产仔鼠为Fl（20窝），为保证每个剂量组20只受孕雌鼠，在试验开始时选取每组雌雄各30只F0动物专门进行一代繁殖实验。F1断乳后再随机分成2个亚组（F1A和F1B），每亚组10窝动物。F1的A亚组给予对照饲料，F1的B亚组继续给予同其亲本（F0）的饲料，喂养至断乳后90 d。90 d喂养结束后，F1B继续进行二代繁殖试验，F0与F1A代继续饲养至自然死亡。F1B以同F0方法再次交配，保证每组有孕鼠8只，所产仔鼠为F2（8窝），出生后第4天调整到8只/窝，断乳后再给予同其亲本（F1）的饲料，喂养至断乳后90 d后进行第三代繁殖，保证每组有孕鼠8只，所产仔鼠为F3（8窝），出生后第4天调整到8只/窝，断乳后给予同其亲本（F2）的饲料进行90 d喂养。

交配：每只雌鼠与从同一剂量组随机选择的单个雄鼠交配（1∶1交配），前一天晚18:00同笼，第二天早7:00分笼并做雌鼠阴道涂片，检查到精子认为受孕，定为孕0 d。配对同笼的雌、雄鼠作标记。所有雌鼠在交配期每天检查阴道涂片，直到证明已交配为止。预计已怀孕的雌鼠单独放入繁殖笼中不再同笼，孕鼠临产时提供筑巢的垫料。

3. 结果及讨论

（1）孕鼠孕期情况

F0、F1、F2代各组孕鼠整个孕期没有烦躁、阴道流血、少食少动、嗜睡、行动不便等异常情况出现，F0、F1、F2代各组大鼠每周体重增长和食物利用率差异无统计学意义。

（2）孕鼠分娩情况

F0代各组孕鼠未出现流产、难产情况，后代除对照组出现一只右侧唇腭裂伴颅脑畸形（死产）外，其余剂量组未出现形态畸形。F1、F2代各组孕鼠未出现流产、难产及仔鼠畸形等情况。F0、F1、F2代仔鼠平均窝重、活产只数、仔鼠平均体重、性别比例差异无统计学意义。

（3）母鼠哺乳期情况

F0、F1、F2代各组母鼠整个哺乳期无阴道流血、拒绝授乳、嗜咬仔鼠、乳头红肿、破溃或有非奶性分泌物等情况发生，孕期母鼠每周体重变化和食物利用率比较差异均无统计学意义。

以上研究结果显示，在本实验剂量下，多代母鼠在孕期、分娩期和哺乳期以及仔鼠在胎儿期、哺乳期以及断乳后均未出现异常情况，因此外源性补充四种核苷酸对于多代大鼠的生殖功能和胚胎期、胎儿期、哺乳期、断乳后的发育是安全的。

（二）外源性核苷酸拮抗乙醇致发育毒性的研究

孕期饮酒可致后代一系列发育缺陷，严重者称为胎儿酒精综合征（fetal alcohol syndrome，FAS），包括特征性颜面畸形、生长发育缺陷和中枢神经系统损伤，同时伴有认知和行为障碍。FAS已成为世界上非遗传性出生缺陷的首要病因，同时也是造成发达国家人口智力障碍的首要原因，其发病呈逐年上升趋势。北京大学李勇教授课题组通过采用体外植入后全胚胎培养（whole embryo culture，WEC）模型，并结合体内致畸动物模型对外源性核苷酸对于乙醇致畸的干预效果进行探讨，将在以下详细阐述。

1. 体外研究[6]

（1）剂量及分组

成年健康SD大鼠经乙醚麻醉后，无菌操作条件下腹主动脉快速取血，血凝前即刻离心得即刻离心血清（immediately centrifugal serum，ICS）。经 0.22 μm 针头滤器过滤除菌后，加青链霉素（终浓度均为 100IU/ml），−20 ℃保存待用。用前 56 ℃水浴 30 min 灭活补体。

将核苷酸粉末溶于 Hanks 液中配成 2 g/L 的储备液。实验时，随 ICS 加入容积为 50 ml 的培养瓶中。实验分为 5 组：空白对照组、乙醇染毒组（乙醇 4 g/L）、0.032 mg/L 核苷酸干预组（核苷酸 0.032 mg/L＋乙醇 4 g/L）、0.80 mg/L 核苷酸干预组（核苷酸 0.80 mg/L＋乙醇 4 g/L）、20.0 mg/L 核苷酸干预组（核苷酸 20.0 mg/L＋乙醇 4 g/L）。每瓶加入 3 ml ICS，每瓶培养 3 只胚胎。

（2）试验方法

脱颈处死孕 8.5 d 的 ICR 小鼠，以 75%的乙醇常规腹部消毒，剖腹取出孕鼠子宫，无菌条件下分离出含胚胎的蜕膜组织置于 37 ℃预温的 Hanks 液中，解剖显微镜下用镊子仔细剥离蜕膜、Reichert's 膜及壁层卵黄囊。选取 3～5 体节的胚胎移至含有 ICS 和剂量浓度受试物的培养瓶中，37 ℃旋转培养，转速为 40 r/min，连续培养 48 h。分别于培养的 0、20、29 h 充入混合气体（O_2、CO_2、N_2）2 min。解剖显微镜下测量胚胎卵黄囊直径、颅臀长、头长；并采用 van Maele-Fabry 等的小鼠胚胎发育评分法对胚胎组织器官形态分化评分。

（3）结果及讨论

1）外源性核苷酸对乙醇染毒小鼠胚胎体外生长发育的影响

颅臀长和头长是反映胚胎生长发育的指标。表 7-1-2 显示，乙醇染毒组胚胎颅臀长及头长均明显低于空白对照组。0.032 mg/L 及 0.80 mg/L 核苷酸干预后胚胎颅臀长和头长明显增大，且与空白对照组相比差异无统计学意义。

2）外源性核苷酸对乙醇染毒小鼠胚胎组织器官形态分化的影响

乙醇染毒可致胚胎多个组织器官（体位、心脏、后神经管、后脑、中脑、前脑、听觉、视觉、嗅觉、腮弓、前肢芽、后肢芽）形态分化，由表 7-1-2 可知，其评分明显低于空白对照组。与乙醇染毒组相比，0.032 mg/L 核苷酸干预组体位及后脑评分有所提高，但后脑评分与空白对照组相比仍有差异。20.0 mg/L 核苷酸干预组对体位、后神经管、前脑、听觉及前肢芽有一定的改善作用，与乙醇染毒组相比差异有统计学意义。0.80 mg/L 核苷酸干预后效果最为明显，体位、心脏、后神经管、后脑、中脑、前脑、听觉、腮弓及前肢芽得分与乙醇染毒组相比均增高，且除心脏、前脑及听觉指标外，其他指标得分与空白对照组相比差异均无统计学意义。

3）外源性核苷酸对乙醇染毒小鼠胚胎卵黄囊生长发育及血管分化的影响

对哺乳动物而言，在绒毛膜尿囊胎盘形成之前，卵黄囊是从母体循环向发育中的胎儿运送营养物质的唯一通道。由表 7-1-2 可知，乙醇染毒组卵黄囊直径及卵黄囊血管分化得分均明显低于空白对照组，表明乙醇染毒可抑制卵黄囊生长并导致血管分化不良。0.032 mg/L 及 0.80 mg/L 核苷酸干预组与乙醇染毒组相比，卵黄囊直径及卵黄囊血管分化得分明显提高，且卵黄囊直径与空白对照组相比差异无统计学意义。20.0 mg/L 核苷酸干预组对卵黄囊直径及卵黄囊血管分化无明显改善，与乙醇染毒组相比无显著性差异。

以上研究结果显示，4.0 g/L 乙醇染毒可抑制卵黄囊生长发育和血管分化，同时导致胚胎生长发育迟滞，多器官形态分化抑制，表现为体位翻转不全，中枢神经系统发育障碍［包括后神经管未闭，后脑、中脑、前脑闭合不全和（或）小头畸形］，心包腔扩大，听觉、视觉、嗅觉发育障碍等。符合胎儿酒精综合征的临床特征，一定程度上证实了乙醇的发育毒性。孕期饮酒可导致母体嘌呤和嘧啶碱基的降解，从尿中排出增加，导致母体核酸及其合成原料的相对不足，影响胚胎细胞核酸的合成。补充混合核苷酸可在一定程度上改善乙醇所致的器官发育障碍，尤其对乙醇所致的中枢神经系统发育障碍有明显的改善作用。本研究结果显示，0.80 mg/L 外源性核苷酸对乙醇所致的发育毒性有明显的拮抗作用，且优于 0.032 mg/L 及 20.0 mg/L 剂量组的干预效果。

表 7-1-2　外源性核苷酸对乙醇染毒小鼠胚胎的影响（$\bar{x}\pm s$）

研究部位	空白对照组（$n=15$）	乙醇染毒组（$n=12$）	不同剂量核苷酸干预组		
			0.032 mg/L（$n=10$）	0.80 mg/L（$n=12$）	20.0 mg/L（$n=12$）
颅臀长/mm	3.69±0.65	3.14±0.67*	3.77±0.43#	3.99±0.76#	3.39±0.61
头长/mm	2.02±0.47	1.55±0.39*	2.02±0.23#	2.05±0.38#	1.81±0.41
体位	4.94±0.25	3.50±0.52*	4.64±0.38	4.72±0.57#	4.72±0.47#
心脏	3.73±0.46	2.44±0.51*	2.14±0.24	2.98±0.68#,*	2.86±0.78
后神经管	5.00±0.00	1.87±0.35*	1.43±0.53	4.65±0.99#	4.33±1.32#
后脑	4.87±0.35	2.63±0.81*	3.64±0.48#,*	4.25±0.77#	3.56±1.01
中脑	4.87±0.35	2.25±0.93*	3.29±0.95	4.23±0.93#	3.67±1.11
前脑	6.00±0.00	2.19±0.83*	3.29±0.95	4.39±0.96#,*	3.67±1.12#,*
听觉	4.83±0.36	1.69±0.48*	2.00±0.00	3.33±0.98#,*	3.55±0.82#,*
视觉	4.87±0.35	3.81±0.98*	4.14±0.24	4.47±0.77	4.45±0.93
嗅觉	1.87±0.35	0.88±0.34*	0.71±0.49	0.95±0.76	1.09±0.83
腮弓	4.00±0.00	2.75±0.86*	3.00±0.00	3.65±0.75#	3.09±0.83
前肢芽	2.77±0.32	2.19±0.54*	2.79±0.27	2.82±0.34#	2.30±0.53#
后肢芽	1.80±0.41	0.75±0.77*	0.86±0.69	0.89±0.81	1.30±0.82
卵黄囊直径/mm	4.82±0.54	4.18±0.71*	4.87±0.26#	4.99±0.52#	4.54±0.75
卵黄囊血管分化	4.10±0.85	2.03±0.94*	3.07±0.35#,*	3.23±0.62#,*	3.18±0.98

注：与空白对照组相比，*：$P<0.05$；与乙醇染毒组相比，#：$P<0.05$

2. 体内研究[7]

（1）剂量及分组

健康成年 SPF 级 C57BL/6J 雌鼠随机分为 6 组：空白对照组、乙醇对照组、4 个核苷酸干预组（0.01%、0.04%、0.16%和 0.64%），每组 10 只动物。空白对照组和乙醇对照组动物在整个孕期均给予普通小鼠饲料，4 个核苷酸干预组在整个孕期均给予含有相应剂量外源性核苷酸的干预饲料。

（2）试验方法

随机分组后，每天晚上 18:00 将雌鼠与雄鼠 1∶1 合笼，第 2 天早上 8:00 分笼并检查阴栓，见栓即认为受孕，定为孕期第 0 天，所有雌鼠均受孕时停止合笼。已确定怀孕的雌鼠单笼饲养，每天观察孕鼠有无嗜睡、烦躁、行动不便、阴道流血等异常情况出现，每 6 d 称重 1 次。

空白对照组在孕期6～15 d以每千克体重5.0 g蒸馏水灌胃，其他各组均在孕期6～15 d以相同剂量的乙醇灌胃。孕期第18天取孕鼠血清进行抗氧化指标检测，随后颈椎脱臼法处死孕鼠，分离子宫后称重。称重后迅速剖开子宫，记录活胎数、死胎数、吸收胎数和着床点，并称重活胎及其胎盘。每窝取半数活胎进行内脏畸形检查，另半数活胎进行骨骼畸形检查。

（3）结果及讨论

1）母鼠孕期体重变化及胎鼠情况

由表7-1-3可见，各组母鼠孕期体重增加值差异无统计学意义；乙醇对照组平均活胎体重显著低于空白对照组，而各核苷酸干预组活胎体重虽较乙醇对照组有所增加，但差异无统计学意义；与空白对照组相比，乙醇对照组平均胎盘重量明显降低；0.04%核苷酸组的胎盘重量明显高于乙醇对照组。

表7-1-3　外源性核苷酸对孕期饮酒母鼠体重增加值、活胎体重及胎盘重量的影响（$n=10$，$\bar{x}\pm s$）

组别	母鼠体重（g）	活胎体重（g）	胎盘重量（mg）
空白对照组	17.99±1.80	1.02±0.05	91.41±14.27
乙醇对照组	13.09±4.37	0.82±0.30*	78.56±7.73*
0.01%核苷酸组	14.85±5.18	0.89±0.07	86.44±14.86
0.04%核苷酸组	14.03±4.31	0.94±0.09	93.53±10.88#
0.16%核苷酸组	13.25±4.94	0.96±0.12	85.81±15.75
0.64%核苷酸组	13.17±2.80	0.90±0.14	85.00±7.73

注：与空白对照组相比，*：$P<0.05$；与乙醇对照组相比，#：$P<0.05$

2）母鼠血清抗氧化指标

由表7-1-4可见，乙醇对照组母鼠血清中的SOD活力显著低于空白对照组，而各核苷酸干预组SOD活力较乙醇对照组均明显增加；乙醇对照组母鼠血清中的MDA含量显著高于空白对照组，而各核苷酸干预组MDA含量较乙醇对照组下降显著；此外，乙醇对照组血清中的GSH-Px活力也显著低于空白对照组，而且随着核苷酸干预剂量的增高，孕鼠血清中的GSH-Px呈现先增加后减少的趋势，其中0.16%核苷酸组孕鼠血清中的GSH-Px明显高于乙醇对照组，其他各组与乙醇对照组的差异则无统计学意义。

表7-1-4　外源性核苷酸对孕期饮酒母鼠血清中抗氧化指标的影响（$n=10$，$\bar{x}\pm s$）

组别	SOD（U/mg pro）	MDA（μmol/L）	GSH-Px（U/mg pro）
空白对照组	172.51±39.09	14.76±4.86	705.00±220.15
乙醇对照组	104.83±37.24*	31.65±8.27*	395.94±196.00*
0.01%核苷酸组	174.94±40.33#	15.49±7.22#	501.69±188.10
0.04%核苷酸组	187.14±25.11#	12.29±5.34#	558.05±331.43
0.16%核苷酸组	194.38±19.82#	13.68±6.14#	635.28±306.41#
0.64%核苷酸组	164.49±33.19#	14.53±4.96#	582.09±267.96

注：与空白对照组相比，*：$P<0.05$；与乙醇对照组相比，#：$P<0.05$

3）胚胎毒性

由表 7-1-5 可见，孕期饮酒对胚胎的发育和存活影响很大，呈现明显的胚胎毒性。与空白对照组相比，乙醇对照组活胎率显著降低、吸收胎率显著增高；与乙醇对照组相比，各干预组的活胎率显著增加、吸收胎率显著降低；各组死胎率差异无统计学意义。总体而言，乙醇对照组和 0.01％核苷酸组、0.64％核苷酸组的胚胎总毒性明显高于空白对照组，而核苷酸干预组的胚胎总毒性均较乙醇对照组有明显的改善。

4）胎鼠外观、内脏和骨骼发育情况

胎鼠外观检查仅见个别露脑畸形，组间差异无统计学意义，内脏检查未见明显畸形。骨骼观察结果发现：与空白对照组相比，乙醇对照组的前爪、后爪、尾椎和枕骨、胸骨的骨化情况均较差，差异有统计学意义；与乙醇对照组相比，0.04％核苷酸组的干预对胎鼠前爪、后爪、尾椎和胸骨的骨化情况均有明显的改善作用，0.16％核苷酸组的前爪骨化情况也较乙醇对照组有显著的改善，而其他各组与乙醇对照组差异无统计学意义（表 7-1-6）。

表 7-1-5 外源性核苷酸对孕期饮酒母鼠胚胎毒性的影响

组别	着床点数量	活胎率 n（%）	胚胎毒性		
			吸收胎率 n（%）	死胎率 n（%）	总胚胎毒性 n（%）
空白对照组	83	80（96.39）	2（2.41）	1（1.20）	80（3.61）
乙醇对照组	93	64（68.82）*	27（29.03）*	2（2.15）	80（31.18）*
0.01％核苷酸组	99	86（86.87）*#	10（10.10）*#	3（3.03）	80（13.13）*#
0.04％核苷酸组	85	83（97.65）#	1（1.18）#	1（1.18）	80（2.35）#
0.16％核苷酸组	76	73（96.05）#	2（2.63）#	1（1.32）	80（3.95）#
0.64％核苷酸组	75	66（88.00）*#	9（12.00）*#	0（0.00）	80（12.00）*#

注：与空白对照组相比，*：$P<0.05$；与乙醇对照组相比，#：$P<0.05$

表 7-1-6 外源性核苷酸对胎鼠骨骼发育的影响

组别	胎鼠数目（n）	前爪趾骨骨化点（$\bar{x}\pm s$）	后爪趾骨骨化点（$\bar{x}\pm s$）	尾椎骨化点（$\bar{x}\pm s$）	枕骨骨化点 n（%）	胸骨骨化点 n（%）
空白对照组	42	10.59±0.76	10.17±0.98	8.36±1.34	0（0）	0（0）
乙醇对照组	32	8.02±1.78*	7.74±1.62*	6.48±1.31*	6（18.75）*	5（15.63）*
0.01％核苷酸组	40	8.96±1.72*	9.43±2.21*	6.75±1.64*	4（10.00）	3（7.50）
0.04％核苷酸组	44	9.49±1.57*#	8.89±1.18*#	7.30±1.76*#	3（6.82）	0（0）#
0.16％核苷酸组	35	9.49±1.52*#	8.63±2.45*	6.97±1.79*	3（8.57）	2（5.71）
0.64％核苷酸组	33	9.24±1.99*	7.62±2.96*	6.30±1.93*	4（12.12）*	5（15.15）*

注：与空白对照组相比，*：$P<0.05$；与乙醇对照组相比，#：$P<0.05$

多代繁殖试验的结果表明外源性补充核苷酸对于多代大鼠的生殖功能和胚胎期、胎儿期、哺乳期、断乳后的发育是安全的。而且，体外全胚胎模型和动物实验表明外源性补充核苷酸可能会拮抗乙醇致发育毒性效应，这可能与核苷酸对细胞增殖、分化的促进作用有关，还需进一步验证。以上研究结果提示孕期饮酒妇女适量补充外源性核苷酸也许对胎儿的生长发育有积极作用，为胎儿酒精综合征的干预提供参考。

外源性补充核苷酸具有改善孕产妇营养的潜力，但是核苷酸浓度过低或过高时均可能影响对乙醇致发育毒性的干预作用的强弱程度，这可能与不同浓度下核苷酸在体内的吸收程度不同有关。外源性核苷酸摄入后被水解为核苷，进一步被核苷酶降解成嘌呤或嘧啶碱基，经肠道吸收后为核苷酸的补救合成提供原料。核苷酸在肠道内的吸收主要有3种形式：被动转运、自由扩散和依赖钠离子的主动转运。当核苷酸浓度较低时，主要通过依赖钠离子的载体转运，且与核苷酸浓度呈线性相关；核苷酸浓度较高时，由于主动转运具有饱和性，则会抑制这种载体的吸收，此时主要通过自由扩散运输。因此核苷酸浓度过低或过高时其吸收程度均较低，影响体内可利用的核苷酸量，影响对乙醇致发育毒性的干预作用的强弱程度，但核苷酸改善孕产妇营养的最佳剂量尚需进一步的实验研究支持。而且目前并没有人群研究进一步验证其改善孕产妇营养的功能，还需要在今后的研究中加以验证。

主要参考书目和参考文献

1. 孙长灏．营养与食品卫生学．北京：人民卫生出版社，2008.
2. 中国营养学会．2013版DRIs.
3. Wilson JG. Handbook of Teratology. NewYork：Plenum Press，1978.
4. Mark MC，Lee MA，Lan KC，et al. The study on effects of parents factors to congenital defect children incidence. Lancet，2002，12（34）：12-37.
5. 祝轲，任榕娜．出生缺陷相关因素的研究进展及干预措施．医学综述，2011，17（1）：116-118.
6. 赵洁，赵佳夕，许雅君．外源性核苷酸对乙醇致发育毒性的体外干预作用．食品科学，2012，33（13）：263-266.
7. 董文红，赵洁，赵佳夕，等．外源性核苷酸对酒精发育毒性的拮抗作用．北京大学学报（医学版），2012，44（3）：426-430.

第二节　核苷酸与婴幼儿营养 Nucleotide and infant and young child nutrition

人类的生长发育周期是一个多环节的、精密调控的过程。而婴幼儿正处于生长发育的旺盛期及关键期，需要大量的营养素。但婴幼儿的各种生理功能尚未发育成熟，消化吸收功能、咀嚼功能均较差。因此婴幼儿的营养和膳食在种类、质与量方面都有一定的特殊需求，有别于成人[1]。

一、婴幼儿生长发育的年龄分期[2]

从受精卵形成的一刻开始，遗传、环境因素就开始影响新生命的延续。个体的生长发育是一个连续的过程，又具有一定的阶段性。据此，可划分为不同的年龄分期。不同的年龄期各具有一定的特点。

（一）胎儿期

妊娠前8周为胚胎期，第9周到分娩为胎儿期。自孕期28周至出生后1周为围生期。遗传因素、孕妇营养、孕期感染、中毒、心理状态均为影响胎儿发育的因素。孕妇的保健，充分的营养供应，预防感染，保持良好的精神状态，定期检查均有助于胎儿的发育。

（二）新生儿期

从胎儿娩出、脐带结扎后至满28 d。新生儿期是胎儿出生后生理功能进行调节并适应宫外环境的时期，其问题多由于适应不良所引起，如环境过冷、过热均不适应。其他如先天性缺陷、早产、畸形等。新生儿期免疫功能不足，皮肤黏膜及其他屏障功能差，易于感染。生长发育快而消化功能差，故开始喂养起即应十分重视逐渐适应其消化功能等。

（三）婴儿期

自出生28 d至1岁，此时期为人类生长发育的第一个高峰期，此期间内个体生长发育迅速，身长平均增长50%左右，体重平均增加200%，头围平均增加30%，开始出乳牙，能坐，会爬，并开始学走，其生理功能仍在发育中，如此快的生长发育就需要足够的营养供应，而此时婴儿的消化功能不足，免疫功能差，易患急性感染性疾病及消化功能紊乱，营养不良等。

（四）幼儿期

1～3岁。该期生长发育速度较婴儿期有所减慢，但大脑皮质功能进一步完善，语言表达能力逐渐丰富，模仿性增强，智能发育快，要求增多，能独立行走、活动，见识范围迅速扩大，接触事物增多，但仍缺乏自我识别能力。

（五）学龄前期

3～6岁。学龄前期儿童的体格发育速度减慢，智能发育进一步加快，求知欲强，好问，好奇心强，自我控制能力仍差。

（六）学龄期

6～12岁。学龄期儿童除生殖系统以外大部分器官已发育成熟，脏器功能特别是大脑发育更加完善，记忆力强，智力发育迅速，基本接近成人，机体抵抗力增强。

（七）青春期

一般来说，女性的青春期比男性早，从10～12岁开始，而男性则从12～14岁才开始。不过，由于个体差异很大，所以，通常把10岁至20岁这段时间统称为青春期。青春期是指儿童逐渐发育成为成年人的过渡时期。青春期是人体迅速生长发育的关键时期，也是继婴儿期后，人生第二个生长发育的高峰期。

二、婴幼儿生长发育的特点[2,4]

（一）体格发育

体格生长具有一定的规律性，主要反映在以下几个方面。

1. 体重

体重为各器官、系统、体液的总和，是反映营养状况最常用的指标。儿科临床中用体重计算药量、静脉输液量。

体重增长是体格生长的重要指标之一。新生儿出生后可有生理性体重下降，大多在出生后3～4 d降至最低点，但不超过出生时体重的7%～8%，以后回升至7～10 d恢复到出生时体重，早产儿体重恢复较迟。

儿童体重增长为非等速增加，随着年龄的增加体重增长速度逐渐减慢。生后第1年为体重增长的最迅速时期，系第1个生长高峰，到12月龄时体重约等于出生体重的3倍。生后第2年体重增加2.5～3.5 kg，2岁时约为出生体重的4倍；2岁至青春期前体重增长减慢，稳速生长，年增长值约为2 kg；青春期开始后体重又猛增，年增长为4～5 kg，持续2～3年，系第2个生长高峰。

儿童体重的粗略估计可用以下公式：

3～12个月体重（kg）=（月龄+9）/2（kg）

1～6岁体重（kg）=年龄（岁）×2+8（kg）

7～12岁体重（kg）=[年龄（岁）×7－5]/2

2. 身长（高）

身长（高）：指头顶至足底的长度。3岁以下儿童立位测量不准确，应仰卧测量，称身长。3岁以后可立位测量，称身高。立位与仰卧位测量值相差1～2 cm。

身长增长规律与体重相似，年龄越小增长越快。出生时身长平均50 cm；出生后第1年身长增长最快，出生前半年每月平均长2.5 cm，后半年每月平均长1.5 cm；1周岁达75 cm；第2年身长增长速度减慢，平均增加10 cm左右，2周岁时身长约85 cm；2岁以后直至青春前期平均每年增加5～7.5 cm。青春期受内分泌影响，出现身高增长高峰，男性比女性晚2年。在身高增长高峰时期男性1年身高平均增加9 cm，女性平均增加8 cm。

身长为身体的全长，包括头部、脊柱和下肢的长度。这三部分的发育进度并不相同，一般头部发育较早，下肢发育较晚。因此临床上有时须分别测量上下部量，以检查其比例关系。

上部量和下部量：自头顶至耻骨联合的上缘为上部量；自耻骨联合的上缘至脚底为下部量。上部量主要反映脊柱的增长，下部量主要反映下肢的增长。新生儿下部量比上部量短，前者占40%，后者占60%，中点在脐以上。1岁时中点在脐下。6岁时中点移至脐与耻骨联合之间。12岁左右上下部量相等，中点恰在耻骨联合上。因为上部量、下部量测量不易正确，现在常用坐高代替上部量。身长减坐高代替下部量，这样测出的坐高/下部量的比值与上部量/下部量的比值接近。

坐高（顶臀长）：是头项到坐骨结节的长度。与身长测量一致。3岁以下儿童仰卧位测量为顶臀长。坐高增长代表头颅与脊柱的发育。

身长受种族、遗传和环境的影响较为明显，受营养的短期影响不明显，但与长期营养状况有关。身长的异常，要考虑内分泌激素和骨、软骨发育不全的影响，如先天性甲状腺功能低下引起的克汀病既矮又呆；软骨发育不全的小儿既矮又有四肢畸形；垂体性巨人症是由于垂体分泌异常所致。

3. 头围

头围反映脑和颅骨的发育程度。头部的发育最快为出生后头半年，新生儿头围平均为34 cm，在头半年增加9 cm，后半年增加3 cm，至1周岁头围平均约46 cm；第2年头围增长减慢，约为2 cm，2岁时头围约48 cm；5岁约50 cm，15岁时接近成年人头围为54～

58 cm。如果出生时头围＜32 cm，3 岁后头围＜43～45 cm，称为小头畸形。大脑发育不全时头围常偏小。头围过大时应注意有无脑积水。

4. 胸围

胸围反映胸廓、胸背肌肉、皮下脂肪及肺的发育程度。出生时胸廓呈圆筒状，胸围 32 cm，略小于头围 1～2 cm；随着年龄增长，胸廓的径增长加快，至 1 岁左右胸围约等于头围，1 岁以后胸围逐渐超过头围，1 岁至青春前期胸围应大于头围。二者差值（cm）约等于儿童的岁数。

5. 上臂围

臂围是骨骼、肌肉和皮肤及皮下组织的综合测量。上臂围的增长反映了儿童的营养状况。在无条件测量儿童体重和身高的情况下，上臂围可以用来评估 5 岁以下儿童的营养状况：＞13.5 cm 为营养良好；12.5～13.5 cm 为营养中等；＜12.5 cm 为营养不良。

（二）骨骼的发育

1. 颅骨的发育

在头颅骨发育过程中，除头围外，尚需根据前后囟门关闭及骨缝闭合时间来衡量颅骨的骨化程度。前因由额骨和顶骨形成的菱形间隙，出生时斜径 1.5～2 cm，前囟大小个体差异较大，其范围为 0.6～3.6 cm。在生后数月随头围增大而变大，6 个月以后逐渐缩小，一般至出生后 12～18 个月闭合，个别儿童可推迟至 2 岁左右。后囟门由顶骨与枕骨的骨缝构成，呈三角形；在出生时或出生后 2～3 个月内闭合。如果出生时摸不到前囟门，要区别是否为颅骨畸形。囟门早闭见于小头畸形、囟门迟闭要区别维生素 D 缺乏病（佝偻病）、脑积水、克汀病；前囟饱满见于颅内压增加，囟门凹陷见于严重脱水及营养不良。

2. 脊柱的发育

脊柱的增长代表扁骨的发育，出生后 1 岁内增长特别快，以后增长速度落后于身长的增长。新生儿出生时脊柱是直的，至 3 个月能抬头时，脊柱出现第 1 个弯曲，颈部脊柱前凸；至 6 个月会坐，出现第 2 个弯曲，胸部脊柱后凸；到儿童 1 岁能行走时，出现第 3 个弯曲，腰部脊柱前凸，这样就形成成人脊柱的自然弯曲，这种脊柱的自然弯曲至 6～7 岁才为韧带所固定。青春后期的脊柱增长主要是椎间垫的持续形成。如果骨骼发育不良，如软骨发育不良则出现鸡胸或驼背。如坐立姿势、写字姿势、背包姿势不正确，可出现脊柱侧弯，但脊柱侧弯也可与遗传有关。

3. 长骨的发育

长骨的生长主要由于干骺的软骨逐步骨化，骨膜下成骨，使长骨增长、增粗，当骨骺与骨干融合标志长骨停止生长。骨的生长一般通过 X 线检查长骨骨骺端的骨化中心出现的时间、数目、形态及其融合时间，可判断骨骼发育情况。常选腕部为检测部位。正常儿童的骨化中心随年龄增长按一定时间和顺序先后出现，该年龄简称骨龄。出生时腕部无骨化中心，股骨远端及胫骨近端已出现骨化中心，因此对小婴儿和骨发育明显延迟的儿童应加摄膝部 X 线骨片。6～8 岁前腕部骨化中心数约为：年龄（岁）＋1。骨发育与生长激素、甲状腺素、性激素密切相关，因此骨龄的判断在临床上有重要意义，如甲状腺素、生长激素、雄激素均明显加速骨的发育，如果这些内分泌激素不足，即可出现骨龄延迟。正常骨化中心出现的年龄差异较大，因此诊断骨龄延迟应慎重，应结合身长、体重综合评价。

4. 牙齿的发育

牙齿的发育与骨骼有一定关系，但因胚胎来源不完全相同。牙齿与骨骼的发育不完全平行。儿童出生时无牙，乳牙牙胚隐藏在颌骨中，被牙龈覆盖，出生时乳牙已骨化。恒牙的牙胚此时在乳牙之下，恒牙的骨化从新生儿期开始。乳牙共 20 个。乳牙萌出的早晚和出牙的顺序有较大的个体差异，与遗传也有一定关系。早的 4 个月就开始出牙，迟的可到 10～12 个月。2 岁以内儿童乳牙总数是月龄减 4～6，2 岁半乳牙出齐。6 岁以后乳牙开始脱落换恒牙，先出第一磨牙。12 岁以后出第二磨牙，17 岁以后出第三磨牙（智齿），恒牙共 32 个，一般于 20～30 岁时出齐，也有终身不出第三磨牙者。

健康的牙齿结构需要健康的身体和适当的食品，包括蛋白质、钙、磷及维生素 C、维生素 D 等营养素和甲状腺激素。食物的咀嚼有利于牙齿发育。牙齿发育常可见于外胚层发育不良与甲状腺功能低下等疾病。

（三）青春期的发育

1. 青春期分期

青春期持续 6～7 年，开始和持续时期个体差异也较大，可分 3 个阶段。①青春前期：2～3 年，女童为 9～12 岁，男童为 11～13 岁，体格生长开始加速，第二性征出现（性发育 2～3 期）；②青春中期：2～3 年，女童在 13～16 岁，男童为 14～17 岁，出现第二体格生长高峰，第二性征全部出现（性发育 3～4 期）；③青春后期：3～4 年，女性为 17～19 岁，男性为 18～21 岁，体格生长停止，生殖系统完全成熟（性发育 4 期）。

2. 青春期的性发育

青春期除明显的体格生长外，还合并明显的性发育。

（1）女性的性征发育

1）第二性征：女性第二性征发育的顺序，通常是乳房发育、阴毛生长和腋毛生长。正常乳房开始发育的时期在 9～14 岁，常将乳房发育的全过程分为 5 个阶段。1 期，青春前阶段，乳房尚未发育；2 期，乳房发育初期，乳头下的乳房胚芽开始生长，呈明显的圆丘形隆起；3 期，乳房变圆，形如成人状，但仍较小；4 期，乳房迅速增大，乳头乳晕向前突出，形如小球；5 期，正常成人型乳房，乳头乳晕的小球与乳房的圆形融成一体。乳房从开始发育到成熟平均为 4 年，但个体差异颇大，发育迅速的少女全过程可在 1 年半内完成；发育缓慢的，前后可持续 9 年。乳房在月经周期中可受卵巢分泌影响而出现周期性变化，如月经来潮前 1 周，感觉乳房胀痛、乳头刺痛为正常生理现象，不必紧张。月经来潮后就会消失。

阴毛生长可分 5 个阶段，开始于乳房发育不久。1 期，青春前期无阴毛生长；2 期，外阴和阴阜中线出现最短的阴毛；3 期，外阴耻骨三角部位有短而黑色的阴毛，比较稀疏；4 期，阴毛生长在三角区内扩大，耻骨上覆有密集的阴毛，但三角区两侧仍无阴毛；5 期，三角区两侧长满阴毛、稠密，并可延伸到大腿两侧。阴毛的生长，个体差异也较大。有些人阴毛比较少，有些人阴毛非常丰富，超过上述范围。

腋毛生长可分 3 个阶段。1 期：青春前期，无腋毛生长；2 期：少量黑色的短毛；3 期：腋毛多，达成人阶段。

2）月经初潮：通常发生于乳房开始发育后 2 年左右，在乳房发育的 3～4 期。月经初潮仅提示有生育的可能性，但生殖器官发育还不健全。少女的月经可能不规则，甚至隔数月或半年后才发生第2次月经，这是正常的生理现象。排卵功能的建立通常在初潮后2年左右。

3）生殖器官：内外生殖器官从幼稚型变为成人型。阴阜因脂肪的积聚而隆起，大阴唇变厚；小阴唇变大，色素沉着，暴露在大阴唇外；阴道变长变宽，出现很多皱襞，阴道黏膜增厚；子宫体明显增大，肌层增厚；输卵管变粗；卵巢内卵泡开始发育。

（2）男性的性征发育

1）第二性征：男性第二性征的发育主要表现为阴毛、腋毛、胡须及喉结的出现。男性第二性征发育的顺序依次是睾丸、阴茎、阴毛、腋毛、胡须、喉结、变声。

阴毛生长也可分为5个阶段：1期：青春前期，无阴毛生长；2期：耻骨区有少数阴毛稀疏生长；3期：耻骨区阴毛逐渐变深、变粗、卷曲，但仍较少；4期：阴毛颜色更深、更粗密，向耻骨上区延伸；5期：阴毛在耻骨上区延伸到脐，甚至蔓延至两大腿上部内侧及肛门周围，呈成熟男性的菱形分布。其他第二性征如喉结、胡须也接着形成。乳房硬结出现于11～16岁，持续数月至1年自行消退。

2）生殖器官：Tanner把青春期男性生殖器官发育分为5个阶段。1期：青春期睾丸开始发育前；2期：睾丸和阴囊开始增大，阴囊皮肤变红；3期；阴茎增长，直径亦增加，睾丸和阴囊继续增大；4期：阴茎头充分发育，阴茎、阴囊进一步增大，阴囊皮肤颜色变深；5期：外生殖器官发育成熟。男性外生殖器官从2期至5期需1～5年，平均3年。

青春期以前睾丸保持婴儿状态，体积不超过3 ml，长径不足2.0 cm，阴茎长度不足5 cm，功能处于静止状态。睾丸增大发育是男性青春期的第一征象。青春期睾丸体积为18 ml（12～20 ml），长径约4.0 cm，阴茎约12 cm。在阴茎生长一年左右或第二生长高峰之后（青春中期）男性出现首次遗精，是男性青春期的生理现象，较女性月经初潮晚约2年。

青春期生长的年龄与第二性征出现顺序有很大的个体差异。性早熟指女孩在8岁以前，男孩在10岁以前出现性生长，即青春期提前出现。男孩到13岁半睾丸无改变，或性征开始发育后4年还不成熟，应考虑青春期发育延迟。若女孩在13岁尚无乳房发育，乳房发育后5年还没有月经也要考虑此种情况，需进一步检查。

（四）神经心理发育

神经心理发育包括感知觉、运动、语言和心理功能的发育。

1. 感知觉发育

感知觉的发育（sense and perception）是通过各种感觉器官从丰富的环境中选择性地取得信息的能力的发育，对其他能力区的发育起重要促进作用。

（1）视感知发育（vision）

新生儿已有视觉感应功能，瞳孔有对光反应，在15～20 cm距离视觉清晰；新生儿期后视感知发育迅速，1个月可凝视光源、头眼协调可跟随移动的物体在水平方向转动90°；3～4个月喜看自己的手，头可随物体水平转动180°；6～7个月目光可随上下移动的物体垂直方向转动，能看到下落的物体，喜鲜艳明亮的颜色；8～9个月出现视深度感觉，能看到小物体；18个月能区别各形状；2岁能区别垂直线与水平线；5岁可区别各种颜色；6岁视深度充分发育。

（2）听感知发育（audition）

新生儿听觉发育已相当良好，能区分声音的高低；3～4个月头可转向声源；6个月对母亲语音有反应；9 个月寻找来自不同高度的声源；1 岁听懂自己的名字；2 岁听懂简单的吩咐；4 岁时听觉发育完善。

（3）味觉、嗅觉

出生时味觉和嗅觉发育已很完善，对不同的味道、不同的气味有反应。

（4）皮肤感觉

包括触觉、痛觉、温度觉和深感觉。新生儿触觉高度敏感；温度觉也比较敏锐；但对痛觉反应较迟钝，第 2 个月起对痛刺激才表示痛苦。

2. 运动发育

运动发育又称神经运动发育，分大运动和精细运动。

（1）大运动（gross motor）

新生儿俯卧时能短暂抬头；3 个月抬头稳；4～5 个月能靠坐；7～8 个月独坐稳，会翻身；8～9 个月学爬行；9 个月会扶站；10～11 个月会手膝爬、会扶走；12 个月会独立片刻；13～15 个月会独走；2 岁会跑、双足并跳；3 岁会双足交替蹬楼；4～5 岁会单足跳，能奔跑。

（2）精细动作（fine motor）

新生儿两手握拳紧；3～4 个月可在胸前玩手，并有意识企图抓扒物体；6～7 个月出现物体换手；9～10 个月拇、示指取物；12～15 个月用匙取食物，乱涂画；18 个月垒 2～3 块积木；2 岁垒 6～7 块积木，会翻书；3 岁能临摹简单图形；4 岁基本能自己穿衣；5 岁学习写字。

3. 语言的反应（language）

新生儿出生时能大声啼哭；2～3 个月能发元音；4 个月能大声笑；6～7 个月能将元音和辅音结合起来，发 ma、da 等音。8～9 个月能模仿发音；12 个月有意识叫“妈妈”、“爸爸”；18 个月能有 0～10 个词汇，出现短语；2 岁能有 50～550 个词汇，说短句；3 岁能有 900～1100 个词汇，说短歌谣；4 岁能有 1600 词汇，爱提问；5 岁能有 2100～2200 个词汇，会叙述事情；6 岁说话流利，句法正确。

4. 对周围人和物的反应（应人能、应物能）

是指与周围人和物的反应和交往的能力以及独立生活能力。新生儿对周围较淡漠，反复逗引才有反应；11 个月起喜欢看熟悉人的脸和色彩鲜艳的物体；2 个月会自发微笑；4 个月逗引能发出笑声；5～6 个月能区别熟人和陌生人，喜欢“躲猫猫”游戏；7～8 个月能注意周围人的行动和表情；9～10 个月能模仿成人动作，会招手表示“再见”；12 个月对人有爱憎之分，能配合大人穿衣；18 个月会表示需求；2 岁能听懂命令，有自我进食能力，能控制排尿、排便；3 岁出现合作游戏；4 岁好奇心强，爱提问；5～6 岁喜欢想象游戏，会简单家务劳动。

5. 心理活动的发展

心理活动包括注意、记忆、思维、想象、情绪和情感、意志、性格等。

（1）注意的发展

注意可分无意注意和有意注意。无意注意是自然发生的，不需要任何努力的注意；有意注意是自觉的、有目的的注意，有时需要一定的努力。新生儿已有无意注意，婴儿时期以无意注意为主，以后逐渐出现有意注意，到 5～6 岁时能独立地控制自己的注意，并随着年龄的增长注意维持的时间逐渐延长。

（2）记忆的发展

记忆是指过去人们在生活实践中经历过的事物在大脑中遗留的印迹。回忆是复杂的心理过程，包括识记、保持及回忆。回忆又分为再认和重现。婴幼儿记忆的特点是记得快、忘得快、记得不精确，是片段的、不完整的、记不住本质的内容。儿童的记忆以无意识的记忆、机械记忆开始，随着年龄的增长，逐渐被有意识的记忆、理解记忆、逻辑记忆所替代。

（3）思维的发展

思维是客观事物在人脑中概括的、间接的反应；是借助语言实现的，是认识的高级阶段，人类智力活动的核心。思维过程的发展经过直觉行动思维、具体形象思维及抽象概念思维 3 个阶段。婴幼儿思维的特点为直觉行动思维，学龄前期以具体形象思维为其特点，以后随着年龄增长，逐渐出现抽象概念思维，通过运用概念及判断、推理的思维形式达到对事物本质特征和联系的认识过程。

（4）想象的发展

想象是在人感知客观事物后，在脑中创造出以往未见的，或将来可能实现的本物形象，这是一种高级的思维活动。新生儿没有想象。1～2 岁有想象的萌芽；3 岁左右想象活动增多，但内容贫乏、零散、片段化；学龄前期以无意想象及再造想象为主，想象主题多变，内容与现实分不开；进入学龄期，有意想象和创造想象发展逐渐完善。

（5）情绪和情感的发展

情感是人对事物情景或观念所产生的主观体现和表达，是人们的需要是否得到满足时所产生的一种内心体验，属于一种比较高级的心理活动。

三、婴幼儿消化的特点[3-4]

婴儿期是婴幼儿生长发育最重要的时期，该阶段生长发育快，新陈代谢旺盛，营养素需要量相对比成人高，但消化能力比成人弱。初生新生儿的消化器官已俱全，但发育未成熟，功能尚未健全。

（一）口腔

婴儿的口腔狭小，嘴唇黏膜的皱折很多，颊部脂肪垫发育好，有助于吸吮活动。新生儿唾液腺分化不全，唾液分泌量较少，其中淀粉酶含量也不足，故不宜过早地喂食淀粉类食物。3～6 个月时唾液腺才发育完全，唾液量增多，淀粉酶含量也增多。此时小儿尚无咽下所有唾液的能力，常发生生理性流涎。

（二）胃肠

新生儿的胃呈水平状，没有弯曲，形状不一，容量较小。胃贲门的括约肌弱，而幽门部的肌肉较紧张，因此在吸饱奶后受振动则易导致胃中奶的溢出或呕吐。婴儿的胃容量较小，正常足月儿胃容量约为 25 ml，于出生后第 10 天时可增加到约 100 ml，6 个月约为 200 ml。

人体在胚胎 19 周开始分泌胃酸，34 周开始分泌胃蛋白酶。在胎内最后期增多 2 倍。新生儿胃液的成分与成人基本相同，含有凝乳酶较多。虽胃酸含量较低，但凝乳酶在胃酸低的情况下才起作用，对消化乳类很适应。胃排空时间因食物种类而异，水为 1～1.5 h，母乳为 2～3 h，牛奶为 3～4 h，因为乳凝块较大，在胃内停留时间较长，发热、感染、营养不良等因素都会影响胃消化时间。半固体食物能促进胃蠕动。

婴儿肠道总长度约为身长的 6 倍，而成人仅 4.5 倍，这对消化吸收十分有利。肠壁肌层薄弱，弹力较小，肠黏膜的血管及淋巴丰富，通透性强。黏膜的绒毛较多，吸收面积与分泌面积均较大，有利于食物的消化和吸收。新生儿的消化道已能分泌消化酶，消化酶的活力相对较差。特别是淀粉酶、胰淀粉酶要到出生后第 4 个月才达到成人水平。胰腺脂肪酶的活力亦较低，肝分泌的胆盐较少，因此脂肪的消化与吸收较差。但消化蛋白的能力较好。因婴幼儿肠黏膜对不完全分解产物，尤其对微生物的通透性比成人和年长儿都高，故易引起全身感染性疾病和变态反应性疾病。

（三）胰腺

在新生儿期已经能分泌较多的胰蛋白酶、脂肪酶和淀粉酶。

（四）肾及其功能

胎儿出生后必须由自身的肾来完成代谢产物的排泄及维持体内环境的稳定。新生儿期的肾已具有与成人数量相当的肾单位，但结构尚不成熟。肾小球的滤过率仅为成人的 1/4～1/2，肾小管的回收、分泌及酸碱调节功能也较弱。尿的浓缩能力、尿素及钠的排除能力有限。因此，钠摄入过多，或人工喂养时奶的浓度过高则易发生水肿及血中尿素升高。

四、婴幼儿生长发育期的营养需求[1-4]

个体处于不同生长发育时期，对于营养物质的需求量不尽相同。只有科学合理的营养，才能保证个体生长发育进程有条不紊地进行。

1. 胎儿期营养需求

与人类整个生命过程相比，胎儿在宫内仅有几个月短暂的发育初始阶段，但却是生命过程中最重要、最关键的时期，这个时期的生长发育为其整个生命过程奠定了基础，而在这个时期中，任何影响其生长发育的因素对人类而言都有十分重要的意义，其中包括遗传因素、病理因素、营养因素、环境与职业因素、孕妇的个体因素等，现就营养因素简要介绍如下。

妊娠期胎儿各器官都处于生成阶段，这时需要充足的营养，此时营养物质的摄入不仅是为了自身健康，还为胎儿的正常持续发育提供必要营养成分。因此，营养是保证胎儿正常发育的一个至关重要的因素。

（1）热能

孕妇每日摄入的热量应该随胎龄而逐渐增加并得到满足，如果热能摄入不足，其他营养素的吸收、利用和新陈代谢也必将受到影响。同时，在能量不足时膳食中的蛋白质被转化成热能，而不被用于机体组织的合成和修复，从而引起蛋白质，特别是必需氨基酸缺乏。孕期营养不良是造成胎儿宫内发育迟缓的重要原因之一，尤其是热能和蛋白质摄入不足。但能量摄入过多，孕妇体内由于脂肪沉积和体液滞留而体重增加过多、易肥胖，是增加畸形儿、发生胎儿巨大继而难产的因素。

（2）蛋白质

孕妇摄入蛋白质的质量直接影响胎儿体重和智能的发展，蛋白质不足时，胎儿生长缓慢，出生体重低，并影响孕妇钙、铁、锌的运载和吸收，终至缺乏，但过量蛋白质并不利于胎儿正常生长，如果孕妇摄入蛋白质、氨基酸不足，发生妊娠前 3 个月流产的概率就会大大增高。

（3）油脂

油脂为人体提供热能及必需脂肪酸，单、多不饱和脂肪酸，后者不能由人体合成，只能从食物中摄取，必需脂肪酸是参与细胞膜和线粒体合成磷脂的重要成分，也是婴儿神经系统发育和神经髓鞘形成所必需的物质，其中长链多不饱和脂肪酸（long chain polyunsaturated，LCP）在发育期在脑组织和视网膜组织中含量很多，对胎儿脑发育十分重要，孕期母亲脂类物质摄入多少与胎儿中枢神经系统发育紊乱有关，胎儿期、胎盘功能逐渐发育完善，胎儿必需脂肪酸全靠胎盘转运而来，其浓度受母血中 LCP 水平的影响，其血中 LCP 水平足月儿高于早产儿。另外，母血中 LCP 水平与胎儿出生体重相关分析发现，母血中花生四烯酸水平与低出生体重儿密切相关，表明低出生体重儿的花生四烯酸水平低下。

（4）维生素

1）维生素 A：维生素 A 不仅能增强细胞免疫，而且能促进和调节 T 细胞产生某些细胞因子，从而增进 B 细胞产生抗体。当其缺乏时，在细胞免疫功能降低的同时，抗体形成也减少而有体液免疫水平的下降，从而使孕妇及胎儿易受到感染。但摄入维生素 A 过量，不仅可以引起中毒，而且有导致先天畸形的可能。

2）维生素 K：维生素 K 不易通过胎盘进入胎儿体内，故新生儿多缺乏维生素 K，而维生素 K 缺乏能导致维生素 K 缺乏出血症，尤其是迟发性出血常有严重的后遗症甚至胎儿死亡。

3）叶酸：叶酸缺乏可发生营养性巨幼细胞性贫血，如早孕妇女缺乏叶酸可致胎儿神经管畸形，它包括无脑儿和脊柱裂。但大量叶酸也可能产生副作用，如影响锌的吸收继而发生锌缺乏，使胎儿宫内发育迟缓和增加低出生体重儿的概率。

（5）矿物质

1）钙：钙缺乏在育龄妇女中相当普遍，孕妇尤为突出。这不仅影响胎儿生长、增加发生先天性佝偻病概率，而且孕妇自身发生妊高征的概率也会增高，从而直接威胁孕妇和胎儿的安全。由于孕妇钙缺乏，胎儿出生时就有可能患有先天性佝偻病。

2）铁：铁是血红蛋白及多种酶的组成成分，与血液中氧的运输和细胞内的氧化过程密切相关。妊娠晚期临产前妇女存在严重铁缺乏，并可影响胎儿铁储备，造成胎儿体内铁缺乏，以至影响胎儿及新生儿的生长发育。孕妇从妊娠晚期开始补铁能有效解决铁缺乏问题，服用铁剂 2 个月后，血清铁含量较治疗前升高了 50.52%，同时补铁妇女新生儿脐血中血清铁也较未补妇女有提高，可见母血与胎儿血铁之间有显著相关性，补铁比未补铁新生儿平均头围大 0.40 cm，平均身高长 2.02 cm，平均体重增加 0.40 kg。

3）碘：碘缺乏的母亲所生的下一代则因为母亲碘缺乏程度不同有不同的表现。严重缺碘的孕妇其婴儿可出现克汀病，表现为矮小，精神、神经发育迟缓，聋哑和瘫痪等：轻度缺碘的孕妇其婴儿常为亚型（潜在型）克汀病。孕妇碘营养越好，胎儿甲状腺功能越完善。碘影响新生儿体格发育，摄入过多或过少均使低体重儿数目增加。

4）锌：食物调查表明，正常孕末期锌摄入量为 12.1 mg，低于推荐日摄取量（recommended dietary allowance），RDA 标准（20 mg）。胎儿宫内生长迟缓孕妇摄入量较正常孕妇低，只有 10.8 mg。胎儿宫内生长迟缓孕妇白细胞降低，缺锌可使胎盘内前列腺素等血管活性物质增加，胎盘血管收缩、缺血，影响胎盘锌转运。锌为体内多种 DNA 与 RNA 多聚酶辅助成分，锌缺乏时这些酶活性降低，从而影响胎儿的宫内生长。锌缺乏与胎儿宫内生长迟缓的关系已被多方面的资料所证实。

5）其他微量：缺铜新生儿体重明显减轻，也发现分娩期孕妇血清铜水平与婴儿出生体重、身长及头围呈正相关。缺铜不仅使糖耐量降低，还会影响脂肪及蛋白质代谢。

2. 婴幼儿期

婴幼儿（0～3 岁）生长发育迅速，合理营养素为一生的体格和智力的发育打下良好的基础，而且对于某些成年或老年疾病的生长有预防作用。婴幼儿时期是个特殊的时期，一方面个体生长发育迅速，代谢旺盛，需要得到足量优质的营养素以满足正常生理功能和生长发育的需要，另一方面婴幼儿时期的消化吸收功能不够完善，限制了营养素的吸收和利用。因此如果喂养不当，容易引起婴幼儿消化功能紊乱和营养不良，影响生长发育。临床上通常按照婴儿的健康状况、是否出现饥饿的状况以及婴幼儿的体重增加情况来判断能量供给量是否适宜。中国营养学会推荐婴幼儿每日能量摄入量为：初生至 1 岁为 397 kJ/(kg・d)；1～2 岁分别为 4602 kJ/d（男）、4393 kJ/d（女）；2～3 岁分别为 5020 kJ/d（男）、4812 kJ/d（女）；蛋白质推荐摄入量婴儿为 1.5～3.0 g/(kg・d)，1～2 岁为 35 g/d，2～3 岁为 40 g/d；脂肪供能比 6 个月以内为 45％～50％，6 月龄至 2 岁为 35％～40％，2 岁以上为 30％～35％；糖供能占总能量的 40％～50％。除此以外，婴幼儿生长发育需要钙、铁、锌等各种矿物质以及各种维生素，摄入量不足即可出现佝偻病、缺铁性贫血、食欲缺乏、生长停滞以及认知行为改变等。

3. 学龄前儿童

学龄前儿童的消化系统功能较婴幼儿成熟，但仍未达到成人水平，因此这一时期还不能给予成人膳食，以免造成消化功能紊乱从而影响生长发育，中国营养学会推荐学龄前儿童能量日供给量为 5.4～7.1 MJ/d，蛋白质 45～55 g/d，其中应有一半来源于动物性蛋白质，脂肪供能比为 30％～35％，糖供能比为 50％～60％，注意增加钙、铁、碘、锌、维生素 A、维生素 D 等的摄入量，以满足生长发育的需要。

4. 学龄儿童

学龄儿童的基础代谢率高，活泼好动，体力脑力活动量大，故这一年龄段的儿童必须要保证充足的蛋白质供给，这一时期儿童骨骼生长发育快、矿物质的需要量明显增加，为使各组织器官达到正常的生长发育水平，必须保证供给充足的矿物质。由于体内三大能量物质代谢反应十分活跃，学习任务重、用眼机会多，因此有关能量代谢、蛋白质代谢和维持正常视力、智力的维生素必须保证充足供给，尤其要重视维生素 A 和维生素 B。

5. 青少年

青少年时期对各种营养素的需要量达到最大值，随着机体发育的不断成熟，需要量逐渐下降，生长发育中的青少年能量、蛋白质均处于正态平衡状态，对能量、蛋白质的需要量与生长发育速率一致，蛋白质功能比占到 12％～14％，脂肪占 25％～30％，糖占 55％～65％，青少年时期骨的增加量占到成年期的 45％左右，青少年期的钙营养状况决定成年后峰值骨骼，因此应注意保证充足的钙和维生素 D 摄入量。青春期很多的肌肉组织、蛋白质和血红蛋白需要铁来合成，而青春期女生还要从月经中丢失大量铁，需要通过膳食增加铁的摄入量。由于生长发育迅速，特别是肌肉组织的迅速增加以及性成熟，青少年体内锌的储存量增多，需要增加锌的摄入量。青春期碘缺乏所致的甲状腺肿发病率较高，故这一时期应注意保证碘的摄入。

五、核苷酸与婴幼儿生长发育[5-7]

（一）促进初生个体体格发育的作用[8]

母乳中含有大量的核苷酸，断乳后使得喂养膳食成为核苷酸的主要来源，而断乳应激与早期的快速生长使得外源性核苷酸需求量较其他时期更多。北京大学李勇教授课题组通过设立对照组和 5 个外源性核苷酸剂量组（核苷酸含量分别为 0.01%、0.04%、0.16%、0.64%和 1.28%），每组雌雄各 30 只 SPF 级大鼠，探讨外源性核苷酸对啮齿类大鼠子代生长发育的影响。采用 F0 断乳大鼠以含不同剂量核苷酸的饲料喂养 90 d 后进行雌、雄 1∶1 交配，所产仔鼠为 F1。Fl 出生后第 4 天调整窝大小到 8 只/窝，雌雄各半。F1 断乳后再随机分成 2 个亚组（F1A 和 F1B），F1 的 A 亚组给予对照饲料，B 亚组继续给予同其亲本（F0）的饲料，喂养至断乳后 90 d。F1 断乳后给予同其亲本（F0）的饲料，喂养至断乳后 90 d 继续进行二代繁殖试验。F1 以同 F0 方法再次交配，所产仔鼠为 F2（8 窝），出生后第 4 天调整到 8 只/窝，断乳后再给予同其亲本（F1）的饲料，喂养至断乳后 90 d 后进行第三代繁殖，所产仔鼠为 F3（8 窝）。出生后第 4 天调整到 8 只/窝，断乳后给予同其亲本（F2）的饲料进行 90 d 喂养。

F1 代断乳后 90 d 喂养期间，雌性与雄性大鼠进食量与对照组相比未发现明显的差异。F1 大鼠断乳后 4 周内，雄性 F1 代 5 个核苷酸剂量组的体重增长与食物利用率均显著高于对照组，见表 7-2-1；4 周以后至 90 d 喂养结束，雄性 F1 代的体重增长与食物利用率均与对照组无明显差别。雌性 F1 代的 5 个剂量组在断乳后 2 周内体重增长与食物利用率较对照组显著增高，见表 7-2-2；而 2 周以后与对照组相比则无明显变化。

F2 代断乳后 90 d 喂养期间，雌性与雄性大鼠进食量与对照组无明显差别。断乳后 3 周内，雄性 F2 代 5 个核苷酸剂量组的体重增长与食物利用率均显著高于对照组，第四周 1.28 g/kg bw 剂量组体重增长与食物利用率均高于对照组，见表 7-2-3；4 周以后至 90 d 喂养结束，雄性 F2 代的体重增长和食物利用率与对照组相比无明显差别。雌性 F2 代的 5 个剂量组在断乳后 2 周内体重增长与食物利用率显著高于对照组，见表 7-2-4；而 2 周以后则与对照组相比无明显差别。

F3 代断乳后 90 d 喂养期间，雌性与雄性大鼠进食量与对照组相比无明显差别。断乳后 4 周内，雄性 F3 代 5 个核苷酸剂量组的体重增长与食物利用率均显著高于对照组，见表 7-2-5；4 周以后至 90 d 喂养结束，雄性 F3 代的体重增长和食物利用率与对照组相比无明显差别。雌性 F3 代的 5 个剂量组在断乳后 2 周内体重增长与食物利用率较对照组显著增高，见表 7-2-6；而 2 周以后则与对照组相比无明显差别。

F1 代摄食核苷酸剂量组的雄性大鼠断乳后 4 周的体重增重比摄食普通饲料组的显著增大，说明额外补充外源性核苷酸可以促进两代大鼠的生长发育。同时，核苷酸剂量组的雄性大鼠食物利用率也显著提高，表明核酸可能促进了营养素的吸收，增加了营养素的利用。

表 7-2-1　雄性 F1 代断乳后四周体重增长和食物利用率的影响（$n=40$，$\bar{x}\pm s$）

剂量组 (g/kg bw)	亚组	第一周		第二周		第三周		第四周	
		体重增长 (g)	食物利用率 (%)	体重增长 (g)	食物利用率 (%)	体重增长 (g)	食物利用率 (%)	体重增长 (g)	食物利用率 (%)
对照组		37.54±4.56	52.68±2.28	53.87±5.43	48.58±2.33	57.07±5.98	40.06±1.75	46.64±13.98	33.81±4.57
0.01	A	35.15±5.24	51.79±2.51	50.61±8.16	46.31±3.25	59.18±11.01	42.13±5.59	49.84±13.50	32.87±6.01
	B	40.72±5.54*	56.40±3.87**	57.02±10.11*	53.30±7.62**	64.84±11.02**	44.73±8.64**	54.78±12.40*	40.95±5.95**
0.04	A	35.28±5.33	52.21±4.64	52.20±12.28	50.40±3.35	60.39±8.87	42.22±5.26	52.14±8.08	32.29±6.98
	B	41.40±6.55**	56.34±2.43**	57.57±5.62*	54.12±1.29**	64.52±7.50**	45.76±4.20**	56.69±16.70**	37.99±5.78*
0.16	A	36.61±5.45	50.87±2.04	52.83±6.18	48.03±2.25	60.58±4.73	40.96±2.22	50.18±16.44	33.55±2.25
	B	43.02±4.82**	56.88±2.89**	60.41±6.73**	54.04±1.69**	63.29±5.99**	44.98±2.91**	55.91±9.04**	41.30±1.74**
0.64	A	40.80±6.34*	56.21±3.78*	57.29±7.68*	50.40±2.08*	57.38±9.12	40.19±2.49	49.44±10.34	37.00±2.83
	B	40.97±6.34*	56.74±3.66**	59.56±6.56**	51.24±2.08**	65.43±10.69**	45.75±2.83**	55.28±14.90**	43.00±2.83**
1.28	A	40.78±5.28*	56.21±3.49*	58.30±8.24*	50.79±2.91*	57.49±6.59	40.66±3.60	52.56±7.32	35.45±3.83
	B	43.13±5.53**	56.89±1.59**	61.30±7.71**	52.91±2.56**	66.18±8.09**	45.80±1.21**	56.18±13.45**	41.52±3.41**

注：与对照组相比，*：$P<0.05$，**：$P<0.01$

表 7-2-2　雌性 F1 代断乳后四周体重增长和食物利用率的影响（$n=40$，$\bar{x}\pm s$）

剂量组 (g/kg bw)	亚组	第一周		第二周		第三周		第四周	
		体重增长 (g)	食物利用率 (%)	体重增长 (g)	食物利用率 (%)	体重增长 (g)	食物利用率 (%)	体重增长 (g)	食物利用率 (%)
对照组		34.43±4.13	50.79±2.26	42.05±11.61	43.01±7.41	37.97±13.47	30.95±5.21	29.57±9.78	23.17±4.05
0.01	A	33.99±4.84	50.13±2.82	41.36±6.98	44.18±2.77	37.63±8.56	30.78±5.97	26.21±6.37	22.49±2.17
	B	36.87±5.64*	54.07±3.45*	47.73±6.97**	48.14±5.07*	34.39±6.77	29.76±4.44	23.29±6.40	22.03±3.37
0.04	A	36.77±5.88	51.88±3.90	44.20±10.23	43.34±6.41	33.21±5.20	28.90±3.13	26.98±5.49	23.74±3.110
	B	37.84±4.30*	53.28±2.85*	47.82±5.14**	48.04±2.35*	33.85±7.45	28.75±4.68	25.90±6.46	22.64±3.10
0.16	A	34.19±4.10	50.10±1.74	41.52±5.43	42.59±2.06	35.58±5.09	32.24±4.52	26.68±7.85	24.08±1.15
	B	38.21±3.12**	53.05±2.31*	47.23±4.23*	47.55±3.07*	39.14±8.91	29.06±2.28	25.00±8.97	23.29±2.56
0.64	A	37.43±5.98*	53.11±2.97*	44.43±4.95	43.77±3.06	33.81±4.84	29.21±3.96	31.57±18.16	23.91±10.05

续表

剂量组 (g/kg bw)	亚组	第一周		第二周		第三周		第四周	
		体重增长 (g)	食物利用率 (%)	体重增长 (g)	食物利用率 (%)	体重增长 (g)	食物利用率 (%)	体重增长 (g)	食物利用率 (%)
	B	38.23±5.07**	52.38±4.41*	46.41±2.55*	48.75±2.53*	36.33±8.44	31.47±3.23	24.78±7.20	23.70±4.96
1.28	A	36.74±5.57	53.15±2.64*	41.75±5.69	43.71±3.31	32.61±5.66	30.02±3.89	25.17±9.83	23.79±11.09
	B	37.38±3.67*	53.95±2.21*	47.44±6.31*	47.23±6.15*	33.67±5.11	30.32±3.99	26.92±6.41	22.39±5.15

注：与对照组相比，*：$P<0.05$，**：$P<0.01$

表 7-2-3　雄性 F2 代断乳后四周体重增长和食物利用率（$n=32$，$\bar{x}\pm s$）

剂量组 (g/kg bw)	第一周		第二周		第三周		第四周	
	体重增长 (g)	食物利用率 (%)	体重增长 (g)	食物利用率 (%)	体重增长 (g)	食物利用率 (%)	体重增长 (g)	食物利用率 (%)
对照组	34.31±6.97	48.17±3.68	48.61±8.20	45.07±6.57	60.56±9.43	42.79±4.51	65.68±8.84	39.47±4.29
0.01	37.32±9.39*	52.10±6.38**	54.36±10.36**	49.15±2.05*	66.52±9.23**	46.47±6.88**	67.99±12.43	36.99±3.52
0.04	40.10±4.14**	53.79±2.62**	55.04±4.99**	53.06±9.34**	67.81±9.53**	48.38±4.36**	67.55±6.42	34.45±3.49
0.16	39.60±5.52**	53.02±1.74**	51.37±10.36*	46.41±8.10	64.15±6.45*	45.32±4.07*	63.48±15.22	40.32±8.30
0.64	39.78±5.49**	52.26±5.69**	59.50±6.84**	51.77±7.69**	65.09±9.58*	49.14±5.76**	65.55±10.87	39.75±2.38
1.28	42.51±5.47**	54.60±2.22**	54.88±7.01**	47.76±3.89	68.00±9.58**	44.66±8.80*	72.61±11.82*	42.77±7.73*

注：与对照组相比，*：$P<0.05$，**：$P<0.01$

表 7-2-4　雌性 F2 代断乳后四周体重增长和食物利用率（$n=32$，$\bar{x}\pm s$）

剂量组 (g/kg bw)	第一周		第二周		第三周		第四周	
	体重增长 (g)	食物利用率 (%)	体重增长 (g)	食物利用率 (%)	体重增长 (g)	食物利用率 (%)	体重增长 (g)	食物利用率 (%)
对照组	30.27±4.11	46.25±3.07	43.91±5.58	41.62±3.18	38.78±5.65	32.76±3.39	27.35±8.38	25.12±6.40
0.01	35.18±4.73**	53.55±1.58**	47.37±9.10*	46.74±3.36**	39.56±6.77	27.90±7.56	27.24±7.07	26.98±1.07
0.04	35.10±3.19**	48.60±5.61*	46.13±3.79*	47.77±8.52**	37.83±7.08	31.86±2.76	25.63±4.86	21.41±2.03
0.16	33.73±4.64**	49.31±2.43*	47.95±5.55*	47.44±7.79**	39.92±7.11	30.62±5.37	33.15±7.10*	26.18±3.56
0.64	37.12±4.51**	51.00±2.42**	49.21±5.43**	47.00±2.83**	38.78±7.17	28.41±2.17	30.33±5.79	27.26±6.28
1.28	36.20±4.62**	50.59±1.64**	47.39±4.45*	45.90±3.78*	37.07±4.58	31.21±3.01	27.54±6.66	24.16±2.62

注：与对照组相比，*：$P<0.05$，**：$P<0.01$

表 7-2-5　雄性 F3 代断乳后四周体重增长和食物利用率（$n=32$，$\bar{x}\pm s$）

剂量组 (g/kg bw)	第一周		第二周		第三周		第四周	
	体重增长 (g)	食物利用率 (%)	体重增长 (g)	食物利用率 (%)	体重增长 (g)	食物利用率 (%)	体重增长 (g)	食物利用率 (%)
对照组	30.30±5.67	47.26±4.23	51.71±6.13	46.16±7.08	50.08±7.60	36.94±8.16	55.20±15.02	29.66±7.87
0.01	43.81±4.25**	58.05±4.27**	58.86±2.06**	50.17±8.77*	56.83±12.26**	41.95±8.04*	71.46±11.32**	39.42±8.45*
0.04	36.50±7.16*	53.11±4.34**	55.04±6.55*	50.00±3.13*	57.10±7.81**	41.20±5.11*	62.08±16.33**	33.55±4.60*
0.16	36.29±9.40*	52.44±8.99**	58.79±4.83**	50.14±1.48*	66.56±11.33**	43.39±7.43*	64.77±14.31**	37.14±1.73*
0.64	38.98±6.26*	56.15±2.26**	55.49±3.21*	50.66±4.99*	60.19±6.28**	42.09±1.68*	70.84±11.54**	38.25±5.43*
1.28	34.67±5.75*	51.49±6.39*	60.29±6.76*	52.83±4.23**	57.48±11.69**	41.20±5.00*	72.05±15.74**	39.52±9.24*

注：与对照组相比，*：$P<0.05$，**：$P<0.01$

表 7-2-6　雌性 F3 代断乳后四周体重增长和食物利用率（$n=32$，$\bar{x}\pm s$）

剂量组 (g/kg bw)	第一周		第二周		第三周		第四周	
	体重增长 (g)	食物利用率 (%)	体重增长 (g)	食物利用率 (%)	体重增长 (g)	食物利用率 (%)	体重增长 (g)	食物利用率 (%)
对照组	33.86±3.05	47.27±2.46	40.64±3.81	43.82±3.41	38.20±6.88	31.43±2.84	28.29±5.12	21.29±2.56
0.01	37.04±6.61*	52.94±7.45*	47.35±3.05**	48.91±7.37*	44.78±8.16	35.22±3.58	29.62±9.94	26.41±12.70
0.04	38.59±3.08*	50.41±2.46*	45.44±3.85*	46.13±3.15*	37.56±4.80	27.28±10.06	32.01±14.90	24.69±9.42
0.16	39.06±6.38*	51.62±7.77*	43.64±9.00*	46.76±4.88*	37.09±11.57	28.94±7.63	29.40±9.06	23.79±2.74
0.64	38.89±6.94*	53.34±3.41*	47.88±5.88**	48.95±2.99*	42.62±13.26	35.18±12.61	26.92±9.06	21.28±6.53
1.28	37.33±4.97*	50.47±5.89*	47.74±3.78**	47.75±6.87*	39.55±9.02	32.02±10.32	32.81±9.11	26.30±5.28

注：与对照组相比，*：$P<0.05$，**：$P<0.01$

（二）减轻断乳应激[8-9]

哺乳动物断乳时由于营养、环境以及心理因素等方面的影响引起断乳应激，导致消化功能紊乱、生长发育受挫、免疫功能低下等症状，最终影响生长。且在动物的早期发育阶段小肠发育非常迅速，肠细胞的生长和增殖很快，对核苷酸比较敏感，而小肠上皮细胞合成嘌呤、嘧啶的能力有限，外源性核苷酸摄入是其重要的来源。因此断乳应激和早期的快速生长发育导致核苷酸的需求加大。

李勇教授课题组研究结果显示 F1 代断乳后的 4 周内体重增重与食物利用率均较对照组提高，表明外源性核苷酸添加促进了断乳大鼠的小肠的生长发育及抗断乳应激的能力。另外，F1 代 A 亚组的雄性在断乳后 2 周内和雌性在 1 周内，0.64%核苷酸与 1.28%核苷酸组体重增重与食物利用率均比摄食普通饲料组显著提高，提示可能由于生殖作用的蓄积与哺乳期摄入核苷酸的含量不同的乳汁，导致仔鼠断乳时体内的核苷酸水平不同，而核苷酸具有促进肠道损伤后的恢复、增强免疫能力及抗应激等功能，因此仔鼠虽然在断乳后均摄食普通饲料，但体内原有核苷酸水平高的仔鼠抗断乳应激的能力强，因此亲代摄食较高剂量核苷酸组的仔鼠断乳的 1～2 周体重增重与食物利用率都比其他组显著提高，该研究结果提示摄食外源性核苷酸可能具有促进后代肠道发育与抗断乳应激的能力。

此外，F0 各组母鼠乳汁中 5′AMP、5′CMP、5′GMP、5′UMP 4 种核苷酸的含量和核苷酸总量均没有显著差异，分析其原因可能是乳汁中含有很多核苷酸衍生物，如：尿二磷、尿二磷己糖、尿二磷乙酰己糖胺、鸟二磷甘露糖、环核苷酸等，因此在 HPLC 上检测以核苷酸统计外，其他杂峰较多，有很大干扰。而且由于样本量较少，可能并未得到准确的乳汁中核苷酸的含量。对于乳汁中核苷酸含量的研究，本研究室也将继续进行，以得到更准确可靠的数据。

（三）肝修复功能[10-12]

血液生化指标显示，F0、F1B 代中、高剂量组大鼠 AST 活性以及 F1B 代中、高剂量组 ALT 活性低于对照组。AST 与 ALT 的活性都与肝氨基酸代谢有关，当肝细胞受损、肝细胞膜通透性升高时，ALT 与 AST 就进入血液，在血液中活性高低是反映肝损伤程度的一个标志。实验中大鼠血清 ALT 与 AST 下降可能提示长期补充外源性核苷酸可以起到保护肝与促进肝损伤修复的作用。肝是动物体内合成核苷酸的主要器官，其对日粮中核苷酸含量最敏感。Lopez-Navarro 等[13]发现在日粮中补充核苷酸后，由于核苷酸抑制了氨基酸的氧化，增强了肝的再生能力，肝能够维持正常的生理功能。

（四）免疫调节功能[14-20]

无核苷酸饮食致使动物 T 淋巴细胞发育障碍、功能低下，细胞免疫和 T 细胞依赖的体液免疫功能缺陷。而补充摄入核苷酸可恢复体内母源抗体的水平，促进 T 细胞的成熟。添加核苷酸喂养的婴儿组，其 NK 的活力与母乳喂养的婴儿相似，比食用不添加核苷酸组婴儿的 NK 细胞的活力高，且有力地促进了自身免疫系统的形成。食用添加核苷酸配方粉的婴儿当接种 Haemopillus 流感疫苗、白喉类毒素或口服脊髓灰质炎疫苗后会产生较好的抗体反应，也会减少腹泻的发生，并且没有发现有上呼吸道感染的风险。表明婴儿配方奶粉中添加核苷酸具有免疫方面的益处[21-24]。

（五）调节肠道菌群

良好菌群的尽快建立对于相对无菌的新生儿肠道来说至关重要。许多研究证明，核苷酸能增强婴儿的营养吸收和上皮细胞作用，同时增加肠道的血流量，能够促进断乳动物小肠生长发育，使小肠绒毛高度、绒毛高度/腺窝深度、肠壁厚度增加，腺窝变浅，加速饥饿应激和感染后损伤肠道的恢复，因此对婴儿的肠胃健康起到有益作用。添加核苷酸的配方奶粉喂养婴儿其粪便中双歧杆菌的含量比未加核苷酸的配方粉高，腹泻率明显降低，在婴幼儿饮食中添加核苷酸有助于改善肠道微生物菌群，使粪中双歧杆菌数量占优势。若核苷酸添加量不足，核苷酸降低腹泻发病率的作用无法显现，因此核苷酸的添加量对有效保护婴儿肠道健康起着非常重要的作用，而核苷酸的添加量则需要达到人乳中潜在可利用总核苷酸的含量[25-29]。

六、核苷酸与婴幼儿配方食品

目前我国现行有效的针对婴幼儿配方食品的标准主要是GB10765-2010《食品安全国家标准婴儿配方食品》、GB88 标准科学 2013 年第 8 期 10767-2010《食品安全国家标准较大婴儿和幼儿配方食品》、GB14880-2012《食品营养强化剂使用标准》和欧盟指令 2006/141/EC《婴儿配方食品及较大婴幼儿配方食品》。标准分为婴儿（0～6 个月）、较大婴幼儿（6～36 个月）两类[30-31]。

核苷是核酸的主要组分，在乳代品中添加外源性核苷酸，对婴儿特别是新生儿维持机体免疫系统功能、促进肠道成熟、肝的生长发育和代谢等方面都发挥重要作用。在欧盟 2006/141/EEC 中规定了 5′-单磷酸胞苷、5′-单磷酸尿苷、5′-单磷酸腺苷、5′-单磷酸鸟苷、5′-单磷酸肌苷的添加上限，并规定核苷酸的总浓度不得超过 1.2 mg/100 kJ。GB14880-2012《食品营养强化剂使用标准》中规定含 5′单磷酸胞苷（5′-CMP）、5′单磷酸尿苷（5′-UMP）、5′单磷酸腺苷（5′-AMP）、5′-肌苷酸二钠、5′-鸟苷酸二钠、5′-尿苷酸二钠、5′-胞苷酸二钠核苷酸在内的核苷酸在婴幼儿配方奶粉中的添加量为 0.12～0.58 g/kg（以核苷酸总量计）[32-36]。

主要参考书目和参考文献

1. 蔡东联，史琳娜. 临床营养学. 北京：人民军医出版社，2004.
2. 李勇. 肽临床营养学. 北京：北京大学医学出版社，2012.
3. 苏宜香. 小儿营养与营养性疾病. 广州：广东科技出版社，2005.
4. 李汝芹. 营养与疾病. 北京：中国科学技术出版社，1999.
5. Carver JD，Walker WA，The role of nucleotides in human nutrition. J Nutr Biochem，1995，6 (2)：58-72.
6. Slobodianik NH. Dietary ribonucleotides and health. Nutrition，2003，19 (1)：68-69.
7. Cosgrove M. Perinatal and infant nutrition. Nucleotides. Nutrition，1998，14 (10)：748-751.
8. 马奕. 外源核苷酸对大鼠的多代发育安全性评价研究. 北京：北京大学医学部，2010.
9. 王兰芳，乐国伟，施用晖，等. 日粮核苷酸对早期断奶小鼠生长发育的影响. 无锡轻工大学学报，2003，4：18-22.
10. Jackson CD，Weis C，Miller BJ，et al. Dietary nucleotides：Effects on cell proliferation following partial

hepatectomy in rats fed NIH-31, AIN-76A, or folate/methyl-deficient diets. J Nutr, 1997, 127 (Suppl 5): S834-S837.

11. Pels Rijcken WR, Overdijk B, Van den Eijnden DH, et al. The effect of increasing nucleotide-sugar concentrations on the incorporation of sugars into glycoconjugates in rat hepatocytes. Biochem J, 1995, 305 (3): 865-870.
12. Palombo JD, Bowers JL, Clouse ME, et al. Hepatic utilization of exogenous nucleotide precursors for restoration of ATP after cold ischemia in rats. Am J Clin Nutr, 1993, 57 (3): 420-427.
13. Lopez-Navarro AT, Ortega MA, Peragon J. Deprivation of dietary nucleotides decreases protein synthesis in the liver and small intestine in rats. Gastroenterology, 1996, 110 (6): 1760-9.
14. Martinez-Augustin O, Boza JJ, Navarro J, et al. Dietary nucleotides may influence the humoral immunity in immunocompromised children. Nutrition, 1997, 13 (5): 465-469.
15. Jyonouchi H, Sun S, Abiru T, et al. Dietary nucleotides modulate antigen-specific type 1 and type 2 T-cell responses in young c57bl/6 mice. Nutrition, 2000, 16 (6): 442-446.
16. Schaller JP, Kuchan MJ, Thomas DL, et al. Effect of dietary ribonucleotides on infant immune status. Part 1: Humoral responses. Pediatric Research, 2004, 56 (6): 883-890.
17. Buck RH, Thomas DL, Winship TR, et al. Effect of dietary ribonucleotides on infant immune status. Part 2: Immune cell development. Pediatric Research, 2004, 56 (6): 891-900.
18. Gutiérrez-Castrellón P, Mora-Magaña I, Díaz-García L, et al. Immune response to nucleotide-supplemented infant formulae: Systematic review and meta-analysis. British Journal of Nutrition, 2007, 98 (S1): S64-S67.
19. Pickering LK, Granoff DM, Erickson JR, et al. Modulation of the immune system by human milk and infant formula containing nucleotides. Pediatrics, 1998, 101 (2): 242-249.
20. Moore KL, Mullan BP, Pluske JR, et al. The use of nucleotides, vitamins and functional amino acids to enhance the structure of the small intestine and circulating measures of immune function in the post-weaned piglet. Animal Feed Science and Technology, 2011, 165 (3-4): 184-190.
21. Martinez-Puig D, Manzanilla EG, Morales J, et al. Dietary nucleotide supplementation reduces occurrence of diarrhoea in early weaned pigs. Livestock Science, 2007, 108 (1-3): 276-279.
22. Brunser O, Espinoza J, Araya M, et al. Effect of dietary nucleotide supplementation on diarrhoeal disease in infants. Acta Paediatrica, 1994, 83 (2): 188-191.
23. Yau KI, Huang CB, Chen W, et al. Effect of nucleotides on diarrhea and immune responses in healthy term infants in Taiwan. J Pediatr Gastroenterol Nutr, 2003, 36 (1): 37-43.
24. Joseph P, Schalle R, Matthew J, et al. Effect of dietary ribonucleotides on infant immune status. Part 1: Humoral responses. Pediatric Research, 2004, 56: 883-890.
25. Manzano M, Abadia-Molina AC, Olivares EG, et al. Dietary nucleotides accelerate changes in intestinal lymphocyte maturation in weanling mice. J Pediatr Gastroenterol Nutr, 2003, 37 (4): 453-461.
26. Holen E, Jonsson R. Dietary nucleotides and intestinal cell lines: I. Modulation of growth. Nutrition Research, 2004, 24 (3): 197-207.
27. Singhal A, Macfarlane G, Macfarlane S, et al. Dietary nucleotides and fecal microbiota in formula-fed infants: A randomized controlled trial. Am J Clin Nutr, 2008, 87 (6): 1785-1792.
28. Belo A. Gastroprotective effects of oral nucleotide administration. Gut, 2006, 55 (2): 165-171.
29. Vandenplas Y. Prebiotic supplementation of formula milk increases stool counts of bifidobacteria and lactobacilli compared with unsupplemented formula milk in full-term neonates. Evidence-Based Nursing,

2010，13（1）：12-13.
30. GB 10765-2010. 食品安全国家标准 婴儿配方食品.
31. GB 10767-2010. 食品安全国家标准 较大婴儿和幼儿配方食品.
32. Carver JD. Advances in nutritional modifications of infant formulas. American Journal of Clinical Nutrition，2003，77（Suppl 6）：S1550-S1554.
33. Yu VY. Scientific rationale and benefits of nucleotide supplementation of infant formula. J Paediatr Child Health，2002，38（6）：543-549.
34. Martin D，Schlimme E，Tait D. Nucleosides and Nucleotides in milk A2-Fuquay，//John W. Encyclopedia of Dairy Sciences（Second Edition）. San Diego：Academic Press，2011：971-979.
35. EC Commission Directive 91/321 EEC of 14 May 1991 on infant formula and follow-on formulae（OJ 175 4.7.1991，p 35），as amended by Commission Directive 96/4/EC of 16 February 1996.
36. 张丽，张文秋. 我国与欧盟婴幼儿配方食品标准存在的差异分析. 标准科学，2013，8：87-89.

第三节 核苷酸与老年营养 Nucleotide and geriatric nutrition

随着社会经济和医学保健事业的发展，人类寿命将逐渐延长，老年人口比例不断增大。世界人口老龄化趋势日渐明显，我国正处于人口老龄化规模大、速度快、持续时间长的快速发展期，目前我国 60 岁以上老年人已达 2.12 亿，占总人口的 15.5%。其中，数量庞大的老年人群患有慢性病。老年人合理营养有助于延缓衰老进程、促进健康和预防慢性退行性疾病，提高生命质量。核苷酸是生物体细胞的重要基础物质，也是体内多种营养物质的代谢调节因子。外源性核苷酸具有调节机体多种功能的作用，不局限于抗氧化、促进细胞增殖分化、抑制癌症细胞等，还具有延缓衰老的生物学作用[1]。

一、老年人的生理代谢特点[2]

老年以后，人体许多方面的功能有不同程度的降低。例如，到 80 岁，神经的传导速度降低 20%～30%，最大耗氧量降低 40%。而到 70 岁时，肝肾功能只有 30 岁时的 60～50%。70～80 岁老人的骨量，女性降低 30%，男性降低 15%。65～75 岁时，约有 40%的老年人糖耐量降低，到 80 岁时，这个数字增加到 50%。老年期机体的另一个突出变化是体成分的改变，肌肉萎缩、体积减小，体脂比例增加。老年以后，关节韧性也会有不同程度的降低。老年以后的代谢功能、体成分和器官功能的改变可以影响老年人的营养需要和平衡。

（一）代谢功能降低

1. 基础代谢率下降

机体的基础能量代谢随年龄降低，与中年人比较，老年人的基础代谢降低 15%～20%。造成老年人这种变化的原因，一方面可能与机体单位重量组织的合成代谢降低、分解代谢增高有关，还与瘦体重绝对重量的降低有关。不同部位的瘦体重的代谢率不同，如脑、心、肾和肝等内脏的代谢率比肌肉高 15～25 倍。利用分层扫描技术分别比较躯干和肢体的瘦体重变化，可见内脏体积变化受衰老的影响小。因此，老年人瘦体重变化对基础代谢的影响主要来自于肌肉和骨组织的丢失。此外，虽然脂肪组织的代谢率较低，但是由于脂肪组织占体重的比例较大，其代谢对整体的基础代谢也有明显的贡献。而脂肪组织代谢率也会随部位不同发生改变。因此，一些学者认为脂肪组织的比例和分布的变化可能也是老年人基础代谢降低的一个原因。

2. 脂质代谢能力降低

脂质代谢能力降低，容易出现血三酰甘油、总胆固醇和低密度脂蛋白胆固醇升高，高密度脂蛋白胆固醇下降的现象。

3. 代谢功能降低

老年期代谢功能随着年龄的增长而降低，而且合成代谢降低，分解代谢增高，合成与分解代谢失去平衡，引起细胞功能下降。另外，随着年龄增高胰岛素分泌能力减弱，组织对胰岛素的敏感性下降，可导致葡萄糖耐量下降。

（二）体成分改变

体内脂肪组织随年龄增长而增加，而脂肪以外的组织（lean body mass）则随年龄的增长而减少，具体表现为三个方面：

1. 细胞量下降，突出表现为肌肉组织的重量减少而出现肌肉萎缩。

2. 体水分减少，主要为细胞内液减少。

3. 骨组织矿物质减少，尤其是钙减少，因而出现骨密度降低。骨密度是指单位体积或单位面积骨骼内骨组织的重量，正常人在成年后骨量仍可增加，至30～35岁时骨密度达到峰值，随后逐渐下降，至70岁时可降低20%～30%。妇女在绝经期后由于雌激素分泌不足骨质减少更甚，10年内骨密度可减少10%～15%。因此老年人易发生不同程度的骨质疏松。

（三）器官功能改变

随着年龄增加，消化液、消化酶及胃酸分泌量减少，致使食物的消化和吸收受影响。胃扩张能力减弱，肠蠕动及排空速度减慢，易发生便秘。多数老人有牙齿脱落，影响食物的咀嚼和消化。

过于一般认为老年人的胃肠功能降低，会影响各种营养素的消化吸收。但是，近年的研究显示，在没有消化道疾病的情况下，老年人胃肠道对于蛋白质、脂肪和糖等宏量营养素的消化吸收功能基本保持不变。如在90岁高龄老人中的研究发现，其脂肪吸收不良比例不比年轻人高，粪便中的氮排出量也没有明显增加。对于糖，有学者报道老年人的呼气试验显示更多的大肠发酵反应，并推断这是由于老年人小肠的消化吸收能力降低，导致更多的糖进入大肠所致。但是更多的学者认为，由于老年人胃酸的降低，食物团中有更多的细菌存活，而伴随进入肠道。因此不对老年人肠道的细菌生长环境进行分析，上述结果还不能判断老年人对糖消化吸收能力的改变。目前为止，多数学者认为，尽管年老可以使老年人的消化功能弱化，但是在健康情况下，还能基本维持老年人宏量营养素的消化吸收。

老年人心肺功能降低，心率减慢，心搏输出量减少，血管弹性降低，肺通气量减少。

脑、神经功能，肾功能及肝代谢能力均随年龄增高而有不同程度的下降。

老年人胸腺萎缩、重量减轻，T淋巴细胞数目明显减少，因此免疫功能下降，容易患各种疾病。

二、膳食营养因素与衰老[2-3]

有关衰老的机制有多种学说，目前尚无定论，例如代谢功能失调学说、遗传程序学说、自由基学说、蛋白质合成差错学说、交联学说、神经内分泌学说等，其中代谢功能失调学说与营养的关系甚为密切，而自由基学说则较受重视，研究和应用也较多。

（一）自由基损害

人体组织的氧化反应可产生自由基，自由基为外层轨道上带有一个或一个以上未配对电子的原子、原子团或分子，其特点为活性高，不稳定，可与体内生物大分子作用，生成过氧化物而对细胞产生损害，影响细胞的功能。

自由基对细胞的损害主要表现为对细胞膜的损害，尤其是亚细胞器如线粒体、微粒体积溶酶体的膜，由于膜上磷脂所含多不饱和脂肪酸（polyunsaturated fatty acid，PUFA）多，对自由基更为敏感。自由基作用于 PUFA 形成脂质过氧化物（lipid peroxidation，LPO），损害细胞膜使膜的通透性和脆性增加，导致细胞丧失功能。LPO 的分解产物为 MDA，MDA 能使核酸和蛋白质发生交联，交联后的蛋白质由于变性而丧失其原有功能，被溶酶体所吞噬后但不被水解酶水解而蓄积其中，形成褐色的脂褐素（lipofuscin）。随着衰老的进程脂褐素在细胞中大量堆积，内脏及皮肤细胞均可发生，老年人心肌和脑组织中脂褐素沉着率明显高于青年人，如沉积于大脑、脑干和脊髓神经细胞则可引起神经功能障碍，老年人皮肤上的褐色斑即为沉积的脂褐素，俗称老年斑。

自由基除损害细胞膜产生脂质过氧化物以外，还可使一些酶蛋白质变性，引起酶的生物活性丧失。

（二）膳食营养因素与抗脂质过氧化

自由基损害细胞膜产生脂质过氧化，体内正常情况下存在着两种抗氧化防御系统，即非酶防御系统和酶防御系统。

1. 非酶防御系统

主要包括维生素 E 和维生素 C 等抗氧化营养剂。

维生素 E 为脂溶性维生素，存在于细胞膜中，其抗氧化作用在于能在超氧自由基（ROO^-）对线粒体膜的 PUFA 起有害作用之前将自由基捕获清除，组织过氧化物（ROOH）的形成，使细胞免受损害。

维生素 C 可在细胞外防止自由基损害，能捕获过氧化作用最强的氢氧自由基（^-OH）。且具有明显提高谷胱甘肽过氧化物酶的作用。

2. 酶防御系统

具有抗氧化作用的酶包括 SOD、CAT 及 GSH-Px 等。

SOD 的过氧化作用主要可使超氧自由基（$O_2^{\cdot}$）生成过氧化氢，然后再经过氧化氢酶的催化生成水，从而消除自由基的损害。SOD 含有锌、铜、锰等微量元素。随着年龄的增长，体内 SOD 活力呈下降趋势，细胞内含锌、铜的 SOD 在老年前期已下降明显，而胞外含锰 SOD 在老年期亦明显下降。

GSH-Px 的抗氧化作用在于能使已形成的过氧化物还原成醇或者水，以避免细胞受到过氧化损伤，并防止过氧化物进一步分解产生有害物质丙二醛。

三、老年期营养需求和合理的膳食原则

（一）营养需求[3-4]

1. 能量

老年人对能量的需要降低，所以膳食能量的摄入主要以体重来衡量，以能达到并可维持理想体重为宜。

2. 蛋白质

老年人容易出现负氮平衡，且由于老年人肝、肾功能降低，摄入蛋白质过多可增加肝、肾负担。因此，膳食蛋白质以优质蛋白质占 1/3 以上为宜，摄入量为每天 1.0～1.2 g/kg bw，蛋白质供能占能量的 12%～14%。

3. 脂肪

由于老年人胆汁分泌减少和脂酶活性降低而对脂肪的消化功能下降，因此，脂肪的摄入不宜过多，脂肪供能占膳食总能量的 20%～30%为宜。而且，由饱和脂肪酸、单不饱和脂肪酸、多不饱和脂肪酸提供的能量分别占膳食总能量的 6%～8%、10%和 8%～10%比较合适。胆固醇的摄入量以<300 mg/d 为宜。一些含胆固醇高的食物如动物脑、鱼卵、蟹黄、蛋黄、肝、肾等不宜多食。

4. 糖

以谷类为主要糖来源的我国人民，较少出现糖类的营养问题。但乳糖、木糖等的不耐受性是应该警惕的。大部分老龄人肠绒毛刷状缘的水解酶活性仍然能够保持一定的水平，一些对乳糖不耐受的老年人，如果一次仅饮用一杯牛奶，乳糖仅含 12.5 g，一般还是能承受的，而且可以使用乳糖酶和酸牛乳，以避免不耐受性的问题。在目前，老年人的膳食构成中，糖类，即淀粉类尤以谷类作为主要糖，在总热量中占 55%～60%是有利的，但尽可能采用一些粗粮化根茎类食物。老年人的糖耐量降低，血糖的调节作用减弱，容易发生血糖增高。过多的糖在体内还可转变为脂肪，引起肥胖、高脂血症等疾病。建议糖类提供的能量占总能量的 55%～65%为宜。而且，老年人应降低单糖、双糖和甜食的摄入量，增加膳食中膳食纤维的摄入。

5. 矿物质

（1）钙

老年人的钙吸收率低，一般<20%；对钙的利用和储存能力低，容易发生钙摄入不足或缺乏而导致骨质疏松症。中国营养学会推荐老年人每天膳食钙的适宜摄入量（AI）男、女均为 1000 mg，可耐受最高摄入量（UL）为 2000 mg。

（2）铁

老年人对铁的吸收利用率下降且造血功能减退，血红蛋白含量减少，易出现缺铁性贫血。老年人铁的 AI 男女均为 15 mg/d，UL 为 50 mg/d。铁摄入过多对老年人的健康也会带来不利的影响。

（3）钠

老年人钠盐摄入以<6 g/d 为宜，高血压、冠心病患者以<5 g/d 为宜。

此外，微量元素硒、锌、铜和铬每天膳食中亦需有一定的供给量以满足机体的需要。

6. 维生素

老年人对维生素的利用率下降；户外活动减少使皮肤合成维生素 D 的功能下降，加之肝、肾功能衰退导致活性维生素 D 生成减少，易出现维生素 A、维生素 D、叶酸及维生素 B_{12} 等缺乏。维生素 D 的补充有利于防止老年人的骨质疏松症；维生素 E 是一种天然的脂溶性抗氧化剂，有延缓衰老的作用。维生素 B_2 在膳食中最容易缺乏。维生素 B_6 和维生素 C 对保护血管壁的完整性，改善脂质代谢和预防动脉粥样硬化方面有良好的作用。叶酸和维生素 B_{12} 能促进红细胞的生成，对防止贫血有利。叶酸有利于胃肠黏膜正常生长，有利于预防消化道肿瘤。叶酸、维生素 B_6 及维生素 B_{12} 能降低血中同型半胱氨酸水平，有防治动脉粥样硬化的作用。

因此，应保证老年人各种维生素的摄入量充足（表 7-3-1），以促进代谢、延缓机体功能衰退、增强抗病能力。

表 7-3-1　老年人维生素参考摄入量（RNI 或 AI）

年龄 50-（岁）		男	女
维生素 A	AI（μgRE）	800	700
维生素 D	RNI（μg）	10	10
维生素 E	AI（mgα-TE）	14	14
维生素 B_1	RNI（mg）	1.3	1.3
维生素 B_2	RNI（mg）	1.4	1.4
维生素 B_6	AI（mg）	1.5	1.5
维生素 B_{12}	AI（μg）	2.4	2.4
维生素 C	RNI（mg）	100	100
泛酸	AI（mg）	5	5
叶酸	RNI（μgDFE）	400	400
烟酸	RNI（mgNE）	13	13

（二）膳食原则

《中国居民膳食指南》[5] 中关于老年人的膳食指南特别强调：①食物要粗细搭配，易于消化；②积极参加适度体力活动，保持能量平衡。

老年人的合理膳食原则包括：

1. 平衡膳食。维持能量摄入与消耗的平衡，饮食饥饱适中，保持理想体重，预防肥胖，BMI 在 18.5～23.9 为宜。

2. 控制脂肪摄入，脂肪产能占总能量的 20%～30%。

3. 蛋白质要以优质蛋白质为主，荤素合理搭配，提倡多吃奶类，豆类和鱼类。每日 200 ml 牛奶，25～50 g 的豆类或豆制品。

4. 糖以淀粉为主，重视膳食纤维和多糖类物质的摄入。

5. 保证充足的新鲜蔬菜和水果摄入，补充老年人机体所需的抗氧化营养素（β-胡萝卜素、维生素 E、维生素 C 和硒等），每天摄入 400～500 g 新鲜蔬菜，100～200 g 水果。

6. 重视补充钙、铁、锌等矿物质。

7. 食物选择荤素搭配、粗细搭配，烹调要讲究色香味、细软易于消化，少吃或不吃油炸、烟熏、腌渍的食物。

8. 少食多餐，不暴饮暴食，饮食清淡少盐，不吸烟，少饮酒。

四、核苷酸与老年营养的研究进展

核苷酸是生物体细胞决定生物特性和蛋白质结构与功能的物质，控制着生物体的生长、发育、繁殖和遗传，它是体内多种营养物质的代谢调节因子，是各种营养因子的总协调者和指挥者。由于机体可以合成核苷酸，人们曾认为核苷酸不属于必需营养物质。但近几十年来，各项研究逐渐发现，核苷酸在特定生理条件下（如免疫应激、肝损伤、饥饿及快速生长时）能发挥重要作用。因此，核苷酸再次引起了营养学家的兴趣。关于膳食来源的核苷酸调节机体功能的研究，涉及包括抗氧化、促进细胞增殖分化、抑制癌症细胞等多个方面[6]。并且，膳食补充核苷酸具有延缓衰老的作用越来越受到世人的瞩目。

（一）核苷酸的抗衰老作用

1. 核苷酸抗衰老作用的实验研究

北京大学李勇教授课题组通过给予 SD 大鼠全生命周期外源性核苷酸干预，对其生存时间进行观察，主要结果如下。

（1）核苷酸干预对 24 月龄 SD 大鼠血清生化指标的影响

24 月龄（表 7-3-2，表 7-3-3），核苷酸各剂量组在 TP、ALB、ALT、AST、BUN、Cr 和 UA 指标上，与对照组均没有显著性差异。雄性核苷酸各剂量组的 HDL-C 高于对照组，但未发现显著性差异，这可能与样本量不足有重要关联。核苷酸各剂量组在 TC 和空腹血糖（glucose，Glu）指标上，与对照组均没有显著性差异。雌性 0.16%核苷酸干预组的 TG 较对照组有显著性增高，但未发现剂量反应关系。

（2）核苷酸长期干预对 SD 大鼠自发非肿瘤性病变的影响

SD 大鼠在自然衰老过程中非肿瘤性病变多为年龄增长相关的退行性病变，如纤维化、肺气肿、萎缩性改变和增生等。此外炎症性改变也较为多见。

在非肿瘤性病变中，脂肪肝最为高发。雄性大鼠对照组中发现 5 例（占 19.2%），0.01%、0.04%、0.16%和 0.64%核苷酸干预组中分别发现 3 例（占 11.5%）、4 例（占 15.4%）、4 例（占 15.4%）和 3 例（占 11.5%）。同时也发现一些炎性病变，由于发生率较低，均未发现显著的组间差异。对于其他非肿瘤性病变也未发现显著的组间差异。

（3）核苷酸长期干预对 SD 大鼠自发肿瘤性病变的影响

各组雌雄 SD 大鼠自发肿瘤的情况。随着年龄的增长雄性和雌性对照组自发肿瘤发生率分别为 80.1%和 69.2%。在核苷酸干预下，雌雄大鼠自发肿瘤率有一定程度的下降。与对照组相比，雄性核苷酸干预组的肿瘤发生率显著下降（Fisher's exact test，$\chi^2=17.02$，$P<0.01$）。良性及恶性肿瘤的发生率与对照组相比也体现出明显的下降趋势。将两种性别进行合并分析的情况下，对照组恶性肿瘤的发生率分别为 0.01%、0.04%、0.16%和 0.64%核苷酸干预组的 10、10、2.5、2 倍（Fisher's exact tests，$\chi^2=13.247$，$P=0.01$）。在肿瘤的

多发性方面，将每只荷瘤动物的肿瘤数进行比较，在雄性大鼠中发现核苷酸干预组的荷瘤动物的肿瘤数有低于对照组的趋势，但是在雌性大鼠中这种趋势并不明显。

乳腺肿瘤在SD雌性大鼠中是最常见的自发肿瘤之一，雌性对照组乳腺肿瘤发生率为31%，0.01%、0.04%、0.16%和0.64%核苷酸干预组乳腺肿瘤发生率分别为30%、23%、35%和31%，未见显著性差异。在乳腺肿瘤发生时间方面，0.01%核苷酸干预组与对照组相比有显著性差异。并且0.01%和0.04%核苷酸干预组中的乳腺肿瘤大鼠在终末处置时乳腺肿瘤的体积显著低于对照组。0.01%核苷酸干预组的乳腺肿瘤平均产生时间与对照组相比有所延长。与乳腺肿瘤的结果类似，核苷酸干预组与对照组相比皮肤及皮下肿瘤具有较晚的发生时间。

表 7-3-2　核苷酸干预对24月龄SD大鼠血清生化指标的影响一（$\bar{x}\pm s$）

性别	核苷酸（%）	只数（n）	ALT（U/L）	AST（U/L）	TP（g/L）	ALB（g/L）	UA
雄性	0	5	23.77±18.01	89.00±41.58	51.33±21.08	27.33±11.50	67.67±25.48
	0.01	4	37.33±16.86	116.33±5.53	47.00±10.82	26.00±6.25	60.33±16.29
	0.04	5	32.80±15.70	110.00±42.97	49.60±8.65	28.20±4.38	79.60±23.00
	0.16	4	36.25±26.04	102.25±61.13	46.00±11.17	25.50±5.92	57.50±16.84
	0.64	7	30.00±19.24	108.14±4.72	54.29±7.72	27.29±8.99	70.14±17.35
雌性	0	5	37.20±16.77	148.80±58.17	59.40±7.70	32.20±7.09	48.40±13.22
	0.01	6	47.33±34.26	142.33±79.69	61.83±12.89	36.00±9.27	51.50±2.78
	0.04	8	36.25±12.03	124.87±64.15	60.63±11.71	35.63±9.29	54.75±13.61
	0.16	7	39.57±11.09	125.57±53.77	55.71±8.12	35.71±8.47	53.86±20.10
	0.64	6	26.33±15.12	108.67±52.67	56.33±10.10	33.83±8.91	74.67±15.76*

注：与对照组相比，*：$P<0.05$

表 7-3-3　核苷酸干预对24月龄SD大鼠血清生化指标的影响二（$\bar{x}\pm s$）

性别	核苷酸（%）	只数（n）	TC（mmol/L）	TG（mmol/L）	HDL-C（mmol/L）	Glu（mmol/L）	BUN（mmol/L）	Cr（μmol/L）
雄性	0	5	1.93±0.06	0.73±0.58	0.87±0.06	6.47±1.78	16.67±14.01	88.67±56.92
	0.01	4	2.73±0.83	0.60±0.10	1.57±0.59	6.50±1.35	4.97±1.12	32.00±45.83
	0.04	5	1.86±0.55	0.80±0.45	1.10±0.42	6.54±3.18	6.36±1.85	53.00±33.26
	0.16	4	1.50±0.36	0.25±0.50	0.90±0.16	5.68±3.21	4.30±1.01	33.50±65.57
	0.64	7	1.53±0.93	1.00±0.82	0.91±0.43	5.23±2.96	15.03±11.18	82.00±58.39
雌性	0	5	2.16±1.10	0.40±0.55	1.38±066	6.24±0.99	9.48±5.02	31.00±9.22
	0.01	6	2.10±0.70	0.17±0.41	1.33±0.52	6.63±1.81	6.30±2.38	34.17±3.97
	0.04	8	2.26±0.77	0.25±0.46	1.46±0.45	6.92±2.30	6.18±3.18	40.38±19.80
	0.16	7	2.07±0.64	0.57±1.71*	1.19±0.31	7.51±1.64	7.91±2.28	32.00±9.59
	0.64	6	1.90±0.67	0.17±0.41	1.33±0.38	6.75±2.49	5.02±1.59	40.50±1.56

注：与对照组相比，*：$P<0.05$

垂体肿瘤在对照组雌雄 SD 大鼠均有较高的自发肿瘤率。本实验结果显示垂体瘤的发生率在雄雌对照组中为分别为 31.3%和 63.3%。与对照组大鼠相比，雄雌核苷酸干预大鼠的垂体瘤的发生率均呈降低趋势，但差异无统计学意义。同时，与对照组相比，雄雌核苷酸干预组垂体瘤的体积没有明显差异。

（4）核苷酸长期干预对大鼠生存时间的影响

表 7-3-4 和彩图 7-3-1 显示经核苷酸的长期干预，雌雄大鼠的平均生存时间在一定程度上比对照组有所延长。当雌雄混合时，核苷酸干预组与对照组相比，均显示有统计学差异。但分性别进行比较时，由于样本量小的原因而使组间的显著性有所减弱。生存分布显示核苷酸对于生存时间较长的亚群比生存时间较短的亚群有着更明显的延长作用。

雄性对照组动物最长生存时间为 871 d（约 29 月龄），而在相同的生存时间内 0.01%、0.04%、0.16%和 0.64%核苷酸雄性干预组存活率分别为 23%、26%、12%和 8%，最长生存时间分别比对照组延长了 131、40、82 和 118 d（即：4.37、1.33、2.73 和 3.93 个月）。对于雌性大鼠，对照组最长生存时间为 845 d（28.2 个月），而在相同生存时间下雌性核苷酸干预组均有 13.46%的动物存活。具体讲，在 0.01%、0.04%、0.16%和 0.64%核苷酸干预组最长生存时间分别为 295、50、195 和 40 d（9.83、1.67、6.50 和 2.80 个月）。

对于荷瘤动物而言，雄性动物平均生存时间为 746±16.3 d，雌性为 702±17.3 d。非荷瘤动物的生存时间要短于荷瘤动物，其中雄性为 694±17.5 d（$P=0.029$），雌性为 627±16.5 d（$P=0.003$）。

一般 SD 大鼠的平均生存时间为 623～735 d[7-8]。生存分析结果表明核苷酸长期干预下大鼠平均生存时间有了不同程度的延长，即提示核苷酸的长期喂养可对 SD 大鼠的平均生存时间产生一定的影响，表明核苷酸具有一定的延缓衰老的作用。

表 7-3-4 核苷酸长期干预对各组 SD 大鼠的生存分析结果的影响

性别	核苷酸（%）	只数（n）	平均生存时间（d）（$\bar{x}\pm s$）	最短生存时间（d）	中位数（d）	最长生存时间（d）
雄性	0	26	666±121.6	544	644.5	871
	0.01	26	758±136.8	621	760.5	1002
	0.04	26	735±131.1	603	733.5	911
	0.16	26	698±144.3	553	690	953
	0.64	26	744±133.5	610	765	989
雌性	0	26	638±104.1	633	639	845
	0.01	26	693±177.9	515	653	1140
	0.04	26	687±133.6	553	664	895
	0.16	26	646±153.6	492	598	1040
	0.64	26	691±126.7	564	654	929

注：各核苷酸组与对照组间差异采用 Kaplan-Meier 生存分析和 log-rank 检验

有关核酸抗衰老的研究也有同样结论：范桂芝[9]研究了核酸对老年雄性功能的影响，对老年衰老临床指标耐久力、肺活量、爆发力、平衡性及心理老化的测试结果进行分析，发现核酸能够增强体力，增强肺活量和肺呼吸功能，促进新陈代谢和能量代谢，提高速度和敏捷性。

（5）核苷酸长期干预对大鼠主要死因的影响（表 7-3-5，表 7-3-6）

SD 大鼠主要死亡的原因可以大体分为肿瘤性与非肿瘤两类。在进行死因分析时，有一些动物的死亡可能由于一系列复杂的病理改变引起而无法判断其主要的死因则被定义为不确定死因的情况。在各组中不确定的死亡原因的比例没有显著的差异，各组中可确定死亡原因的动物占各组样本数的 80％左右，本研究的死因分析即基于约 80％的动物进行。

各组的主要死因为肿瘤性病变所引起的在雄性对照组与核苷酸各剂量干预组中分别占 61％、38％、30％、54％、和 62％；在雌性对照组与核苷酸干预组中分别为 69％、31％、20％、35％和 46％。良性肿瘤死因占全部肿瘤死因的 81％，主要为垂体瘤、乳腺瘤和皮下腺瘤。雌雄对照大鼠中由垂体瘤作为死因的比例分别为 34.6％和 65.4％。与对照组相比，核苷酸干预组中由垂体瘤所引起的死亡比例的下降与核苷酸的剂量的减少有一定的相关性。对于雌性大鼠，乳腺肿瘤是第二位引起死亡的原因。此外，一些皮肤及皮下肿瘤在雌雄 SD 大鼠中也是可能的死亡原因。与对照组相比，乳腺及皮肤肿瘤作为死因的比例在核苷酸干预组有一定程度的下降。

此外，恶性肿瘤及体液肿瘤（白血病和淋巴瘤）由于其转移性和对重要器官的侵袭性而具有致死性。与对照组相比，与恶性肿瘤和体液肿瘤有关的死因构成在核苷酸干预组中也呈下降趋势。

对于一些荷瘤动物，当其肿瘤的性质或其发展阶段为非致死性时，一些非肿瘤性病变也可能成为其主要的死因。因此，有非致死性肿瘤的荷瘤动物及非荷瘤动物，死因主要与非肿瘤性病变有关，如慢性肾病、肝硬化和肺气肿等。结果显示核苷酸干预组由非肿瘤性病变所引起的死因明显高于对照组。

研究中核苷酸干预组中由非肿瘤性病变作为死因的比例要高于对照组，可能与核苷酸干预组大鼠的平均寿命要长于对照组且肿瘤发生率有所下降有关。

因此，核苷酸对全部肿瘤发生率和恶性肿瘤率的抑制使核苷酸组肿瘤引起的死因比例下降。而核苷酸对 SD 老年大鼠生存时间的延长可能与核苷酸对自发肿瘤的抑制作用有一定的关系[8]。

2. 核苷酸抗衰老作用的可能机制

（1）核苷酸的抗衰老模式　根据抗衰老剂对大鼠生存时间及自发肿瘤的影响，Emanuel 等将抗衰老剂分为三类[10]：

1）抗衰老剂对群体中所有个体的生存均会产生影响，导致了生存曲线的平行右移，表现为平均生存时间及最大生存时间均有所延长；

2）抗衰老剂可降低长寿群体的死亡率，而表现为最长生存时间的延长；

3）抗衰老剂延长短寿群体的死亡率，而对最长生存时间不产生影响（图 7-3-2）。

研究结果显示，核苷酸对 SD 大鼠的延缓衰老作用与第二种模式相近，即对最长生存时

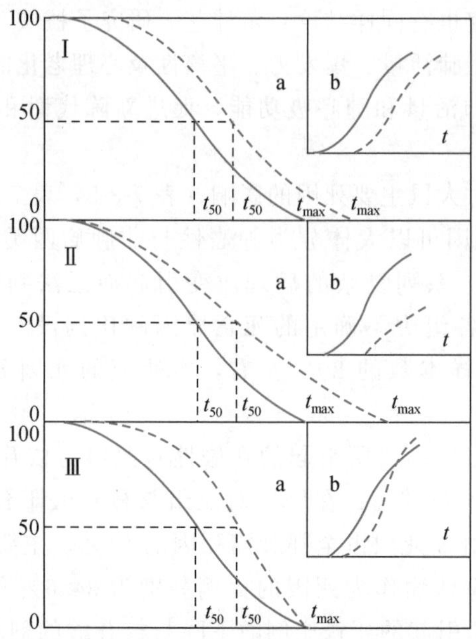

图 7-3-2 抗衰老剂对衰老延缓的类型及对肿瘤发生率的影响

注：a：动物的存活数（%）；b：肿瘤的发生率（%）。实线代表对照组，虚线代表抗衰老剂干预组

间及老年亚群的延寿作用较平均寿命的延长更为明显，且同时对自发肿瘤率也有一定的抑制作用。Anisimov 等[11]认为这种作用模式可能与延缓衰老的过程及与抑制与衰老相关病理改变有关。本研究中核苷酸对荷瘤与非荷瘤动物的生存时间均产生一定的延长作用，表明核苷酸对衰老相关的肿瘤与非肿瘤病变均可能产生了一定的抑制作用。

表 7-3-5 核苷酸长期干预对雄性 SD 大鼠主要死因构成的影响

Male Death cause	核苷酸（%）				
	0（$n=26$）	0.01（$n=26$）	0.04（$n=26$）	0.16（$n=26$）	0.64（$n=26$）
Neoplastic lesion					
Benign					
Pituitary gland	6	3	2	3	3
Skin/subcuits	7	5	3	4	6
Subtotal	13	8	5	7	9
Malignant					
Lung	1				
Pancreas				1	2
Adrenal gland				1	
Bladder	1		1		
Abdominal metastases	1				1
Leukemia	2				

续表

Male Death cause	核苷酸（%）				
	0（n=26）	0.01（n=26）	0.04（n=26）	0.16（n=26）	0.64（n=26）
Subtotal	5		1	2	3
Total	18	8	5	9	12
Non-neoplastic lesion					
Chronic nephropathy	2	3	3	3	1
Emphysema		1	1	2	2
Hepatocirrhosis	1	2	2	2	3
Hepatic steatosis	2	3	4	3	3
Megalosplenia		1	1	1	
Intestinal obstruction	1	2			
Diabetes		2	2	1	1
Total	5	13	15	12	10
Undetermined	3	5	5	5	4

表 7-3-6　核苷酸长期干预对雌性 SD 大鼠主要死因构成的影响

Female Death cause	核苷酸（%）				
	0（n=26）	0.01（n=26）	0.04（n=26）	0.16（n=26）	0.64（n=26）
Neoplastic lesion					
Benign					
Pituitary gland	5	4	5	7	6
Mammary gland	4	4	2	5	5
Skin/subcuits	2	1	1		1
Subtotal	11	9	8	12	12
Malignant					
Mammary gland	2				1
Lung	1				1
Pancreas	1			1	1
Ovarian					1
Abdominal metastases	1	1		1	
Subtotal	5	1		2	4
Total	16	10	8	14	16
Non-neoplastic lesion					
Chronic nephropathy	1	1	2	1	1
Emphysema		2	2	1	
Hepatocirrhosis	1	2	3	1	1
Hepatic steatosis	2	3	4	3	3
Megalosplenia	2	1		1	1
Intestinal obstruction	1	1			
Diabetes	1	1	2	1	
Total	7	11	14	8	6
Undetermined	3	5	5	4	4

(2) 核苷酸的抗氧化、减少DNA损伤作用

衰老及许多疾病的发生、发展与脂质过氧化程度高度相关，脂质过氧化同时可造成DNA损伤，而DNA损伤进而可引起基因及其遗传功能的异常。外源性核苷酸可以影响生物合成过程及调节基因表达，至少调节与核苷酸代谢相关的基因表达。

北京大学李勇教授课题组通过给予SD大鼠全生命周期外源性核苷酸干预，在其3、6、12、18和24个月时分别对大鼠血清抗氧化酶GSH-Px、SOD的活性及MDA的水平进行检测，主要结果如下。

血清GSH-Px的活性水平在雌雄大鼠均可见到与衰老相关的降低性的改变。干预3个月时，对照组GSH-Px的活性与核苷酸干预组相比尚未发现显著性差异。但是在干预6、12和24个月时，核苷酸干预组的大鼠血清GSH-Px的活性与对照组相比有明显的提高。其中雄性6月龄大鼠，0.04%和0.16%核苷酸干预组与对照组相比有显著性提高；雄性24月龄大鼠，0.64%核苷酸干预组与对照组相比有显著性提高。同时，雌性12月龄大鼠，0.16%核苷酸干预组的血清GSH-Px的活性显著高于对照组。总地来说，核苷酸对GSH-Px活性的影响表现出一定的剂量依赖性。

与GSH-Px酶的活性变化趋势类似，在SD大鼠自然衰老的过程中SOD的酶活性在各组的活性水平也均表现出一定的下降趋势（表7-3-7）。干预3个月时，SOD酶的活性未发现有显著的组间差异。雄性大鼠，6月龄时0.01%和0.04%核苷酸干预组与对照组相比有显著性提高；24月龄时0.01%、0.64%核苷酸干预组与对照组相比有显著性提高；而在雌性6月龄、24月龄大鼠未见显著性差异。雌性大鼠，12月龄时0.64%核苷酸干预组与对照组相比有显著性提高。

与抗氧化酶活性的变化趋势相反，脂质过氧化产物MDA的水平则出现与年龄增长正相关的趋势。如表7-3-7的结果所示，核苷酸的长期干预在一定程度上抑制MDA水平的升高。与对照组相比，雄性大鼠干预6个月、12个月与24个月时核苷酸干预组的MDA水平均显著降低。如，6月龄雄性大鼠0.01%、0.04%和0.16%，12月龄雄性大鼠0.01%、0.04%和0.64%，24月龄雄性大鼠0.01%、0.16%和0.64%核苷酸干预组，与对照组相比均有显著性降低；而在3月龄雄性大鼠0.01%干预组MDA水平高于对照组，差异有统计学意义。在雌性大鼠24月龄时，核苷酸各剂量组较对照组MDA水平均有显著降低。其中0.04%干预组的MDA水平降低更为显著。

由以上结果可知，通过检测24月龄大鼠血清，发现外源性核苷酸可显著提高老龄大鼠血清中SOD、GSH-Px活力，降低脂质过氧化产物MDA的含量。

同样的，Ames和Pérez[12]的研究也证实核苷酸及其代谢产物具有抗氧化作用，可作为内源性自由基清除剂和抗氧化剂。Korb证实补充核苷酸可以预防DNA损伤，延缓衰老[13]。外源性核苷酸是合成PUFA的重要调节物质，PUFA可增加机体对抗自由基的能力，对保护脂质过氧化引起的各种DNA损伤和加重有意义[14]。陈文华等[15]研究核苷酸对铅染毒大鼠DNA损伤的干预效应，证明核酸能够显著地提高淋巴细胞和肝DNA损伤修复能力，减轻铅对细胞DNA的氧化损伤。潘洪志等[16]试验结果表明，核酸有着脂质过氧化和清除自由基的作用，可以提高老龄大鼠体内SOD、GSH-Px活力，降低脂质过氧化产物MDA的含量，增强机体的抗氧化能力。补充核酸对肝、脑组织增龄性形态学改变有

表 7-3-7 核苷酸长期干预对 SD 大鼠血清 SOD、GSH-Px 酶活性和 MDA 含量的影响（$\bar{x}\pm s$）

	Sex，核苷酸（%）	N	3 months	N	6 months	N	12 months	N	24 months
GSH-Px activity (U/mL)	Male								
	0	8	1545.05±151.10	8	1187.50±116.10	8	1110.94±92.30	6	1060.42±147.09
	0.01	8	1658.85±201.04	8	1265.18±177.58	8	1120.31±112.80	6	1165.97±229.25
	0.04	8	1686.31±132.76	8	1347.62±47.79*	8	1071.09±46.79	6	1338.33±171.84
	0.16	8	1572.02±213.02	8	1432.03±90.67**	8	1098.96±151.72	8	1122.40±55.00
	0.64	8	1516.67±159.29	8	1204.43±86.20	8	1116.37±127.87	6	1471.88±259.79**
	Female								
	0	8	1238.69±161.69	8	1190.10±185.11	8	973.44±271.45	6	1065.28±183.40
	0.01	8	1368.75±308.56	7	1163.39±73.16	8	996.73±165.70	6	1146.53±73.64
	0.04	8	1215.18±281.06	8	1149.70±155.44	8	916.15±122.36	7	1244.58±100.84
	0.16	8	1304.51±196.06	8	1186.72±48.26	8	1212.50±179.69*	5	1223.96±80.82
	0.64	8	1211.72±154.75	8	1220.31±86.82	7	959.03±121.26	7	1224.40±240.19
SOD activity (U/mL)	Male								
	0	8	117.80±7.35	8	93.86±10.98	8	95.97±8.90	6	98.36±0.86
	0.01	8	116.41±5.88	8	109.30±7.85*	8	88.19±17.36	6	115.40±9.51**
	0.04	8	117.36±6.47	8	114.98±5.52*	8	83.67±18.71	6	102.28±8.02
	0.16	8	113.43±8.64	8	101.08±8.48	8	92.32±10.51	8	101.93±7.03
	0.64	8	114.10±8.32	8	96.00±5.12	8	87.40±25.67	6	110.38±7.46*
	Female								
	0	8	118.07±10.82	8	117.62±10.37	8	104.29±7.33	6	108.34±16.29
	0.01	8	121.90±3.52	7	113.06±13.22	8	104.38±10.66	6	106.98±1.11
	0.04	8	117.36±12.69	8	118.82±5.59	8	109.37±13.01	7	104.43±6.63
	0.16	8	124.07±6.28	8	124.95±4.50	8	105.43±17.28	5	111.0±3.39
	0.64	8	123.66±6.51	8	124.04±5.52	7	120.46±12.27*	7	104.25±3.38

续表

	Sex，核苷酸（%）	N	3 months	N	6 months	N	12 months	N	24 months
MDA	Male								
（nmol/ml）	0	8	7.03±1.16	8	18.35±2.81	8	25.34±2.77	6	33.95±4.05
	0.01	8	9.43±1.90*	8	11.37±1.73**	8	20.71±2.49**	6	26.98±5.17*
	0.04	8	5.20±2.57	8	10.94±1.54**	8	18.41±3.14**	6	45.31±5.29
	0.16	8	7.92±1.53	8	15.30±2.73*	8	22.61±1.44	8	30.58±5.21*
	0.64	7	7.52±2.13	8	15.96±3.71	8	19.54±2.64**	6	25.61±5.70**
	Female								
	0	8	10.20±1.57	8	11.80±1.70	8	17.41±1.44	6	46.40±3.44
	0.01	8	9.17±1.37	7	13.06±2.17	8	15.82±2.55	6	41.09±2.09*
	0.04	8	11.14±1.91	8	14.95±2.52	8	15.86±1.19	7	38.79±2.31**
	0.16	8	10.93±1.83	8	13.61±2.31	8	15.24±1.62	5	40.87±3.00*
	0.64	8	11.60±1.63	8	13.76±2.16	7	16.94±2.02	7	40.83±2.45*

注：与对照组相比，*：$P<0.05$，**：$P<0.01$

良好的改善作用，同时可显著提高性激素分泌水平；延缓机体衰老过程。戴秋萍[17]等采用随机双盲法人体试食核酸试验显示试食组血清SOD活力高于对照组，试食组的食欲、精神、气力三项主观指标比对照组有显著改善。核酸可以提高人体SOD活性，并对人体食欲、精神和气力有促进作用。2008年Wang[18]还发现膳食核酸可以减少环磷酰胺引起的小鼠胸腺细胞DNA损伤，进一步证实了膳食核酸可以减少DNA损伤，延缓机体衰老的进程。

(3) 外源性核苷酸与细胞代谢和细胞信号转导

Tanaka研究表明核酸具有促进细胞增生和分化的作用，体内细胞生长需要核苷酸池来合成DNA/RNA。外源性核苷酸对细胞的分化起着调节剂的重要作用，并有很强的促进细胞再生的能力[19]。补充外源性核苷酸，能为这些组织提供足够的原料，保证细胞更新代谢的正常进行，激发细胞潜在的活性，避免因老化细胞积累，免疫力和抵御力下降而引发疾病和衰老[20]。比如，有研究表明，补充核苷酸可增加红细胞内2,3-二磷酸甘油酸的浓度，降低血红蛋白和氧的亲和力，使红细胞释放更多的氧给组织细胞，激发细胞潜在的活性，增强细胞活力[21]。而且，核苷酸及其降解物是体内多种代谢途径的重要辅酶的结构组分，如辅酶A控制着重要的代谢途径的变构效应。核苷酸的中间代谢产物ATP、ADP参与能量代谢，UTP参与糖代谢，胞嘧啶核苷三磷酸（cytidine triphosphate，CTP）参与脂代谢，鸟嘌呤核苷三磷酸（guanosine triphosphate，GTP）参与蛋白质的生物合成等。核苷酸及其降解物有效调节三大营养要素的吸收和利用，这种调节的及时性和有效性有利于预防和缓解糖尿病、高血脂、动脉硬化等老年性疾病的产生与恶化[22]。

核苷酸可以转化为环磷酸腺苷酸（cyclic adenosine monophosphate，cAMP）和环磷酸鸟苷酸（cyclic guanosine monophosphate，cGMP），是机体信息传递及代谢调节的关键物质。细胞内环境的应答配合，机体各器官之间的功能协调，机体与外环境应答反应，均有赖于信息传递及代谢调节体系。Di Virgilio、Schetinger等最近分别证实细胞外核酸和核苷酸在调节各种免疫应答和分子信号中发挥了很重大的生物学作用。Thukral等发现细胞外核酸在介导炎症应答和代谢内环境稳定中起了很重要的作用[23-25]。

（二）核苷酸对老年期免疫系统及功能的维持作用

早在60年代就有人提出过衰老的免疫学理论，认为免疫系统从根本上参与正常脊椎动物的老化，比较经典地反映了大多数哺乳动物（包括人类）的老化过程。膳食来源的核苷酸不但是维持机体正常免疫的必需营养素，而且核苷酸对老年期免疫系统及其功能有着重要的维持作用[8,26]。

添加外源性核苷酸不但能够促进正常小鼠免疫功能的提高，使免疫抑制小鼠免疫功能得到改善，而且可延缓老龄小鼠胸腺形态学的退化萎缩，维持老龄机体的正常免疫功能。

有关衰老与周围T淋巴细胞关系的研究表明细胞免疫功能低下是导致衰老及多种老年性疾病的重要原因之一，虽然老年与年轻个体T细胞总数相同，但老年人T淋巴细胞有功能的仅为青年人的50%～80%，且其增殖能力也很大程度丧失[27]。李蓉等[28-29]发现膳食核酸使老龄大鼠的胸腺指数、脾淋巴细胞增殖能力、IL-2、TNF显著升高。李蓉等[30-31]还系统研究了鲑鱼DNA对老龄小鼠胸腺的影响，发现添加DNA组胸腺平均厚度显著增加，皮、髓质细胞数显著增多；显著增高$CD3^+$、$CD3^+CD4^+$、$CD3^+CD8^+$细胞比例，而 $CD3^+CD4^+$ ：$CD3^+CD8^+$ 比例无差异，说明有效细胞数增加；IL-7 mRNA 含量、CD127 细胞数量显著增加；促进增殖基因的表达，抑制凋亡基因的表达，并因此延缓胸腺的退化萎缩。同时还能够增加肠上皮淋巴细胞中成熟淋巴细胞的比例，同时增加肠上皮细胞产生 IL-7 的量。研究证实饮食中增加核苷增强了鲶科鱼的生长和免疫反应[32]；膳食添加 UMP 可以影响新生牛免疫反应，增加 PMBC γ-干扰素浓度和回肠黏膜中的 IgA 浓度[33]。因此，补充外源性核苷酸，不仅可以增强机体的免疫功能，有助于维持细胞和体液免疫应答，还能部分解除免疫抑制，恢复由蛋白质缺乏或其他原因引起的免疫功能丧失。

（三）核苷酸对老年脑功能的影响

脑不具备从头合成核苷酸的能力，只能通过补救途径合成功能核苷酸。增龄老化核苷酸相对不足，补充核苷酸可减弱脑组织的氧化损伤，活化脑细胞；补充核苷酸可以影响脑皮质的脂代谢，改善脑记忆及认知功能[34]。补充核苷酸能增加红细胞的核糖核酸抑制因子（ribonuclease inhibitor，RI）水平，保护 RNA 特别是 mRNA，增加蛋白质的合成。RNA 的分解产物腺苷酸可扩展末梢血管，三磷腺苷（adenosine monophosphate，AMP）为脑代谢的能量，补充核酸酸改善整个脑部的血液供应，促进全身代谢，恢复大脑功能。中枢神经系统通过神经递质对整体代谢进行综合调节、保持内环境的相对稳定和代谢过程的正常进行，补充核苷酸可以促进神经细胞的生长，修复中枢神经系统的信息传递，抗氧化损伤等减轻脑损伤。

膳食补充核苷酸可减轻与老化有关的脑形态病理变化与记忆的损伤。Rathbone 等[35]提出在中枢神经系统受损后，细胞外嘌呤核苷酸与其他生长因子可协同作用刺激神经细胞胶质增生、毛细血管内皮细胞增生以及神经轴突的增生。哈佛大学研究表明，RNA 合成显著减少，因此发生记忆障碍；内源性核苷、核苷酸的不足可能与衰老性或遗传性记忆缺陷有关。这些缺陷可被膳食中添加的核苷和核苷酸所改善[20]。Chen[36]表明在中枢神经系统损伤时，内源给的核苷和核苷酸不足以维持中枢神经系统的最佳功能，而膳食核酸可以减轻与老化有关的脑形态病理变化与记忆的损伤。并且有研究表明，磷酸卵磷脂在细胞修复、生长特别是对神经细胞突触功能重塑是必需的，补充尿嘧啶核苷酸（uridine monophosphate，UMP），可能会增加大脑中胆碱功能和多巴胺的水平，从而加大大脑磷脂水平[37-38]。磷酸是大脑神经系统极为重要的生物活性成分，补充核苷酸可以改善大脑营养和功能，修复损伤、促进神经细胞的生长、修复神经细胞间的信息传递、延缓脑衰老。

（四）外源性核苷酸对老年肠道功能的影响

核苷酸具有促进细胞增生和分化的作用，外源性核苷酸对小肠细胞的分化起着调节剂的重要作用；并有很强的促进肝细胞再生的能力；酵母核苷酸可降低血脂，防治动脉粥样硬化。而且，核酸还有提高铁、蛋白质利用率、抗放射线损害等作用，这些都可能与其抗衰老功能有关。

消化道是营养物质吸收的场所，同时又有免疫调节、抗炎等功能，其功能的正常性对于机体是十分重要的。核苷酸对肠道具有保护作用，能够改善肠的屏障作用，维持肠壁的完整性，减少细胞的死亡率以及细菌、脂多糖引起的细菌易位，减少腹泻的发生，加速饥饿应激和感染后损伤的肠道恢复。有关核苷酸对肠道功能的影响详见第六章第四节。

(五) 核苷酸对老年肝功能的影响

肝作为人体的代谢中心，是最早最容易发生老化的器官之一。随着年龄增长，肝会发生许多结构和功能的变化[39-40]，包括，肝的体积减小、肝血流灌注量减少、肝细胞排列紊乱、肝血窦明显扩张、脂肪变性、炎症细胞浸润、纤维化改变、紧密连接的通透性和通过细胞转移的能力减少等。老化肝的物质代谢明显紊乱，白蛋白合成能力、对药物代谢能力以及Kupffer细胞吞噬能力明显降低。一方面，肝实质细胞的总数量逐渐减少，增殖修复能力降低，代偿性肝细胞变大等。衰老时肝细胞内线粒体数目减少，发生肿胀、变形、空洞等一系列退行性改变，肝细胞的能量代谢能力降低[41]。另一方面，衰老的肝细胞可激活肝星状细胞等其他类型的细胞，进而导致肝纤维化的加剧。由于免疫微环境的改变以及肝纤维化的不断进展恶化，并且相互促进[42]；同时，肝细胞还有可能跨过衰老阶段发展为肝癌细胞。膳食来源的核苷酸能进入各种组织中并被吸收利用，将会节省机体从头合成或者补救合成的消耗从而可以优化组织功能。研究显示（如第六章第一节），核苷酸不但可以调节肝内核苷酸浓度，促进多种类型肝损伤的修复再生，促进肝胶原蛋白的降解，减轻肝纤维化程度，还可以调节肝脂肪酸的代谢。

北京大学李勇教授课题组通过给予SD大鼠全生命周期外源性核苷酸干预，对衰老肝的相关指标进行了观察，其主要结果如下：

1. 核苷酸对老年肝形态及功能的作用

研究发现，老年大鼠的肝湿重和脏体比值与中年大鼠对照组相比均显著降低。老年核苷酸各剂量组与对照组相比，肝湿重和脏体比值均有所升高，但由于方差较大，差异无显著性（表7-3-8）。

表7-3-8 各组大鼠肝湿重和肝/体比值情况 ($\bar{x}\pm s$)

	n	湿重（g）	脏体比（%）
中年对照组	8	22.68±4.39	2.64±0.33
老年对照组	6	12.22±2.25##	1.53±0.08##
0.01%核苷酸老年组	6	17.79±6.26	1.98±0.40#
0.64%核苷酸老年组	6	12.58±2.49##	1.77±0.58##

注：与中年对照组相比，#：$P<0.05$，##：$P<0.01$

由彩图7-3-3可见，中年对照组标本肝细胞以中央静脉为中心呈放射状排列，细胞饱满、形态规则；各衰老大鼠组肝出现轻微病理改变，肝汇管区血管及中央静脉扩张，肝细胞形态较不规则，部分可见空泡样改变，纤维样增生。经长期核苷酸干预，各老年核苷酸干预组与对照组相比，空泡变形和纤维样增生得到一定程度的改善。

如表7-3-9所示，通过对与肝相关的病变汇总发现，SD大鼠在自然衰老过程中非肿瘤性病变多为与年龄增长相关的退行性病变，并且脂肪肝最为高发。

表 7-3-9 核苷酸长期干预对SD雄性大鼠肝病变发生情况的影响

	老年对照组（n=26）	0.01%核苷酸老年组（n=26）	0.64%核苷酸老年组（n=26）
非肿瘤性病变			
肝硬化	3	2	3
脂肪肝	5	3	3
肿瘤病变			
腺瘤（B）	1	1	1
肿瘤大小/鼠（cm^3）	1.21	1.05	0.87
总计	9	6	7

对于体现肝功能的血清ALT和AST的检测发现，雄性大鼠各剂量组仅在12月龄时，0.01%核苷酸组ALT明显高于对照组；0.04%、0.64%核苷酸组AST明显低于对照组。其他各时点并未发现显著性差异。

以上说明，SD大鼠在自然衰老过程中非肿瘤性病变多为年龄增长相关的退行性病变，并且脂肪肝最为高发。各组老龄大鼠的肝湿重和脏体比值与中年对照组相比均显著降低。老龄核苷酸各剂量组与对照组相比，肝湿重和脏体比值在一定程度上均有所升高。同时，长期核苷酸干预，各老龄核苷酸干预组在病理性损害方面（主要以炎性细胞浸润和纤维增生为主）有不同程度的改善。

2. 核苷酸对老年肝炎症水平的作用

各种炎性介质（如IL-1β、IL-6、TNF-α以及组织因子、黏附分子等）基因的转录、翻译，将导致炎性因子大量释放，并参与组织、器官的损伤[43]。TNF-α一方面具有直接的细胞毒作用，另一方面又可引起微循环障碍导致肝细胞坏死，其还与其他炎性因子如IL-1β、IL-6相互激发，引起级联放大反应，进一步加重肝损伤[44-45]。

大鼠血清中炎症因子TNF-α、TGF-β、IL-6、血管内皮生长因子（vascular endothelial growth factor，VEGF）水平如表7-3-10所示。与中年对照组相比，老年对照组的TNF-α水平显著增高，老年对照组和核苷酸各剂量组在TGF-β、IL-6、VEFG水平上均无显著性差异。与老年对照组相比，0.01%核苷酸组在TNF-α、VEFG和IL-6水平上有显著性差异。说明，核苷酸干预能够降低衰老大鼠血清中TNF-α、TGF-β、IL-6、VEFG的水平。推测核苷酸能够通过降低体内炎症水平，来延缓衰老，降低肝的相关炎性。

表 7-3-10 大鼠血清中部分炎症因子水平（$\bar{x}\pm s$）

组别	n	TNF-α（pg/ml）	IL-6（pg/ml）	TGF-β（pg/ml）	VEFG（pg/ml）
中年对照组	8	0.785±0.602	0.149±0.002	0.928±0.130	0.854±0.124
老年对照组	6	1.070±0.128##	0.155±0.004	0.989±0.063	0.956±0.063
0.01%核苷酸老年组	5	0.851±0.079**	0.146±0.013*	0.818±0.074	0.764±0.091**
0.64%核苷酸老年组	6	0.859±0.100	0.155±0.004	0.915±0.115	0.795±0.099

注：与老年对照组相比，*：$P<0.05$，**：$P<0.01$；与中年对照组相比，##：$P<0.01$

3. 核苷酸对老年肝过氧化状态水平的作用

如表 7-3-11 所示，与中年对照组相比，老年对照组肝匀浆中 SOD 活性显著下降，而 MDA 的水平则有明显升高。在核苷酸干预组中自然衰老肝 MDA 水平表现出明显上升趋势，其上升的程度与剂量呈现一定的依赖性，其中 0.01%组与对照组的差异具有显著性。同样，核苷酸的长期干预使自然衰老的肝的 SOD 酶活性也有一定程度的提高，但差异不具有显著的统计学意义（$P>0.05$）。核苷酸可显著地抑制自然衰老肝中脂质过氧化产物 MDA 的水平。对于肝组织中 SOD 酶的活性核苷酸的干预也有一定的提高作用，但是提高的效果没有显著性差异，提示核苷酸在肝组织中可能更主要是通过对脂质过氧化产物的抑制作用而发挥其抗氧化的活性作用。说明核苷酸可降低自由基，提高肝组织抗氧化能力，对细胞具有保护作用。

表 7-3-11　核苷酸长期喂养对雄性 SD 自然衰老大鼠肝 SOD 活性和 MDA 水平的影响（$\bar{x}\pm s$）

组别	n	SOD 活性（U/ml）	MDA（ng/ml）
中年对照组	8	120.83±10.0	1.66±1.17
老年对照组	6	96.10±23.73$^{\#\#}$	3.72±1.47$^{\#\#}$
0.01%核苷酸老年组	6	108.77±21.50$^{\#}$	2.24±1.01*
0.64%核苷酸老年组	6	103.10±17.58$^{\#}$	2.80±1.15

注：与老年对照组相比，*：$P<0.05$；与中年对照组相比，$^{\#}$：$P<0.05$，$^{\#\#}$：$P<0.01$

4. 核苷酸对老年肝能量代谢的作用

衰老时，机体能量代谢会发生紊乱。肝是人体重要的代谢器官，直接参与多种物质的代谢。线粒体是细胞的能量代谢中心。衰老时，线粒体会发生肿胀、变性、空洞化、数量减少等一系列退行性改变，因而线粒体被认为在细胞衰老中具有重要作用[46]。琥珀酸脱氢酶（succinodehydrogenase，SDH）与线粒体内膜紧密结合，是受氢体中最重要的且唯一不需要辅酶的酶，肝 SDH 活性很强并可反映肝三羧酸循环的状况，是肝线粒体的标志酶之一。LDH 是体内能量代谢过程中的重要酶，几乎存在于所有组织中，当少量肝组织坏死时，LDH 被释放入血，导致血液中 LDH 水平升高。ATP 酶是存在于组织细胞及细胞器生物膜上的一种蛋白酶，其在物质运送、能量转换、信息传递以及维持细胞膜的完整、组织代谢等方面具有重要意义，可作为代谢紊乱及损伤组织恢复能力的可靠指标，其中主要的为 Na^{+}-K^{+}-ATP 酶和 Ca^{2+}-Mg^{2+}-ATP 酶[47-49]。研究结果显示（表 7-3-12，表 7-3-13），老年对照组肝匀浆中 SDH 活性显著下降，而 LDH 的活性则有明显升高，Na^{+}-K^{+}-ATP 酶和 Ca^{2+}-Mg^{2+}-ATP 酶水平均有下降，核苷酸能使 SDH 活性增强，下调 LDH 水平，ATP 酶活力显著增加。说明核苷酸能够改善细胞的能量代谢，使细胞处于功能活跃状态[50]。

表 7-3-12　核苷酸长期干预对雄性 SD 大鼠自然衰老肝 SDH 和 LDH 水平的影响（$\bar{x}\pm s$）

组别	n	SDH（U/mg pro）	LDH（U/mg pro）
中年对照组	8	0.955±0.058	1.947±0.070
老年对照组	6	0.805±0.077##	2.708±0.180##
0.01%核苷酸老年组	5	0.902±0.055*	2.447±0.067##
0.64%核苷酸老年组	6	0.835±0.052#	2.512±0.198##

注：与老年对照组相比，*：$P<0.05$；与中年对照组相比，##：$P<0.01$

表 7-3-13　核苷酸长期干预对雄性 SD 大鼠自然衰老肝中 Na^+-K^+-ATP 酶和 Ca^{2+}-Mg^{2+}-ATP 酶水平的影响（$\bar{x}\pm s$）

组别	n	Na^+-K^+-ATP 酶（U/mg pro）	Ca^{2+}-Mg^{2+}-ATP 酶（U/mg pro）
中年对照组	8	1.27±0.15	0.70±0.11
老年对照组	6	1.02±0.12##	0.53±0.10##
0.01%核苷酸老年组	5	1.16±0.09*	0.67±0.09*
0.64%核苷酸老年组	6	1.14±0.13*	0.66±0.03*

注：与老年对照组相比，*：$P<0.05$；与中年对照组相比，##：$P<0.01$

5. 核苷酸对老年肝纤维化程度的作用

（1）核苷酸对老年肝纤维含量的作用

羟脯氨酸在胶原蛋白中占 13.4%，在弹性蛋白中占极少量，其他蛋白中均不存在。肝细胞变性坏死，通过验证使纤维增加，分割肝小叶，导致肝硬化。肝硬化时，肝内主要增加的成分为胶原纤维，羟脯氨酸为胶原纤维所特有，测定肝羟脯氨酸的含量，可换算成肝胶原蛋白的含量，可明确胶原总体水平，以反映肝纤维化程度。研究结果显示（表 7-3-14），羟脯氨酸水平与年龄呈正相关趋势，尽管各剂量组较老龄对照组均有所降低，但未发现显著性差异。说明核苷酸具有一定的缓解肝纤维化的作用。

表 7-3-14　核苷酸长期干预对雄性 SD 大鼠自然衰老肝中羟脯氨酸含量的影响（$\bar{x}\pm s$）

组别	n	羟脯氨酸含量（μg/mg）
中年对照组	8	0.333±0.026
老年对照组	6	0.459±0.028##
0.01%核苷酸老年组	5	0.437±0.031##
0.64%核苷酸老年组	6	0.455±0.023##

注：与中年对照组相比，##：$P<0.01$

（2）核苷酸对老年肝 miRNA 及其靶基因的表达的作用

miRNA 在组织器官的分化和衰老中起到重要作用，研究通过应用基因芯片技术发现了核苷酸干预引起 miRNAs 在衰老肝中的差异表达，有 7 个显著上调的 miRNAs 和 4 个显著下调（表 7-3-15 至表 7-3-20，图 7-3-4 至图 7-3-8）。与老龄对照组相比，核苷酸干预组 miR-

182 显著性上调表达达 15 倍以上，同时 miR-328a* 显著性下调表达达 0.15 倍。

以前的研究显示，miR-182 在特定的感觉器官发育中高表达[51-52]，而且 miR-182 被认为是一个潜在的毛发细胞再生的治疗剂[53]。与此同时，miR-182 一般在癌细胞和组织细胞中呈现低表达。尽管目前关于 miR-182 在恶性肿瘤中的表达及其发挥作用的机制尚不明了，甚至有矛盾之处。但有研究发现，高恶性乳腺癌细胞 MDA-MB-231 的 miR-182 表达显著低于低恶度细胞 MCF-7[10]。且 miR-182 与淋巴结转移呈负相关[54]。在其他肿瘤中，miR-182 可通过靶向癌基因 RGS17，抑制肺癌细胞增殖[55]，且 miR-182 在原发性肺癌中的表达高于转移癌，提示 miR-182 可能是肺癌转移的抑制因子[56]。但也有研究显示 miR-182 在一些肿瘤如结肠癌、前列腺癌、卵巢癌、透明细胞癌、子宫内膜癌组织中的表达显著上调[57-60]。这些可能是由于 miR-182 在不同的肿瘤中靶基因并不完全相同、下游靶基因的生物学效应不同、miRNA 的表达具有时序性和组织特异性引起，这些共同决定了 miR-182 的作用。

研究发现，较中年对照组，老年对照和核苷酸干预组的 miR-182 表达量均有所下降；与老年对照组相比，核苷酸干预组的 miR-182 表达量均有所提高。通过生物学信息软件分析，预测了在本实验衰老性肝组织中受到 miR-182 调节的主要靶基因，即 Thbs2。Thbs-2 是一种细胞基质蛋白，是细胞外肝窦内皮损伤因子基质金属蛋白酶（matrix metallo preteinases，MMP）-2 的重要调节者。主要参与组织损伤修复过程中血管发生和基质重构。Thbs-2 缺失小鼠可发生 MMP-2 的活性增强和纤维原细胞的胶黏缺陷[61-62]。有文献报道，在 CCl_4 诱导的大鼠肝硬化形成过程中，Thbs-2 的基因表达趋势与 MMP-2 活性变化趋势一致，参与了基底膜胶原的降解和促进了肝组织重建的过程；Thbs-2 表达增强时，加速了肝纤维化向肝硬化的发展[63]。本研究结果显示，较中年对照组，老年对照组和核苷酸干预组 Thbs-2 的基因表达均有所提高；同时，核苷酸干预组 Thbs-2 的基因表达较老年对照组显著降低。结果提示，核苷酸长期干预可通过增加 miR-182 来降低 Thbs-2 的表达，减轻肝窦内皮的损伤，进而起到了延缓肝硬化的发展进程。

同时，研究也发现，较中年对照组，老年对照组和核苷酸干预组的 miR-328a* 表达量均有所提高；较老年对照组，核苷酸干预组的 miR-328a* 表达量均有所下降。miR-328a* 与年龄相关性疾病（如阿尔茨海默病）和癌症中存在密切的联系[64-65]。这些可能是由于 miR-328a* 在不同的组织中靶基因并不完全相同、下游靶基因的生物学效应不同及 miRNA 的表达具有时序性引起，这些共同决定了 miR-328a* 的作用。通过生物学信息软件分析，预测了在本实验衰老性肝组织中受 miR-328a* 调节的主要靶基因 Pdgf-b。血小板衍生生长因子（platelet-derived growth factor，PDGF）主要由巨核细胞产生，储存于血小板中，有 A 链、B 链、C 链和 D 链。Pdgf-b 作为一种有丝分裂的促进剂，可刺激成纤维细胞和平滑肌细胞的分裂和趋化功能，促进巨噬细胞产生和分泌生长因子，在胚胎发生、伤口愈合及恶性肿瘤等多个病理和生理过中均发生重要作用[66]。Pdgf-b 是 HSC 有丝分裂的主要促进因子。最近有报道，Pdgf-b 在高脂饲料喂养的大鼠体内高表达[67]，而且 Pdgf-b 可协同 TGF-β 一起通过 Smad 通路增强胶原蛋白的合成[68]。本研究结果显示，较中年对照组，老年对照组和核苷酸干预组 Pdgf-b 的基因表达均有所提高；同时，核苷酸干预组 Pdgf-b 的基因表达较老年对照组显著降低。结果提示，核苷酸长期干预可通过降低 miR-328a* 来降低 Pdgf-b 的表达，降低与肝纤维化形成有关的重要细胞因子的分泌，减轻肝星状细胞的增殖，进而起到了延缓肝硬化的发展进程。

说明，核苷酸长期干预对由增龄引起的肝纤维化具有一定的保护作用。核苷酸长期干预可能通过干预肝中 miR-182 和 miR-328a* 的表达，并且通过调控 miR-182 和 miR-328a* 的靶基因 Thbs-2 和 Pdgf-b，来起到调控肝纤维化增生的作用。

表 7-3-15 24 月龄 SD 雄性大鼠肝中差异表达的 miRNA 情况

miRNAs	P 值（%）	FDR（%）	对照组	GMI 0.01%核苷酸组	0.64%核苷酸组	倍数变化 0.01%核苷酸/对照组	0.64%核苷酸/对照组
Overexpression							
rno-miR-182	0.611 35	3.67	21.58	328.99	231.25	15.245 13	10.715 94
rno-miR-451	0.207 95	1.71	14.17	65.23	58.92	4.603 387	4.158 08
rno-miR-22*	1.165 41	4.62	20.66	61.78	55.08	2.990 319	2.666 021
rno-miR-350	1.039 44	4.62	14.93	38.63	35.08	2.587 408	2.349 632
rno-miR-128	1.283 02	4.62	10.00	23.77	26.52	2.377	2.652
rno-miR-148b-3p	1.542 88	4.86	10.00	22.55	22.45	2.255	2.245
rno-miR-322*	0.949 05	4.62	10.00	20.93	23.02	2.093	2.302
Underexpression							
rno-miR-150*	0.236 98	1.71	25.33	10.12	11.66	0.399 526	0.460 324
rno-miR-92b*	0.206 43	1.71	395.74	94.21	139.78	0.238 06	0.353 212
rno-miR-370	1.620 73	4.86	57.37	11.00	13.68	0.191 738	0.238 452
rno-miR-328a*	0.148 55	1.71	1269.15	190.85	331.14	0.150 376	0.260 915

注：GMI：强度的几何均数（geometric mean of intensities）；FDR：错误发现率（false discovery rate）

表 7-3-16 24 月龄 SD 雄性大鼠肝中差异表达的 miRNA 靶基因的显著性功能分布情况

go_id	go_name	go_diffgene_count	go_gene_count	P 值	FDR	enrichment
GO：0051246	regulation of protein metabolic process	7	7	1.81E-09	4.76E-07	19.550 026
GO：0006333	chromatin assembly or disassembly	4	4	1.37E-05	0.001 433 7	19.550 026
GO：0006813	potassium ion transport	24	48	1.75E-18	8.50E-16	9.775 013 1
GO：0055085	transmembrane transport	63	136	3.65E-44	5.75E-41	9.056 262 1
GO：0016568	chromatin modification	14	39	7.21E-09	1.42E-06	7.017 958 1
GO：0006464	protein modification process	12	35	1.72E-07	2.74E-05	6.702 866 1
GO：0006814	sodium ion transport	19	72	4.69E-09	1.05E-06	5.159 034 7
GO：0007275	multicellular organismal development	49	219	2.80E-18	1.10E-15	4.374 206 8
GO：0006511	ubiquitin-dependent protein catabolic process	23	127	2.34E-07	3.47E-05	3.540 555 9

续表

go_id	go_name	go_diffgene_count	go_gene_count	P值	FDR	enrichment
GO：0005975	carbohydrate metabolic process	16	97	6.41E-05	0.006 112 5	3.224 746 6
GO：0006810	transport	26	158	2.68E-07	3.84E-05	3.217 092 9
GO：0009612	response to mechanical stimulus	13	80	0.000 401 6	0.031 155 4	3.176 879 3
GO：0007399	nervous system development	26	161	3.93E-07	5.17E-05	3.157 147 1
GO：0007067	mitosis	15	93	0.000 146 2	0.012 123 4	3.153 23
GO：0016192	vesicle-mediated transport	17	113	0.000 123 7	0.010 638 5	2.941 154 4
GO：0007049	cell cycle	23	154	7.73E-06	0.000 864 8	2.919 809 1
GO：0006355	regulation of transcription, DNA-dependent	84	719	3.68E-12	1.16E-09	2.284 008 6
GO：0007165	signal transduction	48	427	6.39E-07	7.74E-05	2.197 661
GO：0015031	protein transport	30	270	0.000 120 5	0.010 418	2.172 225 1
GO：0008150	biological_process	1	1392	6.83E-31	5.38E-28	0.014 044 6

注：FDR：错误发现率（false discovery rate）

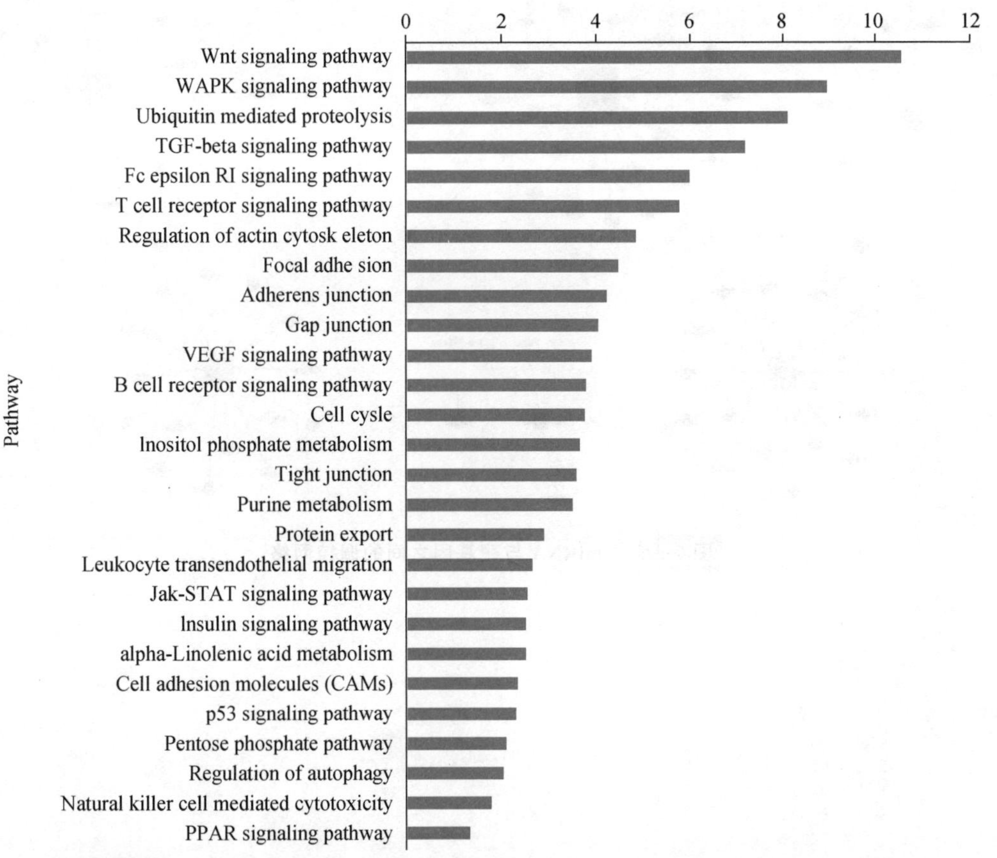

图 7-3-4　24 月龄 SD 雄性大鼠肝中差异表达的 miRNA 靶基因参与通路的分布情况

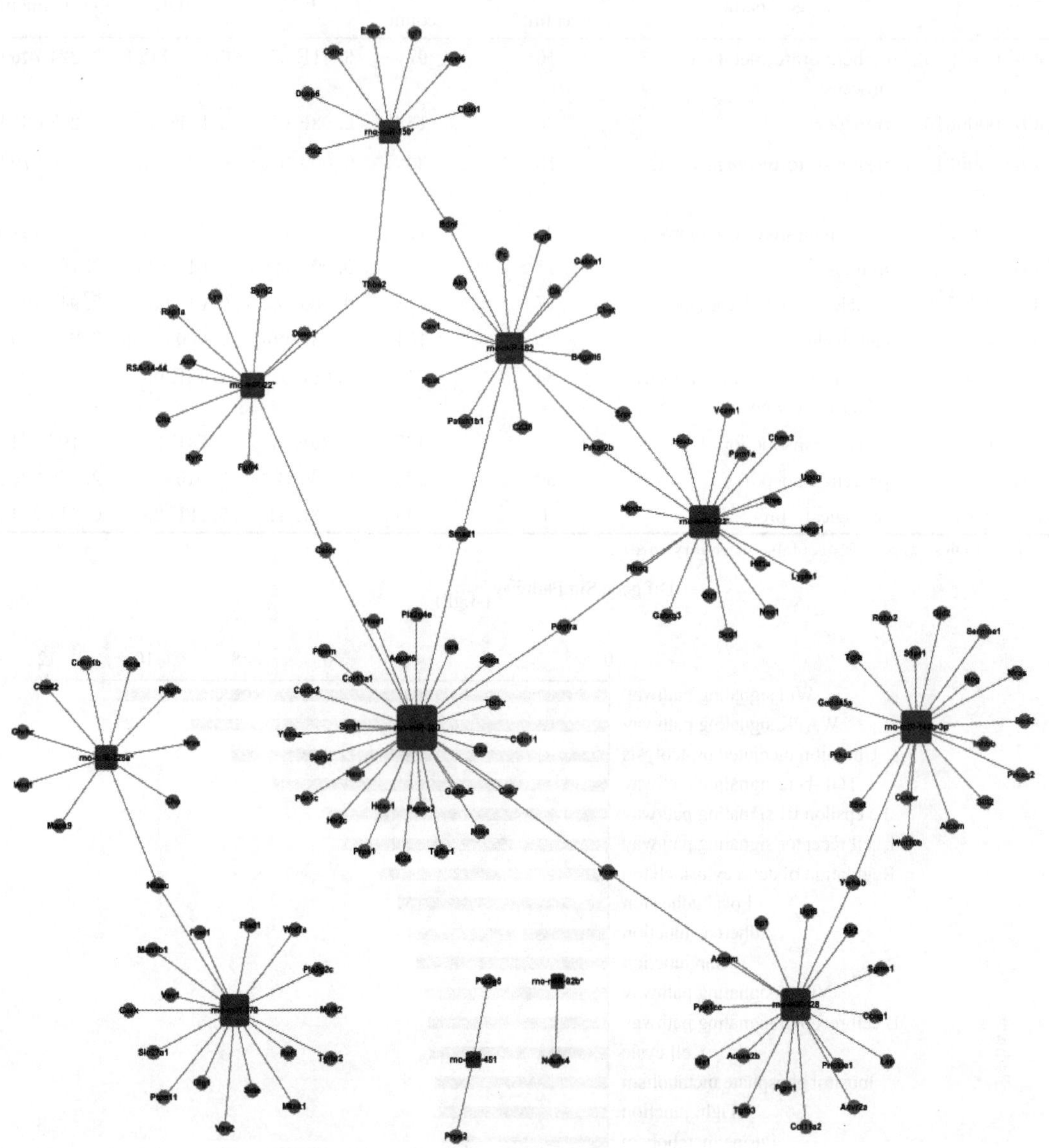

图 7-3-5　miRNA 与靶基因之间的调控网络

表 7-3-17　网络中被调控的基因分布

Gene symbol	Gene Description	Go_name	Degree
Pdgfra	Rattus norvegicus platelet derived growth factor receptor, alpha polypeptide (Pdgfra), mRNA	positive regulation of cell proliferation	3
Thbs2	Rattus norvegicus thrombospondin 2 (Thbs2), mRNA	cell adhesion	3
Calcr	Rattus norvegicus calcitonin receptor (Calcr), transcript variant 1a, mRNA	response to glucocorticoid stimulus	2
Cckbr	Rattus norvegicus cholecystokinin B receptor (Cckbr), mRNA	response to insulin stimulus	2
Enpp2	Rattus norvegicus ectonucleotide pyrophosphatase/phosphodiesterase 2 (Enpp2), mRNA	lipid catabolic process	2
Fgf9	Rattus norvegicus fibroblast growth factor 9 (Fgf9), mRNA	protein import into nucleus	2
Gadd45a	Rattus norvegicus growth arrest and DNA-damage-inducible, alpha (Gadd45a), mRNA	centrosome cycle	2
Gk	Rattus norvegicus glycerol kinase (Gk), mRNA	response to organic substance	2
Mllt4	Rattus norvegicus myeloid/lymphoid or mixed-lineage leukemia (trithorax homolog, Drosophila); translocated to, 4 (Mllt4), mRNA	signal transduction	2
Prkar2b	Rattus norvegicus protein kinase, cAMP dependent regulatory, type Ⅱ beta (Prkar2b), mRNA	signal transduction	2
Ptprm	Rattus norvegicus protein tyrosine phosphatase, receptor type, M (Ptprm), mRNA	signal transduction	2
Smad1	Rattus norvegicus SMAD family member 1 (Smad1), mRNA	regulation of transcription, DNA-dependent	2
Srpr	Rattus norvegicus signal recognition particle receptor ("docking protein") (Srpr), mRNA	transport	2
Tgfbr1	Rattus norvegicus transforming growth factor, beta receptor 1 (Tgfbr1), mRNA	signal transduction	2
Vcan	Rattus norvegicus versican (Vcan), transcript variant 1, mRNA	cell adhesion	2
Ywhab	Rattus norvegicus tyrosine 3-monooxygenase/tryptophan 5-monooxygenase activation protein, beta polypeptide (Ywhab), mRNA	positive regulation of catalytic activity	2

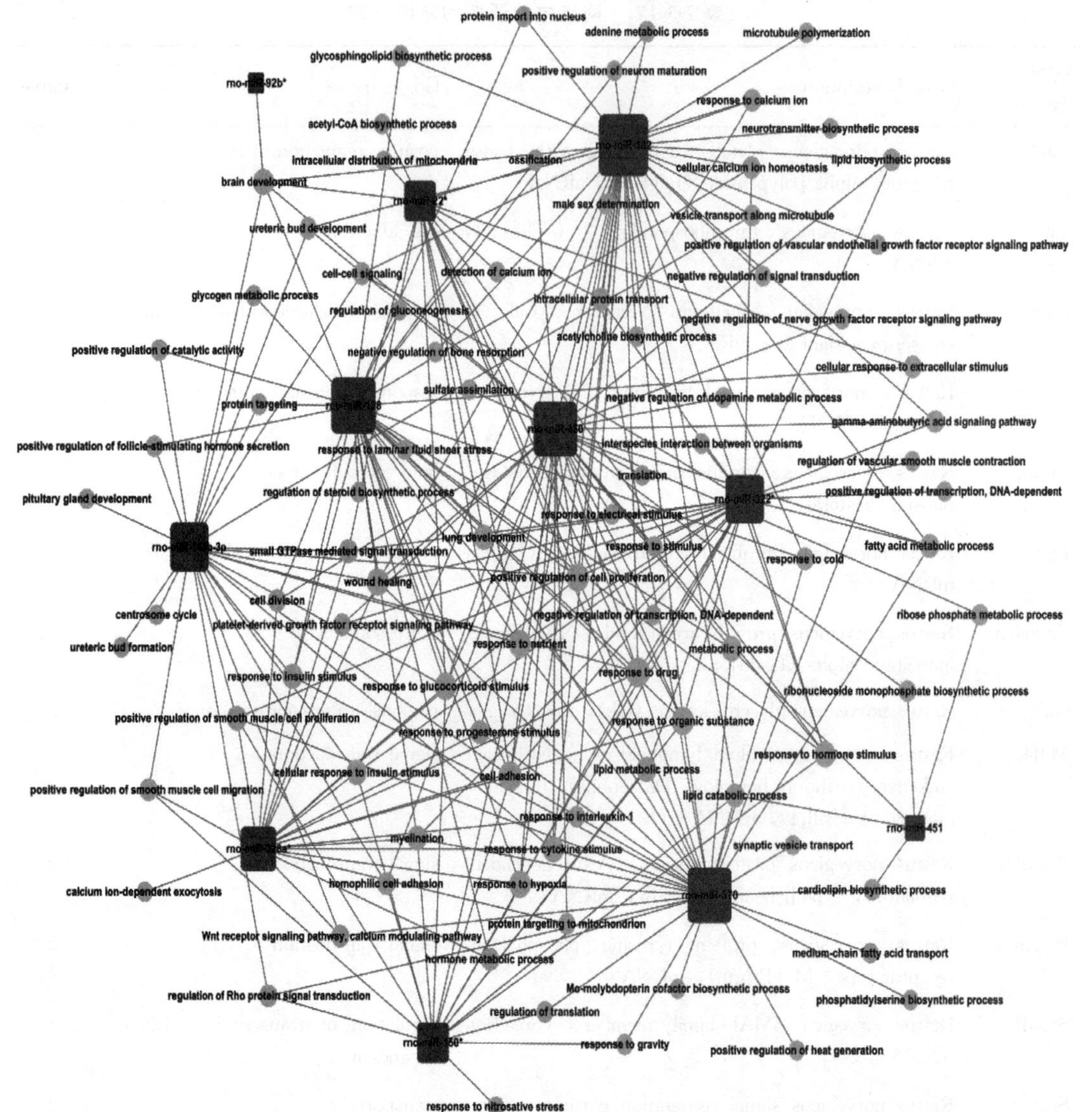

图 7-3-6 miRNA 与调控功能之间的调控网络

表 7-3-18 调控网络中的关键 miRNA

miRNA	degree
rno-miR-182	37
rno-miR-128	32
rno-miR-370	31
rno-miR-350	31
rno-miR-148b-3p	26
rno-miR-322*	25

续表

miRNA	degree
rno-miR-328a*	22
rno-miR-150*	18
rno-miR-22*	18
rno-miR-451	5
rno-miR-92b*	1

表 7-3-19　被调控网络中的关键功能

go_name	Degree
response to drug	12
cell adhesion	10
positive regulation of cell proliferation	10
response to organic substance	10
response to glucocorticoid stimulus	9
response to hormone stimulus	8
response to hypoxia	8
response to nutrient	8
wound healing	8
cellular response to insulin stimulus	7
metabolic process	7
response to cytokine stimulus	7
response to insulin stimulus	7
homophilic cell adhesion	5
lipid catabolic process	5
lipid metabolic process	5
cell-cell signaling	4
cell division	3
cellular calcium ion homeostasis	3
glycogen metabolic process	3
hormone metabolic process	3
lipid biosynthetic process	3
positive regulation of catalytic activity	3
Wnt receptor signaling pathway%2C calcium modulating pathway	3
adenine metabolic process	2
phosphatidylserine biosynthetic process	2
positive regulation of vascular endothelial growth factor receptor signaling pathway	2
response to interleukin-1	2

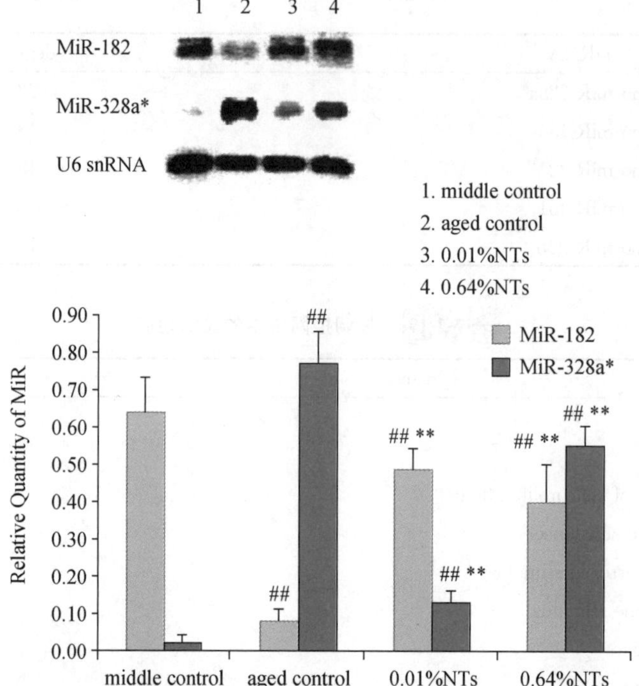

图 7-3-7 核苷酸长期干预对雄性 SD 大鼠自然衰老肝中 miR-182 和 miR-328a* 表达的影响

注：与老年对照组相比，*：$P<0.05$，**：$P<0.01$；与中年对照组相比，#：$P<0.05$，##：$P<0.01$

middle control：中年对照组；aged control：老年对照组；0.01%NTs：0.01%核苷酸组；0.64%NTs：0.64%核苷酸组。

表 7-3-20 预测得到 miR-182 和 miR-328a* 的相关靶基因和通路

MiRNA	Gene Symbol	Pathway Name
miR-182		
	Thbs2	Focal adhesion；TGF-beta signaling pathway
	Fgf9	MAPK signaling pathway；Regulation of actin cytoskeleton
	Pafah1b1	Ether lipid metabolism
	Srpr	Protein export
	Cd38	Calcium signaling pathway
	Gk	PPAR signaling pathway
	Gabra1	Neuroactive ligand-receptor interaction
	Chat	Glycerophospholipid metabolism
	Smad1	TGF-beta signaling pathway
	Pc	Citrate cycle（TCA cycle）
	Ppat	Purine metabolism
	B4galt6	Sphingolipid metabolism
	Ak1	Purine metabolism
	Bdnf	Huntington's disease；MAPK signaling pathway
	Cav1	Focal adhesion
	Prkar2b	Insulin signaling pathway

续表

MiRNA	Gene Symbol	Pathway Name
miR-328a*		
	Nfasc	T cell receptor signaling pathway,
	Pdgfb	Regulation of actin cytoskeleton, MAPK signaling pathway, Focal adhesion
	Ccnd2	Wnt signaling pathway, p53 signaling pathway, Jak-STAT signaling pathway, Focal adhesion
	Ghrhr	Neuroactive ligand-receptor interaction
	Wnt1	Wnt signaling pathway, Hedgehog signaling pathway
	Cdkn1b	ErbB signaling pathway, Cell cycle
	Mapk9	Wnt signaling pathway, T cell receptor signaling pathway, MAPK signaling pathway, Insulin signaling pathway, GnRH signaling pathway, Focal adhesion, Adipocytokine signaling pathway
	Nras	VEGF signaling pathway, Tight junction, T cell receptor signaling pathway, Natural killer cell mediated cytotoxicity, MAPK signaling pathway, Long-term potentiation, Insulin signaling pathway, GnRH signaling pathway, Gap junction, Fc epsilon RI signaling pathway, B cell receptor signaling pathway, Axon guidance, Acute myeloid leukemia
	Chp	Wnt signaling pathway, Alzheimer's disease, MAPK signaling pathway, T cell receptor signaling pathway, VEGF signaling pathway, B cell receptor signaling pathway, Axon guidance, Long-term potentiation, Calcium signaling pathway, Natural killer cell mediated cytotoxicity
	Rela	T cell receptor signaling pathway, MAPK signaling pathway, B cell receptor signaling pathway, Adipocytokine signaling pathway, Acute myeloid leukemia

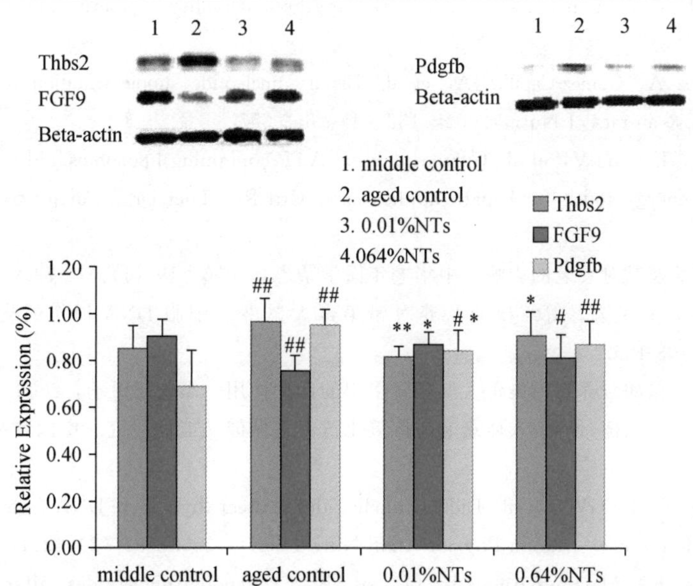

图 7-3-8　核苷酸长期干预对雄性 SD 大鼠自然衰老肝中靶基因 Thbs2、Fgf9、Pdgfb 表达的影响

注：与老年对照组相比，*：$P<0.05$，**：$P<0.01$；与中年对照组相比，#：$P<0.05$，##：$P<0.01$，middle control：中年对照组；aged control：老年对照组；0.01%NTs：0.01%核苷酸组；0.64%NTs：0.64%核苷酸组。

老年是生理衰退的特殊时期。动物研究表明膳食添加核苷酸在一定剂量下长期干预可以有效延长SD大鼠的平均生存时间；抑制SD大鼠自发肿瘤的发生率；降低血清中炎症因子水平；调控肝细胞增殖、纤维化增生，延缓因自然衰老所造成的肝老化；缓解增龄性记忆减退等等。证明膳食添加核苷酸具有延缓衰老的作用。未来，还需要更多的动物实验和人群研究，来对外源性核苷酸的延缓衰老的作用及其机制方面进行深入探讨。

主要参考书目和参考文献

1. 齐海梅. 中国老年医疗服务体系建设——问题与对策. 北京：人民卫生出版社，2016.
2. 吴蔚然，韦军民. 老年临床营养学. 北京：人民卫生出版社，2011.
3. 李勇. 营养与食品卫生学. 北京：北京大学医学出版社，2005.
4. 孙长灏. 营养与食品卫生学. 北京：人民卫生出版社，2013.
5. 中国营养学会. 中国居民膳食指南. 北京：人民卫生出版社，2016.
6. 贾弘禔，冯作化. 生物化学与分子生物学. 2版. 北京：人民卫生出版社，2010.
7. Nakazawa M，Tawaratani T，Uchimoto H，et al. Spontaneous neoplastic lesions in aged Sprague-Dawley rats. Experimental Animals，2001，50 (2)：99-103.
8. Meihong Xu，Rui Liang，Qianying Guo，et al. Dietary nucleotides extend the life span in Sprague-Dawley rats. The Journal of Nutrition，Health & Aging，2013，17 (3)：223-229.
9. 范桂芝. 核酸对老年激素水平影响. 内蒙古医学杂志，2002，35 (6)：502-504.
10. Emanuel N，Obukhova L. Types of experimental delay in aging patterns. Experimental Gerontology，1978，13 (1-2)：25-29.
11. Anisimov V. Life span extension and cancer risk：myths and reality. Experimental Gerontology，2001，36 (7)：1101-1136.
12. Pérez MJ，Suárez A，Gómez-Capilla JA，et al. Dietary nucleotide supplementation reduces thioacetamide-induced liver fibrosis in rats. J Nutr，2002，132 (4)：652-657.
13. Korb V，Tep K，Escriou V，et al. Current data on ATP-containing liposomes and potential prospects to enhance cellular energy status for hepatic applications. Crit Rev Ther Drug Carrier Syst，2008，25 (4)：305-345.
14. 赵鑫，李蓉. 核酸及其对衰老的影响. 中华老年医学杂志，2000，19 (1)：72-73.
15. 张艳春，陈文华，潘洪志，等. 核酸营养对铅染毒大鼠淋巴细胞DNA损伤的影响. 黑龙江医学，2006，30 (2)：108-109.
16. 张艳春，潘洪志. 核酸营养对铅染毒大鼠肝肾组织的保护作用. 黑龙江医学，2006，30 (3)：188-189.
17. 任蓓麟，胡明华，戴秋萍，等. 人体衰老与抗氧化营养素保健功能的研究. 中国食品卫生杂志，2004，4：3-6.
18. Wang LF，Gong X，Le GW，et al. Dietary nucleotides protect thymocyte DNA from damage induced by cyclophosphamide in mice. J Anim Physiol Anim Nutr (Berl)，2008，92 (2)：211-218.
19. Tanaka M，Lee K，Martinez-Augustin O，et al. Exogenous nucleotides alter the proliferation，differentiation and apoptosis of human small intestinal epithelium. J Nutr，1996，126 (2)：424-433.
20. 林晓明. 高级营养学. 北京：北京大学医学出版社，2004.
21. Scopesi F，Verkeste CM，Paola D，et al. Dietary nucleotide supplementation raises erythrocyte 2，3-

diphosphoglycerate concentration in neonatal rats. J Nutr，1999，129（3）：662-665.

22. 李勇. 餐桌上的奇妙世界——核酸，基因与食品. 北京：北京大学医学出版社，2007.
23. Di Virgilio F，Ceruti S，Bramanti P，et al. Purinergic signalling in inflammation of the central nervous system. Trends Neurosci，2009，32（2）：79-87.
24. Schetinger MR，Morsch VM，Bonan CD，et al. NTPDase and 5′-nucleotidase activities in physiological and disease conditions：New perspectives for human health. Biofactors，2007，31（2）：77-98.
25. Enjyoji K，Kotani K，Thukral C，et al. Deletion of cd39/entpd1 results in hepatic insulin resistance. Diabetes，2008，57（9）：2311-2320.
26. Singh R，Gopalan S，Sibal A. Immunonutrition. Indian J Pediatr，2002，69（5）：417-419.
27. Miller RA. Age -related changes in T cell surface markers：a longitudinal analysis in genetically heterogeneous mice. Mech Aging Dev，1997，96（1-3）：181-196.
28. 杜伯雨，初文峰，杨春娥，等. 鲑鱼鱼白DNA对老龄BALB/c小鼠胸腺的形态学影响. 中国卫生检验杂志，2002，12（02）：134-136.
29. 初文峰，杜伯雨，禹萍，等. 鲑鱼鱼白DNA对老龄小鼠胸腺细胞形态的影响. 营养学报，2004，6（3）：227-229.
30. 初文峰，杜伯雨，李蓉，等. 鲑鱼鱼白DNA对老龄小鼠胸腺淋巴细胞构成的影响. 免疫学杂志，2003，19（02）：89-92.
31. 初文峰，杜伯雨，陈文华，等. 鲑鱼鱼白DNA对老龄小鼠胸腺细胞IL-7 mRNA和CD127表达的影响. 免疫学杂志，2004，20（1）：13-16.
32. Mashiko T，Nagafuchi S，Kanbe M，et al. Effects of dietary uridine 5′-monophosphate on immune responses in newborn calves. J Anim Sci，2009，87（3）：1042-1047.
33. Mc Naughton L，Bentley D，Koeppel P. The effects of a nucleotide supplement on the immune and metabolic response to short term，high intensity exercise performance in trained male subjects. J Sports Med Phys Fitness，2007，47（1）：112-118.
34. 戴秋萍，张欣文，陈芳，等. 核酸胶囊对延缓衰老作用的实验研究. 同济大学学报医学版，2003，24（1）：20-22.
35. Rathbone MP，Christjanson L，Deforge S，et al. Extracellular purine nucleosides stimulate cell division and morphogenesis：Pathological and physiological implications. Med Hypotheses，1992，37（4）：232-240.
36. Chen TH，Wang MF，Liang YF，et al. A nucleoside-nucleotide mixture may reduce memory deterioration in old senescence-accelerated mice. J Nutr，2000，130（12）：3085-3089.
37. Wang L，Albrecht MA，Wurtman RJ. Dietary supplementation with uridine-5′-monophosphate（UMP），a membrane phosphatide precursor，increases acetylcholine level and release in striatum of aged rat. Brain Res，2007，1133（1）：42-48.
38. Wang L，Pooler AM，Albrecht MA，et al. Dietary uridine-5′-monophosphate supplementation increases potassium-evoked dopamine release and promotes neurite outgrowth in aged rats. J Mol Neurosci，2005，27（1）：137-145.
39. McLean AJ，Cogger VC，Chong GC，et al. Age-related pseudocapillarization of the human liver. J Pathol，2003，200（1）：112-117.
40. LE Couteur DG，Cogger VC，McCuskey RS，et al. Age-related changes in the liver sinusoidal endothelium：A mechanism for dyslipidemia. Ann N Y Acad Sci，2007，1114：79-87.
41. Shigefuku R，Takahashi H，Kobayashi M，et al. Pathophysiological analysis of nonalcoholic fatty liver

disease by evaluation of fatty liver changes and blood flow using xenon computed tomography：Can early-stage nonalcoholic steatohepatitis be distinguished from simple steatosis. J Gastroenterol，2012，47（11）：1238-1247.

42. Cho JY，Suh KS，Kwon CH，et al. Outcome of donors with a remnant liver volume of less than 35％ after right hepatectomy. Liver Transpl，2006，12（2）：201-206.
43. Takeda K，Akira S. TLR signaling pathways. Semin Immunol，2004，16（1）：3-9.
44. Karin M，Delhase M. The I kappa B kinase（IKK）and NF-kappa B：Key eleme of proinflammatory signalling. Semin Immunol，2000，12（1）：85-98.
45. Egan LJ，Eckmann L，Greten FR，et al. IkappaB-kinasebeta-dependent NF-kappa B activation provides radioprotection to the intestinal epithelium. Proc Natl Acad Sci USA，2004，101（8）：2452-2457.
46. Aliyev A，Chen SG，Seyidova D，et al. Mitochondria DNA deletions in atherosclerotic hypoperfused brain microvessels as a primary target for the development of Alzheimer's disease. J Neurol Sci，2005，15，229-230：285-292.
47. 黄河，肖颖彬，杨天德，等. 线粒体 KATP 通道开放剂对培养大鼠心肌细胞缺血/再灌注损伤心肌线粒体的保护作用. 重庆医学，2008（5）：479-483.
48. 文玉杰，李晓玫. 钠钾 ATP 酶的信号转导功能新进展. 生理科学进展，2005，2：159-163.
49. Sopjani M，Alesutan I，Wilmes J，et al. Stimulation of Na^+/K^+ ATPase activity and Na^+ coupled glucose transport by β-catenin. Biochem Biophys Res Commun，2010，402（3）：467-470.
50. Barber D，Hunt J，Ehrich M. Inhibition of calcium-stimulated ATPase in the hen brain P2 synaptosomal fraction by organophosphorus esters：Relevance to delayed neuropathy. J Toxicol Environ Health A，2001，63（2）：101-113.
51. Ettlin R，Stirnimann P，Prentice D. Causes of death in rodent toxicity and carcinogenicity studies. Toxicologic Pathology，1994，22（2）：165.
52. Keenan K，Soper K，Smith P，et al. Diet，overfeeding，and moderate dietary restriction in control Sprague-Dawley rats：I. Effects on spontaneous neoplasms. Toxicologic Pathology，1995，23（3）：269.
53. Davis RK，Stevenson GT，Busch KA. Tumor incidence in normal sprague-dawley female rats. Cancer Research，1956，16（3）：194-197.
54. 海春旭. 抗氧化剂，抗衰老与疾病控制的研究进展. 疾病控制杂志，2002，6（4）：289-293.
55. Dirx M，Zeegers M，Dagnelie P，et al. Energy restriction and the risk of spontaneous mammary tumors in mice：A meta-analysis. International Journal of Cancer，2003，106（5）：766-770.
56. López-Torres M，Gredilla R，Sanz A，et al. Influence of aging and long-term caloric restriction on oxygen radical generation and oxidative DNA damage in rat liver mitochondria. Free Radical Biology and Medicine，2002，32（9）：882-889.
57. Sohal R，Weindruch R. Oxidative stress，caloric restriction，and aging. Nature，1987，327：725.
58. Rebrin I，Kamzalov S，Sohal R. Effects of age and caloric restriction on glutathione redox state in mice. Free Radical Biology and Medicine，2003，35（6）：626-635.
59. Niedernhofer L，Daniels J，Rouzer C，et al. Malondialdehyde，a product of lipid peroxidation，is mutagenic in human cells. Journal of Biological Chemistry，2003，278（33）：31426.
60. Ames B，Shigenaga M，Hagen T. Oxidants，antioxidants，and the degenerative diseases of aging. Proceedings of the National Academy of Sciences，1993，90（17）：7915-7922.
61. Maclauchlan S，Skokos EA，Agah A，et al. Enhanced angiogenesis and reduced contraction in

thrombospondin-2-null wounds is associated with increased levels of matrix metalloproteinases-2 and -9, and soluble VEGF. J Histochem Cytochem, 2009, 57 (4): 301-313.

62. Anilkumar N, Annis DS, Mosher DF, et al. Trimeric assembly of the C-terminal region of thrombospondin-1 or thrombospondin-2 is necessary for cell spreading and fascin spike organisation. J Cell Sci, 2002, 1, 115 (Pt 11): 2357-2366.

63. 慕永平，刘平，王磊，等. 一贯煎影响 CCl-4 大鼠肝硬化形成期肝组织基因表达谱的效应机制研究. 世界科学技术——中医药现代化，2007，9：43-54.

64. Patrick Provost. Interpretation and applicability of microRNA data to the context of Alzheimer's and age-related diseases. Aging (Albany NY), 2010, 2 (3): 166-169.

65. Li WQ, Li YM, Tao BB, et al. Downregulation of ABCG2 expression in glioblastoma cancer stem cells with miRNA-328 may decrease their chemoresistance. Med Sci Monit, 2010, 16 (10): HY27-30.

66. Carl HH, Bengt W. Mechanism of action and in vivo role of platelet-derived growth factor. Physiol Rev, 1999, 79: 1283-1316.

67. Sundar S, Mills N, Imrhan V, et al. A mouse model for nonalcoholic steatohepatitis. J Nutr Biochem, 2011, 22: 979-984.

68. Magro F, Costa C. Long standing remission of Crohns disease under imatinib therapy in patients with Crohns disease. Inflamm Bowel Dis, 2006, 12: 1087-1089.

小　结

近年来，随着核苷酸营养作用方面的研究，已认识到在特定生理时期外源补充核苷酸的重要性。本章从特殊生理周期，如孕产妇、婴幼儿和老年阶段的生理特点以及营养需求出发，以理论与研究实例相结合的方式，对外源性核苷酸在特殊人群营养中的应用进行了详细的介绍。由于外源性核苷酸能够通过补救合成节省能量和中间代谢物，因此对于蛋白质的合成和流通、细胞的分化和增殖具有重要作用。同时，外源性核苷酸亦被证实具有多种生物功能。因此，外源性核苷酸在特殊人群营养中具有光明的应用前景。

In recent years, people have realized the importance of exogenous nucleotides in the special life cycle with the research of nucleotides' nutritional function. This chapter described the application of exogenous nucleotides from the physiological characteristics and nutritional needs of special physiological cycle. Exogenous nucleotides can save energy and intermediate metabolites through salvage synthesis pathway, so exogenous nucleotides plays an important role in the synthesis and circulation of protein, cell differentiation and proliferation. At the same time, exogenous nucleotides also have a variety of biological functions. Exogenous nucleotides have a bright prospect in the field of special populations nutrition.

第八章 核苷酸营养学的研究前景和应用展望

Future of nucleotide nutrition and the challenges

核苷酸是核酸的基本构成单位，由碱基、戊糖和磷酸 3 种成分连接而成。在体内，核苷酸除了构成生命的基础——核酸大分子以外，还会以游离核苷酸或其衍生物的形式参与各种物质代谢的调控和多种蛋白质功能的调节。游离核苷酸是能量代谢途径中的主要高能化合物，也是细胞信号转导过程中的重要信使。目前，核苷酸的主要来源有 2 种：①存在于人体内的内源性核苷酸；②通过酶解法等技术合成的外源性核苷酸。

近年的研究发现，外源性来源的核苷酸（包括 DNA、RNA、核苷酸和核苷）在特定生理条件下是不可缺少的营养成分，并且在机体受到免疫挑战、损伤、应激、饥饿、快速生长及衰老的情况下，外源性核苷酸能进入各种组织中并被吸收利用，节省机体从头或者补救合成的消耗，从而可以优化组织功能。以北京大学李勇教授课题组为代表的国内权威机构对核苷酸营养进行了系统的动物试验研究，揭示了核苷酸的多种生物活性，如调节免疫力、促进生长发育、调节肠道菌群、抗氧化、缓解体力疲劳、辅助降血脂、保护酒精性肝损伤、辅助改善记忆。并且对核苷酸与不同疾病状态、不同人群状态的关系进行了初步研究。

近年来，尽管对核苷酸做了大量的基础性研究，取得了许多有意义的进展。但对核苷酸营养方面的理论研究还很少，尚需大量深入细致的研究。未来有关核苷酸营养方面的研究，有如下关注热点。

一、核苷酸生物学作用的评价

核苷酸的分子结构决定了它的理化性质，而其结构和理化性质又决定着核苷酸的生物学作用。故对其生物学作用的评价的依据是核苷酸的基础属性和科学研究的结果。目前的研究结果显示，核苷酸的生物学作用主要表现在抗氧化、促进生长发育、改善肝和肠道功能方面。但核苷酸作为生命的最重要基础物质之一，是构成生物体遗传物质的基本单位，在机体的多种生物过程中起着重要作用。随着核苷酸营养学的建立，作为营养素的核苷酸，其越来越多的生物学作用必将被揭示出来。

二、核苷酸营养与相关疾病预防和治疗作用具体机制的阐明

核苷酸的生物学作用决定了其对诸如肝损伤、肾损伤和肠道功能的紊乱等慢性疾病的预

防与控制作用。研究证实外源性核苷酸能够通过降低机体脂质过氧化产物，优化肠道菌群结构，进而起到改善肝肾损伤、肿瘤和高脂血症的作用。但由于外源性核苷酸干预后，不同组织和体液中代谢谱的研究结果并不一致，因此尚需更多的动物和人群研究来验证潜在的生物标志物。随着分子生物学研究方法的更新与进步，营养基因组学的兴起，多组学的联合应用，核苷酸营养对于相关疾病的预防和治疗作用的具体机制也必将被更深入阐明。

随着我国老龄化社会的进程，二胎政策的发布等。我国人口结果将逐步向两头大中间小过渡。如何给予生命“两端”特殊人群更好的营养支持。并在有限的医疗资源难以满足日益增加的医疗需求的现状下，增加医疗资源的服务率，缩短患者住院时间，加强家庭护理管理，成为医疗改革的重要措施。精准医疗的兴起，这种以个性化医疗为基础、随着基因组测序技术快速进步以及生物信息与大数据科学的交叉应用而发展起来的新型医学概念与医疗模式日趋被人们所关注。探索个性化营养，随着基因组测序、生物信息等生物技术的革新，精准营养作为精准医疗的重要分支，是营养学研究的前沿领域。核苷酸作为构成遗传信息的物质基础，是精准营养的重要研究内容。

同时，功能医学与转化医学的发展，令转化营养学日趋成为营养学界聚焦和关注的领域。转化营养学是营养科学理论与实践的结合，并且二者相互促进，互动发展，推动营养的应用转化向更深层迈进；也为核苷酸营养的转化提供了重要的理论依据。由于核苷酸具有极强的生理学活性和多样性，其是筛选药物、制备疫苗、保健食品和食品添加剂等的天然资源宝库。专家们预测核苷酸是极具潜力兼具影响性和功能性的食品基料，也是医药、食品中的一种新原料、新材料。目前，我国核苷酸营养品的研发还相对局限。①在婴幼儿食品领域：核苷作为核酸的主要组分，由于其对婴儿特别是新生儿的特殊生物学作用，现已广泛添加到代乳品中。国内外也相继颁布相关的添加标准，如欧盟 2006/141/EEC 和我国的 GB14880-2012。②在保健品领域：由于核苷酸明确的调节免疫作用，现已被应用于提高免疫力的保健食品中。但目前 SFDA 注册的核苷酸生物活性只有提高免疫力一项，其他众多生物活性并未被有效地转化。③在临床特膳和治疗药物领域：由于核苷酸能增加免疫力，加快蛋白质的合成，故在加快病情恢复中起到很重要的作用，其已作为特殊医学用途配方食品被广泛应用。与此同时，核苷酸的混合制剂也被广泛用于急慢性肝炎以及原发性肾性高血压的治疗，同时也是抗癌、抗病毒的重要辅助药物。但在临床营养方面，应为了满足不同疾病患者的营养需求，有针对性地开发特质性的膳食，节省机体从头合成或者补救合成核酸的消耗，是核苷酸向临床营养转化，研发肠内、肠外营养制剂的关键。此领域还在起步阶段。另外，尽管核苷酸显示有巨大的成为药物的潜力，但要真正成为药物，目前还有许多工作要做。现阶段，核苷酸制品主要用酶解法来生产。用这种方法生产的产品是混合型核苷酸，使用不同原料及不同酶生产所得的产物不尽相同，分离难度大，产品收率低，纯度较低。需解决的主要问题是降低酶的生产成本和提高酶的水解效率。随着蛋白质工程技术、基因组学、蛋白质组学和高精分析仪器的发展，对核酸水解酶的蛋白质结构、功能、与底物的作用机制等尚需更详细深入的研究。如采用高通量筛选技术，从自然界中筛选新的无毒无害的产酶菌株；采用基因工程技术对编码核酸水解酶的基因及其调控机制进行深入研究，通过基因修饰和改造，提高酶的表达量，或者将产酶基因克隆至更易生长、培养条件更简单的宿主菌中，来实现酶的低成本、无公害生产。

总之，目前对核苷酸营养的研究还处在基础研究阶段，相应的结果还需要进一步的临床研究去证实。但是，随着外源性核苷酸的生物学作用的逐步阐明，核苷酸与临床营养及疾病之间的关系已受到越来越多的重视。随着对核苷酸研究的不断深入，研究手段及方法的不断提高，转化营养学的不断发展，核苷酸必将从婴幼儿食品、保健食品、临床特膳、治疗药物及治疗手段等多个方面为人类健康做出巨大贡献。

小 结

近年来，人们对核苷酸做了大量的基础性研究，并取得了许多有意义的进展。但对核苷酸营养方面的理论研究还很少，尚需大量深入细致的研究。

Recently, a lot of basic researches on nucleotides have been carried out, and significant progress has been made in this area. However, less theoretical studies on nucleotide nutrition have been done. This needs to be further explored.

中英文对照（缩略）词汇表

A

5′-AMP	5′单磷酸腺苷
5′-CMP	5′单磷酸胞苷
5′-GMP	5′单磷酸鸟苷
5′-UMP	5′单磷酸尿苷
acetyl cholinesterase，AChE	乙酰胆碱酯酶
acute kidney injury，AKI	急性肾损伤
acute renal failure，ARF	急性肾衰竭
adaptive immune	适应性免疫
adenine phosphoryl transferase，APRT	腺嘌呤磷酸核糖转移酶
adenine，A	腺嘌呤
adenosine diphosphate，ADP	二磷酸腺苷
adenosine monophosphate，AMP	腺苷酸
adenosine triphosphate，ATP	三磷腺苷
adequate intake，AI	适宜摄入量
ADP	腺苷二磷酸
ADQI	急性透析质量建议
AIR	5′-氨基咪唑核苷酸
alanine aminotransferase，ALT	丙氨酸氨基转移酶
alanyl-leucine	丙氨酰-亮氨酸
albumin，ALB	白蛋白
alcoholic liver disease，ALD	酒精性肝病
alkaline phosphatase，ALP	碱性磷酸酶
Alzheimer's disease，AD	阿尔茨海默病
Amax	最大吸光度
American Institute of Nutrition	美国营养学会
AMP	腺苷一磷酸
amphiregulin，AREG	双向调节素
amyotrophic lateral sclerosis，ALS	肌萎缩侧索硬化
antigen-presenting cell，APC	抗原呈递细胞
arachidonic acid	花生四烯酸
aspartate aminotransferase，AST	天冬氨酸氨基转移酶
atherosclerosis，AS	动脉粥样硬化

ATP	腺苷三磷酸
autosomal recessive hypercholesterolemia，ARH	常染色体隐性高胆固醇血症

B

Bacteroidales	拟杆菌目
Bacteroides	拟杆菌
Bacteroides Porphyrobacter Prevotella，BPP	拟杆菌属卟啉单胞菌属普氏菌属群
Bacteroidetes	拟杆菌门
base	碱基
basophil，BA	嗜碱性粒细胞计数
B-cell lymphoma-2，bcl-2	B淋巴细胞瘤-2基因
bioinformatics	生物信息学
blood platelet，PLT	血小板计数
blood urea nitrogen，BUN	血尿素氮
body mass index，BMI	身体质量指数
brain derived neurotrophic factor，BDNF	脑源性神经营养因子
branched-chain amino acids，BCAAs	支链氨基酸

C

cAMP-response element binding protein，CREB	环磷腺苷效应元件结合蛋白
Campylobacterales	弯曲菌目
carbohydrate deficient transferring，CDT	缺糖转铁蛋白
catalase，CAT	过氧化氢酶
cell adhesion molecules，CAMs	细胞黏附分子
cell-mediated immunity	细胞免疫
central dogma	分子遗传中心法则
chenodeoxycholic acid，CDCA	鹅脱氧胆酸
chenodeoxyglycocholic acid，CDGCA	鹅脱氧甘氨胆酸
cholesterol	胆固醇
cholesterol ester，CE	胆固醇酯
cholesteryl ester transfer protein，CETP	胆固醇酯转运蛋白
cholic acid，CA	胆酸
chronic fatigue syndrome，CFS	慢性疲劳综合征
chronic kidney disease，CKD	慢性肾疾病
chronic renal failure，CRF	慢性肾衰竭
chylomicron，CM	乳糜微粒
CIS	美国住院者资料库
Clostridiales	梭菌目
cluster of differentiation 14，CD14	LPS受体分化抗原簇
coenzyme A，CoA	辅酶A
compound sulfamethoxazole，SMZco	复方新诺明
Concanavalin A，Con A	刀豆蛋白A
congenital malformation	先天畸形

consolidation	巩固
coronary heart disease，CHD	冠心病
C-reactive protein，CRP	C 反应蛋白
creatine phosphate，CP	磷酸肌酸
creatinine clearance，Ccr	内生肌酐清除率
creatinine，Cr	肌酐
cresyl diphenyl phosphate，CDP	胞苷二磷酸
Cyanobacteria	蓝藻门
cyclic adenosine monophosphate，cAMP	环磷酸腺苷酸
cyclic guanosine monophosphate，cGMP	环磷酸鸟苷酸
cytidine monophosphate，CMP	胞苷酸
cytidine triphosphate，CTP	胞嘧啶核苷三磷酸
cytosine，C	胞嘧啶
cytotoxic lymphocyte，CTL	细胞毒性 T 淋巴细胞

D

dADP	脱氧腺苷二磷酸
dATP	脱氧腺苷三磷酸
declarative memory	陈述性记忆
delayed type hypersensitivity，DTH	迟发型变态反应
dendritic cells，DCs	树突状细胞
de novo synthesis	从头合成
deoxyadenosine monophosphate，dAMP	脱氧腺苷一磷酸
deoxycytidine monophosphate，dCMP	脱氧胞苷酸
deoxyguanosine monophosphate，dGMP	脱氧鸟苷酸
deoxynucleoside	脱氧核苷
deoxyribonucleic acid，DNA	脱氧核糖核酸
Desulfovibrionales	脱硫弧菌目
diabetes mellitus，DM	糖尿病
dietary folate equivalent，DFE	膳食叶酸当量
disease，disorder，illness	疾病
DNA double helix	DNA 双螺旋结构模型
docosahexaenoic acid，DHA	二十二碳六烯酸
Down's syndrome	唐氏综合征
drug-induced liver injury，DILI	药物性肝损伤
dyslipidemia	血脂异常
dyslipoproteinemia	异常脂蛋白血症

E

eicosapentaenoic acid，EPA	二十五碳五烯酸
end stage renal disease，ESRD	终末期肾病
endothelial nitric oxide synthase，eNOS	内皮型一氧化氮合酶
Enterococci	肠球菌

Enterotoxigenic Escherichia coli，ETEC	产肠毒素大肠埃希氏菌
enzyme membrane bioreactor	酶膜生物反应器
eosinophil，EO	嗜酸性粒细胞计数
Erysipelotrichales	丹毒丝菌目
erythrocyte sedimentation rate，ESR	红细胞沉降率
Escherichia coli	大肠埃希氏菌
exercise-induced fatigue	运动性疲劳
exogenous nucleotides，EN	外源性核苷酸

F

false discovery rate，FDR	错误发现率
familial combined hyperlipidemia，FCH	家族性混合型高脂血症
familial defective apolipoprotein B100，FDB	家族性 apo B100 缺陷症
familial dysbetalipoproteinemia，FD	家族性异常 β-脂蛋白血症
familial hyper-cholesterolemia，FH	家族性高胆固醇血症
familial hypertriglyceridemia，FHTG	家族性高三酰甘油血症
familial phytosterolemia，FP	家族性植物固醇血症
fatigue	疲劳
fetal alcohol syndrome，FAS	胎儿酒精综合征
FGAM	甲酰甘氨脒核苷酸
FGAR	甲酰甘氨酰胺核苷酸
fibronectin，FN	纤连蛋白
Firmicutes	厚壁菌门
flavin adenine dinucleotide，FAD	黄素腺嘌呤二核苷酸
follicular helper T cells，T_{FH} cells	滤泡辅助性 T 细胞
free cholesterol，FC	游离胆固醇
functional genomics	功能基因组学

G

GAR	甘氨酰胺核苷酸
genome	基因组
genotype	基因型
genus	属
globulin，GLB	球蛋白
glomerular filtration rate，GER	肾小球滤过率
glucose，Glu	空腹血糖
glutamyl transpeptidase，GGT	谷氨酰转肽酶
glutathione	谷胱甘肽
glutathione peroxidase，GSH-Px	谷胱甘肽过氧化物酶
glutathione reductase	谷胱甘肽还原酶
glycocholic acid	甘氨胆酸
GPAT	谷氨酰胺-PRPP 氨基转移酶
granulocyte-macrophage Colony-stimulating factor，GM-CSF	粒细胞-巨噬细胞集落刺激因子

guanine，G	鸟嘌呤
guanosine monophosphate，GMP	鸟嘌呤核苷酸
guanosine triphosphate，GTP	鸟嘌呤核苷三磷酸
gut microbiota	人类肠道菌群
gut-associated lymphoid t issue，GALT	肠相关淋巴样组织
gut-liver axis	肠-肝轴

H

Haemophilus	嗜血杆菌属
health	健康
hematocrit，HCT	血细胞比容
hematoxylin-eosin staining，HE	苏木精-伊红
hemoglobin，HGB	血红蛋白含量
high density lipoprotein，HDL	高密度脂蛋白
high performance liquid chromatography，HPLC	高效液相色谱法
high-density lipoprotein-cholesterol，HDL-C	高密度脂蛋白胆固醇
human chorionic gonadotropin，HCG	人绒毛膜促性腺激素
human chorionic somatomammotropin，HCS	人绒毛膜生长激素
human genome mapping project	人类基因组工程计划
human genome project，HGP	人类基因组计划
human gut metagenome	人体肠道元基因组
human immunodeficiency virus，HIV	人类免疫缺陷病毒
humoral immunity	体液免疫
hyperlipidemia	高脂血症
hyperlipoproteinemia	高脂蛋白血症

I

immediately centrifugal serum，ICS	即刻离心血清
immune defense	免疫防御
immune homeostasis	免疫自身稳定
immune intervention	免疫干预
immune regulation	免疫调节
immune response	免疫应答
immune surveillance	免疫监视
immune system	免疫系统
immunoglobulin A，IgA	免疫球蛋白 A
immunoglobulin A，IgE	免疫球蛋白 E
immunoglobulin A，IgG	免疫球蛋白 G
immunoglobulin A，IgA	免疫球蛋白 A
immunoglobulin M，IgM	免疫球蛋白 M
IMP	次黄嘌呤核苷酸
inducible nitric oxide synthase，iNOS	诱导一氧化氮合酶
inhibitor κBα，IκBα	核因子 κB 抑制因子 α

innate immune 固有免疫
innate lymphoid cells，ILCs 固有淋巴细胞
innate-like lymphocytes，ILLs 固有免疫样淋巴细胞
inosine monphosphate，IMP 肌苷酸
Institute of Cancer Research，ICR 美国癌症研究所
intercellular cell adhesion molecule-1，ICAM-1 细胞间黏附分子-1
Interferon-γ，INF-γ 干扰素-γ
interleukin，IL 白细胞介素
intermediate density lipoprotein，IDL 中间密度脂蛋白
intestinal epithelial cell，IEC 小肠上皮细胞
irritable bowel syndrome，IBS 肠易激综合征

K

kidney 肾
kidney injury 肾损伤

L

lactate dehydrogenase，LDH 乳酸脱氢酶
lactic acid bacteria 乳酸菌
Lactobacillales 乳杆菌目
Lactobacilli 乳酸杆菌
Lactobacillus bulgaricus 保加利亚乳酸杆菌
L-arginine 左旋精氨酸
lean body mass，LBM 去脂体重
learning 学习
lecithin cholesterol acyltransferase，LCAT 卵磷脂胆固醇酰基转移酶
lipid peroxidation，LPO 脂质过氧化
lipofuscin 脂褐素
lipopolysaccharide，LPS 脂多糖
lipoprotein 脂蛋白
lipoprotein lipase，LPL 脂蛋白脂酶
lipoprotein (a)，Lp (a) 脂蛋白 (a)
lipoprotein，LPA 脂蛋白
liver 肝
liver injury，liver damage 肝损伤
L-leucine L-亮氨酸
long chain polyunsaturated，LCP 长链多不饱和脂肪酸
long-term memory 长时记忆
long-term potentiation，LTP 长时程增强
low birth weight，LBW 低出生体重
low density lipoprotein，LDL 低密度脂蛋白
low-density lipoprotein receptor，LDL-R 低密度脂蛋白受体
low-density lipoprotein-cholesterol，LDL-C 低密度脂蛋白胆固醇

L-phenylalanine	L-苯基丙氨酸
L-tryptophan	L-色氨酸
lymphocyte，LY	淋巴细胞百分比
lysophosphatidylcholines，LysoPC	溶血性磷脂酰胆碱
lysophosphatidylethanolamine，LysoPE	溶血性磷脂酰乙醇胺

M

malondialdehyde，MDA	丙二醛
mass to charge ratio，m/z	质荷比
matrix metallo proteinases，MMP	基质金属蛋白酶
mean arterial pressure，MAP	平均动脉压
mean corpuscular hemoglobin concentration，MCHC	平均红细胞血红蛋白浓度
mean corpuscular hemoglobin，MCH	平均红细胞血红蛋白含量
mean corpuscular volume，MCV	平均红细胞容积
mean platelet volume，MPV	平均血小板体积
median lethal dose，LD_{50}	半数致死量
memory	记忆
metabonomics	代谢组学
methotrexatum，MTX	氨甲蝶呤
monocyte chemotactic protein 1，MCP-1	单核细胞趋化蛋白-1
monocytes，MO	单核细胞
Morris water maze test	Morris 水迷宫试验
mucosa-associated invariant T cells，MAITs	黏膜相关恒定 T 细胞
muscular tunica	肌织膜

N

$NADP^+$	辅酶Ⅱ（磷酸烟酰胺腺嘌呤二核苷酸）
natural killer cell，NK	自然杀伤细胞
nephrin	足细胞裂孔膜蛋白
neurofibrillary tangles，NFT	神经纤维缠结
neuronal nitric oxide synthase，nNOS	神经元型一氧化氮合酶
neutrophilicgranulocyte，GR	中性粒细胞百分比
NF	无核酸饲料
nicotinamide adenine dinucleotide phosphate，NADPH	还原型尼克酰胺腺嘌呤二核苷酸
nicotinamide adenine dinucleotide，NAD	烟酰胺腺嘌呤二核苷酸
nicotinamide dinucleotide，NAD^+	辅酶Ⅰ（即烟酰胺腺嘌呤二核苷酸）
nitric oxide synthase，NOS	一氧化氮合酶
N-methyl-D-aspartic acid	N-甲基-D-天冬氨酸
no observed adverse effect level，NOAEL	未观察到损害作用的剂量
non-alcoholic fatty liver disease，NAFLD	非酒精性脂肪肝
non-declarative memory	非陈述性记忆
nuclear factor-κB，NF-κB	核因子 κB
nucleic acid	核酸

nucleoside	核苷
nucleoside diphosphate，NDP	核苷二磷酸
nucleoside monophosphate，NMP	核苷一磷酸
nucleoside triphosphate，NTP	核苷三磷酸
nucleotide nutrition	核苷酸营养学
nucleotide，NT	核苷酸
nutrigenomics	营养基因组学

O

oleic acid	油酸
oligonucleotide	寡（聚）核苷酸
operational taxonomic unit，OTU	操作分类单位
order	目
oxidative stress，OS	氧化应激
oxidized glutathione，GSSG	氧化型谷胱甘肽

P

palmitelaidic acid	棕榈反油酸
palmitic acid	棕榈酸
pattern recognition receptor，PRR	模式识别受体
pentose	戊糖
personal nutrition	个性化营养
phenotype	表型
phosphatidyl ethanolamine，PE	磷脂酰乙醇胺
phosphatidylcholine，PC	磷脂酰胆碱
phosphatidylserine，PS	磷脂酰丝氨酸
phosphoribosyl pyrophosphate，PRPP	磷酸核糖焦磷酸
phosphorylated-IκBα，Phospho-IκBα	磷酸化的 IκBα
phosphorylated-NF-κB p65，Phospho-NF-κB p65	磷酸化的 NF-κB p65
phylum	门
platelet distribution width，PDW	血小板体积分布宽度
plateletcrit，PCT	血小板压积
platelet-derived growth factor，PDGF	血小板衍生生长因子
podocalyxin-1，PCX-1	足细胞表面标志蛋白-1
podocyte	足细胞
poliovirus type 1 neutralizing antibody，PV-VN1	1 型脊髓灰质炎病毒中和抗体
poliovirus type 3 neutralizing antibody，PV-VN3	3 型脊髓灰质炎病毒中和抗体
polyunsaturated fatty acid，PUFA	多不饱和脂肪酸
PRA	5′-磷酸核糖胺
precision medicine initiative	精准医学计划
primary structure	一级结构
priming	启动效应
principal coordinate analysis，PCoA	主坐标分析

procedural memory	程序记忆
progesterone	黄体酮
proinflammatory cytokines	炎性细胞因子
proliferating cell nuclear antigen，PCNA	增殖细胞核抗原
proteobacteria	变形菌门
proteomics	蛋白质组学
prothrombin time，PT	凝血酶原时间
PRPP synthetase	PRPP 合成酶
purine	嘌呤
pyrimidine	嘧啶

R

randomized controlled trial，RCT	随机对照试验
reactive nitrogen species，RNS	活性氮自由基
reactive oxygen species，ROS	活性氧自由基
recommended nutrient intakes，RNI	推荐摄入量
recommended dietary allowance，RDA	推荐日摄取量
red blood cell，RBC	红细胞计数
red cell distribution width，RDW	红细胞体积分布宽度
reduced glutathione，GSH	还原型谷胱甘肽
renal corpuscles	肾小体
renal cortex	肾皮质
renal medulla	肾髓质
renal pyramid	肾锥体
renal replacement therapy，RRT	肾替代疗法
renal tubulus	肾小管
retention time，RT	保留时间
retinol equivalent，RE	视黄醇当量
ribonuclease inhibitor，RI	核糖核酸抑制因子
ribonucleic acid，RNA	核糖核酸
RIFLE	急性肾衰竭分层诊断

S

salvage synthesis	补救合成
senile plaque，SP	淀粉样老年斑
serum creatinine，Scr	血肌酐
short-term memory	短时记忆
shuttle-box test	穿梭箱主动回避测试
single nucleotide polymorphism，SNP	单核苷酸多态性
slit diaphragm，SD	细胞裂隙膜
SRBC	绵羊红细胞
stearic acid	硬脂酸
step down test	跳台试验

succinodehydrogenase，SDH 琥珀酸脱氢酶
sulfolithocholylglycine 磺酰基石胆甘氨酸
superoxide dismutase，SOD 超氧化物歧化酶

T

tangier disease，TD 无 α-脂蛋白血症
taurodeoxycholic acid，TDCA 牛黄脱氧胆酸
thrombospondins-2，Thbs-2 血小板反应素-2
thymic stromal lymphopoietin，TSLP 胸腺基质淋巴生成素
thymidine kinase 胸苷激酶
thymine，T 胸腺嘧啶
tissue-resident memory T cells，T_{RM}细胞 组织驻留记忆 T 细胞
tolerable upper intake levels，UL 可耐受最高摄入量
toll-like receptor 4，TLR4 Toll 样受体 4
total bilirubin，TBIL 总胆红素
total cholesterol，TC 总胆固醇
total parenteral nutrition，TPN 全胃肠外营养
total potentially available nucleosides，TPAN 核苷总量
total protein，TP 总蛋白
TPAN 潜在可利用核苷总量
transcriptomic 转录组学
transforming growth factor，TGF 转化生长因子
transforming growth factor-β，TGF-β 转化生长因子-β
translational medicine 转化医学
triacylglycerol 三酰甘油
tumor 肿瘤
tumor necrosis factor-α，TNF-α 肿瘤坏死因子-α

U

ultra-performance liquid chromatography quadrupole time-of-flight mass spectrometry，UPLC-Q-TOF-MS 超高效液相色谱串联四级杆飞行时间质谱
upper limit of normal，ULN 正常值上限
uracil，U 尿嘧啶
uric acid，UA 血尿酸
uridine diphosphate，UDP 尿嘧啶核苷二磷酸
uridine kinase 尿苷激酶
uridine monophosphate，UMP 尿苷酸
uridine triphosphate，UTP 尿嘧啶核苷三磷酸
urine creatinine，Ucr 尿肌酐

V

Valyl-leucine 缬氨酰-亮氨酸
variable importance in partial least squares project VIP 值
vascular endothelial growth factor，VEGF 血管内皮生长因子

Venn diagram 韦恩图
very low density lipoprotein，VLDL 极低密度脂蛋白

W

white blood cell，WBC 白细胞计数
whole embryo culture，WEC 全胚胎培养
whole-exons sequencing，WES 全外显子组测序
whole-genome sequencing，WGS 全基因组测序
working memory 工作记忆
world health organization，WHO 世界卫生组织

X

XMP 黄嘌呤核苷酸
β-N-glycosidic bond β-N-糖苷键

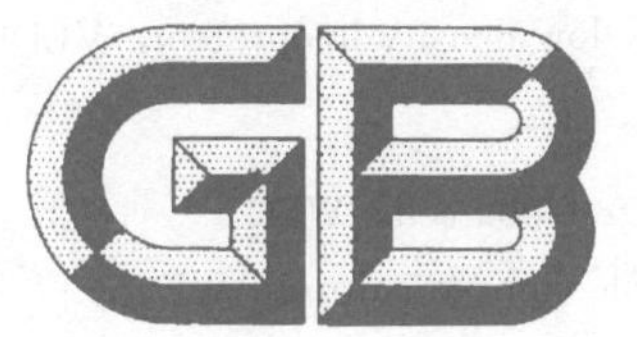

中华人民共和国国家标准

GB 26687—2011

食品安全国家标准
复配食品添加剂通则

2011-07-05 发布　　　　2011-09-05 实施

中华人民共和国卫生部　发布

食品安全国家标准
复配食品添加剂通则

1 范围

本标准适用于除食品用香精和胶基糖果基础剂以外的所有复配食品添加剂。

2 术语和定义

2.1 复配食品添加剂

为了改善食品品质、便于食品加工，将两种或两种以上单一品种的食品添加剂，添加或不添加辅料，经物理方法混匀而成的食品添加剂。

2.2 辅料

为复配食品添加剂的加工、贮存、溶解等工艺目的而添加的食品原料。

3 命名原则

3.1 由单一功能且功能相同的食品添加剂品种复配而成的，应按照其在终端食品中发挥的功能命名。即“复配”＋“GB2760 中食品添加剂功能类别名称”，如：复配着色剂、复配防腐剂等。

3.2 由功能相同的多种功能食品添加剂，或者不同功能的食品添加剂复配而成的，可以其在终端食品中发挥的全部功能或者主要功能命名，即“复配”＋“GB2760 中食品添加剂功能类别名称”，也可以在命名中增加终端食品类别名称，即“复配”＋“食品类别”＋“GB2760 中食品添加剂功能类别名称”。

4 要求

4.1 基本要求

4.1.1 复配食品添加剂不应对人体产生任何健康危害。

4.1.2 复配食品添加剂在达到预期的效果下，应尽可能降低在食品中的用量。

4.1.3 用于生产复配食品添加剂的各种食品添加剂，应符合 GB2760 和卫生部公告的规定，具有共同的使用范围。

4.1.4 用于生产复配食品添加剂的各种食品添加剂和辅料，其质量规格应符合相应的食品安全国家标准或相关标准。

4.1.5 复配食品添加剂在生产过程中不应发生化学反应，不应产生新的化合物。

4.1.6 复配食品添加剂的生产企业应按照国家标准和相关标准组织生产，制定复配食品添加剂的生产管理制度，明确规定各种食品添加剂的含量和检验方法。

4.2 感官要求：应符合表1的规定

表1 感官要求

要求	检验方法
不应有异味、异臭，不应有腐败及霉变现象，不应有视力可见的外来杂质	取适量被测样品于无色透明的容器或白瓷盘中，置于明亮处，观察形态、色泽，并在室温下嗅其气味

4.3 有害物质控制

4.3.1 根据复配的食品添加剂单一品种和辅料的食品安全国家标准或相关标准中对铅、砷等有害物质的要求，按照加权计算的方法由生产企业制定有害物质的限量并进行控制。终产品中相应有害物质不得超过限量。

例如：某复配食品添加剂由A、B和C三种食品添加剂单一品种复配而成，若该复配食品添加剂的铅限量值为 d，数值以毫克每千克（mg/kg）表示，按公式（1）计算：

$$d = a \times a_1 + b \times b_1 + c \times c_1 \quad \cdots\cdots (1)$$

式中：

a——A的食品安全国家标准中铅限量，单位为毫克每千克（mg/kg）；

b——B的食品安全国家标准中铅限量，单位为毫克每千克（mg/kg）；

c——C的食品安全国家标准中铅限量，单位为毫克每千克（mg/kg）；

a_1——A在复配产品所占比例，%；

b_1——B在复配产品所占比例，%；

c_1——C在复配产品所占比例，%。

其中，$a_1 + b_1 + c_1 = 100\%$ 。

4.3.2 若参与复配的各单一品种标准中铅、砷等指标不统一，无法采用加权计算的方法制定有害物质限量值，则应采用表2中安全限量值控制产品中的有害物质。

表2 有害物质限量要求

项目		指标	检测方法
砷（以As计），mg/kg	≤	2.0	GB/T 5009.76
铅（Pb），mg/kg	≤	2.0	GB/T 5009.75

4.4 致病性微生物控制

根据所有复配的食品添加剂单一品种和辅料的食品安全国家标准或相关标准，对相应的致病性微生物进行控制，并在终产品中不得检出。

5 标识

5.1 复配食品添加剂产品的标签、说明书应当标明下列事项：

a）产品名称、商品名、规格、净含量、生产日期；

b）各单一食品添加剂的通用名称、辅料的名称，进入市场销售和餐饮环节使用的复配食品添加剂还应标明各单一食品添加剂品种的含量；

c）生产者的名称、地址、联系方式；

d）保质期；

e）产品标准代号；

f）贮存条件；

g）生产许可证编号；

h）使用范围、用量、使用方法；

i）标签上载明“食品添加剂”字样，进入市场销售和餐饮环节使用复配食品添加剂应标明“零售”字样；

j）法律、法规要求应标注的其他内容。

5.2 进口复配食品添加剂应有中文标签、说明书，除标识上述内容外还应载明原产地以及境内代理商的名称、地址、联系方式，生产者的名称、地址、联系方式可以使用外文，可以豁免标识产品标准代号和生产许可证编号。

5.3 复配食品添加剂的标签、说明书应当清晰、明显，容易辨识，不得含有虚假、夸大内容，不得涉及疾病预防、治疗功能。

《复配食品添加剂通则》(GB 26687—2011)
第1号修改单

本修改单经中华人民共和国卫生部于2012年3月15日第4号公告批准，自批准之日起实施。

(修改事项)

《复配食品添加剂通则》(GB 26687—2011) 中表2有害物质限量要求：

表2　有害物质限量要求

项目		指标	检测方法
砷(以As计)，mg/kg	≤	2.0	GB/T 5009.76
铅(Pb)，mg/kg	≤	2.0	GB/T 5009.75

修改为：

表2　有害物质限量要求

项目		指标	检测方法
砷(以As计)，mg/kg	≤	2.0	GB/T 5009.11 或 GB/T 5009.76
铅(Pb)，mg/kg	≤	2.0	GB/T 5009.12 或 GB/T 5009.75

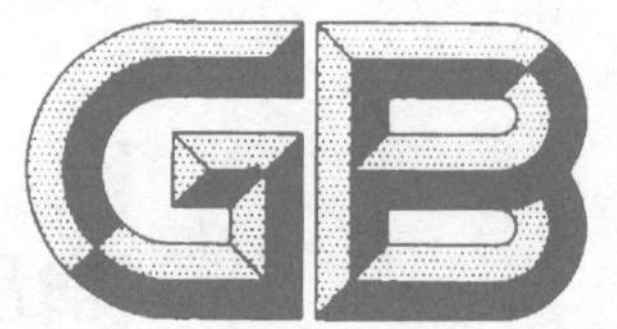

中 华 人 民 共 和 国 国 家 标 准

GB 1886.97—2015

食品安全国家标准
食品添加剂　5′-肌苷酸二钠

2015-09-22 发布　　　　2016-03-22 实施

中 华 人 民 共 和 国 卫 生 部
国家卫生和计划生育委员会　发布

食品安全国家标准
食品添加剂　5′-肌苷酸二钠

1　范围

本标准适用于以淀粉、糖质为原料经发酵法或酶解法制得的食品添加剂 5′-肌苷酸二钠。

2　化学名称、分子式、结构式和相对分子质量

2.1　化学名称

5′-肌苷酸二钠

2.2　分子式

$C_{10}H_{11}N_4Na_2O_8P \cdot nH_2O$

2.3　结构式

2.4　相对分子质量

392.17（以无水计）（按 2007 年国际相对原子质量）

3　技术要求

3.1　感官要求

感官要求应符合表 1 的规定。

表 1 感官要求

项目	要求	检验方法
色泽	白色	取适量样品置于清洁、干燥的白瓷盘中，在自然光线下，观察其色泽和组织状态，闻其气味
状态	结晶或结晶性粉末	
气味	有特殊鲜味	

3.2 理化指标

理化指标应符合表 2 的规定。

表 2 理化指标

项目		指标	检验方法
5′-核苷酸二钠含量（以干基计），w/%		97.0～102.0	附录 A 中 A.2
水分，w/% ≤		29.0	GB 5009.3—2010 卡尔·费休法[a]
pH（5%水溶液）		7.0～8.5	附录 A 中 A.3
其他核苷酸		通过试验	附录 A 中 A.4
砷（As）/(mg/kg) ≤		2.0	GB 5009.76
重金属（以 Pb 计）/(mg/kg) ≤		10.0	GB 5009.74
紫外吸光度比值	250 nm/260 nm	1.55～1.65	附录 A 中 A.5
	280 nm/260 nm	0.20～0.30	
最大吸收波长/nm		250±2	附录 A 中 A.5
透光率（5%水溶液）/% ≥		95.0	附录 A 中 A.7

[a] 称取试样 0.05 g，精确至 0.1 mg

附录 A
检验方法

A.1 一般规定

本标准所用试剂和水在没有注明其他要求时，均指分析纯试剂和 GB/T 6682 规定的三级水。试验中所用标准溶液、杂质测定用标准溶液、制剂和制品，在没有注明其他要求时均按 GB/T 601、GB/T 602 和 GB/T 603 的规定制备。试验中所用溶液在未注明用何种溶剂配制时，均指水溶液。

A.2 5′-肌苷酸二钠含量（以干基计）的测定

A.2.1 试剂和材料

盐酸溶液：0.01 mol/L。

A.2.2 仪器和设备

紫外分光光度计。

A.2.3 分析步骤

A.2.3.1 试样溶液的制备

A.2.3.1.1 称取试样 0.5 g（精确至 0.1 mg），用盐酸溶液（A.2.1）溶解并定容至 500 ml，摇匀。

A.2.3.1.2 吸取溶液（A.2.3.1.1）5 ml，用盐酸溶液（A.2.1）稀释并定容至 250 ml，摇匀，作为试样溶液备用。

A.2.3.2 测定

将试样溶液（A.2.3.1.2）注入 10 mm 石英比色皿中，以盐酸溶液（A.2.1）作空白，于紫外分光光度计 250 nm 处测定吸光度。

A.2.4 结果计算

5′-肌苷酸二钠含量（以干基计）的质量分数 w_1，按式（A.1）计算：

$$w_1=\frac{A}{310}\times\frac{250}{m}\times\frac{100}{100-w_2}\times 100\% \qquad (A.1)$$

式中：

A——250 nm 处的吸光度；

310——5′-肌苷酸二钠的比吸光度；

250——试样溶液的体积，单位为毫升（ml）；

m——试样的质量，单位为克（g）；

w_2——样品的水分质量分数，%。

在重复性条件下获得的两次独立测定结果的绝对差值不得大于算术平均值的 1%。

A.3 pH 的测定

A.3.1 仪器和设备

pH 计。

A.3.2 分析步骤

称取试样 1.0 g，加入 20 ml 水溶解，用 pH 计测定溶液 pH。

A.3.3 允许差

在重复性条件下获得的两次独立测定结果之差不得超过 0.2。

A.4 其他核苷酸的测定

A.4.1 试剂和材料

A.4.1.1 展开溶液：饱和硫酸铵溶液：水＝3：7。

A.4.1.2 滤纸：层析滤纸。

A.4.2 仪器和设备

A.4.2.1 紫外分析仪。

A.4.2.2 微量注射器。

A.4.3 分析步骤

称取试样 1.0 g，加水溶解并定容至 100 ml，在层析滤纸上点样 10.0 μl，于展开溶液中展开约 30 cm，晾干（或烘干）滤纸后，在紫外分析仪 254 nm 处观察。

A.4.4 判定

若只呈现一个斑点，则为 5′-肌苷酸二钠，判定为合格，否则判定为不合格。

A.5 紫外吸光度比值的测定

A.5.1 仪器和设备

紫外分光光度计。

A.5.2 分析步骤

将试样溶液（A.2.3.1.2）注入 10 mm 石英比色皿，以 0.01 mol/L 盐酸溶液（A.2.1）作空白，分别测定在波长 250 nm、260 nm、280 nm 下的吸光度。

A.5.3 结果计算

紫外吸光度比值 X_1（250 nm/260 nm）和 X_2（280 nm/260 nm）分别按试（A.2）和（A.3）计算：

$$X_1 = \frac{A_1}{A_2} \qquad \text{(A.2)}$$

$$X_2 = \frac{A_3}{A_2} \qquad \text{(A.3)}$$

式中：

A_1——在波长 250 nm 下的吸光度；

A_2——在波长 260 nm 下的吸光度；

A_3——在波长 280 nm 下的吸光度；

在重复性条件下获得的两次独立测定结果的绝对差值不得大于算术平均值的 1%。

A.6 最大吸收波长的测定

A.6.1 仪器和设备

紫外分光光度计。

A.6.2 分析步骤

将试样溶液（A.2.3.1.2）注入 10 mm 比色皿，以 0.01 mol/L 盐酸溶液（A.2.1）作空白，在 220 nm～320 nm 波长测定吸收度。

A.7 透光率的测定

A.7.1 仪器和设备

分光光度计。

A.7.2 分析步骤

称取试样 1 g（精确至 0.1 mg）溶于 20 ml 水中，搅匀。然后，将试样液置于 10 mm 比色皿中，以水作为空白对照，于 430 nm 下测定试样的透光率，记录读数。

A.7.3 允许差

在重复性条件下获得的两次独立测定结果的绝对差值不得大于算术平均值的 0.5%。

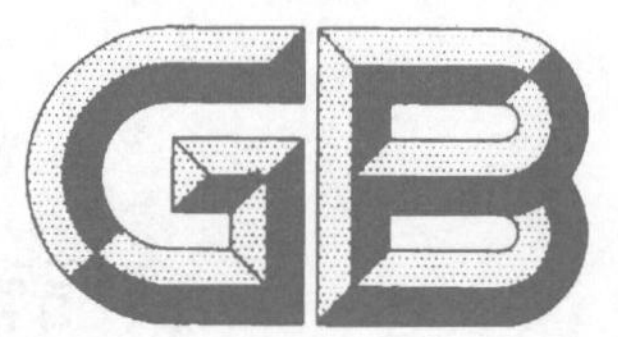

中 华 人 民 共 和 国 国 家 标 准

GB 1886.82—2015

食品安全国家标准
食品营养强化剂 5′-尿苷酸二钠

2015-11-13 发布　　　　2016-05-13 实施

中 华 人 民 共 和 国
国家卫生和计划生育委员会　发布

食品安全国家标准
食品营养强化剂 5′-尿苷酸二钠

1 范围

本标准适用于食品营养强化剂 5′-尿苷酸二钠。

2 分子式、结构式和相对分子质量

2.1 分子式

$C_9H_{11}N_2Na_2O_9P$

2.2 结构式

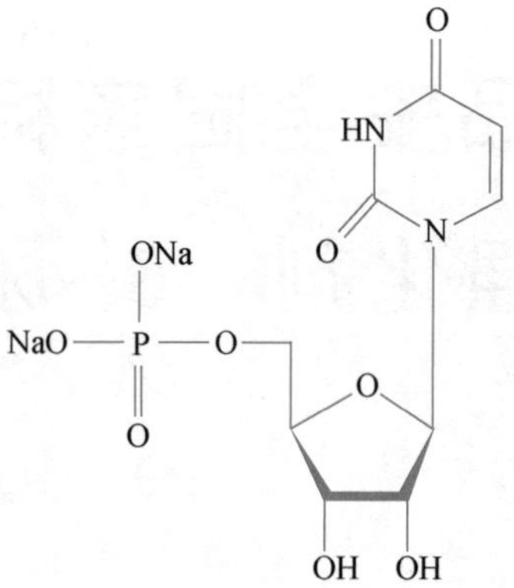

O
HN
O N
ONa
NaO—P—O
O
O
OH OH

2.3 相对分子质量

368.14（按 2007 年国际相对原子质量）

3 技术要求

3.1 感官要求

感官要求应符合表 1 的规定。

表 1 感官要求

项目	要求	检验方法
色泽	无色至白色	取适量试样置于清洁、干燥的白瓷盘中，在自然光线下观察其色泽和状态，嗅其气味
气味	具有特异性气味	
状态	结晶或结晶粉末	

3.2 理化指标

理化指标应符合表 2 的规定。

表 2 理化指标

项目		指标	检验方法
5′-尿苷酸二钠（$C_9H_{11}N_2Na_2O_9P$）含量（以干基计），w/%		97.0～102.0	附录 A 中 A.3
pH		7.0～8.5	GB/T 9724[a]
水分，w/% ≤		26.0	GB/T 6283[b]
重金属（以 Pb 计）/(mg/kg) ≤		20.0	GB 5009.74
砷（As）/(mg/kg) ≤		3.0	GB 5009.76
澄清度		通过试验	附录 A 中 A.4
吸光度比	A_1/A_2	0.70～0.78	附录 A 中 A.5
	A_3/A_2	0.34～0.42	
其他核酸分解物		通过试验	附录 A 中 A.6

[a]：1.0 g 试样，溶于 20 ml 无二氧化碳水。

[b]：0.15 g 试样，反滴定法，搅拌 20 min

附录 A
检验方法

A.1 一般规定

本标准所用试剂和水在没有注明其他要求时，均指分析纯试剂和 GB/T 6682 规定的三级水。试剂中所用标准溶液、杂质测定用标准溶液、制剂和制品，在没有注明其他要求时均按 GB/T 601、GB/T 602、GB/T 603 的规定制备。试验中所用溶液在未注明用何种溶剂配制时，均指水溶液。

A.2 鉴别试验

A.2.1 称取 0.03 g 试样，精确至 0.01 g，溶于 100 ml 水中。取此液 3 ml，加入 1 ml 盐酸和 1 ml 溴试液，在水浴中加热 30 min，鼓入空气吹除溴后，加入 0.2 ml 3,5-二羟基甲苯-乙醇溶液（1→10），再加入 3 ml 硫酸铁铵-盐酸溶液（1→1000），在水浴中加热 20 min，应显绿色。

A.2.2 称取 1.0 g 试样，精确至 0.01 g，溶于 20 ml 水中。取此液 5 ml，加入 2 ml 氧化镁溶液，应不产生沉淀。再加入硝酸 7 ml，煮沸 10 min 后，加入氢氧化钠溶液（40 g/L）中和，再加入钼酸铵溶液，加热时，生成黄色沉淀，再加氢氧化钠溶液（40 g/L）或氨水溶液（2＋3）时，沉淀溶解。

A.2.3 称取 0.02 g 试样，加 1000 ml 盐酸溶液（1→1000）溶解制成的溶液，在波长 260 nm～264 nm 处有最大吸收带。

A.2.4 试样呈现钠盐反应。

A.3 5′-尿苷酸二钠（$C_9H_{11}N_2Na_2O_9P$）含量（以干基计）的测定

A.3.1 分析步骤

称取 0.5 g 试样，精确至 0.0002 g，加盐酸溶液（1→1000）溶解并准确配至 1000 ml，准确量取此溶液 10 ml，加盐酸溶液（1→1000）并准确配制成 250 ml，作为检测液。测定在波长 260 nm 处检测液的吸光度 A。

A.3.2 结果计算

5′-尿苷酸二钠（$C_9H_{11}N_2Na_2O_9P$）含量（以干基计）的质量分数 w，按式（A.1）计算：

$$w=\frac{0.5\times 1.859\times A}{m}\times 100\% \qquad \text{(A.1)}$$

式中：

0.5——换算系数；

1.859——换算系数；

A——检测液的吸光度；

m——换算成干基后试样的质量，单位为克（g）。

A.4 澄清度的测定

A.4.1 试剂和材料

A.4.1.1 硝酸溶液：1+2。

A.4.1.2 糊精溶液：20 g/L。

A.4.1.3 硝酸银溶液：20 g/L。

A.4.1.4 浊度标准溶液：含氯（Cl）0.01 mg/ml。量取 $c(HCl)=0.1$ mol/L 盐酸标准滴定溶液 14.1 ml±0.02 ml，置于 50 ml 容量瓶中，稀释至刻度。量取该溶液 10 ml±0.02 ml 于 1000 ml 容量瓶中，加水稀释至刻度，摇匀。

A.4.2 分析步骤

称取约 1 g 试样，精确至 0.01 g，置于比色管中，加水溶解并稀释至 25 ml，作为试验溶液；取另一只比色管，准确加入 0.50 ml 浊度标准溶液，加水至约 20 ml，加 1 ml 硝酸溶液，0.2 ml 糊精溶液及 1 ml 硝酸银溶液，加水至 25 ml，摇匀，避光放置 15 min，作为标准比浊溶液。

在无阳光直射情况下，轴向及侧向观察，试验溶液的浊度不得大于标准比浊溶液的浊度。

A.5 吸光度比的测定

称取 0.020 g 试验，加盐酸（1→1000）溶解并配至 1000 ml，测定此溶液在波长 250 nm、260 nm 及 280 nm 处的吸光度 A_1、A_2 及 A_3，计算 A_1/A_2 和 A_3/A_2。A_1/A_2 为 0.70～0.78，A_3/A_2 为 0.34～0.42。

A.6 其他核酸分解物的测定

称取 0.10 g 试样，加水溶解并配制成 20 ml，作为检测液。量取检测液 1 μl，不用对照液，以乙醇-乙二醇一甲醚-盐酸（1→10）的混合液（2∶2∶1）作为展开溶剂，进行薄层色谱分析。采用预先在 60 ℃～80 ℃干燥 20 min、以薄层色谱用硅胶（掺入荧光剂）作为载体的薄层板。当展开溶剂顶端由原线上升约 10 cm 高时停止展开，风干后在暗处、紫外线（波长约 250 nm）下观察，只应看出有一个斑点。

ICS 67.220
分类号：X41
备案号：21440—2007

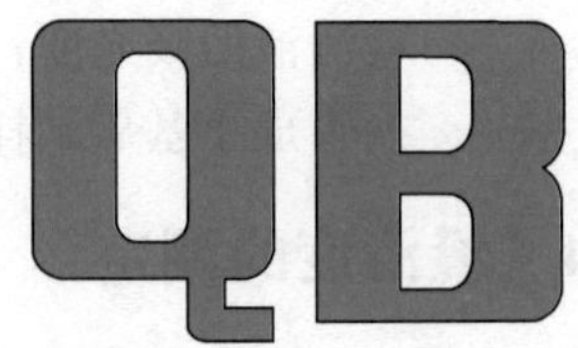

中华人民共和国轻工行业标准

QB/T 2846—2007
代替 QB/T 3799—1999

食品添加剂　5′-鸟苷酸二钠

Food additive—Diosdium 5′-guanylate

2007-05-29 发布　　2007-12-01 实施

中华人民共和国国家发展和改革委员会　发布

前　言

本标准是对 QB/T 3799—1999《食品添加剂　5′-鸟苷酸二钠》的修订。

本标准理化指标非等效采用联合国粮农组织/世界卫生组织食品添加剂联合专家委员会的食品添加剂标准纲要第一卷（Compendium of Food Additive Specifications，Volume 1，Joint FAO/WHO Expert Committee on Food Additive 2001）。

本标准与 QB/T 3799—1999 相比，主要差异如下：

——取消产品分级；

——取消溶状要求，增加透光率要求；

——含量指标设定上限；

——理化指标和卫生指标分别列表描述；

——增加透光率分析方法；

——调整氨基酸分析方法。

本标准由中国轻工业联合会提出。

本标准由全国食品工业标准化技术委员会工业发酵分委会归口。

本标准由中国食品发酵工业研究院、广东肇庆星湖生物科技股份有限公司负责起草。

本标准主要起草人：张蔚、蓝伟松、郭新光、盛广芸、黄向红、康永璞。

本标准自实施之日起，代替原国家轻工业局发布的轻工行业标准 QB/T 3799—1999《食品添加剂 5′-鸟苷酸二钠》。

本标准所代替标准的历次版本发布情况为：

——GB 10796—1989；QB/T 3799—1999。

食品添加剂　5′-鸟苷酸二钠

1　范围

本标准规定了5′-鸟苷酸二钠的要求、分析方法、检验规则和标志、包装、运输、贮存。

本标准适用于以淀粉、糖质为原料，经发酵法或酶解法制得的5′-鸟苷酸二钠的生产、检验与销售。

2　规范性引用文件

下列文件中的条款通过本标准的引用而成为本标准的条款。凡是注日期的引用文件，其随后所有的修改单（不包括勘误的内容）或修订版均不适用于本标准，然而，鼓励根据本标准达成协议的各方研究是否可使用这些文件的最新版本。凡是不注日期的引用文件，其最新版本适用于本标准。

GB/T 603　化学试剂　试验方法中所用制剂及制品的制备

GB/T 5009.11—2003　食品中总砷和无机砷的测定

GB/T 6682　分析实验室用水规格和试验方法

中华人民共和国药典　第二部（2005年版）

卫生部［2002］第26号令　食品添加剂卫生管理办法

3　化学名称、分子式、结构式、相对分子质量

化学名称：5′-鸟苷酸二钠（disodium 5′-guanylate）

结构式：

OH N N N N NH2 O NaO PO CH2 O NaO H H H H OH OH

分子式：$C_{10}H_{12}N_5Na_2O_8P \cdot xH_2O$

相对分子质量（以无水计）：407.19

4 要求

4.1 感官指标

产品为无色、白色结晶，或结晶性粉末；具有特殊鲜味，易溶于水，微溶于乙醇，难溶于乙醚。

4.2 理化指标

应符合表1的规定。

4.3 卫生指标

应符合表2的规定。

表1 5′-鸟苷酸二钠理化指标

项目		指标
含量（以干基计）/(%)		97.0～102.0
紫外吸光度比值（250/260） （280/260）		0.95～1.03 0.63～0.71
干燥失重/%	≤	25.0
透光率（5%水溶液）/(%)	≥	95
pH（5%水溶液）	≤	7.0～8.5
其他核苷酸		不应检出
氨基酸		合格
铵盐（NH_4^+）		合格

表2 5′-鸟苷酸二钠卫生指标

项目		指标
砷（以As计）/(mg/kg)	≤	2
重金属（以Pb计）/(mg/kg)	≤	20

5 分析方法

本试验方法中所用的水，在未注明其他要求时，均指符合GB/T 6682分析实验室用水规格和试验方法三级以上的水。

本试验方法中所用的试剂，在未注明规格时，均指分析纯（AR）。若有特殊要求须另作明确规定。

本试验所用溶液在未注明用何种溶剂配制时，均指水溶液。

5.1 感官指标

取适量样品置于清洁、干燥的白瓷盘中，在自然光线下，观察其色泽，嗅其味。

5.2 含量

5.2.1 仪器

紫外分光光度计。

5.2.2 试剂和溶液

盐酸溶液（0.01 mol/L）：按 GB/T 603 配制。

5.2.3 分析步骤

5.2.3.1 试样溶液的制备

a）称取试样 0.5 g（精确至 0.1 mg），用盐酸溶液（5.2.2）溶解并定容至 1000 ml，摇匀。

b）吸取溶液（a）10 ml，用盐酸溶液（5.2.2）稀释并定容至 250 ml，摇匀，作为试样溶液备用。

5.2.3.2 测定

将试样液（5.2.3.1b）注入 10 mm 石英比色杯中，以盐酸溶液（5.2.2）作空白，于紫外分光光度计 260 nm 处测定吸光度。

5.2.4 计算

5′-鸟苷酸二钠含量按公式（1）计算：

$$X_1=\frac{A}{289.8}\times\frac{250}{m}\times\frac{100}{100-X_4}\times100 \quad\cdots\cdots\cdots\cdots(1)$$

式中：

X_1——样品中 5′-鸟苷酸二钠含量（质量分数），%；

A——260 nm 处的吸光度；

m——样品称样量，单位为克（g）；

X_4——样品的干燥失重（质量分数），%；

289.8——5′-鸟苷酸二钠的比吸光度。

5.2.5 允许差

在重复性条件下获得的两次独立测定结果的绝对差值，应不超过算术平均值的 1%。

5.3 紫外吸光度比值

5.3.1 仪器

紫外分光光度计。

5.3.2 试验程序

将试样溶液（5.2.3.1b）注入 10 mm 比色皿，以 0.01 mol/L 盐酸（5.2.2）作空白，分别测定在波长 250 nm、260 nm、280 nm 下的吸光度。

5.3.3 计算

紫外吸光度比值（250/260）和（280/260）分别按公式（2）和（3）计算：

$$X_2=\frac{A_1}{A_2} \quad\cdots\cdots\cdots\cdots(2)$$

$$X_3=\frac{A_3}{A_2} \quad\cdots\cdots\cdots\cdots(3)$$

式中：

X_2——紫外吸光度比值（250/260）；

X_3——紫外吸光度比值（280/260）；

A_1——在波长 250 nm 下的吸光度；

A_2——在波长 260 nm 下的吸光度；

A_3——在波长 280 nm 下的吸光度；

5.3.4 允许差

在重复性条件下获得的两次独立测定结果的绝对差值，应不超过算术平均值的 1%。

5.4 干燥失重

5.4.1 仪器

5.4.1.1 电热干燥箱。

5.4.1.2 分析天平：感量为 0.1 mg。

5.4.1.3 称量瓶：50 mm×30 mm。

5.4.1.4 干燥器：用变色硅胶作干燥剂。

5.4.2 分析步骤

用烘干至恒重的称量瓶称取 1 g 试样（精确至 0.1 mg），置于（120±2）℃电热干燥箱内烘干 4 h，取出加盖，置于干燥器内冷却至室温后，称重。

5.4.3 计算

干燥失重按式公（4）计算：

$$X_4=\frac{m_1-m_2}{m_1-m} \times 100 \qquad (4)$$

式中：

X_4——样品的干燥失重（质量分数），%；

m_1——烘干前称量瓶加试样的质量，单位为克（g）；

m_2——烘干后称量瓶加试样的质量，单位为克（g）；

m——称量瓶的质量，单位为克（g）。

5.4.4 允许差

在重复性条件下获得的两次独立测定结果的绝对差值，应不超过算术平均值的 0.5%。

5.5 透光率

5.5.1 仪器

分光光度计。

5.5.2 分析步骤

称取试样 1 g（精确至 0.01 g）溶于 20 ml 水中，摇匀。然后，将试样液置于 1 cm 比色皿中，以水作为空白对照，于 430 nm 下测定样液的透光率，记录读数。

5.5.3 允许差

同一试样两次测试结果的绝对差值，应不超过算术平均值的 0.5%。

5.6 pH

5.6.1 仪器

酸度计。

5.6.2 分析步骤

称取试样 1.0 g，加入 20 ml 水溶解，用 pH 计测定溶液 pH。

5.6.3 允许差

同一样品两次测定值之差应不超过 0.2。

5.7 其他核苷酸

5.7.1 试剂和材料

5.7.1.1 展开溶液：叔丁醇：饱和硫酸铵：0.025 mol/L 氨水＝3：160：40

5.7.1.2 滤纸：层析滤纸。

5.7.2 仪器

5.7.2.1 紫外分析仪。

5.7.2.2 微量注射器。

5.7.3 分析步骤

称取试样 1.0 g，加水溶解并定容至 100 ml，用层析滤纸点样 10.0 μl，于展开溶液中展开约 30 cm，晾干（或烘干）滤纸后，在紫外分析仪 254 nm 处观察。

5.7.4 判定

若只呈现一个斑点，判定为合格，否则判定为不合格。

5.8 氨基酸

5.8.1 试剂

茚三酮溶液：取茚三酮 0.5 g，加乙醇溶解并定容至 100 ml。

5.8.2 仪器

水浴锅。

5.8.3 分析步骤

称取试样 0.1 g，加水溶解并定容至 100 ml，摇匀后吸取试样液 5 ml，加入茚三酮溶液（5.7.1）1 ml，于沸水浴中加热 3 min。

5.8.4 判定

溶液不显色判定为合格，否则判定为不合格。

5.9 铵盐

5.9.1 试剂

5.9.1.1 氧化镁。

5.9.1.2 红色石蕊试纸。

5.9.2 分析步骤

称取样品 0.1 g 于小试管中，加入 50 mg 氧化镁及 1 ml 水，用水湿润红色石蕊试纸，将其挂入试管中，将试管于沸水浴加热 5 min。

5.9.3 判定

石蕊试纸不显色，判定为合格，否则判定为不合格。

5.10 砷（砷斑法）

称取试样 1 g，精确至 0.1 g，加水溶解后，按 GB 5009.11—2003 中总砷测定的第三法

（砷斑法）测定。

5.11 重金属

按《中华人民共和国药典》第二部（2005年版）第一法测定。

6 检验规则

6.1 组批

在同一时间经同一混合机混合后，质量均匀的产品为一批。

6.2 取样

样本的抽取见表3。

表3 抽样表

批量范围/袋	样本大小/袋
≤25	3
26～150	8
151～500	13
＞500	20

6.3 将取样钎插入每个样本5/6处，抽取不少于100 g样品，每批抽取总样品量不少于1 kg。将抽取的样品迅速混匀，用四分法缩分后，分别装入两个干燥、洁净的容器中，贴上标签。一份进行理化分析，另一份留存备查。

6.4 出厂检验

6.4.1 产品出厂前，按本标准规定逐批进行检验。

5.4.2 出厂检验项目：含量、紫外吸光度比值、干燥失重、透光率、pH、其他核苷酸、氨基酸、铵盐。

6.5 型式检验

6.5.1 型式检验项目除出厂检验项目外，还应包括砷、重金属。

6.5.2 产品一般情况下，型式检验每三个月一次，遇有下列情况之一时亦需检验。

——正常生产时，至少每年对产品检验一次；

——正常生产时，如原料、配方或工艺有较大改变，可能影响产品质量时；

——产品长期停产，重新恢复生产时；

——出厂检验结果与平常记录有较大差别时；

——国家质量监督部门提出型式检验的要求时。

6.6 判定规则

6.6.1 当检验结果中，有一项检验项目不合格时，应重新自同批产品中抽取两倍量样本进行复验，以复验结果为准。如仍有一项不合格，则判整批产品为不合格品。

6.6.2 当供需双方对产品质量发生异议时，由双方协商选定仲裁单位，按本标准进行复验。

7 标志、包装、运输、贮存

7.1 标志

产品的标志应符合卫生部［2002］第26号令第四章的要求。

7.2 包装

7.2.1 产品内包装材料应符合食品包装材料的卫生要求。

7.2.2 包装要求：内包装封口严密，不应透气，外包装不应受到污染。

7.3 运输

7.3.1 产品在运输过程中应轻拿轻放，严防污染、雨淋和曝晒。

7.3.2 运输工具应清洁、无毒、无污染。严禁与有毒、有害、有腐蚀性的物质混装混运。

7.4 贮存

产品贮存在阴凉、干燥、通风、无污染的环境下，不应露天堆放。适宜在温度30 ℃、相对湿度50％以下贮存。

7.5 保质期

产品自生产之日起，在符合上述储运条件、包装完好的情况下，保质期应不少于两年。

中 华 人 民 共 和 国
轻 工 行 业 标 准
食品添加剂 5′-鸟苷酸二钠
QB/T 2846—2007
*
中国轻工业出版社出版发行
地址：北京东长安街 6 号
邮政编码：100740
发行电话：(010) 65241695
网址：http://www.chlip.com.cn
Email：club@chlip.com.cn

轻工业标准化编辑出版委员会编辑
地址：北京西城区月坛北小街 6 号
邮政编码：100037
电话：(010) 68049923
*

书号：155019·3035
印数：1—200 册

全国食品发酵标准化中心

食标字［2011］010号

有关标准修改单的说明

希杰（聊城）生物科技有限公司：

《食品添加剂　呈味核苷酸二钠》（QB/T 2845—2007）和《食品添加剂 5′-鸟苷酸二钠》（QB/T 2846—2007）标准于2007年5月发布，2007年12月1日正式实施，在实施过程中发现上述行业标准中存在部分错误，经标准技术归口中心全国食品发酵标准化中心拟文并经行业主管部门审核，分别通过了上述2个标准的第1号修改单（见附件修改单上报文），特此证明。

全国食品发酵标准化中心

2011.3.26

QB/T 2846—2007　5′-鸟苷酸二钠

第1号修改单

QB/T 2846—2007　5′-鸟苷酸二钠于2007年5月发布，2007年12月1日正式实施，在实施过程中发现该行业标准中存在与报批稿不符的印刷错误，特将第1号修改单报上，请审核批准，并敬请上报审批。

附件：QB/T 2846—2007 第1号修改单

4.2　理化指标

表1　透光率（5%水溶液）指标“95”　　应改为“95.0”

“pH（5%水溶液）⩽”　　应改为“pH（5%水溶液）”

ICS 67.040
分类号：X60
备案号：31101—2011

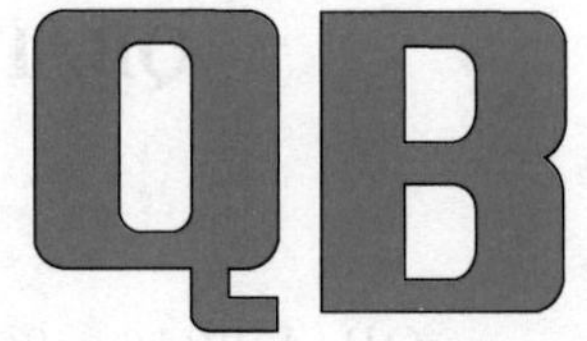

中华人民共和国轻工行业标准

QB/T 4158—2010

营养强化剂　5′-尿苷酸二钠

Food additive—Disodium 5′-Uridylate

2010-12-29 发布　　2011-04-01 实施

中华人民共和国工业和信息化部　发布

前　言

本标准由中国轻工联合会提出。

本标准由全国乳制品标准化技术委员会提出并归口。

本标准由南通秋之友生物科技有限公司、黑龙江省乳品工业技术开发中心负责起草。

本标准主要起草人：印蔚然、曹静、孙常雁、王芸。

营养强化剂　5′-尿苷酸二钠

1　范围

本标准规定了营养强化剂5′-尿苷酸二钠的要求、试验方法、检验规则和标志、包装、运输、贮存、保质期。

本标准适用于以酵母核糖核酸（RNA）为原料，经5′-磷酸二酯酶降解而制得的5′-尿苷酸二钠。

2　规范性引用文件

下列文件对于本文件的应用是必不可少的。凡是注日期的引用文件，仅注日期的版本适用于本文件。凡是不注日期的引用文件，其最新版本（包括所有的修改单）适用于本文件。

GB/T 603　化学试剂　实验方法中所用制剂及制品的制备

GB/T 4789.2　食品卫生微生物学检验　菌落总数测定

GB/T 4789.3　食品卫生微生物学检验　大肠菌群测定

GB/T 4789.4　食品卫生微生物学检验　沙门菌检验

GB/T 4789.5　食品卫生微生物学检验　志贺菌检验

GB/T 4789.10　食品卫生微生物学检验　金黄色葡萄球菌检验

GB/T 4789.15　食品卫生微生物学检验　霉菌和酵母计数

GB/T 5009.3　食品中水分的测定

GB/T 5009.74　食品添加剂中重金属限量试验

GB/T 5009.76　食品添加剂中砷的测定方法

GB/T 6682　分析实验室用水规格和试验方法

SN/T 1632.1　奶粉中阪崎肠杆菌检验方法　第1部分：分离与计数方法

GB/T 6040—2002　红外光谱分析方法通则

卫生部［2002］第26号令《食品添加剂卫生管理办法》

3　化学名称、英文缩写、结构式、分子式、分子量

化学名称：5′-尿苷酸二钠（5′-UMP，Na_2）

结构式：

分子式：$C_9H_{11}N_2O_9PNa_2 \cdot xH_2O$

相对分子质最（无水）：368.15（按1997年国际相对原子质量）

4 要求

4.1 原料要求

应符合相应国家标准或行业标准的规定。

4.2 感官指标

产品为白色结晶或结晶性粉末，无特殊气味，易溶于水，微溶于乙醇。

4.3 理化卫生指标

理化卫生指标应符合表1规定。

表1 理化卫生指标

项目			指标
鉴别			与标准品红外光谱一致
含量（$C_9H_{11}N_2O_9PNa_2$，以干基计）/%		≥	98.0
干燥失重/%		≤	25.0
透光率（5%水溶液）/%		≥	95.0
pH（5%水溶液）			7.0～8.5
紫外吸光度比值	A250/A260		0.71～0.77
	A280/A260		0.36～0.42
砷（以As计）/(mg/kg)		≤	2
重金属（以Pb计）/(mg/kg)		≤	10

4.4 微生物指标

微生物指标应符合表2的规定。

表2 微生物指标

项目		指标
菌落总数/(cfu/g)	≤	1000
大肠菌群/(MPN/100 g)	≤	30
霉菌和酵母菌/(cfu/g)	≤	50
致病菌（沙门菌、志贺菌、金黄色葡萄球菌、阪崎肠杆菌）		不得检出

5 试验方法

本试验方法中所用的水，应符合 GB/T 6682 分析实验室用水规格和试验方法三级以上的水。

本试验方法中所用的试剂，均指分析纯（AR）。若有特殊要求须另作明确规定。

本试验所用溶液在未注明用何种溶剂配制时，均指水溶液。

5.1 感官指标

取适量样品置于清洁、干燥的白瓷盘中，在自然光线下，观察其色泽，嗅其味。

5.2 鉴别

按 GB/T 6040—2002 规定的方法进行。

5.3 含量

5.3.1 仪器

5.3.1.1 高效液相色谱仪（配有紫外检测器和柱恒温系统，检测波长 254 nm）。

5.3.1.2 流动相真空抽滤脱气装置及 0.2 μm、0.459 μm 微孔膜。

5.3.1.3 色谱柱：Hypersil ODS2 5 μm（4.6×250 mm）或同等分析效果的色谱柱。

5.3.1.4 分析天平：感量为 0.1 mg。

5.3.1.5 微量进样器：50 μl。

5.3.2 试剂和溶液

5.3.2.1 乙酸铵溶液（0.025 mol/L，pH 5.5）：称取 1.93 g 乙酸铵溶于 1.0 L 水中，用 2 mol/L 的冰醋酸调至 pH 为 5.5。

5.3.2.2 水：二次蒸馏水或超纯水。

5.3.2.3 5′-尿苷酸二钠标准溶液：精密称取标准试剂 5′-尿苷酸二钠 100.0 mg，用超纯水溶解并定容至 50 ml 容量瓶中，混合均匀后，准确吸取 1.0 ml，用乙酸铵溶液定容到 50 ml 容量瓶中，摇匀，制成每毫升约含 40 μg 的溶液。

5.3.3 分析步骤

5.3.3.1 样品溶液的制备

称取样品 100.0 mg，按 5′-尿苷酸二钠标准溶液的配制方法配制。

5.3.3.2 样品测定

开机器预热，并装上色谱柱，调柱温为（25±0.5）℃（柱温箱的精确度为±0.1 ℃），对色谱柱按要求进行处理。正式测试前，将所用流动相乙酸铵溶液（5.3.2.1），流速 0.8 ml/min，输入系统 0.5 h 以上，待基线稳定后即可进样，进样量为 20 μl。

将尿苷酸二钠标准溶液和制备好的样品分别进样。根据标准品的保留时间，确定样品尿苷酸二钠的色谱峰。根据样品的峰面积，以外标法计算 5′-尿苷酸二钠的百分含量。

5.3.3.3 结果计算

样品中的尿苷酸二钠的含量按式（1）计算，数值以%表示。

$$X_i=\frac{A_i\times m_s\times(1-r)}{A_s\times m\times(1-r_1)}\times 100 \qquad (1)$$

式中：

X_i——样品中5′-尿苷酸二钠的百分含量（以干物质计），%；

A_i——样品中5′-尿苷酸二钠的峰面积；

m_s——标准品5′-尿苷酸二钠的质最，单位为克（g）；

r——标准品5′-尿苷酸二钠的干燥失重，%；

A_s——标准品中5′-尿苷酸二钠的峰面积；

m——样品5′-尿苷酸二钠的质量，单位为克（g）；

r_1——样品5′-尿苷酸二钠的干燥失重，%。

5.3.4 允许差

在重复性条件下获得的两次独立测定结果的绝对差值，应不超过算术平均值的1%。

5.4 干燥失重

按GB/T 5009.3规定方法进行。

5.5 透光率

5.5.1 仪器

分光光度计。

5.5.2 分析步骤

称取样品1.0 g，溶于20 ml水中，摇匀。将样品液置于1 cm比色皿中，以水作空白对照，于430 nm下测定样液的透光率，记录数据。

5.5.3 允许误差

在重复性条件下获得的两次独立测定结果的绝对差值，应不超过算术平均值的0.5%。

5.6 pH测定

5.6.1 仪器

酸度计。

5.6.2 分析步骤

称取样品1.0 g，加水20 ml溶解，用酸度计测定溶液的pH。

5.6.3 允许误差

同一样品两次测定值之差应不超过0.2。

5.7 紫外吸光度的比值

5.7.1 仪器

紫外分光光度计。

5.7.2 试剂和溶液

盐酸溶液（0.01 mol/L）：按GB/T 603配制。

5.7.3 分析步骤

按5.3.2.3中（a液）配制方法配制样品溶液，吸取样品溶液1.0 ml，用盐酸溶液（5.8.2）定容至100 ml，混匀，然后以盐酸溶液作空白，于紫外分光光度计分别测定250 nm、260 nm、280 nm处的吸光度。

5.7.4 计算

5.7.4.1 吸光度 250 nm 和 260 nm 处的比值按式（2）计算：

$$X_1=\frac{A_{250}}{A_{260}} \quad \cdots\cdots (2)$$

式中：

X_1——250 nm 和 260 nm 处紫外吸光度比值；

A_{250}——250 nm 处样品的紫外吸光度；

A_{260}——260 nm 处样品的紫外吸光度。

5.7.4.2 吸光度 280 nm 和 260 nm 处的比值按式（3）计算：

$$X_2=\frac{A_{280}}{A_{260}} \quad \cdots\cdots (3)$$

式中：

X_2——280 nm 和 260 nm 处紫外吸光度比值；

A_{280}——280 nm 处样品的紫外吸光度；

A_{260}——260 nm 处样品的紫外吸光度。

5.7.5 允许差

在重复性条件下获得的两次独立测定结果的绝对差值，应不超过算术平均值的 2%。

5.8 砷

按 GB/T 5009.76 规定方法测定。

5.9 重金属

按 GB/T 5009.74 规定方法测定。

5.10 菌落总数

按 GB/T 4789.2 规定方法测定。

5.11 大肠菌群

按 GB/T 4789.3 规定方法测定。

5.12 酵母菌和霉菌

按 GB/T 4789.15 规定方法测定。

5.13 致病菌

按 GB/T 4789.4、GB/T 4789.5、GB/T 4789.10、SN/T 1632.1 规定方法测定。

6 检验规则

6.1 组批

在同一时间生产、质量均匀的产品为一批。

6.2 取样

样本的抽取见表 3。

表 3 抽样表

批量范围/(桶/包)	样本大小/（桶/包）
≤25	3
26～150	8
151～500	13
≥500	20

将取样钎插入每个样本 5～6 处，抽取不少于 100 g 样品，每批抽取总样品量不少于 1 kg。将抽取的样品迅速混匀，用四分法缩分后，分别装入三个干燥、洁净的容器中，贴上标签。一份进行理化分析，一份进行微生物检验，另一份留样置阴凉、干燥、密封的环境中贮存备查。

6.3 出厂检验

6.3.1 产品出厂前，按本标准规定逐批进行检验。

6.3.2 出厂检验项目：感官指标、含量、干燥失重、透光率、pH、紫外吸光度比值、菌落总数、大肠菌群、霉菌和酵母菌。

6.4 型式检验

6.4.1 型式检验项目为本标准 4.2、4.3、4.4 的全部项目。

6.4.2 产品在一般情况下，型式检验每年一次，遇有下列情况之一时亦需检验。

——产品连续停产达三个月以上，重新恢复生产时；

——正常生产时，如原料、配方或工艺有较大改变，可能影响产品质量时；

——出厂检验结果与平常检验结果记录有较大差别时。

6.5 判定规则

6.5.1 当检验结果中，有一项检验项目不合格时，应重新在同批产品中，按 6.2 取样方法抽取两倍量样本进行复验，如仍有不合格项目，则判该批产品为不合格（微生物指标不得复验）。

6.5.2 当供需双方对产品质量产生异议时，由双方协商选定仲裁单位，按本标准进行复验。

7 标志、包装、运输、贮存

7.1 标志

产品的标志应符合卫生部［2002］第 26 号令中第四章要求。

7.2 包装

7.2.1 产品内包装材料应符合食品包装材料的卫生要求。

7.2.2 包装要求：内包装封口严密，不应透气，外包装不应受到污染。

7.3 运输

7.3.1 产品在运输过程中应轻拿轻放，严防污染、雨淋和曝晒。

7.3.2 运输工具应清洁、无毒、无污染。严禁与有毒、有害、有腐蚀性的物质混装混运。

7.4 贮存

产品贮存在阴凉、干燥、通风、无污染的环境下，不应露天堆放。地面应有不低于10 cm 的地台板，离墙、离顶不应少于 30 cm，不应与有毒有害、有腐蚀性、有异味的物质或有色粉末物品混贮。

7.5 保质期

产品自生产之日起，在符合上述储运条件、包装完好的情况下，保质期应不少于两年。

附录 A
(资料性附录)
5′-尿苷酸二钠标准红外光谱图

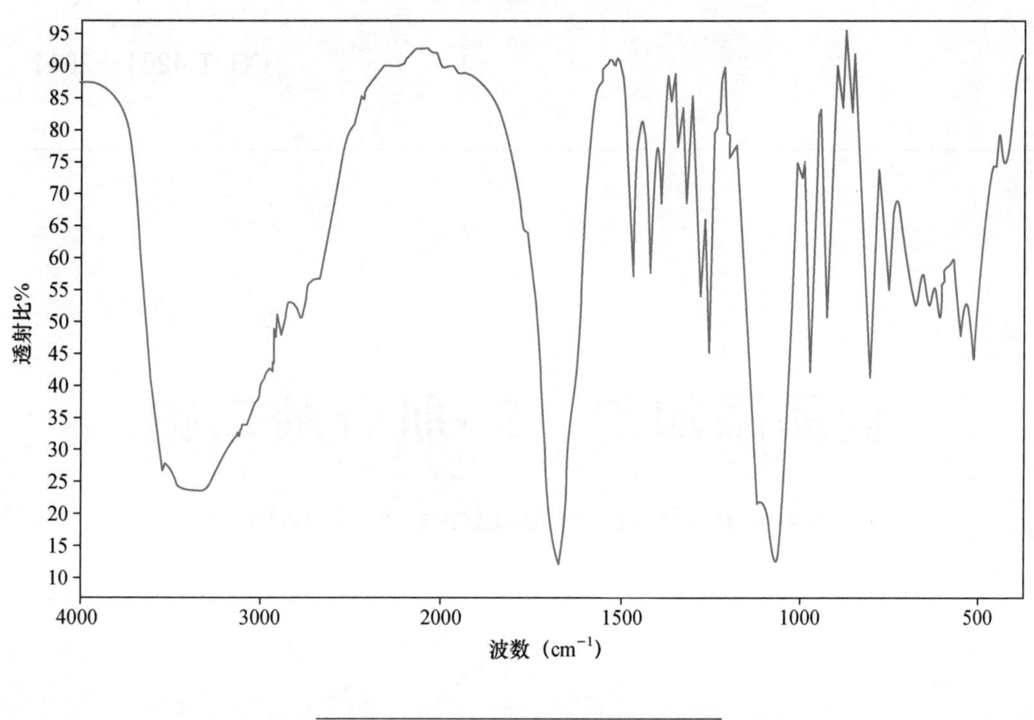

ICS 67.220
分类号：X41
备案号：34979—2012

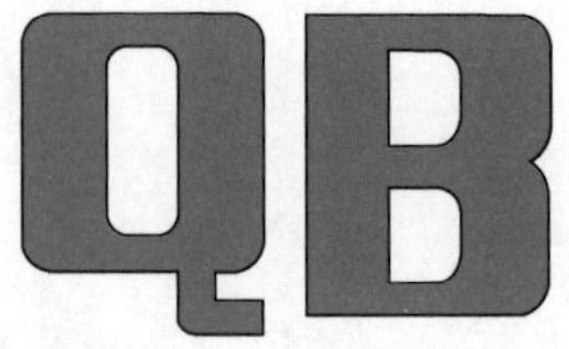

中华人民共和国轻工行业标准

QB/T 4261—2011

食品添加剂 5′-肌苷酸二钠

Food additive—Disodium 5′-inosinate

2011-12-20 发布 2012-07-01 实施

中华人民共和国工业和信息化部 发布

前　言

本标准理化指标非等效采用联合国粮农组织/世界卫生组织食品添加剂联合专家委员会的食品添加剂标准纲要第一卷（Compendium of Food Additive Specifications，Volume 1，Joint FAO/WHO Expert Committee on Food Additive（2001）。

本标准由中国轻工业联合会提出。

本标准由全国食品发酵标准化中心归口。

本标准起草单位：中国食品发酵工业研究院、广东肇庆星湖生物科技股份有限公司、希杰（聊城）生物科技有限公司。

本标准起草人：张蔚、蓝伟松、郭新光、盛广芸、黄向红、刘鹏。

食品添加剂　5′-肌苷酸二钠

1　范围

本标准规定了食品添加剂 5′-肌苷酸二钠产品的技术要求、分析方法、检验规则和标志、包装、运输、贮存。

本标准适用于以淀粉、糖质为原料，经发酵法或酶解法制得的食品添加剂 5′-肌苷酸二钠的生产、检验与销售。

2　规范性引用文件

下列文件对于本文件的应用是必不可少的。凡是注日期的引用文件，仅注日期的版本适用于本文件。凡是不注日期的引用文件，其最新版本（包括所有的修改单）适用于本文件。

GB/T 603　化学试剂　实验方法中所用制剂及制品的制备

GB 5009.11—2003　食品中总砷及无机砷的测定

GB/T 6682　分析实验室用水规格和试验方法

卫生部［2002］第 26 号令　食品添加剂卫生管理办法

中华人民共和国药典第二部 2005 年版

3　化学名称、结构式、分子式、相对分子质量

3.1　化学名称：5′-肌苷酸二钠（Disodium 5′-Inosinate）

3.2　结构式

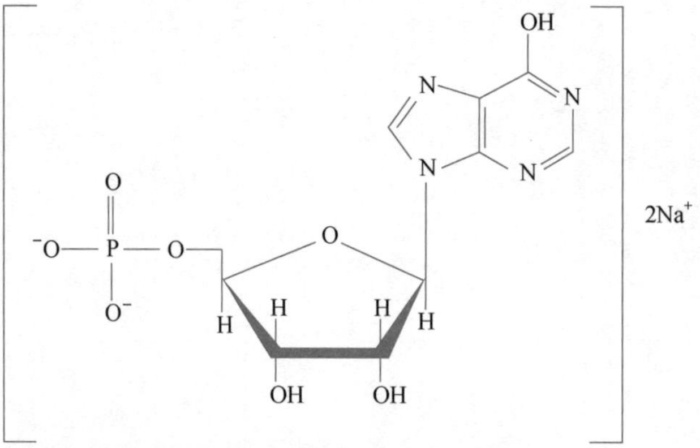

3.3　分子式：$C_{10}H_{11}N_4Na_2O_8P \cdot xH_2O$

3.4　相对分子质量（以无水计）：392.17

4 要求

4.1 感官指标

产品为白色结晶或结晶性粉末；具有特殊鲜味，易溶于水，微溶于乙醇，难溶于乙醚。

4.2 理化指标

应符合表1的规定。

表1 5′-肌苷酸二钠理化指标

项目		指标
含量（以干基计）/%		97.0～102.0
紫外吸光度比值（250/260） （280/260）		1.55～1.65 0.20～0.30
最大吸收波长		250 nm±2 nm
水分/%	≤	29.0
透光率（5%水溶液）/%	≥	95.0
pH（5%水溶液）		7.0～8.5
其他核苷酸		不应检出

4.3 卫生要求

应符合表2的规定。

表2 5′-肌苷酸二钠卫生指标

项目		指标
砷（以As计）/(mg/kg)	≤	2
重金属（以Pb计）/(mg/kg)	≤	10

5 分析方法

本试验方法中所用的水，在未注明其他要求时，均指符合GB/T 6682分析实验室用水规格和试验方法三级以上的水。

本试验方法中所用的试剂，在未注明规格时，均指分析纯（AR）。若有特殊要求须另作明确规定。

本试验所用溶液在未注明用何种溶剂配制时，均指水溶液。

5.1 感官指标

取适量样品置于清洁、干燥的白瓷盘中，在自然光线下，观察其色泽，嗅其味。

5.2 含量

5.2.1 仪器

紫外分光光度计。

5.2.2 试剂和溶液

盐酸溶液（0.01 moL/L）：按 GB/T 603 配制。

5.2.3 分析步骤

5.2.3.1 试样溶液的制备

a）称取试样 0.5 g（精确至 0.1 mg），用盐酸溶液（5.2.2）溶解并定容至 500 ml，摇匀；

b）吸取溶液（a）5 ml，用盐酸溶液（5.2.2）稀释并定容至 250 ml，摇匀，作为试样溶液备用。

5.2.3.2 测定

将试样液［5.2.3.1b)］注入 10 mm 石英比色皿中，以盐酸溶液（5.2.2）作空白，于紫外分光光度计 250 nm 处测定吸光度。

5.2.4 计算

试样中 5′-肌苷酸二钠含量按公式（1）计算。

$$X_1 = \frac{A}{310} \times \frac{250}{m} \times \frac{100}{100 - X_4} \times 100 \quad (1)$$

式中：

X_1——样品中 5′-肌苷酸二钠含量（质量分数），%；

A——250 nm 处的吸光度；

m——样品称样量，单位为克（g）；

X_4——样品的水分（质量分数），%；

310——5′-肌苷酸二钠的比吸光度。

5.2.5 允许差

在重复性条件下获得的两次独立测定结果的绝对差值，不得超过算术平均值的 1%。

5.3 紫外吸光度比值

5.3.1 仪器

紫外分光光度计。

5.3.2 分析步骤

将试样溶液［5.2.3.1b)］注入 10 mm 石英比色皿，以 0.01 mol/L 盐酸（5.2.2）作空白，分别测定在波长 250 nm、260 nm、280 nm 下的吸光度。

5.3.3 计算

紫外吸光度比值（250/260）和（280/260）分别按公式（2）和公式（3）计算。

$$X_2 = \frac{A_1}{A_2} \quad (2)$$

$$X_3 = \frac{A_3}{A_2} \quad (3)$$

式中：

X_2——紫外吸光度比值（250/260）；

X_3——紫外吸光度比值（280/260）；

A_1——在波长 250 nm 下的吸光度；

A_2——在波长 260 nm 下的吸光度；

A_3——在波长 280 nm 下的吸光度。

5.3.4 允许差

在重复性条件下获得的两次独立测定结果的绝对差值，不得超过算术平均值的1%。

5.4 最大吸收波长

5.4.1 仪器

紫外分光光度计。

5.4.2 分析步骤

将试样溶液［5.2.3.1 b)］注入 10 mm 比色皿，以 0.01 mol/L 盐酸（5.2.2）作空白，在 220 nm～320 nm 波长测定吸收度。

5.4.3 结果判定

找出该区间最大的吸收波长，若最大吸收波长在（250±2）nm 处为合格，否则为不合格。

5.5 水分（卡尔·费休氏法）

5.5.1 仪器

5.5.1.1 水分滴定仪。

5.5.1.2 分析天平：感量为 0.1 mg。

5.5.2 分析步骤

取样品约 0.05 g（精确至 0.1 mg），按卡尔·费休法测定。

5.5.3 允许差

在重复性条件下获得的两次独立测定结果的绝对差值，不得超过算术平均值的1%。

5.6 透光率

5.6.1 仪器

分光光度计。

5.6.2 分析步骤

称取试样 1 g（精确至 0.1 mg）溶于 20 ml 水中，搅匀。然后，将试样液置于 10 mm 比色皿中，以水作为空白对照，于 430 nm 下测定试样液的透光率，记录读数。

5.6.3 允许差

在重复性条件下获得的两次独立测定结果的绝对差值，不得超过算术平均值的0.5%。

5.7 pH

5.7.1 仪器

酸度计。

5.7.2 分析步骤

称取试样 1.0 g，加入 20 ml 水溶解，用 pH 计测定溶液 pH。

5.7.3 允许差

在重复性条件下获得的两次独立测定结果之差不得超过 0.2。

5.8 其他核苷酸

5.8.1 试剂和材料

5.8.1.1 展开溶液：饱和硫酸铵溶液∶水＝3∶7。

5.8.1.2 滤纸：层析滤纸。

5.8.2 仪器

5.8.2.1 紫外分析仪。

5.8.2.2 微量注射器。

5.8.3 分析步骤

称取试样 1.0 g，加水溶解并定容至 100 ml，用层析滤纸点样 10.0 μl，于展开溶液中展开约 30 cm，晾干（或烘干）滤纸后，在紫外分析仪 254 nm 处观察。

5.8.4 判定

若只呈现一个斑点，则为 5′-肌苷酸二钠，判定为合格，否则判定为不合格。

5.9 砷（砷斑法）

称取试样 1 g，精确至 0.1 g，加水溶解后，按 GB 5009.11—2003 中总砷测定的第三法（砷斑法）测定。

5.10 重金属

按《中华人民共和国药典》第二部（2005 年版）第一法测定。

6 检验规则

6.1 组批

在同一时间经同一混合机混合后，质量均匀的产品为一批。

6.2 取样

按抽样方法：物料件数≤3 的每件均取；当物料件数≤300 的，按公式$\sqrt{n}+1$计算抽取计数；当物料件数＞300 时，按公式$\frac{\sqrt{N}}{2}+1$计算抽取计数。

每袋用抽样钎由上至下，不同方向，抽取 3～5 钎放到抽样桶中。抽取不少于 100 g 样品，将抽取的样品迅速混匀，用四分法缩分后，分别装入两个干燥、洁净的抽样袋中，贴上标签。一份进行理化分析，另一份留存备查。

6.3 出厂检验

6.3.1 产品出厂前，应由生产厂的质量监督检验部门按本标准规定逐批进行检验，检验合格，并附上质量合格证明的，方可出厂。

6.3.2 检验项目：含量、最大吸收波长、紫外吸光度比值、水分、透光率、pH、其他核苷酸。

6.4 型式检验

6.4.1 检验项目：本标准中全部要求项目。

6.4.2 一般情况下，同一类产品的型式检验每三个月一次，有下列情况之一时，亦应进行。

a）原辅材料有较大变化时；

b）更改关键工艺或设备；

c）新试制的产品或正常生产的产品停产 3 个月后，重新恢复生产时；

d）出厂检验与上次型式检验结果有较大差异时；

e）国家质量监督检验机构按有关规定需要抽检时。

6.5 判定规则

6.5.1 当检验结果中，有一项检验项目不合格时，应重新自同批产品中抽取两倍量样本进行复验，以复验结果为准。如仍有一项不合格，则判整批产品为不合格品。

6.5.2 当供需双方对产品质量发生异议时，由双方协商选定仲裁单位，按本标准进行复验。

7 标志、包装、运输、贮存

7.1 标志

产品内标识符合卫生部［2002］第 26 号令第四章要求。

7.2 包装

7.2.1 产品内包装材料须符合食品包装材料的卫生要求。

7.2.2 包装要求：内包装封口严密，不应透气，外包装不应受到污染。

7.3 贮存、运输

7.3.1 产品在运输过程中应轻拿轻放，严防污染、雨淋和曝晒。

7.3.2 运输工具应清洁、无毒、无污染。严禁与有毒、有害、有腐蚀性的物质混装混运。

7.3.3 产品贮存在阴凉、干燥、通风无污染的环境下，不应露天堆放。适宜贮存温度 30 ℃、相对湿度 75％以下保存。

7.4 保质期

产品自生产之日起，在符合上述储运条件、包装完好的情况下，保质期应不少于两年。

ICS 67.040
分类号：X60
备案号：37975—2013

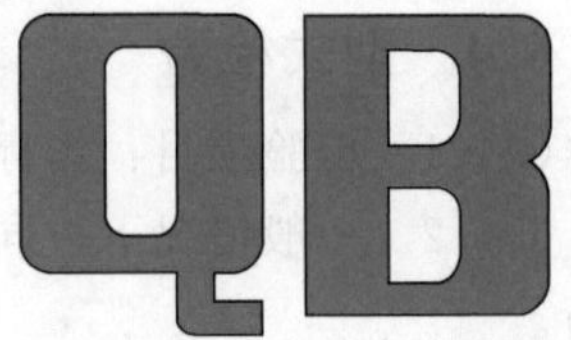

中 华 人 民 共 和 国 轻 工 行 业 标 准

QB/T 4357—2012

营养强化剂　5′-胞苷酸

Nutritional fortifiers Cytidine-5′-monophosphate

2012-11-07 发布　　2013-03-01 实施

中华人民共和国工业和信息化部　发布

前 言

本标准按照 GB/T 1.1—2009 给出的规则起草。

本标准由中国轻工联合会提出。

本标准由全国乳制品标准化技术委员会归口。

本标准由南通秋之友生物科技有限公司、黑龙江省乳品工业技术开发中心、山东凯盛新材料股份有限公司负责起草。

本标准主要起草人：丘蔚然、王芸、曹静、孙常雁、李文娟、杜卫群、李云龙。

营养强化剂　5′-胞苷酸

1　范围

本标准规定了营养强化剂 5′-胞苷酸的要求、试验方法、检验规则和标志、包装、运输、贮存。

本标准适用于以酵母核糖核酸（RNA）为原料，经 5′-磷酸二酯酶降解而制得的 5′-胞苷酸。

2　规范性引用文件

下列文件对于本文件的应用是必不可少的。凡是注日期的引用文件，仅注日期的版本适用于本文件。凡是不注日期的引用文件，其最新版本（包括所有的修改单）适用于本文件。

GB/T 603　化学试剂　实验方法中所用制剂及制品的制备

GB 4789.2　食品安全国家标准　食品微生物学检验　菌落总数测定

GB 4789.3　食品安全国家标准　食品微生物学检验　大肠菌群计数　平板计数法

GB 4789.4　食品安全国家标准　食品微生物学检验　沙门菌检验

GB/T 4789.5　食品卫生微生物学检验　志贺菌检验

GB 4789.10　食品安全国家标准　食品微生物学检验　金黄色葡萄球菌检验

GB 4789.15　食品安全国家标准　食品微生物学检验　霉菌和酵母计数

GB 4789.40　食品安全国家标准　食品微生物学检验　阪崎肠杆菌检验

GB 5009.3　食品安全国家标准　食品中水分的测定　第一法　直接干燥法

GB 5009.12　食品安全国家标准　食品中铅的测定

GB/T 5009.11　食品中砷的测定　第一法　原子荧光法

GB/T 6682　分析实验室用水规格和试验方法

GB/T 6040　红外光谱分析方法通则

GB 7718　预包装食品标签通用标准

JJF 1070　定量包装商品净含量计量检验规则

国家质量监督检验检疫总局令［2010］第 127 号　食品添加剂生产监督管理规定

国家质量监督检验检疫总局令［2005］第 75 号　定量包装商品计量监督管理办法

3　化学名称、英文缩写、结构式、分子式、相对分子质量

化学名称：5′-胞苷酸（5′-单磷酸胞苷，5′-CMP）

结构式：

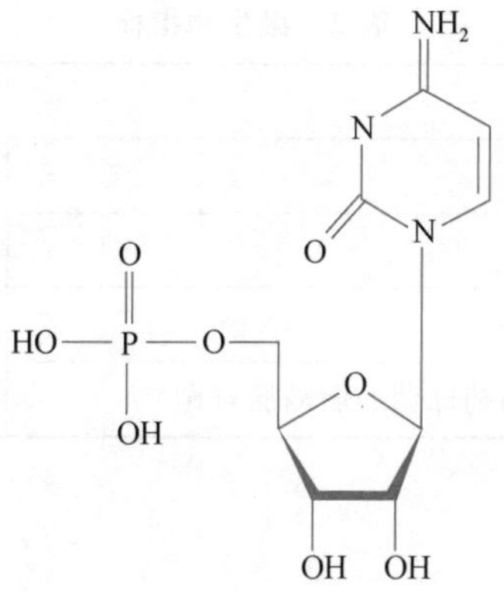

分子式：$C_9H_{14}N_3O_8P$

相对分子质量（无水）：323.20（按 2007 年国际相对原子质量）

4 要求

4.1 原料要求

符合相关规定要求。

4.2 感官指标

产品为白色结晶或结晶性粉末，无可见异物，无味，微溶于水。

4.3 理化指标

理化指标应符合表 1 规定。

表 1 理化指标

项目		指标
鉴别		与标准品红外光谱一致
含量（$C_9H_{14}N_3O_8P$，以干基计）/%		98.0～102
干燥失重/% ≤		5.0
透光率（5%溶液）/% ≥		95.0
pH（5%水溶液）		2.0～3.5
紫外吸光度比值	A_{250}/A_{260}	0.41～0.49
	A_{280}/A_{260}	2.03～2.17
砷（以 As 计）/(mg/kg) ≤		1.0
铅（以 Pb 计）/(mg/kg) ≤		1.0

4.4 微生物指标

微生物指标应符合表 2 的规定。

表 2 微生物指标

项目		指标
菌落总数/(CFU/g)	≤	1000
大肠菌群/(MPN/g)	<	3
霉菌和酵母菌/(CFU/g)	≤	50
致病菌（沙门菌、志贺菌、金黄色葡萄球菌、阪崎肠杆菌）		不应检出

4.5 净含量及其检验

应符合国家质量监督检验检疫总局令［2005］第 75 号的规定，按 JJF 1070 规定进行检验。

5 试验方法

本试验方法中所用的水，应符合 GB/T 6682 分析实验室用水规格和试验方法三级以上的水。

本试验方法中所用的试剂，均指分析纯（AR）。若有特殊要求应另作明确规定。

本试验所用溶液在未注明用何种溶剂配制时，均指水溶液。

5.1 感官指标

5.1.1 取 20 g 样品置于清洁、干燥的白瓷盘中，在自然光线下，观察其色泽、可见异物，嗅其味。

5.1.2 称取研成细粉的样品 1 g，置于 1000 ml、(25±2) ℃水中，每隔 5 min 强力振摇 30 s，观察 30 min 内的溶解情况，应全部溶解。

5.2 鉴别

按 GB/T 6040—2002 规定方法执行，红外图谱参见附录 A。

5.3 含量

5.3.1 仪器

5.3.1.1 高效液相色谱仪（配有紫外检测器和柱恒温系统，检测波长 254 nm）。

5.3.1.2 流动相真空抽滤脱气装置及 0.2 μm、0.45 μm 微孔膜。

5.3.1.3 色谱柱：Hypersil ODS2 5 μm（4.6 mm×250 mm）或同等分析效果的色谱柱。

5.3.1.4 分析天平：感量为 0.1 mg。

5.3.1.5 微量进样器：50 μl。

5.3.2 试剂和溶液

5.3.2.1 乙酸铵溶液（0.025 mol/L，pH 5.5）：称取 1.93 g 乙酸铵溶于 1.0 L 水中，用 2 mol/L 的冰醋酸调 pH 为 5.5，采用 0.45 μm 微孔膜进行流动相过滤，超声波脱气装置脱气 30 min。

5.3.2.2 水：二次蒸馏水或超纯水。

5.3.2.3　5′-胞苷酸标准品：SIGMA试剂，含量不小于98%。

5.3.2.4　胞苷酸标准溶液：精密称取标准试剂5′-胞苷酸100.0 mg，用超纯水溶解并加入2 mol/L氢氧化钠溶液1～2滴助溶，定容至50 ml容量瓶中，混合均匀后，准确吸取1.0 ml，用乙酸铵溶液定容到50 ml容量瓶中，摇匀，制成每毫升约含40 μg的溶液，进样前采用0.2 μm微孔膜过滤。

5.3.3　分析步骤

5.3.3.1　样品溶液的制备

称取样品100.0 mg，按5′-胞苷酸标准溶液的配制方法配制。

5.3.3.2　样品测定

开机器预热，并装上色谱柱，调柱温为（25±0.5）℃（柱温箱的精确度为±0.1 ℃），对色谱柱按要求进行处理。正式测试前，将所用流动相乙酸铵溶液（5.3.2.1），流速0.8 ml/min，输入系统半小时以上，待基线稳定后即可进样，进样量为20 μl。

将5′-胞苷酸标准溶液和制备好的样品分别进样。根据标准品的保留时间，确定样品5′-胞苷酸的色谱峰。根据样品的峰面积，以外标法计算5′-胞苷酸的百分含量。

5.3.3.3　结果计算

样品中的胞苷酸的含量按式（1）计算，数植以%表示。

$$X_i=\frac{A_i\times m_s\times(1-r)}{A_s\times m\times(1-r_i)}\times 100\% \quad \cdots\cdots (1)$$

式中：

X_i——样品中5′-胞苷酸的百分含量（以干物质计），%；

A_i——样品中5′-胞苷酸的峰面积；

m_s——标准5′-胞苷酸的质量，单位为克（g）；

r——标准品5′-胞苷酸的干燥失重，%；

A_s——标准品中5′-胞苷酸的峰面积；

m——样品5′-胞苷酸的质量，单位为克（g）；

r_i——样品5′-胞苷酸的干燥失重，%。

5.3.4　允许差

在重复性条件下获得的两次独立测定结果的绝对差值，不应超过0.5%。

5.4　干燥失重

按GB 5009.3第一法直接干燥法规定的方法测定。

5.5　透光率

5.5.1　仪器

紫外分光光度计。

5.5.2　分析步骤

称取样品1.0 g，溶于20 ml 0.1 mol/L氢氧化钠溶液中，摇匀。将样品液置于1 cm比色皿中，以0.1 mol/L氢氧化钠作空白对照，于430 nm下测定样液的透光率，记录数据。

5.5.3　允许误差

在重复性条件下获得的两次独立测定结果的绝对差值，不应超过0.5%。

5.6 pH

5.6.1 仪器

酸度计、超声波清洗器。

5.6.2 分析步骤

称取样品 1.0 g，加水 20 ml 溶解，并在超声波清洗器中超声助溶，然后用酸度计测定清液的 pH。

5.6.3 允许误差

同一样品两次测定值之差不应超过 0.2。

5.7 紫外吸光度的比值

5.7.1 仪器

紫外分光光度计。

5.7.2 试剂和溶液

盐酸溶液（0.01 mol/L）：按 GB/T 603 配制。

5.7.3 分析步骤

按 5.3.2.3 中配制方法配制样品溶液，吸取样品溶液 1.0 ml，用盐酸溶液（5.7.2）定容至 100 ml，混匀，然后以盐酸溶液作空白，于紫外分光光度计分别测定 250 nm、260 nm、280 nm 处的吸光度。

5.7.4 计算

5.7.4.1 吸光度 250 nm 和 260 nm 处的比值按式（2）计算：

$$X_1=\frac{A_{250}}{A_{260}} \tag{2}$$

式中：

X_1——250 nm 和 260 nm 处紫外吸光度比值；

A_{250}——250 nm 处样品的紫外吸光度；

A_{260}——260 nm 处样品的紫外吸光度。

5.7.4.2 吸光度 280 nm 和 260 nm 处的比值按式（3）计算：

$$X_2=\frac{A_{280}}{A_{260}} \tag{3}$$

式中：

X_2——280 nm 和 260 nm 处紫外吸光度比值；

A_{280}——280 nm 处样品的紫外吸光度；

A_{260}——260 nm 处样品的紫外吸光度。

5.7.5 允许差

在重复性条件下获得的两次独立测定结果的绝对差值，不应超过 0.02。

5.8 砷

按 GB/T 5009.11 规定的方法测定，试剂硝酸、盐酸为优级纯。

5.9 铅

按 GB 5009.12 规定的方法测定，试剂硝酸、盐酸为优级纯。

5.10 菌落总数

按 GB 4789.2 规定的方法检验。

5.11 大肠菌群

按 GB 4789.3 规定的方法检验。

5.12 霉菌和酵母菌

按 GB 4789.15 规定的方法检验。

5.13 致病菌

按 GB 4789.4、GB/T 4789.5、GB 4789.10、GB 4798.40 规定的方法检验。

6 检验规则

6.1 组批

在同一生产线、连续生产、质量均匀的产品为一批。

6.2 取样

样本的抽取见表 3。

表 3 抽样表

批量范围/(桶/包)	样本大小/(桶/包)
≤25	3
26～150	8
151～499	13
≥500	20

将取样钎插入每个样本 5 至 6 处，抽取不少于 100 g 样品，每批抽取总样品量不少于 1 kg。将抽取的样品迅速混匀，用四分法缩分后，分别装入 3 个干燥、洁净的容器中，贴上标签。一份进行理化分析，一份进行微生物检验，另一份留样置阴凉、干燥、密封的环境中贮存备查。

6.3 出厂检验

产品出厂前应由厂质检部门检验合格，并出具产品质量合格证后方可出厂。按本标准规定逐批进行检验，出厂检验项目：感官指标、含量、干燥失重、透光率、pH、紫外吸光度比值、砷、铅、菌落总数、大肠菌群、霉菌和酵母菌。

6.4 型式检验

6.4.1 型式检验项目为本标准 4.2、4.3、4.4 的全部项目。

6.4.2 产品在一般情况下，型式检验每年 1 次，遇有下列情况之一时亦需检验：

a）产品连续停产达 3 个月以上，重新恢复生产时；

b）正常生产时，如原料、配方或工艺有较大改变，可能影响产品质量时；

c）出厂检验结果与平常检验结果记录有较大差别时。

6.5 判定规则

6.5.1 当检验结果中，有一项检验项目不合格时，应重新在同批产品中，按6.2取样方法抽取两倍量样本进行复验，如仍有不合格项目，则判该批产品为不合格（微生物指标不得复验）。

6.5.2 当供需双方对产品质量产生异议时，由双方协商选定仲裁单位，按本标准进行复验。

7 标志、包装、运输、贮存、保质期

7.1 标志

产品的标志应符合国家质量监督检验检疫总局令［2010］第127号及相关法规的要求。

7.2 包装

7.2.1 产品内包装应采用符合食品安全要求的包装材料。

7.2.2 包装要求：内包装封口严密，不应透气，外包装不应受到污染。

7.3 运输

7.3.1 产品在运输过程中应轻拿轻放，严防污染、雨淋和曝晒。

7.3.2 运输工具应清洁、无毒、无污染。严禁与有毒、有害、有异味、有腐蚀性的物质混装混运。

7.4 贮存

产品贮存在阴凉、干燥、通风、无污染的环境下，不应露天堆放。地面应有不低于10 cm的地台板，离墙、离顶不应小于30 cm，不应与有毒有害、有腐蚀性、有异味的物质或有色粉末物品混贮。

7.5 保质期

产品自生产之日起，在符合上述储运条件、包装完好的情况下，保质期为24个月。

附录A
（资料性附录）
5′-胞苷酸标准红外光谱图

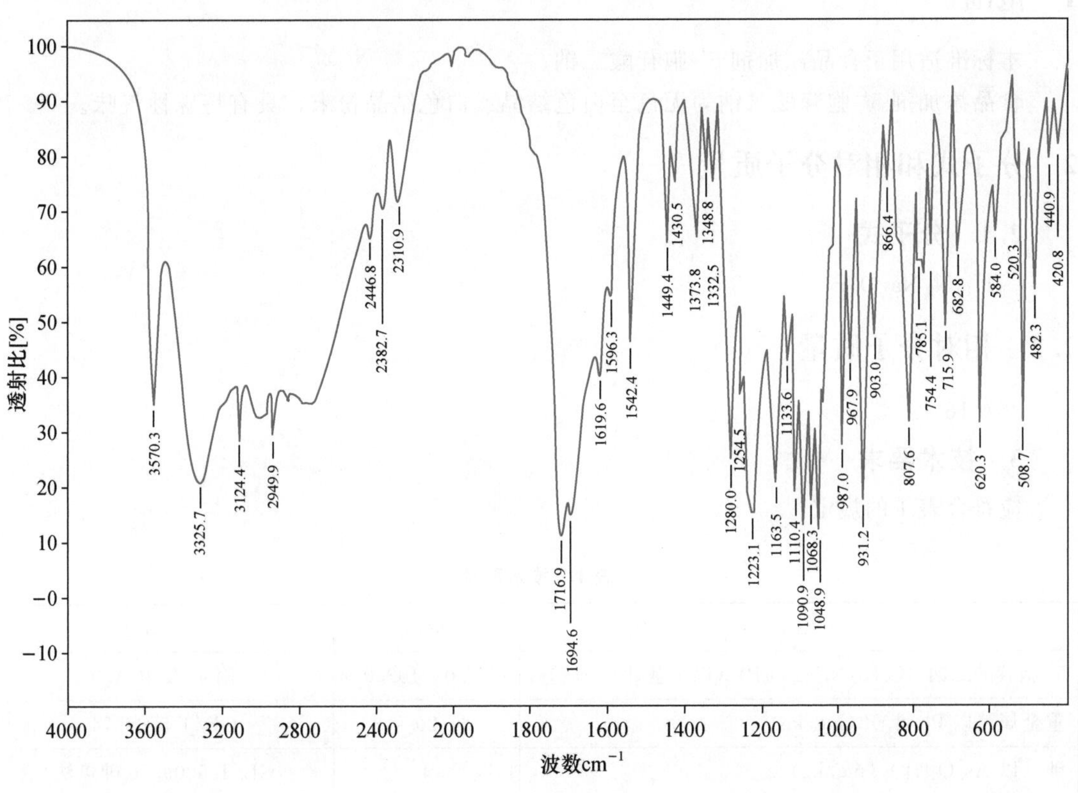

食品添加剂
5′-胞苷酸二钠

1 范围

本标准适用于食品添加剂 5′-胞苷酸二钠。

食品添加剂 5′-胞苷酸二钠为无色至白色结晶或白色结晶粉末，具有特殊性气味。

2 分子式和相对分子质量

2.1 分子式

$C_9H_{12}N_3Na_2O_8P$

2.2 相对分子质量

367.16

3 技术要求

应符合表 1 的规定。

表 1 技术要求

项目		指标	检验方法
5′-胞苷酸二钠 ($C_9H_{12}N_3Na_2O_8P$)（以干基计），w/%		97.0～102.0	附录 A 中 A.3
重金属（以 Pb 计）/(mg/kg)	≤	20	GB/T 5009.74
砷（以 As_2O_3 计）/(mg/kg)	≤	4	GB/T 5009.76 砷斑法
pH		8.0～9.5	GB/T 9724
澄清度试验		无色，几乎澄明	附录 A 中 A.4
吸光度比	A_1/A_2	0.40～0.52	附录 A 中 A.5
	A_3/A_2	1.85～2.20	
其他核酸分解物试验		通过实验	附录 A 中 A.6
水分，w/%	≤	26.0	GB/T 6283（0.15 g，反滴定法）

附录 A
检验方法

A.1　一般规定

除非另有说明，在分析中仅使用确认为分析纯的试剂和 GB/T 6682 中规定的三级水。

试验方法中所用标准滴定溶液、杂质测定用标准溶液、制剂及制品，在没有注明其他要求时，均按 GB/T 601、GB/T 602 和 GB/T 603 之规定制备。

A.2　鉴别试验

A.2.1　称取 0.03 g 实验室样品，精确至 0.01 g，溶于 100 ml 水中。取此液 3 ml，加盐酸 1 ml 及溴的饱和溶液 1 ml，在水浴中加热 30 分钟，用空气吹去溴后，加入 3,5-二羟基甲苯-乙醇溶液（1→10）0.2 ml，再加硫酸铁铵-盐酸溶液（1→1000）3 ml，在水浴中加热 20 分钟时，显绿色。

A.2.2　称取 1.0 g 实验室样品，精确至 0.01 g，溶于 20 ml 水中。取此液 5 ml，加入氧化镁试液 2 ml，应不产生沉淀。接着加硝酸 7 ml，煮沸 10 min 后，加氢氧化钠溶液（40 g/L）中和后的溶液，加钼酸铵溶液，加热时，生成黄色沉淀，再加氢氧化钠溶液（1→25）或氨水溶液（2＋3）时，沉淀溶解。

注：钼酸铵溶液的制备：称取三氧化钼粉末 6.5 g，加入氨水溶液（14.5＋14）使之溶解。冷却后，边搅拌边加入硝酸溶液（32＋40），放置 48 h 后，用石棉过滤。此溶液不宜长期保存。量取此液 5 ml，加入磷酸氢二钠溶液（1→8）2 ml 时，立即或稍加热后应有大量黄色沉淀生成，否则此溶液不能使用。应避光保存。如有沉淀生成，则使用上层澄清液。

A.2.3　称取 0.02 g 实验室样品，加盐酸溶液（1→1000）1000 ml 溶解制成的溶液，在波长 277～281 nm 处有最大吸收带。

A.2.4　本品在焰色反应中呈黄色。

A.3　5′-胞苷酸二钠（$C_9H_{12}N_3Na_2O_8P$）含量的测定

A.3.1　分析步骤

称取 0.5 g 实验室样品，精确至 0.0002 g，加盐酸溶液（1→1000）溶解并稀释至 250 ml，作为检测液。测定在波长 280 nm 处检测液的吸光度 A。

A.3.2　结果计算

5′-胞苷酸二钠（$C_9H_{12}N_3Na_2O_8P$）的质量分数 w，数值以％表示，按公式（A.1）计算：

$$w=\frac{0.5\times1.446A}{m}\times100 \quad \text{(A.1)}$$

式中：

A——检测液的吸光度。

m——换算成干基后试料的质量的数值，单位为克（g）。

A.4 澄清度试验

A.4.1 试剂

A.4.1.1 硝酸溶液：1+2。

A.4.1.2 糊精溶液：20 g/L。

A.4.1.3 硝酸银溶液：20 g/L。

A.4.1.4 浊度标准溶液：含氯（Cl）0.01 mg/ml。量取 $c(HCl)=0.1$ mol/L 盐酸标准滴定溶液（14.1±0.02）ml，置于 50 ml 容量瓶中，稀释至刻度。量取该溶液（10±0.02）ml 于 1000 ml 容量瓶中，加水稀释至刻度，摇匀。

A.4.2 分析步骤

称取约 1.0 g 实验室样品，精确至 0.01 g，置于比色管中，加水溶解并稀释至 25 ml，作为试验溶液；取另一只比色管，准确加入 0.50 ml 浊度标准溶液，加水至 20 ml，加 1 ml 硝酸溶液，0.2 ml 糊精溶液及 1 ml 硝酸银溶液，加水至 25 ml，摇匀，避光放置 15 min，作为标准比浊溶液。

在无阳光直射情况下，轴向及侧向观察，试验溶液的浊度不得大于标准比浊溶液的浊度。

A.5 吸光度比

称取 0.020 g 实验室样品，加盐酸（1→1000）溶解配至 1000 ml，测定此溶液在波长为 250 nm、260 nm 及 280 nm 处的吸光度 A_1、A_2 及 A_3，A_1/A_2 为 0.40～0.52，A_3/A_2 为 1.85～2.20。

A.6 其他核酸分解物

称取 100 mg 实验室样品，加水溶解并稀释至 20 ml，作为检测液。量取检测液 1 μl，不用对照液，以正丙醇-氨试液-丙酮混合液（6∶5∶2）作为展开溶剂，进行薄层色谱分析。展开溶剂顶端由原线上升约 10 cm 高时停止展开，风干后在暗处、紫外线（波长约 250 nm）下观察，应只看出有一个斑点。薄层板的制备：在 110 ℃干燥 1 h，以薄层色谱用硅胶（掺入荧光剂）作为载体。

食品添加剂
5′-肌苷酸二钠

1 范围

本标准适用于食品添加剂5′-肌苷酸二钠。

食品添加剂5′-肌苷酸二钠为无色至白色结晶或白色结晶粉末，具有特异味。

2 分子式和相对分子质量

2.1 分子式

$C_9H_{11}N_2Na_2O_9P$

2.2 相对分子质量

392.17

3 技术要求

应符合表1的规定。

表1 技术要求

项目		指标	检验方法
5′-肌苷酸二钠（$C_9H_{11}N_2Na_2O_9P$）（以干基计），w/%		97.0～102.0	附录A中A.3
重金属（以Pb计）/（mg/kg） ≤		20	GB/T 5009.74（1 g样品，溶于20 ml水）
砷（以As计）/（mg/kg） ≤		3	GB/T 5009.76 砷斑法（约0.50 g样品，加适量水溶解，必要时加热溶解。）
pH		7.0～8.5	GB/T 9724（1.0 g样品，溶于20 ml无二氧化碳水）
澄清度试验		通过试验	附录A中A.4
吸光度比	A_1/A_2	1.55～1.65	附录A中A.5
	A_3/A_2	0.20～0.30	
其他核酸分解物试验		通过试验	附录A中A.6
水分，w/% ≤		29.0	GB/T 6283（0.15 g样品，反滴定法，搅拌20 min）

附录 A
检验方法

A.1　一般规定

除非另有说明，在分析中仅使用确认为分析纯的试剂和 GB/T 6682 中规定的三级水。

试验方法中所用标准滴定溶液、杂质测定用标准溶液、制剂及制品，在没有注明其他要求时，均按 GB/T 601、GB/T 602 和 GB/T 603 之规定制备。试验中所用溶液在未注明用何种溶剂配制时，均指水溶液。

A.2　鉴别试验

A.2.1　称取 0.03 g 样品，精确至 0.01 g，溶于 100 ml 水中。取此液 3 ml，加入 0.2 ml 3,5-二羟基甲苯-乙醇溶液（1＋9），加入 3 ml 硫酸铁铵-盐酸溶液（1＋1000），在水浴中加热 10 min 时，显绿色。

A.2.2　称取 1.0 g 样品，精确至 0.01 g，溶于 20 ml 水中。取此液 5 ml，加入 2 ml 氧化镁溶液，应不产生沉淀。再加 7 ml 硝酸，煮沸 10 min 后，加入氢氧化钠溶液（40 g/L）中和后的溶液，加入钼酸铵溶液，加热时，生成黄色沉淀，再加入氢氧化钠溶液（40 g/L）或氨水溶液（2＋3）时，沉淀溶解。

注：钼酸铵溶液的制备：称取 6.5 g 三氧化钼粉末，加入氨水溶液（1＋1）使之溶解。冷却后，边搅拌边加入硝酸溶液（32＋40），放置 48 h 后，用石棉过滤。此溶液不宜长期保存。量取此液 5 ml，加入 2 ml 磷酸氢二钠溶液（125 g/L）时，立即或稍加热后应有大量黄色沉淀生成，否则此溶液不能使用。应避光保存。如有沉淀生成，则使用上层澄清液。

A.2.3　称取 0.02 g 样品，加入 1000 ml 盐酸溶液（1＋1000）溶解，此溶液在波长（248～252）nm 处有最大吸收带。

A.2.4　本品呈现钠盐反应。

A.3　5′-肌苷酸二钠含量的测定

A.3.1　分析步骤

称取 0.5 g 样品，精确至 0.0002 g，加入盐酸溶液（1→1000）溶解并稀释至 1000 ml，准确量取此样品溶液 10 ml，加入盐酸溶液（1→1000）并稀释至 250 ml，作为检测液。测定在波长 250 nm 处检测液的吸光度 A。

A.3.2　结果计算

5′-肌苷酸二钠的质量分数 w，数值以%表示，按公式（A.1）计算：

$$w=\frac{250A}{310.0\,m}\times 100 \quad \cdots\cdots (A.1)$$

式中：

A——检测液的吸光度；

m——换算成干基后试料的质量的数值，单位为克（g）。

A.4　澄清度试验

A.4.1　试剂和溶液

A.4.1.1　硝酸溶液：1+2。

A.4.1.2　糊精溶液：20 g/L。

A.4.1.3　硝酸银溶液：20 g/L。

A.4.1.4　浊度标准溶液：含氯（Cl）0.01 mg/ml。量取 $c(\mathrm{HCl})=0.1$ mol/L 盐酸标准滴定溶液 14.1 ml±0.02 ml，置于 50 ml 容量瓶中，稀释至刻度。量取该溶液 10 ml±0.02 ml 于 1000 ml 容量瓶中，加水稀释至刻度，摇匀。

A.4.2　分析步骤

称取约 1.0 g 样品，精确至 0.01 g，置于比色管中，加水溶解并稀释至 25 ml，作为试验溶液；取另一只比色管，准确加入 0.50 ml 浊度标准溶液，加水至 20 ml，加 1 ml 硝酸溶液，0.2 ml 糊精溶液及 1 ml 硝酸银溶液，加水至 25 ml，摇匀，避光放置 15 min，作为标准比浊溶液。

在无阳光直射情况下，轴向及侧向观察，试验溶液的浊度不得大于标准比浊溶液的浊度。

A.5　吸光度比

称取 0.020 g 样品，加盐酸溶液（1→1000）溶解并配至 1000 ml，测定此溶液在波长 250 nm、260 nm 及 280 nm 处的吸光度 A_1、A_2 及 A_3，计算 A_1/A_2 和 A_3/A_2。A_1/A_2 为 1.55～1.65，A_3/A_2 为 0.20～0.30。

A.6　其他核酸分解物试验

称取 0.10 g 样品，加水溶解并配制成 20 ml，作为检测液。量取检测液 1 μl，不用对照液，以乙醇-乙二醇一甲醚-盐酸（1→10）的混合液（2∶2∶1）作为展开溶剂，进行薄层色谱分析。采用预先在 60～80 ℃干燥 20 min、以薄层色谱用硅胶（掺入荧光剂）作为载体的薄层板。当展开溶剂顶端由原线上升约 10 cm 高时停止展开，风干后在暗处、紫外线（波长约 250 nm）下观察。只应看出有一个斑点。

食品添加剂
5′-尿苷酸二钠

1 范围

本标准适用于食品添加剂 5′-尿苷酸二钠。

食品添加剂 5′-尿苷酸二钠为无色至白色结晶或结晶粉末，具有特异味。

2 分子式和相对分子质量

2.1 分子式

$C_9H_{11}N_2Na_2O_9P$

2.2 相对分子质量

368.15

3 技术要求

应符合表 1 的规定。

表 1 技术要求

项目			指标	检验方法
5′-尿苷酸二钠（$C_9H_{11}N_2Na_2O_9P$）（以干基计），w/%			97.0～102.0	附录 A 中 A.3
重金属（以 Pb 计）/(mg/Kg)		≤	20	GB/T 5009.74（1 g 样品，溶于 20 ml 水）
砷（以 As 计）/(mg/kg)		≤	3	GB/T 5009.76 砷斑法（约 0.50 g 样品，加适量水溶解，必要时加热溶解。）
pH			7.0～8.5	GB/T 9724（1.0 g 样品，溶于 20 ml 无二氧化碳水）
澄清度试验			通过实验	附录 A 中 A.4
吸光度比	A_1/A_2		0.70～0.78	附录 A 中 A.5
	A_3/A_2		0.34～0.42	
其他核酸分解物试验			通过实验	附录 A 中 A.6
水分，w/%		≤	26.0	GB/T 6283（0.15 g 样品，反滴定法，搅拌 20 min）

附录 A
检验方法

A.1 一般规定

除非另有说明，在分析中仅使用确认为分析纯的试剂和 GB/T 6682 中规定的三级水。

试验方法中所用标准滴定溶液、杂质测定用标准溶液、制剂及制品，在没有注明其他要求时，均按 GB/T 601、GB/T 602 和 GB/T 603 之规定制备。试验中所用溶液在未注明用何种溶剂配制时，均指水溶液。

A.2 鉴别试验

A.2.1 称取 0.03 g 样品，精确至 0.01 g，溶于 100 ml 水中。取此液 3 ml，加入 1 ml 盐酸和 1 ml 溴试液，在水浴中加热 30 min，鼓入空气吹除溴后，加入 0.2 ml 3,5-二羟基甲苯-乙醇溶液（1→10），再加入 3 ml 硫酸铁铵-盐酸溶液（1→1000），在水浴中加热 20 min，应显绿色。

A.2.2 称取 1.0 g 样品，精确至 0.01 g，溶于 20 ml 水中。取此液 5 ml，加入 2 ml 氧化镁溶液，应不产生沉淀。再加入硝酸 7 ml，煮沸 10 min 后，加入氢氧化钠溶液（40 g/L）中和后的溶液，加入钼酸铵溶液，加热时，生成黄色沉淀，再加氢氧化钠溶液（40 g/L）或氨水溶液（2＋3）时，沉淀溶解。

A.2.3 称取 0.02 g 样品，加 1000 ml 盐酸溶液（1→1000）溶解制成的溶液，在波长 260～264 nm 处有最大吸收带。

A.2.4 样品呈现钠盐反应。

A.3 5′-尿苷酸二钠含量的测定

A.3.1 分析步骤

称取 0.5 g 样品，精确至 0.0002 g，加盐酸溶液（1→1000）溶解并准确配至 1000 ml，准确量取此溶液 10 ml，加盐酸溶液（1→1000）并准确配制成 250 ml，作为检测液。测定在波长 260 nm 处检测液的吸光度 A。

A.3.2 结果计算

5′-尿苷酸二钠的质量分数以 w 计，数值以%表示，按公式（A.1）计算：

$$w=\frac{0.5\times 1.859A}{m}\times 100 \qquad \text{(A.1)}$$

式中：

A——检测液的吸光度。

m——换算成干基后样品的质量的数值，单位为克（g）。

A.4 澄清度试验

A.4.1 试剂和材料

A.4.1.1 硝酸溶液：1+2。

A.4.1.2 糊精溶液：20 g/L。

A.4.1.3 硝酸银溶液：20 g/L。

A.4.1.4 浊度标准溶液：含氯（Cl）0.01 mg/ml。量取 $c(HCl)=0.1$ mol/L 盐酸标准滴定溶液 14.1 ml±0.02 ml，置于 50 ml 容量瓶中，稀释至刻度。量取该溶液 10 ml±0.02 ml 于 1000 ml 容量瓶中，加水稀释至刻度，摇匀。

A.4.2 分析步骤

称取约 1.0 g 样品，精确至 0.01 g，置于比色管中，加水溶解并稀释至 25 ml，作为试验溶液；取另一只比色管，准确加入 0.50 ml 浊度标准溶液，加水至 20 ml，加 1 ml 硝酸溶液、0.2 ml 糊精溶液及 1 ml 硝酸银溶液，加水至 25 ml，摇匀，避光放置 15 min，作为标准比浊溶液。

在无阳光直射情况下，轴向及侧向观察，试验溶液的浊度不得大于标准比浊溶液的浊度。

A.5 吸光度比

称取 0.020 g 样品，加盐酸（1→1000）溶解并配至 1000 ml，测定此溶液在波长 250 nm、260 nm 及 280 nm 处的吸光度 A_1、A_2 及 A_3，计算 A_1/A_2 和 A_3/A_2。A_1/A_2 为 0.70～0.78，A_3/A_2 为 0.34～0.42。

A.6 其他核酸分解物

称取 0.10 g 样品，加水溶解并配制成 20 ml，作为检测液。量取检测液 1 μl，不用对照液，以乙醇-乙二醇一甲醚-盐酸（1→10）的混合液（2∶2∶1）作为展开溶剂，进行薄层色谱分析。采用预先在 60 ℃～80 ℃干燥 20 min、以薄层色谱用硅胶（掺入荧光剂）作为载体的薄层板。当展开溶剂顶端由原线上升约 10 cm 高时停止展开，风干后在暗处、紫外线（波长约 250 nm）下观察。只应看出有一个斑点。

食品添加剂
5′-腺苷酸

1　范围

本标准适用于食品添加剂 5′-腺苷酸。

食品添加剂 5′-腺苷酸为无色至白色结晶或白色结晶粉末。

2　分子式、结构式和相对分子质量

2.1　分子式

$C_{10}H_{14}N_5O_7P$

2.2　结构式

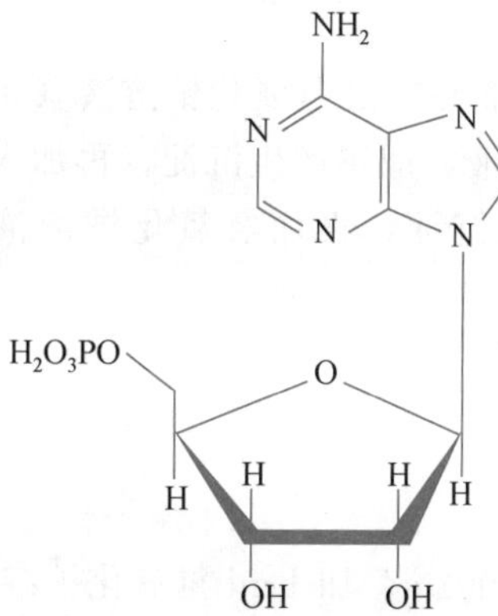

NH2, N, N, N, N, H2O3PO, O, H, H, H, H, OH, OH

2.3　相对分子质量

347.22

3　技术要求

应符合表 1 的规定。

表 1　技术要求

项目		指标	检验方法
5′-腺苷酸（$C_{10}H_{14}N_5O_7P$）（以干基计），w/%		98.0～102.0	附录 A 中 A.3
重金属（以 Pb 计）/(mg/kg)　　≤		10	附录 A 中 A.4
砷（以 As 计）/(mg/kg)　　≤		3	附录 A 中 A.5
吸光度比	A_1/A_2	0.82～0.88	附录 A 中 A.6
	A_3/A_2	0.19～0.23	
其他核酸分解物试验		通过试验	附录 A 中 A.7
干燥减量，w/%　　≤		6.0	GB/T5009.3（120 ℃，4 h）。

附录A
检验方法

A.1 一般规定

除非另有说明，在分析中仅使用确认为分析纯的试剂和GB/T 6682中规定的三级水。

试验方法中所用标准滴定溶液、杂质测定用标准溶液、制剂及制品，在没有注明其他要求时，均按GB/T 601、GB/T 602和GB/T 603之规定制备。试验中所用溶液在未注明用何种溶剂配制时，均指水溶液。

A.2 鉴别试验

A.2.1 称取0.010 g样品，加入1000 ml盐酸溶液（1→1000）溶解制成的溶液，在波长255～259 nm处有最大吸收带。

A.2.2 称取0.25 g样品，加入1 ml氢氧化钠溶液（40 g/L），制成溶液（1→20），取此溶液5 ml，加入2 ml钼酸铵试液，应不产生沉淀，再加入7 ml硝酸，煮沸10 min，加磷酸盐试液后，加温时，生成黄色沉淀，再加氢氧化钠溶液（40 g/L）或氨试液时，沉淀溶解。

A.3 5′-腺苷酸含量的测定

A.3.1 分析步骤

称取0.2 g样品，精确至0.0002 g，加1 ml氢氧化钠溶液（40 g/L），准确加水200 ml，准确量取此溶液2 ml，加盐酸溶液（1→1000）并准确配制成200 ml，作为检测液。测定在波长257 nm处检测液的吸光度A。

A.3.2 结果计算

5′-腺苷酸（$C_{10}H_{14}N_5O_7P$）的质量分数以w计，数值以%表示，按公式（A.1）计算：

$$w=\frac{0.2\times2.315A}{m}\times100 \quad \text{(A.1)}$$

式中：

A——检测液的吸光度。

m——换算成干基后试料的质量的数值，单位为克（g）。

A.4 重金属的测定

按GB/T 5009.74进行。称取2.0 g样品，精确至0.01 g，加盐酸溶液并溶于30 ml水；标准与试样同时同样处理。

A.5 砷的测定

按 GB/T 5009.76 砷斑法进行。测定时称取约 0.50 g 实验室样品，精确至 0.01 g，加适量水溶解，必要时加热溶解。

A.6 吸光度比

称取 0.010 g 样品，加盐酸溶液（1→1000）溶解并配至 1000 ml，测定此溶液在波长 250 nm、260 nm 及 280 nm 处的吸光度 A_1、A_2 及 A_3，计算 A_1/A_2 和 A_3/A_2。A_1/A_2 为 0.82～0.88，A_3/A_2 为 0.19～0.23。

A.7 其他核酸分解物

称取 0.10 g 样品，加盐酸溶液溶解并加水溶解并配制成 20 ml，作为检测液。量取检测液 1 μl，不用对照液，以正丙醇-氨试液-丙酮混合液（6∶5∶2）作为展开溶剂，进行薄层色谱分析。展开溶剂顶端由原线上升约 10 cm 高时停止展开，风干后在暗处、紫外线（波长约 250 nm）下观察，只应看出一个斑点。薄层板的制备：在 110 ℃干燥 1 h，以薄层色谱用硅胶（掺入荧光剂）作为载体。

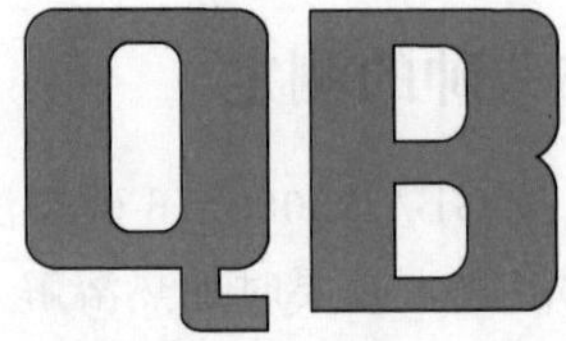

中华人民共和国国家标准

GB 14880—2012

食品安全国家标准
食品营养强化剂使用标准

2012-03-15 发布　　2013-01-01 实施

中华人民共和国卫生部发布　　发布

前 言

本标准代替 GB 14880-1994《食品营养强化剂使用卫生标准》。

本标准与 GB 14880-1994 相比，主要变化如下：

——标准名称改为《食品安全国家标准 食品营养强化剂使用标准》；

——增加了卫生部 1997 年—2012 年 1 号公告及 GB 2760-1996 附录 B 中营养强化剂的相关规定；

——增加了术语和定义；

——增加了营养强化的主要目的、使用营养强化剂的要求和可强化食品类别的选择要求；

——在风险评估的基础上，结合本标准的食品类别（名称），调整、合并了部分营养强化剂的使用品种、使用范围和使用量，删除了部分不适宜强化的食品类别；

——列出了允许使用的营养强化剂化合物来源名单；

——增加了可用于特殊膳食用食品的营养强化剂化合物来源名单和部分营养成分的使用范围和使用量；

——增加了食品类别（名称）说明；

——删除了原标准中附录 A“食品营养强化剂使用卫生标准实施细则”；

——保健食品中营养强化剂的使用和食用盐中碘的使用，按相关国家标准或法规管理。

食品安全国家标准
食品营养强化剂使用标准

1 范围

本标准规定了食品营养强化的主要目的、使用营养强化剂的要求、可强化食品类别的选择要求以及营养强化剂的使用规定。

本标准适用于食品中营养强化剂的使用。国家法律、法规和（或）标准另有规定的除外。

2 术语和定义

2.1 营养强化剂

为了增加食品的营养成分（价值）而加入到食品中的天然或人工合成的营养素和其他营养成分。

2.2 营养素

食物中具有特定生理作用，能维持机体生长、发育、活动、繁殖以及正常代谢所需的物质，包括蛋白质、脂肪、糖、矿物质、维生素等。

2.3 其他营养成分

除营养素以外的具有营养和（或）生理功能的其他食物成分。

2.4 特殊膳食用食品

为满足特殊的身体或生理状况和（或）满足疾病、紊乱等状态下的特殊膳食需求，专门加工或配方的食品。这类食品的营养素和（或）其他营养成分的含量与可类比的普通食品有显著不同。

3 营养强化的主要目的

3.1 弥补食品在正常加工、储存时造成的营养素损失。

3.2 在一定的地域范围内，有相当规模的人群出现某些营养素摄入水平低或缺乏，通过强化可以改善其摄入水平低或缺乏导致的健康影响。

3.3 某些人群由于饮食习惯和（或）其他原因可能出现某些营养素摄入量水平低或缺乏，通过强化可以改善其摄入水平低或缺乏导致的健康影响。

3.4 补充和调整特殊膳食用食品中营养素和（或）其他营养成分的含量。

4 使用营养强化剂的要求

4.1 营养强化剂的使用不应导致人群食用后营养素及其他营养成分摄入过量或不均衡，不应导致任何营养素及其他营养成分的代谢异常。

4.2 营养强化剂的使用不应鼓励和引导与国家营养政策相悖的食品消费模式。

4.3 添加到食品中的营养强化剂应能在特定的储存、运输和食用条件下保持质量的稳定。

4.4 添加到食品中的营养强化剂不应导致食品一般特性如色泽、滋味、气味、烹调特性等发生明显不良改变。

4.5 不应通过使用营养强化剂夸大食品中某一营养成分的含量或作用误导和欺骗消费者。

5 可强化食品类别的选择要求

5.1 应选择目标人群普遍消费且容易获得的食品进行强化。

5.2 作为强化载体的食品消费量应相对比较稳定。

5.3 我国居民膳食指南中提倡减少食用的食品不宜作为强化的载体。

6 营养强化剂的使用规定

6.1 营养强化剂在食品中的使用范围、使用量应符合附录 A 的要求，允许使用的化合物来源应符合附录 B 的规定。

6.2 特殊膳食用食品中营养素及其他营养成分的含量按相应的食品安全国家标准执行，允许使用的营养强化剂及化合物来源应符合本标准附录 C 和（或）相应产品标准的要求。

7 食品类别（名称）说明

食品类别（名称）说明用于界定营养强化剂的使用范围，只适用于本标准，见附录 D。如允许某一营养强化剂应用于某一食品类别（名称）时，则允许其应用于该类别下的所有类别食品，另有规定的除外。

8 营养强化剂质量标准

按照本标准使用的营养强化剂化合物来源应符合相应的质量规格要求。

附录A

食品营养强化剂使用规定

食品营养强化剂使用规定见表A.1。

表A.1 营养强化剂的允许使用品种、使用范围[a]及使用量

营养强化剂	食品分类号	食品类别（名称）	使用量
维生素类			
维生素A	01.01.03	调制乳	600 μg/kg～1000 μg/kg
	01.03.02	调制乳粉（儿童用乳粉和孕产妇用乳粉除外）	3000 μg/kg～9000 μg/kg
		调制乳粉（仅限儿童用乳粉）	1200 μg/kg～7000 μg/kg
		调制乳粉（仅限孕产妇用乳粉）	2000 μg/kg～10 000 μg/kg
	02.01.01.01	植物油	4000 μg/kg～8000 μg/kg
	02.02.01.02	人造黄油及其类似制品	4000 μg/kg～8000 μg/kg
	03.01	冰淇淋类、雪糕类	600 μg/kg～1200 μg/kg
	04.04.01.07	豆粉、豆浆粉	3000 μg/kg～7000 μg/kg
	04.04.01.08	豆浆	600 μg/kg～1400 μg/kg
	06.02.01	大米	600 μg/kg～1200 μg/kg
	06.03.01	小麦粉	600 μg/kg～1200 μg/kg
	06.06	即食谷物，包括辗轧燕麦（片）	2000 μg/kg～6000 μg/kg
	07.02.02	西式糕点	2330 μg/kg～4000 μg/kg
	07.03	饼干	2330 μg/kg～4000 μg/kg
	14.03.01	含乳饮料	300 μg/kg～1000 μg/kg
	14.06	固体饮料类	4000 μg/kg～17 000 μg/kg
	16.01	果冻	600 μg/kg～1000 μg/kg
	16.06	膨化食品	600 μg/kg～1500 μg/kg
β-胡萝卜素	14.06	固体饮料类	3 mg/kg～6 mg/kg
维生素D	01.01.03	调制乳	10 μg/kg～40 μg/kg
	01.03.02	调制乳粉（儿童用乳粉和孕产妇用乳粉除外）	63 μg/kg～125 μg/kg
		调制乳粉（仅限儿童用乳粉）	20 μg/kg～112 μg/kg
		调制乳粉（仅限孕产妇用乳粉）	23 μg/kg～112 μg/kg

续表

营养强化剂	食品分类号	食品类别（名称）	使用量
维生素 D	02.02.01.02	人造黄油及其类似制品	125 μg/kg～156 μg/kg
	03.01	冰淇淋类、雪糕类	10 μg/kg～20 μg/kg
	04.04.01.07	豆粉、豆浆粉	15 μg/kg～60 μg/kg
	04.04.01.08	豆浆	3 μg/kg～15 μg/kg
	06.05.02.03	藕粉	50 μg/kg～100 μg/kg
	06.06	即食谷物，包括辗轧燕麦（片）	12.5 μg/kg～37.5 μg/kg
	07.03	饼干	16.7 μg/kg～33.3 μg/kg
	07.05	其他焙烤食品	10 μg/kg～70 μg/kg
	14.02.03	果蔬汁（肉）饮料（包括发酵型产品等）	2 μg/kg～10 μg/kg
	14.03.01	含乳饮料	10 μg/kg～40 μg/kg
	14.04.02.02	风味饮料	2 μg/kg～10 μg/kg
	14.06	固体饮料类	10 μg/kg～20 μg/kg
	16.01	果冻	10 μg/kg～40 μg/kg
	16.06	膨化食品	10 μg/kg～60 μg/kg
维生素 E	01.01.03	调制乳	12 mg/kg～50 mg/kg
	01.03.02	调制乳粉（儿童用乳粉和孕产妇用乳粉除外）	100 mg/kg～310 mg/kg
		调制乳粉（仅限儿童用乳粉）	10 mg/kg～60 mg/kg
		调制乳粉（仅限孕产妇用乳粉）	32 mg/kg～156 mg/kg
	02.01.01.01	植物油	100 mg/kg～180 mg/kg
	02.02.01.02	人造黄油及其类似制品	100 mg/kg～180 mg/kg
	04.04.01.07	豆粉、豆浆粉	30 mg/kg～70 mg/kg
	04.04.01.08	豆浆	5 mg/kg～15 mg/kg
	05.02.01	胶基糖果	1050 mg/kg～1450 mg/kg
	06.06	即食谷物，包括辗轧燕麦（片）	50 mg/kg～125 mg/kg
	14.0	饮料类（14.01，14.06 涉及品种除外）	10 mg/kg～40 mg/kg
	14.06	固体饮料	76 mg/kg～180 mg/kg
	16.01	果冻	10 mg/kg～70 mg/kg
维生素 K	01.03.02	调制乳粉（仅限儿童用乳粉）	420 μg/kg～750 μg/kg
		调制乳粉（仅限孕产妇用乳粉）	340 μg/kg～680 μg/kg

续表

营养强化剂	食品分类号	食品类别（名称）	使用量
维生素 B_1	01.03.02	调制乳粉（仅限儿童用乳粉）	1.5 mg/kg～14 mg/kg
		调制乳粉（仅限孕产妇用乳粉）	3 mg/kg～17 mg/kg
	04.04.01.07	豆粉、豆浆粉	6 mg/kg～15 mg/kg
	04.04.01.08	豆浆	1 mg/kg～3 mg/kg
	05.02.01	胶基糖果	16 mg/kg～33 mg/kg
	06.02	大米及其制品	3 mg/kg～5 mg/kg
	06.03	小麦粉及其制品	3 mg/kg～5 mg/kg
	06.04	杂粮粉及其制品	3 mg/kg～5 mg/kg
	06.06	即食谷物，包括辗轧燕麦（片）	7.5 mg/kg～17.5 mg/kg
	07.01	面包	3 mg/kg～5 mg/kg
	07.02.02	西式糕点	3 mg/kg～6 mg/kg
	07.03	饼干	3 mg/kg～6 mg/kg
	14.03.01	含乳饮料	1 mg/kg～2 mg/kg
	14.04.02.02	风味饮料	2 mg/kg～3 mg/kg
	14.06	固体饮料类	9 mg/kg～22 mg/kg
	16.01	果冻	1 mg/kg～7 mg/kg
维生素 B_2	01.03.02	调制乳粉（仅限儿童用乳粉）	8 mg/kg～14 mg/kg
		调制乳粉（仅限孕产妇用乳粉）	4 mg/kg～22 mg/kg
	04.04.01.07	豆粉、豆浆粉	6 mg/kg～15 mg/kg
	04.04.01.08	豆浆	1 mg/kg～3 mg/kg
	05.02.01	胶基糖果	16 mg/kg～33 mg/kg
	06.02	大米及其制品	3 mg/kg～5 mg/kg
	06.03	小麦粉及其制品	3 mg/kg～5 mg/kg
	06.04	杂粮粉及其制品	3 mg/kg～5 mg/kg
	06.06	即食谷物，包括辗轧燕麦（片）	7.5 mg/kg～17.5 mg/kg
	07.01	面包	3 mg/kg～5 mg/kg
	07.02.02	西式糕点	3.3 mg/kg～7.0 mg/kg
	07.03	饼干	3.3 mg/kg～7.0 mg/kg
	14.03.01	含乳饮料	1 mg/kg～2 mg/kg
	14.06	固体饮料类	9 mg/kg～22 mg/kg
	16.01	果冻	1 mg/kg～7 mg/kg

续表

营养强化剂	食品分类号	食品类别（名称）	使用量
维生素 B_6	01.03.02	调制乳粉（儿童用乳粉和孕产妇用乳粉除外）	8 mg/kg～16 mg/kg
		调制乳粉（仅限儿童用乳粉）	1 mg/kg～7 mg/kg
		调制乳粉（仅限孕产妇用乳粉）	4 mg/kg～22 mg/kg
	06.06	即食谷物，包括辗轧燕麦（片）	10 mg/kg～25 mg/kg
	07.03	饼干	2 mg/kg～5 mg/kg
	07.05	其他焙烤食品	3 mg/kg～15 mg/kg
	14.0	饮料类（14.01、14.06 涉及品种除外）	0.4 mg/kg～1.6 mg/kg
	14.06	固体饮料类	7 mg/kg～22 mg/kg
	16.01	果冻	1 mg/kg～7 mg/kg
维生素 B_{12}	01.03.02	调制乳粉（仅限儿童用乳粉）	10 μg/kg～30 μg/kg
		调制乳粉（仅限孕产妇用乳粉）	10 μg/kg～66 μg/kg
	06.06	即食谷物，包括辗轧燕麦（片）	5 μg/kg～10 μg/kg
	07.05	其他焙烤食品	10 μg/kg～70 μg/kg
	14.0	饮料类（14.01、14.06 涉及品种除外）	0.6 μg/kg～1.8 μg/kg
	14.06	固体饮料类	10 μg/kg～66 μg/kg
	16.01	果冻	2 μg/kg～6 μg/kg
维生素 C	01.02.02	风味发酵乳	120 mg/kg～240 mg/kg
	01.03.02	调制乳粉（儿童用乳粉和孕产妇用乳粉除外）	300 mg/kg～1000 mg/kg
		调制乳粉（仅限儿童用乳粉）	140 mg/kg～800 mg/kg
		调制乳粉（仅限孕产妇用乳粉）	1000 mg/kg～1600 mg/kg
	04.01.02.01	水果罐头	200 mg/kg～400 mg/kg
	04.01.02.02	果泥	50 mg/kg～100 mg/kg
	04.04.01.07	豆粉、豆浆粉	400 mg/kg～700 mg/kg
	05.02.01	胶基糖果	630 mg/kg～13000 mg/kg
	05.02.02	除胶基糖果以外的其他糖果	1000 mg/kg～6000 mg/kg
	06.06	即食谷物，包括辗轧燕麦（片）	300 mg/kg～750 mg/kg
	14.02.03	果蔬汁（肉）饮料（包括发酵型产品等）	250 mg/kg～500 mg/kg
	14.03.01	含乳饮料	120 mg/kg～240 mg/kg
	14.04	水基调味饮料类	250 mg/kg～500 mg/kg

续表

营养强化剂	食品分类号	食品类别（名称）	使用量
维生素 C	14.06	固体饮料类	1000 mg/kg～2250 mg/kg
	16.01	果冻	120 mg/kg～240 mg/kg
烟酸（尼克酸）	01.03.02	调制乳粉（仅限儿童用乳粉）	23 mg/kg～47 mg/kg
		调制乳粉（仅限孕产妇用乳粉）	42 mg/kg～100 mg/kg
	04.04.01.07	豆粉、豆浆粉	60 mg/kg～120 mg/kg
	04.04.01.08	豆浆	10 mg/kg～30 mg/kg
	06.02	大米及其制品	40 mg/kg～50 mg/kg
	06.03	小麦粉及其制品	40 mg/kg～50 mg/kg
	06.04	杂粮粉及其制品	40 mg/kg～50 mg/kg
	06.06	即食谷物，包括辗轧燕麦（片）	75 mg/kg～218 mg/kg
	07.01	面包	40 mg/kg～50 mg/kg
	07.03	饼干	30 mg/kg～60 mg/kg
	14.0	饮料类（14.01、14.06 涉及品种除外）	3 mg/kg～18 mg/kg
	14.06	固体饮料类	110 mg/kg～330 mg/kg
叶酸	01.01.03	调制乳（仅限孕产妇用调制乳）	400 μg/kg～1200 μg/kg
	01.03.02	调制乳粉（儿童用乳粉和孕产妇用乳粉除外）	2000 μg/kg～5000 μg/kg
		调制乳粉（仅限儿童用乳粉）	420 μg/kg～3000 μg/kg
		调制乳粉（仅限孕产妇用乳粉）	2000 μg/kg～8200 μg/kg
	06.02.01	大米（仅限免淘洗大米）	1000 μg/kg～3000 μg/kg
	06.03.01	小麦粉	1000 μg/kg～3000 μg/kg
	06.06	即食谷物，包括辗轧燕麦（片）	1000 μg/kg～2500 μg/kg
	07.03	饼干	390 μg/kg～780 μg/kg
	07.05	其他焙烤食品	2000 μg/kg～7000 μg/kg
	14.02.03	果蔬汁（肉）饮料（包括发酵型产品等）	157 μg/kg～313 μg/kg
	14.06	固体饮料类	600 μg/kg～6000 μg/kg
	16.01	果冻	50 μg/kg～100 μg/kg
泛酸	01.03.02	调制乳粉（仅限儿童用乳粉）	6 mg/kg～60 mg/kg
		调制乳粉（仅限孕产妇用乳粉）	20 mg/kg～80 mg/kg
	06.06	即食谷物，包括辗轧燕麦（片）	30 mg/kg～50 mg/kg
	14.04.01	碳酸饮料	1.1 mg/kg～2.2 mg/kg

续表

营养强化剂	食品分类号	食品类别（名称）	使用量
泛酸	14.04.02.02	风味饮料	1.1 mg/kg～2.2 mg/kg
	14.05.01	茶饮料类	1.1 mg/kg～2.2 mg/kg
	14.06	固体饮料类	22 mg/kg～80 mg/kg
	16.01	果冻	2 mg/kg～5 mg/kg
生物素	01.03.02	调制乳粉（仅限儿童用乳粉）	38 μg/kg～76 μg/kg
胆碱	01.03.02	调制乳粉（仅限儿童用乳粉）	800 mg/kg～1500 mg/kg
		调制乳粉（仅限孕产妇用乳粉）	1600 mg/kg～3400 mg/kg
	16.01	果冻	50 mg/kg～100 mg/kg
肌醇	01.03.02	调制乳粉（仅限儿童用乳粉）	210 mg/kg～250 mg/kg
	14.02.03	果蔬汁（肉）饮料（包括发酵型产品等）	60 mg/kg～120 mg/kg
	14.04.02.02	风味饮料	60 mg/kg～120 mg/kg
矿物质类			
铁	01.01.03	调制乳	10 mg/kg～20 mg/kg
	01.03.02	调制乳粉（儿童用乳粉和孕产妇用乳粉除外）	60 mg/kg～200 mg/kg
		调制乳粉（仅限儿童用乳粉）	25 mg/kg～135 mg/kg
		调制乳粉（仅限孕产妇用乳粉）	50 mg/kg～280 mg/kg
	04.04.01.07	豆粉、豆浆粉	46 mg/kg～80 mg/kg
	05.02.02	除胶基糖果以外的其他糖果	600 mg/kg～1200 mg/kg
	06.02	大米及其制品	14 mg/kg～26 mg/kg
	06.03	小麦粉及其制品	14 mg/kg～26 mg/kg
	06.04	杂粮粉及其制品	14 mg/kg～26 mg/kg
	06.06	即食谷物，包括辊轧燕麦（片）	35 mg/kg～80 mg/kg
	07.01	面包	14 mg/kg～26 mg/kg
	07.02.02	西式糕点	40 mg/kg～60 mg/kg
	07.03	饼干	40 mg/kg～80 mg/kg
	07.05	其他焙烤食品	50 mg/kg～200 mg/kg
	12.04	酱油	180 mg/kg～260 mg/kg
	14.0	饮料类（14.01 及 14.06 涉及品种除外）	10 mg/kg～20 mg/kg
	14.06	固体饮料类	95 mg/kg～220 mg/kg
	16.01	果冻	10 mg/kg～20 mg/kg

续表

营养强化剂	食品分类号	食品类别（名称）	使用量
钙	01.01.03	调制乳	250 mg/kg～1000 mg/kg
	01.03.02	调制乳粉（儿童用乳粉除外）	3000 mg/kg～7200 mg/kg
		调制乳粉（仅限儿童用乳粉）	3000 mg/kg～6000 mg/kg
	01.06	干酪和再制干酪	2500 mg/kg～10 000 mg/kg
	03.01	冰淇淋类、雪糕类	2400 mg/kg～3000 mg/kg
	04.04.01.07	豆粉、豆浆粉	1600 mg/kg～8000 mg/kg
	06.02	大米及其制品	1600 mg/kg～3200 mg/kg
	06.03	小麦粉及其制品	1600 mg/kg～3200 mg/kg
	06.04	杂粮粉及其制品	1600 mg/kg～3200 mg/kg
	06.05.02.03	藕粉	2400 mg/kg～3200 mg/kg
	06.06	即食谷物，包括辗轧燕麦（片）	2000 mg/kg～7000 mg/kg
	07.01	面包	1600 mg/kg～3200 mg/kg
	07.02.02	西式糕点	2670 mg/kg～5330 mg/kg
	07.03	饼干	2670 mg/kg～5330 mg/kg
	07.05	其他焙烤食品	3000 mg/kg～15 000 mg/kg
	08.03.05	肉灌肠类	850 mg/kg～1700 mg/kg
	08.03.07.01	肉松类	2500 mg/kg～5000 mg/kg
	08.03.07.02	肉干类	1700 mg/kg～2550 mg/kg
	10.03.01	脱水蛋制品	190 mg/kg～650 mg/kg
	12.03	醋	6000 mg/kg～8000 mg/kg
	14.0	饮料类（14.01、14.02 及 14.06 涉及品种除外）	160 mg/kg～1350 mg/kg
	14.02.03	果蔬汁（肉）饮料（包括发酵型产品等）	1000 mg/kg～1800 mg/kg
	14.06	固体饮料类	2500 mg/kg～10 000 mg/kg
	16.01	果冻	390 mg/kg～800 mg/kg
锌	01.01.03	调制乳	5 mg/kg～10 mg/kg
	01.03.02	调制乳粉（儿童用乳粉和孕产妇用乳粉除外）	30 mg/kg～60 mg/kg
		调制乳粉（仅限儿童用乳粉）	50 mg/kg～175 mg/kg
		调制乳粉（仅限孕产妇用乳粉）	30 mg/kg～140 mg/kg
	04.04.01.07	豆粉、豆浆粉	29 mg/kg～55.5 mg/kg

续表

营养强化剂	食品分类号	食品类别（名称）	使用量
锌	06.02	大米及其制品	10 mg/kg～40 mg/kg
	06.03	小麦粉及其制品	10 mg/kg～40 mg/kg
	06.04	杂粮粉及其制品	10 mg/kg～40 mg/kg
	06.06	即食谷物，包括辗轧燕麦（片）	37.5 mg/kg～112.5 mg/kg
	07.01	面包	10 mg/kg～40 mg/kg
	07.02.02	西式糕点	45 mg/kg～80 mg/kg
	07.03	饼干	45 mg/kg～80 mg/kg
	14.0	饮料类（14.01 及 14.06 涉及品种除外）	3 mg/kg～20 mg/kg
	14.06	固体饮料类	60 mg/kg～180 mg/kg
	16.01	果冻	10 mg/kg～20 mg/kg
硒	01.03.02	调制乳粉（儿童用乳粉除外）	140 μg/kg～280 μg/kg
		调制乳粉（仅限儿童用乳粉）	60 μg/kg～130 μg/kg
	06.02	大米及其制品	140 μg/kg～280 μg/kg
	06.03	小麦粉及其制品	140 μg/kg～280 μg/kg
	06.04	杂粮粉及其制品	140 μg/kg～280 μg/kg
	07.01	面包	140 μg/kg～280 μg/kg
	07.03	饼干	30 μg/kg～110 μg/kg
	14.03.01	含乳饮料	50 μg/kg～200 μg/kg
镁	01.03.02	调制乳粉（儿童用乳粉和孕产妇用乳粉除外）	300 mg/kg～1100 mg/kg
	01.03.02	调制乳粉（仅限儿童用乳粉）	300 mg/kg～2800 mg/kg
		调制乳粉（仅限孕产妇用乳粉）	300 mg/kg～2300 mg/kg
	14.0	饮料类（14.01 及 14.06 涉及品种除外）	30 mg/kg～60 mg/kg
	14.06	固体饮料类	1300 mg/kg～2100 mg/kg
铜	01.03.02	调制乳粉（儿童用乳粉和孕产妇用乳粉除外）	3 mg/kg～7.5 mg/kg
		调制乳粉（仅限儿童用乳粉）	2 mg/kg～12 mg/kg
		调制乳粉（仅限孕产妇用乳粉）	4 mg/kg～23 mg/kg

续表

营养强化剂	食品分类号	食品类别（名称）	使用量
锰	01.03.02	调制乳粉（儿童用乳粉和孕产妇用乳粉除外）	0.3 mg/kg～4.3 mg/kg
		调制乳粉（仅限儿童用乳粉）	7 mg/kg～15 mg/kg
		调制乳粉（仅限孕产妇用乳粉）	11 mg/kg～26 mg/kg
钾	01.03.02	调制乳粉（仅限孕产妇用乳粉）	7000 mg/kg～14 100 mg/kg
磷	04.04.01.07	豆粉、豆浆粉	1600 mg/kg～3700 mg/kg
	14.06	固体饮料类	1960 mg/kg～7040 mg/kg
其他			
L-赖氨酸	06.02	大米及其制品	1 g/kg～2 g/kg
	06.03	小麦粉及其制品	1 g/kg～2 g/kg
	06.04	杂粮粉及其制品	1 g/kg～2 g/kg
	07.01	面包	1 g/kg～2 g/kg
牛磺酸	01.03.02	调制乳粉	0.3 g/kg～0.5 g/kg
	04.04.01.07	豆粉、豆浆粉	0.3 g/kg～0.5 g/kg
	04.04.01.08	豆浆	0.06 g/kg～0.1 g/kg
	14.03.01	含乳饮料	0.1 g/kg～0.5 g/kg
	14.04.02.01	特殊用途饮料	0.1 g/kg～0.5 g/kg
	14.04.02.02	风味饮料	0.4 g/kg～0.6 g/kg
	14.06	固体饮料类	1.1 g/kg～1.4 g/kg
	16.01	果冻	0.3 g/kg～0.5 g/kg
左旋肉碱（L-肉碱）	01.03.02	调制乳粉（儿童用乳粉除外）	300 mg/kg～400 mg/kg
		调制乳粉（仅限儿童用乳粉）	50 mg/kg～150 mg/kg
	14.02.03	果蔬汁（肉）饮料（包括发酵型产品等）	600 mg/kg～3000 mg/kg
	14.03.01	含乳饮料	600 mg/kg～3000 mg/kg
	14.04.02.01	特殊用途饮料（仅限运动饮料）	100 mg/kg～1000 mg/kg
	14.04.02.02	风味饮料	600 mg/kg～3000 mg/kg
	14.06	固体饮料类	6000 mg/kg～30 000 mg/kg
γ-亚麻酸	01.03.02	调制乳粉	20 g/kg～50 g/kg
	02.01.01.01	植物油	20 g/kg～50 g/kg
	14.0	饮料类（14.01，14.06 涉及品种除外）	20 g/kg～50 g/kg

续表

营养强化剂	食品分类号	食品类别（名称）	使用量
叶黄素	01.03.02	调制乳粉（仅限儿童用乳粉，液体按稀释倍数折算）	1620 μg/kg～2700 μg/kg
低聚果糖	01.03.02	调制乳粉（仅限儿童用乳粉和孕产妇用乳粉）	≤64.5 g/kg
1,3-二油酸 2-棕榈酸三酰甘油	01.03.02	调制乳粉（仅限儿童用乳粉，液体按稀释倍数折算）	24 g/kg～96 g/kg
花生四烯酸（AA 或 ARA）	01.03.02	调制乳粉（仅限儿童用乳粉）	≤1%（占总脂肪酸的百分比）
二十二碳六烯酸（DHA）	01.03.02	调制乳粉（仅限儿童用乳粉）	≤0.5%（占总脂肪酸的百分比）
		调制乳粉（仅限孕产妇用乳粉）	300 mg/kg～1000 mg/kg
乳铁蛋白	01.01.03	调制乳	≤1.0 g/kg
	01.02.02	风味发酵乳	≤1.0 g/kg
	14.03.01	含乳饮料	≤1.0 g/kg
酪蛋白钙肽	06.0	粮食和粮食制品，包括大米、面粉、杂粮、淀粉等（06.01 及 07.0 涉及品种除外）	≤1.6 g/kg
	14.0	饮料类（14.01 涉及品种除外）	≤1.6 g/kg（固体饮料按冲调倍数增加使用量）
酪蛋白磷酸肽	01.01.03	调制乳	≤1.6 g/kg
	01.02.02	风味发酵乳	≤1.6 g/kg
	06.0	粮食和粮食制品，包括大米、面粉、杂粮、淀粉等（06.01 及 07.0 涉及品种除外）	≤1.6 g/kg
	14.0	饮料类（14.01 涉及品种除外）	≤1.6 g/kg（固体饮料按冲调倍数增加使用量）

[a]：在表 A.1 中使用范围以食品分类号和食品类别（名称）表示。

附录B
允许使用的营养强化剂化合物来源名单

允许使用的营养强化剂化合物来源名单见表 B. 1。

表 B. 1 允许使用的营养强化剂化合物来源名单

营养强化剂	化合物来源
维生素 A	醋酸视黄酯（醋酸维生素 A） 棕榈酸视黄酯（棕榈酸维生素 A） 全反式视黄醇 β-胡萝卜素
β-胡萝卜素	β-胡萝卜素
维生素 D	麦角钙化醇（维生素 D_2） 胆钙化醇（维生素 D_3）
维生素 E	d-α-生育酚 dl-α-生育酚 d-α-醋酸生育酚 dl-α-醋酸生育酚 混合生育酚浓缩物 维生素 E 琥珀酸钙 d-α-琥珀酸生育酚 dl-α-琥珀酸生育酚
维生素 K	植物甲萘醌
维生素 B_1	盐酸硫胺素 硝酸硫胺素
维生素 B_2	核黄素 核黄素-5′-磷酸钠
维生素 B_6	盐酸吡哆醇 5′-磷酸吡哆醛
维生素 B_{12}	氰钴胺 盐酸氰钴胺 羟钴胺

续表

营养强化剂	化合物来源
维生素 C	L-抗坏血酸 L-抗坏血酸钙 维生素 C 磷酸酯镁 L-抗坏血酸钠 L-抗坏血酸钾 L-抗坏血酸-6-棕榈酸盐（抗坏血酸棕榈酸酯）
烟酸（尼克酸）	烟酸 烟酰胺
叶酸	叶酸（蝶酰谷氨酸）
泛酸	D-泛酸钙 D-泛酸钠
生物素	D-生物素
胆碱	氯化胆碱 酒石酸氢胆碱
肌醇	肌醇（环己六醇）
铁	硫酸亚铁 葡萄糖酸亚铁 柠檬酸铁铵 富马酸亚铁 柠檬酸铁 乳酸亚铁 氯化高铁血红素 焦磷酸铁 铁卟啉 甘氨酸亚铁 还原铁 乙二胺四乙酸铁钠 羰基铁粉 碳酸亚铁 柠檬酸亚铁 延胡索酸亚铁 琥珀酸亚铁 血红素铁 电解铁

续表

营养强化剂	化合物来源
钙	碳酸钙 葡萄糖酸钙 柠檬酸钙 乳酸钙 L-乳酸钙 磷酸氢钙 L-苏糖酸钙 甘氨酸钙 天冬氨酸钙 柠檬酸苹果酸钙 醋酸钙（乙酸钙） 氯化钙 磷酸三钙（磷酸钙） 维生素 E 琥珀酸钙 甘油磷酸钙 氧化钙 硫酸钙 骨粉（超细鲜骨粉）
锌	硫酸锌 葡萄糖酸锌 甘氨酸锌 氧化锌 乳酸锌 柠檬酸锌 氯化锌 乙酸锌 碳酸锌
硒	亚硒酸钠 硒酸钠 硒蛋白 富硒食用菌粉 L-硒-甲基硒代半胱氨酸 硒化卡拉胶（仅限用于 14.03.01 含乳饮料） 富硒酵母（仅限用于 14.03.01 含乳饮料）
镁	硫酸镁 氯化镁 氧化镁 碳酸镁 磷酸氢镁 葡萄糖酸镁

续表

营养强化剂	化合物来源
铜	硫酸铜 葡萄糖酸铜 柠檬酸铜 碳酸铜
锰	硫酸锰 氯化锰 碳酸锰 柠檬酸锰 葡萄糖酸锰
钾	葡萄糖酸钾 柠檬酸钾 磷酸二氢钾 磷酸氢二钾 氯化钾
磷	磷酸三钙（磷酸钙） 磷酸氢钙
L-赖氨酸	L-盐酸赖氨酸 L-赖氨酸天冬氨酸盐
牛磺酸	牛磺酸（氨基乙基磺酸）
左旋肉碱（L-肉碱）	左旋肉碱（L-肉碱） 左旋肉碱酒石酸盐（L-肉碱酒石酸盐）
γ-亚麻酸	γ-亚麻酸
叶黄素	叶黄素（万寿菊来源）
低聚果糖	低聚果糖（菊苣来源）
1,3-二油酸 2-棕榈酸三酰甘油	1,3-二油酸 2-棕榈酸三酰甘油
花生四烯酸（AA 或 ARA）	花生四烯酸油脂，来源：高山被孢霉（*Mortierella alpina*）
二十二碳六烯酸（DHA）	二十二碳六烯酸油脂，来源：裂壶藻（*Schizochytrium* sp.）、吾肯氏壶藻（*Ulkenia amoeboida*）、寇氏隐甲藻（*Crypthecodinium cohnii*）；金枪鱼油（Tuna oil）
乳铁蛋白	乳铁蛋白
酪蛋白钙肽	酪蛋白钙肽
酪蛋白磷酸肽	酪蛋白磷酸肽

附录C

允许用于特殊膳食用食品的营养强化剂及化合物来源

C.1 表C.1规定了允许用于特殊膳食用食品的营养强化剂及化合物来源。

C.2 表C.2规定了仅允许用于部分特殊膳食用食品的其他营养成分及使用量。

表C.1 允许用于特殊膳食用食品的营养强化剂及化合物来源

营养强化剂	化合物来源
维生素A	醋酸视黄酯（醋酸维生素A） 棕榈酸视黄酯（棕榈酸维生素A） β-胡萝卜素 全反式视黄醇
维生素D	麦角钙化醇（维生素D2） 胆钙化醇（维生素D3）
维生素E	d-α-生育酚 dl-α-生育酚 d-α-醋酸生育酚 dl-α-醋酸生育酚 混合生育酚浓缩物 d-α-琥珀酸生育酚 dl-α-琥珀酸生育酚
维生素K	植物甲萘醌
维生素B_1	盐酸硫胺素 硝酸硫胺素
维生素B_2	核黄素 核黄素-5′-磷酸钠
维生素B_6	盐酸吡哆醇 5′-磷酸吡哆醛
维生素B_{12}	氰钴胺 盐酸氰钴胺 羟钴胺
维生素C	L-抗坏血酸 L-抗坏血酸钠 L-抗坏血酸钙 L-抗坏血酸钾 抗坏血酸-6-棕榈酸盐（抗坏血酸棕榈酸酯）
烟酸（尼克酸）	烟酸 烟酰胺
叶酸	叶酸（蝶酰谷氨酸）

续表

营养强化剂	化合物来源
泛酸	D-泛酸钙 D-泛酸钠
生物素	D-生物素
胆碱	氯化胆碱 酒石酸氢胆碱
肌醇	肌醇（环己六醇）
钠	碳酸氢钠 磷酸二氢钠 柠檬酸钠 氯化钠 磷酸氢二钠
钾	葡萄糖酸钾 柠檬酸钾 磷酸二氢钾 磷酸氢二钾 氯化钾
铜	硫酸铜 葡萄糖酸铜 柠檬酸铜 碳酸铜
镁	硫酸镁 氯化镁 氧化镁 碳酸镁 磷酸氢镁 葡萄糖酸镁
铁	硫酸亚铁 葡萄糖酸亚铁 柠檬酸铁铵 富马酸亚铁 柠檬酸铁 焦磷酸铁 乙二胺四乙酸铁钠（仅限用于辅食营养补充品）
锌	硫酸锌 葡萄糖酸锌 氧化锌 乳酸锌 柠檬酸锌 氯化锌 乙酸锌

续表

营养强化剂	化合物来源
锰	硫酸锰 氯化锰 碳酸锰 柠檬酸锰 葡萄糖酸锰
钙	碳酸钙 葡萄糖酸钙 柠檬酸钙 L-乳酸钙 磷酸氢钙 氯化钙 磷酸三钙（磷酸钙） 甘油磷酸钙 氧化钙 硫酸钙
磷	磷酸三钙（磷酸钙） 磷酸氢钙
碘	碘酸钾 碘化钾 碘化钠
硒	硒酸钠 亚硒酸钠
铬	硫酸铬 氯化铬
钼	钼酸钠 钼酸铵
牛磺酸	牛磺酸（氨基乙基磺酸）
L-蛋氨酸（L-甲硫氨酸）	非动物源性
L-酪氨酸	非动物源性
L-色氨酸	非动物源性
左旋肉碱（L-肉碱）	左旋肉碱（L-肉碱） 左旋肉碱酒石酸盐（L-肉碱酒石酸盐）
二十二碳六烯酸（DHA）	二十二碳六烯酸油脂，来源：裂壶藻（*Schizochytrium* sp）、吾肯氏壶藻（*Ulkenia amoeboida*）、寇氏隐甲藻（*Crypthecodinium cohnii*）；金枪鱼油（Tuna oil）
花生四烯酸（AA 或 ARA）	花生四烯酸油脂，来源：高山被孢霉（*Mortierella alpina*）

表 C.2 仅允许用于部分特殊膳食用食品的其他营养成分及使用量

营养强化剂	食品分类号	食品类别（名称）	使用量[a]
低聚半乳糖（乳糖来源）	13.01 13.02.01	婴幼儿配方食品 婴幼儿谷类辅助食品	单独或混合使用，该类物质总量不超过 64.5 g/kg
低聚果糖（菊苣来源）			
多聚果糖（菊苣来源）			
棉子糖（甜菜来源）			
聚葡萄糖	13.01	婴幼儿配方食品	15.6 g/kg～31.25 g/kg
1,3-二油酸 2-棕榈酸甘油三酯	13.01.01	婴儿配方食品	32 g/kg～96 g/kg
	13.01.02	较大婴儿和幼儿配方食品	24 g/kg～96 g/kg
	13.01.03	特殊医学用途婴儿配方食品	32 g/kg～96 g/kg
叶黄素（万寿菊来源）	13.01.01	婴儿配方食品	300 μg/kg～2000 μg/kg
	13.01.02	较大婴儿和幼儿配方食品	1620 μg/kg～4230 μg/kg
	13.01.03	特殊医学用途婴儿配方食品	300 μg/kg～2000 μg/kg
二十二碳六烯酸（DHA）	13.02.01	婴幼儿谷类辅助食品	≤1150 mg/kg
花生四烯酸（AA 或 ARA）	13.02.01	婴幼儿谷类辅助食品	≤2300 mg/kg
核苷酸 来源包括以下化合物： 5′单磷酸胞苷（5′-CMP）、 5′单磷酸尿苷（5′-UMP）、 5′单磷酸腺苷（5′-AMP）、 5′-肌苷酸二钠、 5′-鸟苷酸二钠、 5′-尿苷酸二钠、 5′-胞苷酸二钠	13.01	婴幼儿配方食品	0.12 g/kg ～ 0.58 g/kg（以核苷酸总量计）
乳铁蛋白	13.01	婴幼儿配方食品	≤1.0 g/kg
酪蛋白钙肽	13.01	婴幼儿配方食品	≤3.0 g/kg
	13.02	婴幼儿辅助食品	≤3.0 g/kg
酪蛋白磷酸肽	13.01	婴幼儿配方食品	≤3.0 g/kg
	13.02	婴幼儿辅助食品	≤3.0 g/kg

[a]：使用量仅限于粉状产品，在液态产品中使用需按相应的稀释倍数折算。

附录D

食品类别（名称）说明

食品类别（名称）说明见表D.1。

表D.1　食品类别（名称）说明

食品分类号	食品类别（名称）
01.0	乳及乳制品（13.0特殊膳食用食品涉及品种除外）
01.01	巴氏杀菌乳、灭菌乳和调制乳
01.01.01	巴氏杀菌乳
01.01.02	灭菌乳
01.01.03	调制乳
01.02	发酵乳和风味发酵乳
01.02.01	发酵乳
01.02.02	风味发酵乳
01.03	乳粉及其调制产品
01.03.01	乳粉
01.03.02	调制乳粉
01.04	炼乳及其调制产品
01.04.01	淡炼乳
01.04.02	调制炼乳
01.05	稀奶油（淡奶油）及其类似品
01.06	干酪和再制干酪
01.07	以乳为主要配料的即食风味甜点或其预制产品（不包括冰淇淋和调味酸奶）
01.08	其他乳制品（如乳清粉、酪蛋白粉等）
02.0	脂肪，油和乳化脂肪制品
02.01	基本不含水的脂肪和油
02.01.01	植物油脂
02.01.01.01	植物油
02.01.01.02	氢化植物油
02.01.02	动物油脂（包括猪油、牛油、鱼油和其他动物脂肪等）
02.01.03	无水黄油，无水乳脂
02.02	水油状脂肪乳化制品
02.02.01	脂肪含量80%以上的乳化制品
02.02.01.01	黄油和浓缩黄油
02.02.01.02	人造黄油及其类似制品（如黄油和人造黄油混合品）
02.02.02	脂肪含量80%以下的乳化制品

续表

食品分类号	食品类别（名称）
02.03	02.02类以外的脂肪乳化制品，包括混合的和（或）调味的脂肪乳化制品
02.04	脂肪类甜品
02.05	其他油脂或油脂制品
03.0	冷冻饮品
03.01	冰淇淋类、雪糕类
03.02	—
03.03	风味冰、冰棍类
03.04	食用冰
03.05	其他冷冻饮品
04.0	水果、蔬菜（包括块根类）、豆类、食用菌、藻类、坚果以及籽类等
04.01	水果
04.01.01	新鲜水果
04.01.02	加工水果
04.01.02.01	水果罐头
04.01.02.02	果泥
04.02	蔬菜
04.02.01	新鲜蔬菜
04.02.02	加工蔬菜
04.03	食用菌和藻类
04.03.01	新鲜食用菌和藻类
04.03.02	加工食用菌和藻类
04.04	豆类制品
04.04.01	非发酵豆制品
04.04.01.01	豆腐类
04.04.01.02	豆干类
04.04.01.03	豆干再制品
04.04.01.04	腐竹类（包括腐竹、油皮等）
04.04.01.05	新型豆制品（大豆蛋白膨化食品、大豆素肉等）
04.04.01.06	熟制豆类
04.04.01.07	豆粉、豆浆粉
04.04.01.08	豆浆
04.04.02	发酵豆制品
04.04.02.01	腐乳类
04.04.02.02	豆豉及其制品（包括纳豆）
04.04.03	其他豆制品
04.05	坚果和籽类
04.05.01	新鲜坚果与籽类

续表

食品分类号	食品类别（名称）
04.05.02	加工坚果与籽类
05.0	可可制品、巧克力和巧克力制品（包括代可可脂巧克力及制品）以及糖果
05.01	可可制品、巧克力和巧克力制品，包括代可可脂巧克力及制品
05.01.01	可可制品（包括以可可为主要原料的脂、粉、浆、酱、馅等）
05.01.02	巧克力和巧克力制品（05.01.01 涉及品种除外）
05.01.03	代可可脂巧克力及使用可可代用品的巧克力类似产品
05.02	糖果
05.02.01	胶基糖果
05.02.02	除胶基糖果以外的其他糖果
05.03	糖果和巧克力制品包衣
05.04	装饰糖果（如，工艺造型，或用于蛋糕装饰）、顶饰（非水果材料）和甜汁
06.0	粮食和粮食制品，包括大米、面粉、杂粮、淀粉等（07.0 焙烤食品涉及品种除外）
06.01	原粮
06.02	大米及其制品
06.02.01	大米
06.02.02	大米制品
06.02.03	米粉（包括汤圆粉等）
06.02.04	米粉制品
06.03	小麦粉及其制品
06.03.01	小麦粉
06.03.02	小麦粉制品
06.04	杂粮粉及其制品
06.04.01	杂粮粉
06.04.02	杂粮制品
06.04.02.01	八宝粥罐头
06.04.02.02	其他杂粮制品
06.05	淀粉及淀粉类制品
06.05.01	食用淀粉
06.05.02	淀粉制品
06.05.02.01	粉丝、粉条
06.05.02.02	虾味片
06.05.02.03	藕粉
06.05.02.04	粉圆
06.06	即食谷物，包括碾轧燕麦（片）
06.07	方便米面制品
06.08	冷冻米面制品
06.09	谷类和淀粉类甜品（如米布丁、木薯布丁）

续表

食品分类号	食品类别（名称）
06.10	粮食制品馅料
07.0	焙烤食品
07.01	面包
07.02	糕点
07.02.01	中式糕点（月饼除外）
07.02.02	西式糕点
07.02.03	月饼
07.02.04	糕点上彩装
07.03	饼干
07.03.01	夹心及装饰类饼干
07.03.02	威化饼干
07.03.03	蛋卷
07.03.04	其他饼干
07.04	焙烤食品馅料及表面用挂浆
07.05	其他焙烤食品
08.0	肉及肉制品
08.01	生、鲜肉
08.02	预制肉制品
08.03	熟肉制品
08.03.01	酱卤肉制品类
08.03.02	熏、烧、烤肉类
08.03.03	油炸肉类
08.03.04	西式火腿（熏烤、烟熏、蒸煮火腿）类
08.03.05	肉灌肠类
08.03.06	发酵肉制品类
08.03.07	熟肉干制品
08.03.07.01	肉松类
08.03.07.02	肉干类
08.03.07.03	肉脯类
08.03.08	肉罐头类
08.03.09	可食用动物肠衣类
08.03.10	其他肉及肉制品
09.0	水产及其制品（包括鱼类、甲壳类、贝类、软体类、棘皮类等水产及其加工制品等）
09.01	鲜水产
09.02	冷冻水产品及其制品
09.03	预制水产品（半成品）
09.04	熟制水产品（可直接食用）

续表

食品分类号	食品类别（名称）
09.05	水产品罐头
09.06	其他水产品及其制品
10.0	蛋及蛋制品
10.01	鲜蛋
10.02	再制蛋（不改变物理性状）
10.03	蛋制品（改变其物理性状）
10.03.01	脱水蛋制品（如蛋白粉、蛋黄粉、蛋白片）
10.03.02	热凝固蛋制品（如蛋黄酪、松花蛋肠）
10.03.03	冷冻蛋制品（如冰蛋）
10.03.04	液体蛋
10.04	其他蛋制品
11.0	甜味料，包括蜂蜜
11.01	食糖
11.01.01	白糖及白糖制品（如白砂糖、绵白糖、冰糖、方糖等）
11.01.02	其他糖和糖浆（如红糖、赤砂糖、槭树糖浆）
11.02	淀粉糖（果糖、葡萄糖、饴糖、部分转化糖等）
11.03	蜂蜜及花粉
11.04	餐桌甜味料
11.05	调味糖浆
11.06	其他甜味料
12.0	调味品
12.01	盐及代盐制品
12.02	鲜味剂和助鲜剂
12.03	醋
12.04	酱油
12.05	酱及酱制品
12.06	—
12.07	料酒及制品
12.08	—
12.09	香辛料类
12.10	复合调味料
12.10.01	固体复合调味料
12.10.02	半固体复合调味料
12.10.03	液体复合调味料（12.03，12.04 中涉及品种除外）
12.11	其他调味料
13.0	特殊膳食用食品
13.01	婴幼儿配方食品

续表

食品分类号	食品类别（名称）
13.01.01	婴儿配方食品
13.01.02	较大婴儿和幼儿配方食品
13.01.03	特殊医学用途婴儿配方食品
13.02	婴幼儿辅助食品
13.02.01	婴幼儿谷类辅助食品
13.02.02	婴幼儿罐装辅助食品
13.03	特殊医学用途配方食品（13.01 中涉及品种除外）
13.04	低能量配方食品
13.05	除 13.01～13.04 外的其他特殊膳食用食品
14.0	饮料类
14.01	包装饮用水类
14.02	果蔬汁类
14.02.01	果蔬汁（浆）
14.02.02	浓缩果蔬汁（浆）
14.02.03	果蔬汁（肉）饮料（包括发酵型产品等）
14.03	蛋白饮料类
14.03.01	含乳饮料
14.03.02	植物蛋白饮料
14.03.03	复合蛋白饮料
14.04	水基调味饮料类
14.04.01	碳酸饮料
14.04.02	非碳酸饮料
14.04.02.01	特殊用途饮料（包括运动饮料、营养素饮料等）
14.04.02.02	风味饮料（包括果味、乳味、茶味、咖啡味及其他味饮料等）
14.05	茶、咖啡、植物饮料类
14.05.01	茶饮料类
14.05.02	咖啡饮料类
14.05.03	植物饮料类（包括可可饮料、谷物饮料等）
14.06	固体饮料类
14.06.01	果香型固体饮料
14.06.02	蛋白型固体饮料
14.06.03	速溶咖啡
14.06.04	其他固体饮料
14.07	—
14.08	其他饮料类
15.0	酒类
15.01	蒸馏酒

续表

食品分类号	食品类别（名称）
15.02	配制酒
15.03	发酵酒
16.0	其他类（01.0～15.0 中涉及品种除外）
16.01	果冻
16.02	茶叶、咖啡
16.03	胶原蛋白肠衣
16.04	酵母及酵母类制品
16.05	—
16.06	膨化食品
16.07	其他

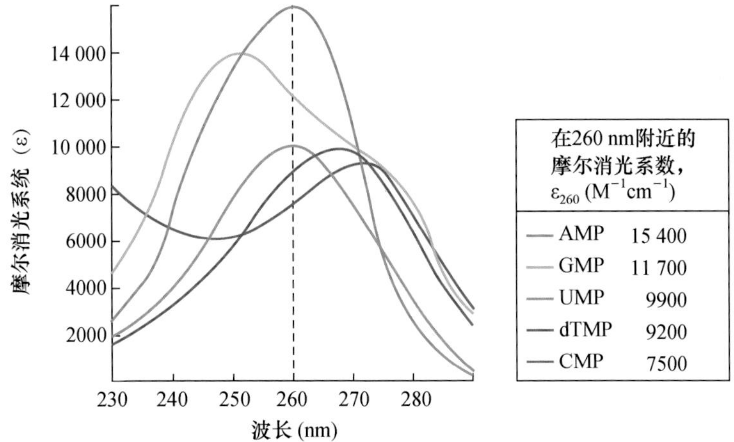

彩图 2-2-1 几种不同碱基的紫外吸收曲线（pH 7.0）

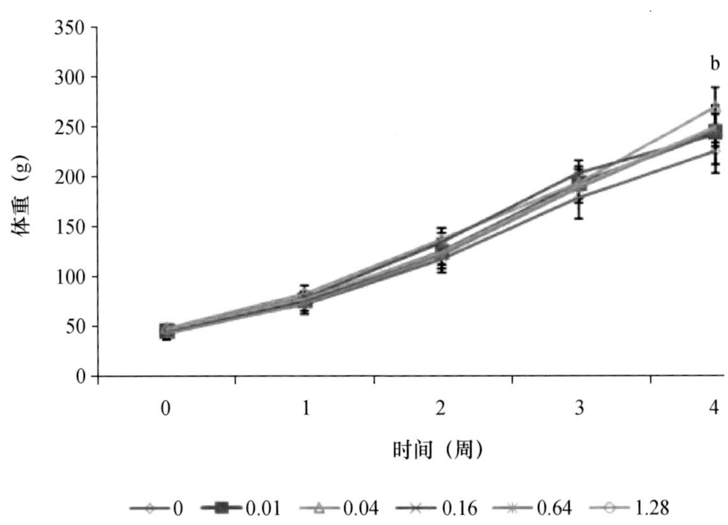

彩图 4-3-1 5′-核苷酸对喂养 30 d 的雄性大鼠体重增长的影响

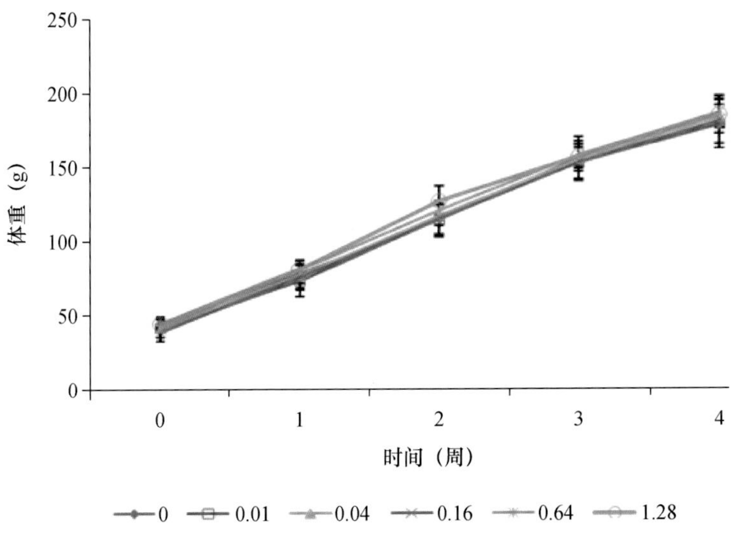

彩图 4-3-2　5′-核苷酸对喂养 30 d 的雌性大鼠体重增长的影响

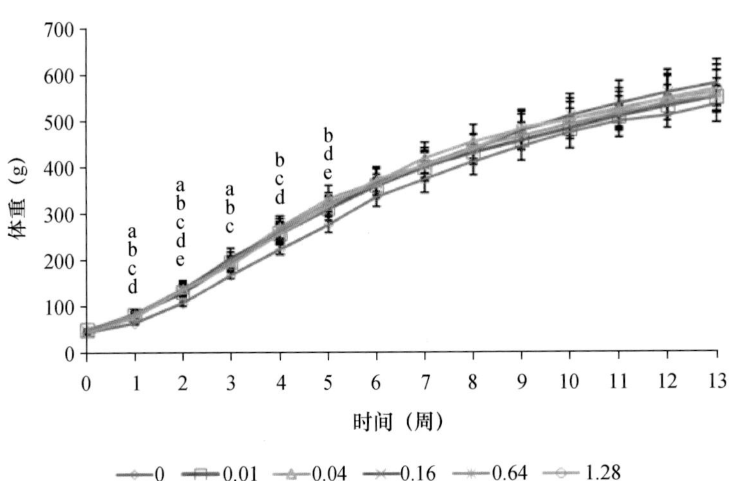

彩图 4-4-1　5′-核苷酸对喂养 90 d 的雄性大鼠体重增长的影响

注：a：0.01 g/kg bw 组与对照组比较差异有显著性，$P<0.05$；b：0.04 g/kg bw 组与对照组比较差异有显著性，$P<0.05$；c：0.16 g/kg bw 组与对照组比较差异有显著性，$P<0.05$；d：0.64 g/kg bw 组与对照组比较差异有显著性，$P<0.05$；e：1.28 g/kg bw 组与对照组比较差异有显著性，$P<0.05$

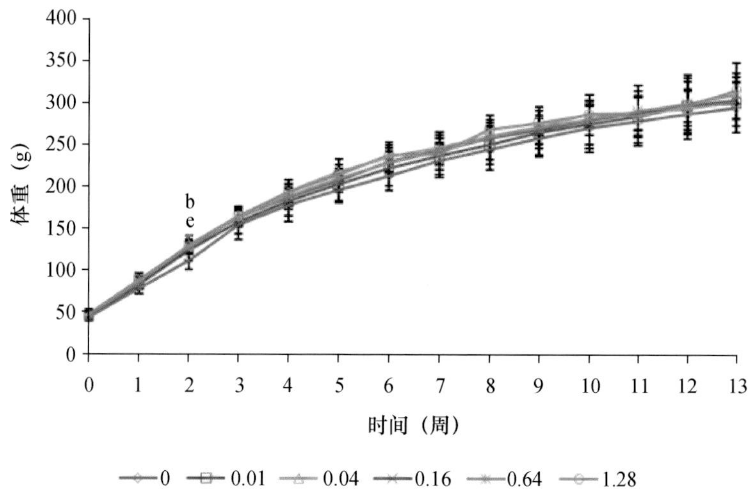

彩图 4-4-2　5′-核苷酸对喂养 90 d 的雌性大鼠体重增长的影响

注：b：0.04 g/kg bw 组与对照组比较差异有显著性，$P<0.05$；e：1.28 g/kg bw 组与对照组比较差异有显著性，$P<0.05$

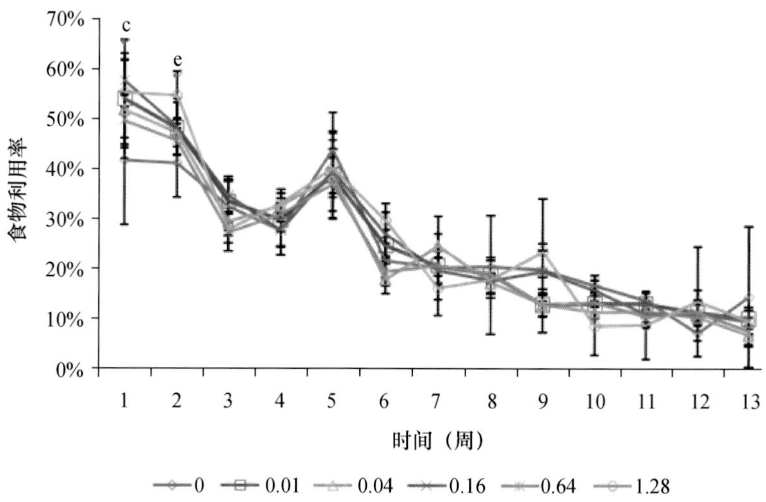

彩图 4-4-3　5′-核苷酸对喂养 90 d 的雄性大鼠食物利用率的影响

注：c：0.16 g/kg bw 组与对照组比较差异有显著性，$P<0.05$；e：1.28 g/kg bw 组与对照组比较差异有显著性，$P<0.05$

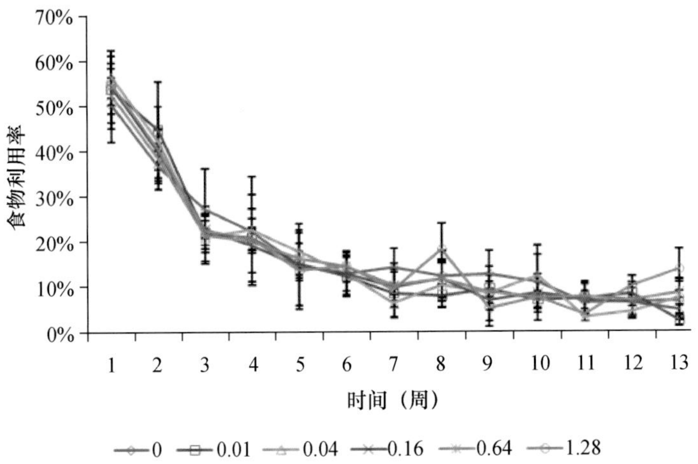

彩图 4-4-4　5′-核苷酸对喂养 90 d 的雌性大鼠食物利用率的影响

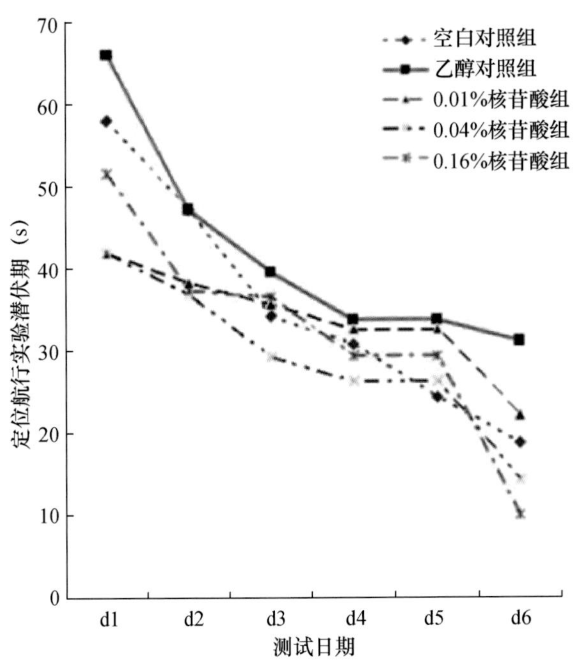

彩图 5-8-2　外源性核苷酸干预对 FAS 子代小鼠水迷宫定位航行试验潜伏期的影响

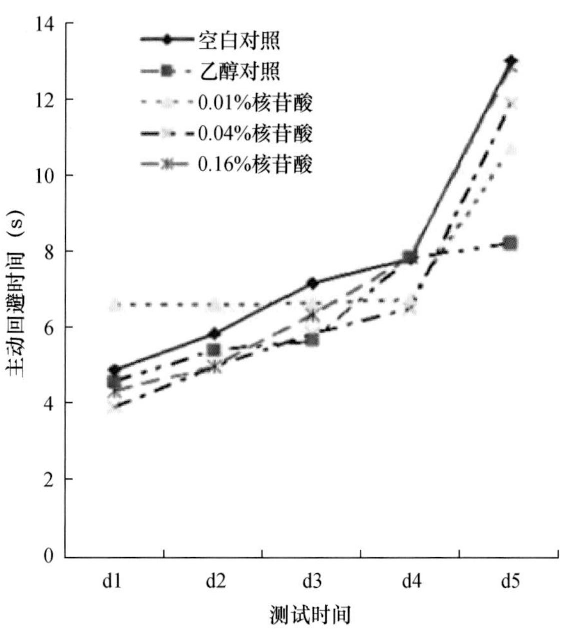

彩图 5-8-4 外源性核苷酸干预对 FAS 小鼠穿梭箱实验主动回避时间的影响

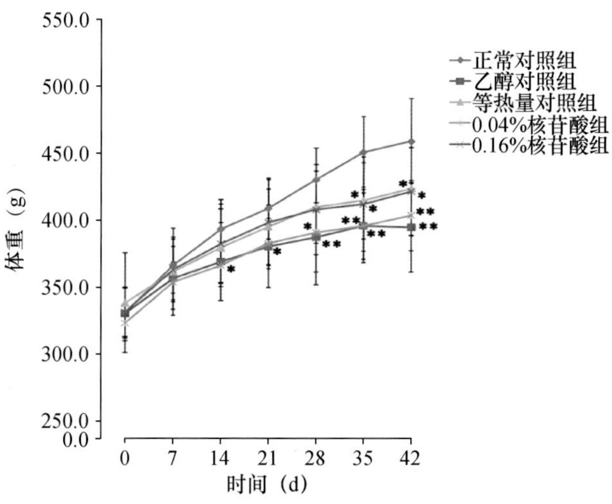

彩图 6-1-1 外源性核苷酸对各组大鼠体重的影响

注：与对照组相比，*：$P<0.05$，**：$P<0.01$

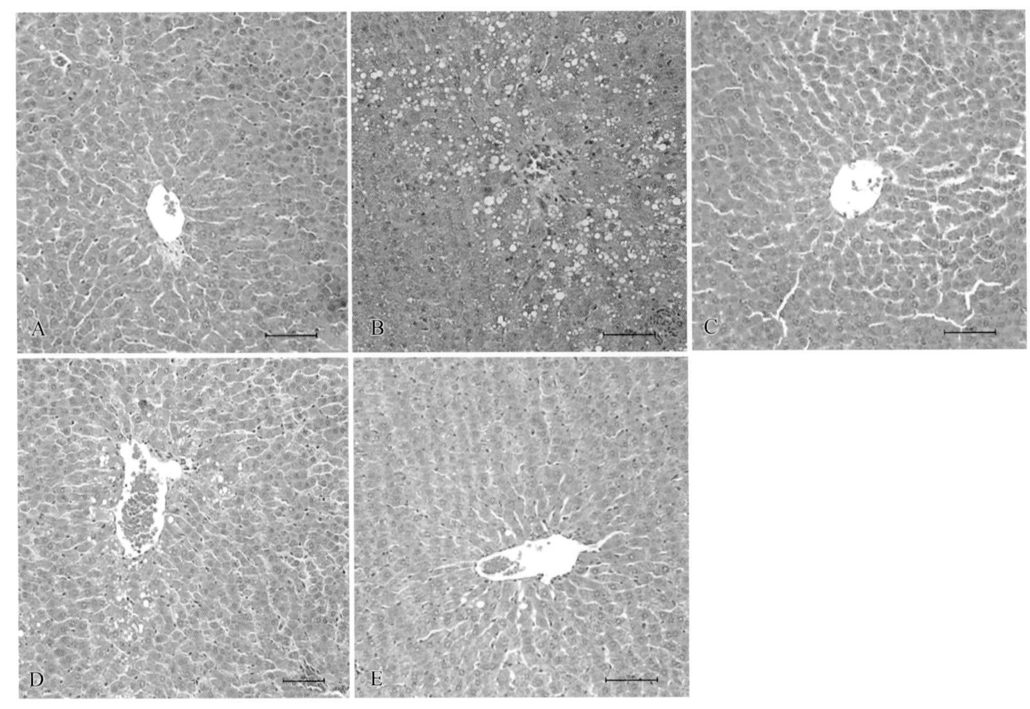

彩图 6-1-2　外源性核苷酸对各组大鼠肝病理学的影响（400×）

注：A. 正常对照组；B. 乙醇对照组；C. 等热量对照组；D. 0.04%核苷酸组；E. 0.16%核苷酸组

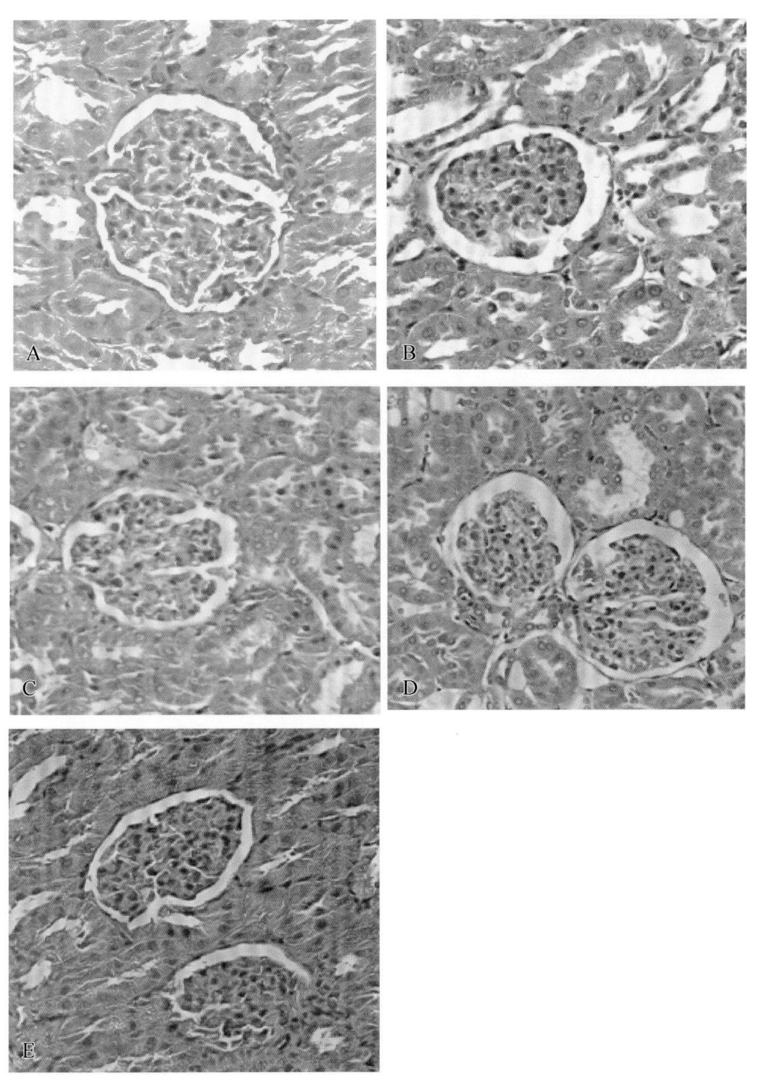

彩图 6-2-3　肾小球病理学改变（HE 染色，400×）

A. 正常对照组；B. 乙醇对照组；C. 等热量对照组；D. 0.04% NTs 组；E. 0.16% NTs 组

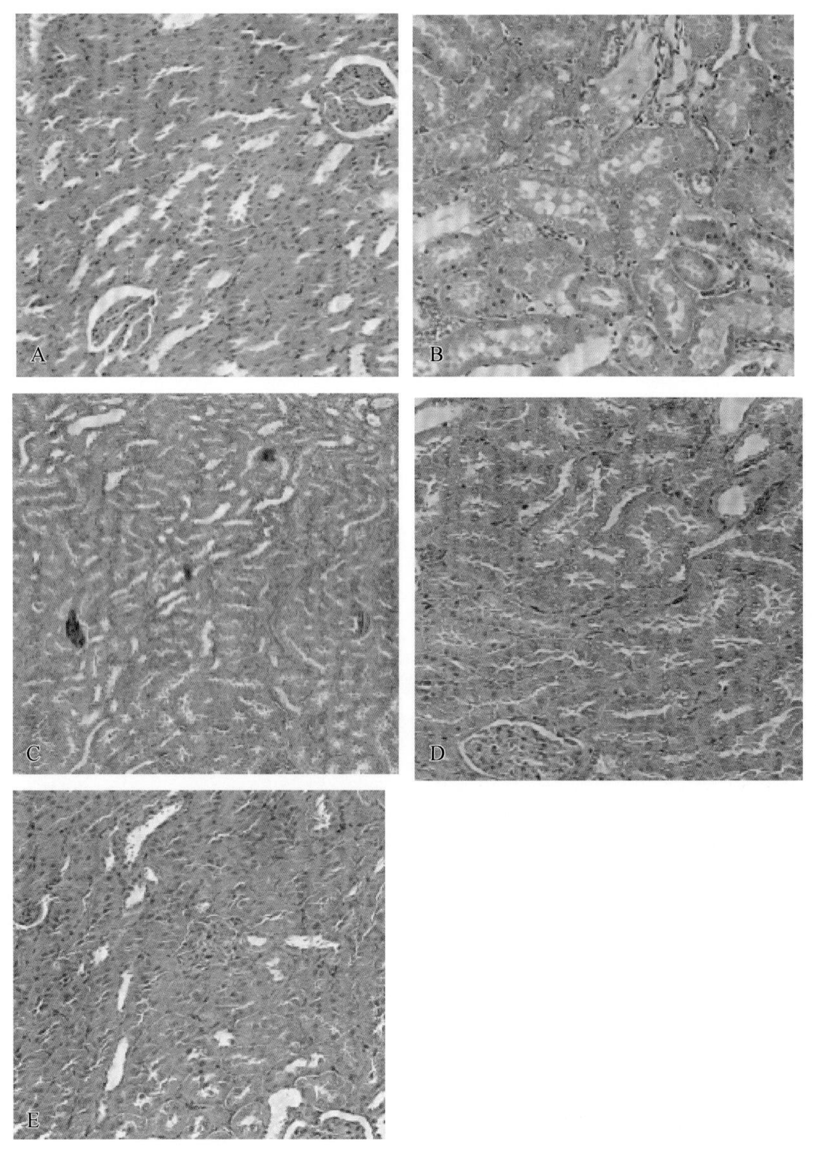

彩图 6-2-4　肾小管-间质病理学改变（HE 染色，400×）

A. 正常对照组；B. 乙醇对照组；C. 等热量对照组；D. 0.04% NTs 组；E. 0.16% NTs 组

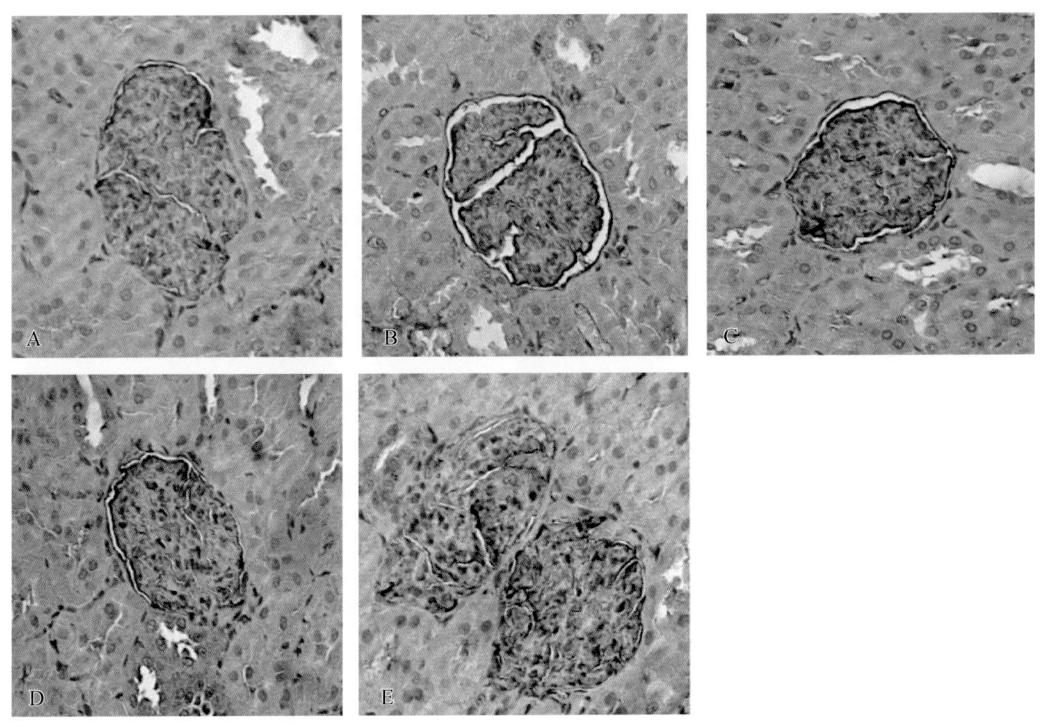

彩图 6-2-7　大鼠肾 PCX-1 的表达（免疫组化，400×）

A. 正常对照组；B. 对照组；C. 等热量对照组；D. 0.04% NTs 组；E. 0.16% NTs 组

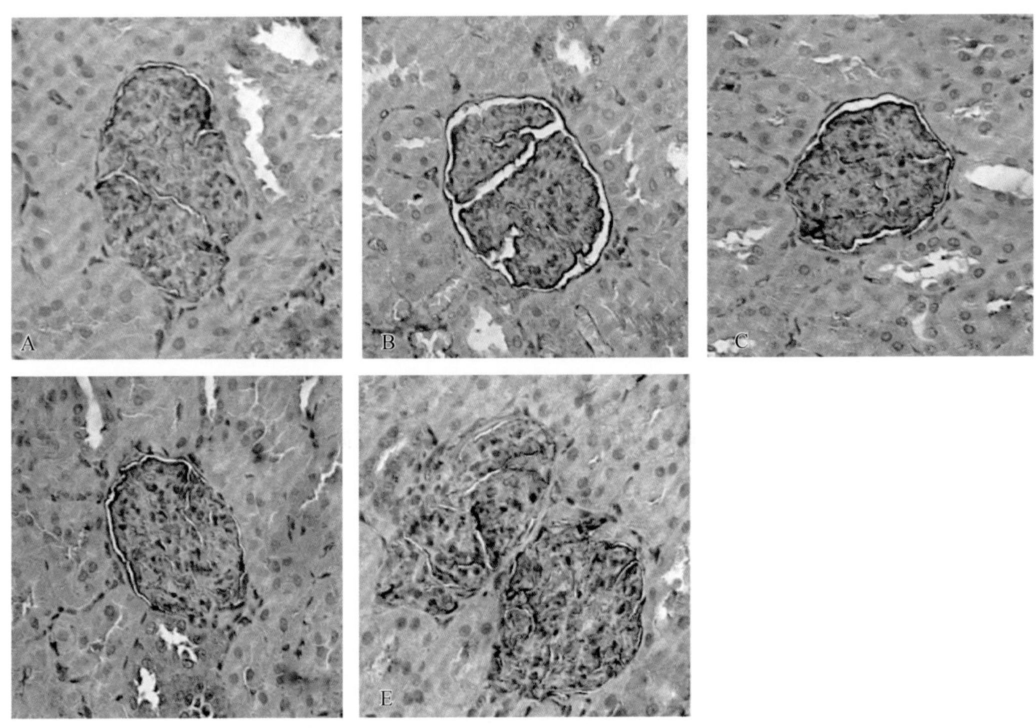

彩图 6-2-8　大鼠肾 TGF-β 的表达（免疫组化，400×）

A. 正常对照组；B. 乙醇对照组；C. 等热量对照组；D. 0.04% NTs 组；E. 0.16% NTs 组

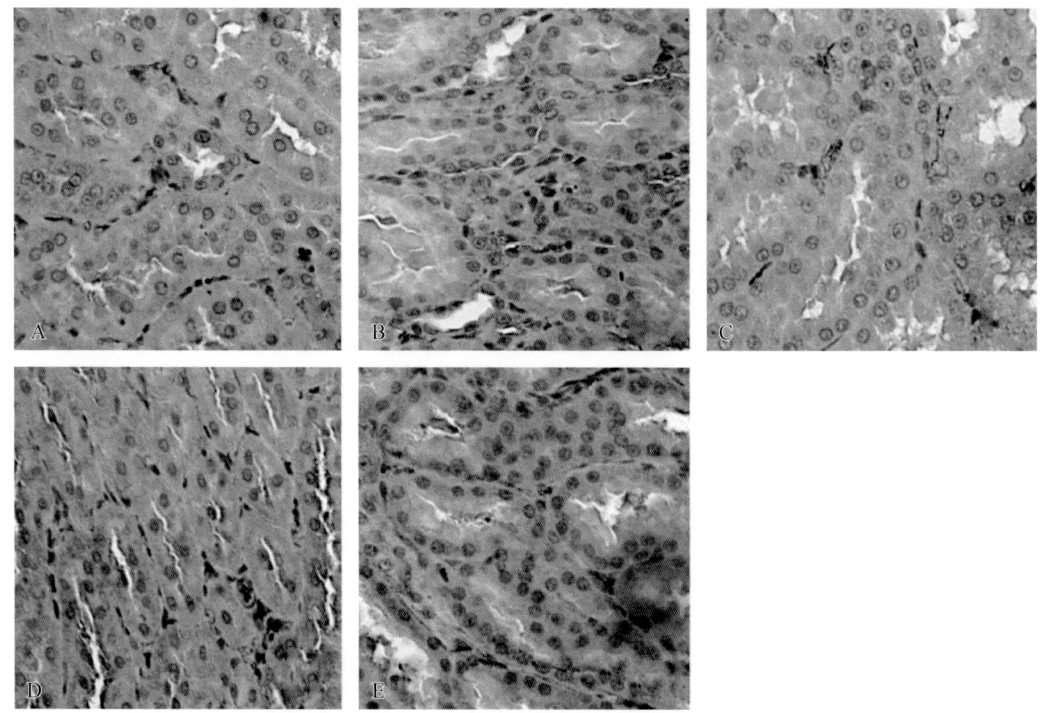

彩图 6-2-9　大鼠肾 FN 的表达（免疫组化，400×）

A. 正常对照组；B. 乙醇对照组；C. 等热量对照组；D. 0.04% NTs 组；E. 0.16% NTs 组

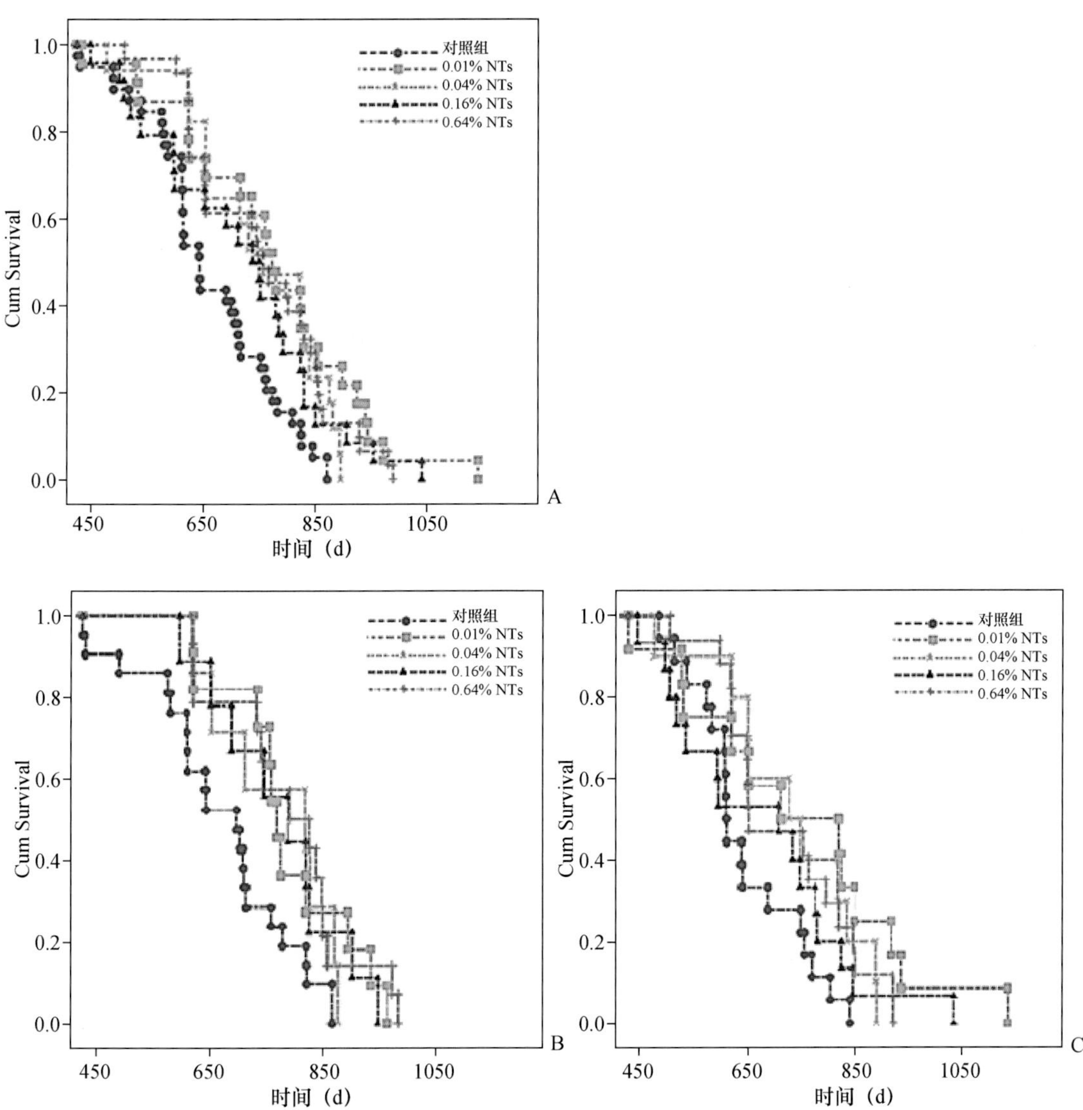

彩图 6-3-2　核苷酸长期干预对各组荷瘤 SD 大鼠生存曲线的影响

注：A. 总体大鼠；B. 雄性大鼠；C. 雌性大鼠

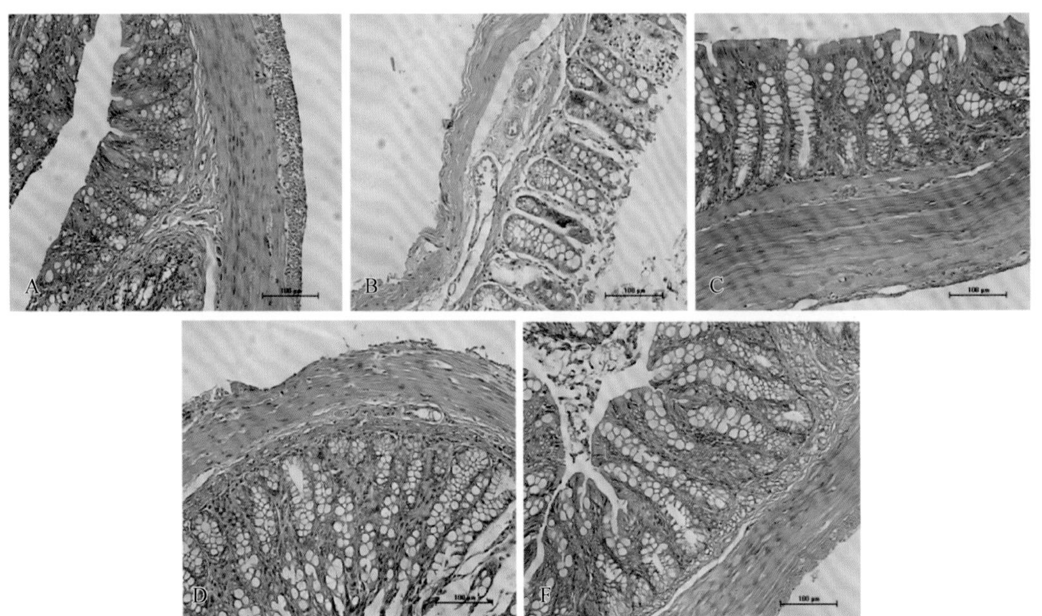

彩图 6-4-1　外源性核苷酸对各组大鼠结肠病理学的影响（400×）

注：A. 正常对照组；B. 乙醇对照组；C. 等热量对照组；D. 0.04%核苷酸组；E. 0.16%核苷酸组

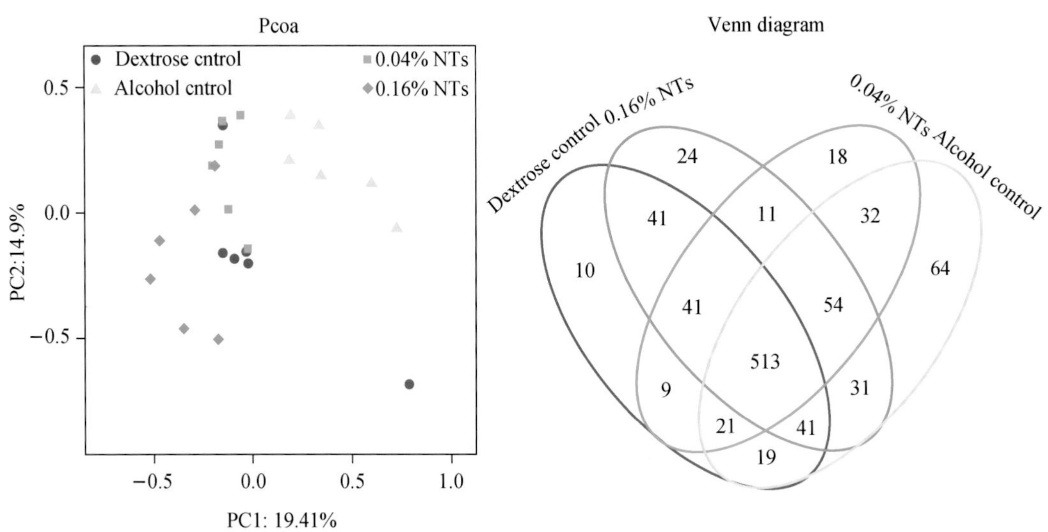

彩图 6-4-4　外源性核苷酸对各组大鼠肠道菌群整体结构的影响

注：Alcohol control group：酒精对照组；Dextrose control group：等热量对照组；0.04% NTs：0.04%核苷酸组；0.16% NTs：0.16%核苷酸组

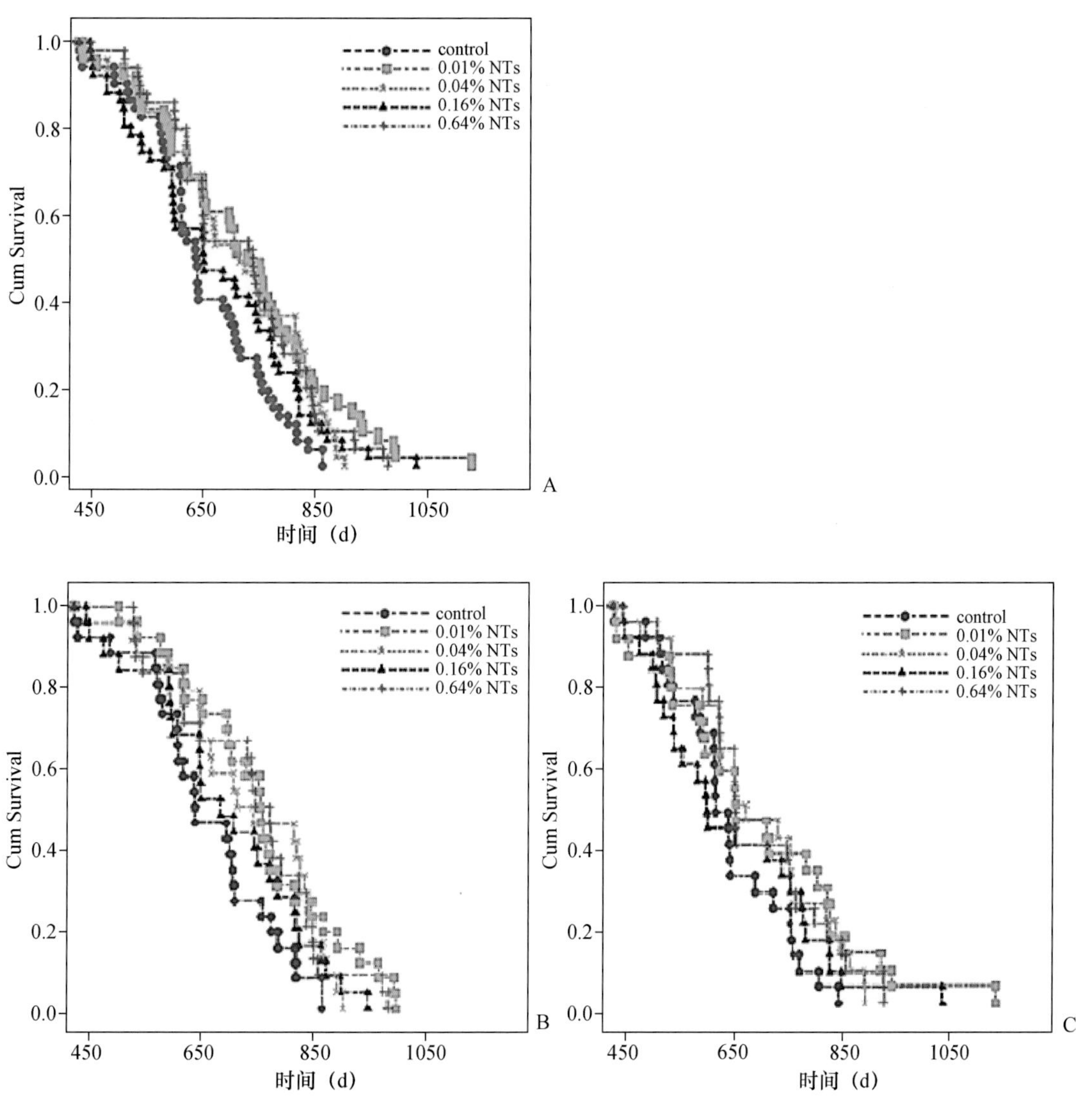

彩图 7-3-1　核苷酸长期干预对各组全部 SD 大鼠生存曲线的影响

注：A. 总体大鼠；B. 雄性大鼠；C. 雌性大鼠

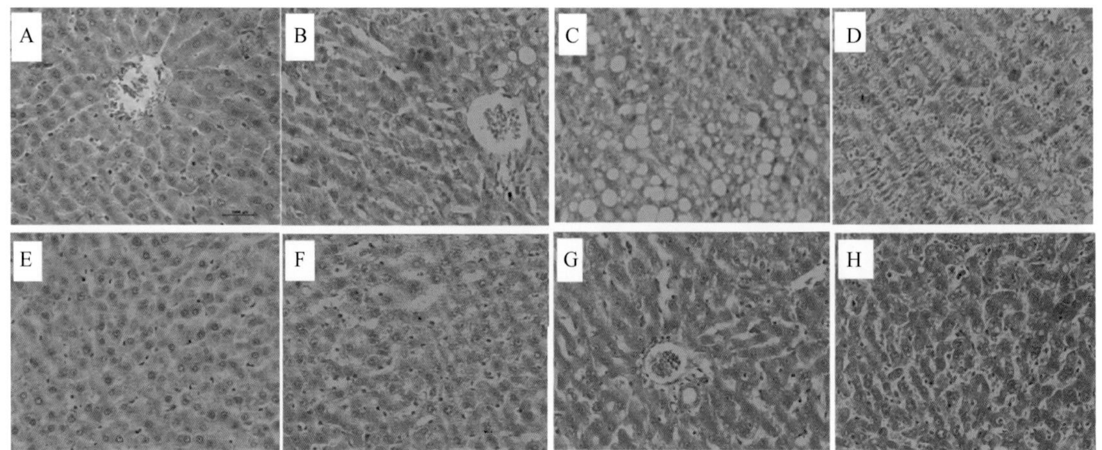

彩图 7-3-3 肝病理（×200）（HE 染色）

注：A. 中年对照组；B、C、D. 老年对照组；E、F. 0.01%核苷酸老年组；G、H. 0.64%核苷酸老年组